中风相关病证
中西医结合特色治疗

主　审　王永炎

主　编　王松龄　张社峰　李彦杰

副主编　陈金秒　王彦华　王伟民　赵彦青　刘志勇

　　　　周生花　王爱凤

编　委　吕　哲　李可法　魏　霞　吴玉红　王改凤

　　　　苏　燚　刘　伟　张民旺　赵莹雪　张天华

　　　　刘　冰　董玉琼　李　琰　王流云　李文涛

　　　　庞　丹　僧志飞　蒋二丽　杨朝燕　王立志

　　　　朱　凤　张明明　杨卫卫　秦程高　王幸龙

　　　　徐飞飞　赵小梅　李亚翔

人民卫生出版社

图书在版编目(CIP)数据

中风相关病证中西医结合特色治疗/王松龄,张社峰,李彦杰主编.—北京:人民卫生出版社,2015

ISBN 978-7-117-21238-0

Ⅰ.①中… Ⅱ.①王… ②张… ③李… Ⅲ.①中风-中西医结合疗法 Ⅳ.①R743.305

中国版本图书馆 CIP 数据核字(2015)第 203664 号

| 人卫社官网 | www.pmph.com | 出版物查询,在线购书 |
| 人卫医学网 | www.ipmph.com | 医学考试辅导,医学数据库服务,医学教育资源,大众健康资讯 |

中风相关病证中西医结合特色治疗

主　　编:王松龄　张社峰　李彦杰
出版发行:人民卫生出版社(中继线 010-59780011)
地　　址:北京市朝阳区潘家园南里 19 号
邮　　编:100021
E - mail:pmph @ pmph.com
购书热线:010-59787592　010-59787584　010-65264830
印　　刷:中国农业出版社印刷厂
经　　销:新华书店
开　　本:787×1092　1/16　印张:19　插页:2
字　　数:474 千字
版　　次:2015 年 11 月第 1 版　2017 年 11 月第 1 版第 3 次印刷
标准书号:ISBN 978-7-117-21238-0/R・21239
定　　价:48.00 元

打击盗版举报电话:010-59787491　E-mail:WQ @ pmph.com
(凡属印装质量问题请与本社市场营销中心联系退换)

第一主编简介

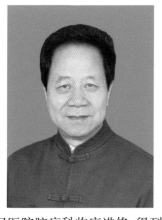

王松龄，男，68岁。河南中医学院第二附属医院（河南省中医院）主任医师，硕士研究生导师，第五批全国老中医药专家学术经验继承工作及学位指导老师，获国务院颁发终身享受政府特殊津贴专家。兼任中华中医药学会脑病分会常委，国家中医药管理局脑病重点专科河南省中医院脑病学术带头人，河南省睡眠研究会常务副会长。其业绩被收录于《河南省·人物志》（卫生类）、河南中医学院《名师录》及《河南省教育人物通志》。

出身于中医世家，后毕业于河南中医学院。先后在河南中医学院第一附属医院心病、脑病科及北京中医药大学东直门医院脑病科临床进修，得到王永炎、孙塑伦、孙建芝等教授指导，深受其学术思想影响。

擅长诊治脑、心血管病与神经科急、重、疑难症以及睡眠障碍疾病。创立了血瘀证治疗十二法，推出了脑出血与脑梗死的综合治疗方案。研制出的中风防治灵、血肿消等，疗效多优于市售同类中成药。运用综合疗法治疗高血压脑出血，曾受到国家卫生部科技发展中心嘉奖。

1985年以来，在省级以上杂志发表专业学术论文66篇；主持的科研课题，共获得河南省科学技术进步奖6项；获国家发明专利1项；主编医学专著6部。其中《中西医结合防治急性脑血管病》一书，1993年由人民卫生出版社出版以来，已在国内重印3次，1996年被韩国医学博士金钟石教授译为韩文在国外出版发行，并于2001年12月获中华中医药学会颁发的全国中医药优秀著作三等奖。《中西医结合防治急性脑血管病》第2版于2012年出版发行，在2012年获河南省教育厅科技成果一等奖，又于2013年获河南省自然科学优秀学术著作一等奖。

内容提要

本书介绍了中风相关病证中西医结合特色治疗等内容,系统阐述了中风病类证、变证、坏病、并病等概念,并从病证概述、病机与病理生理、诊断、鉴别诊断、中西医结合特色治疗等方面出发,论述了14个中风病类证、14个中风病变证、8个中风病坏病、14个中风病并病的研究进展及临床经验体会。本书内容新颖、实用性强,适合研究生、临床医生及从事本专业临床、教学、科研的相关人员阅读参考。

王 序

目前已由西学东渐朝向东学西渐两者并行的新时代迈进了。具体到社会、科技、医学的融合成为了现实的需求。本书对威胁人类健康严重的中风病类证、变证、坏病与并病进行中西医结合诊断与治疗的临床探索，具有创新价值，是一个良好的开端。进入21世纪，人们关注"大数据"与"概念时代"，思维科学已渗透到各学科领域。中医学固有的意象与形象思维是原创思维的基础与源泉。重视中医临床原创思维传承，在传承基础上创新，是发展中医学的主要途径，重视原创思维的传承与创新是中医学发展的动力。显而易见以意象思维、具象思维与形象思维阐释中医学理论与实践，将推动中医药现代化进程。诸如临床医学运用"症证结合、方证相应"，即从整体出发，依据临床观察，重视证候学研究，遵循以象为素、以素为候、以候为证、据证言病等证候要素，将逻辑思维与形象思维结合，回归到整体诊治，并以现代系统复杂性科学指导中医研究。

自20世纪70年代，我带教了来自全国各地的临床进修医师，进行了如何惟人、惟学的指导，并鼓励勤奋努力，学习朱丹溪、李时珍、丁甘仁敢于超越自己的老师和先辈。对于中医药防治中风病的研究，曾主持过国家"七五"、"八五"、"九五"科技攻关课题及WHO国际合作项目，先后于20世纪80年代与90年代主持研究制定了一代与二代《中风病中医诊断与疗效评定标准》，被收录于中华人民共和国中医药行业标准《中医病证诊断疗效标准》(CB/ZY)、《中药新药临床研究指导原则》中。在此基础上，针对特殊表现类型的中风病也进行了系统观察，提出"类中风"的命名原则，并赋予其新的内涵与外延。在《中风病防治要览》中，对类中风的概念、常见类证及命名、四种类证类中风的证候诊断及辨证论治也进行了简要论述，对于研究那些不典型中风病案例也起着一定的参考作用。

随着20世纪80年代MRI、CT、PET等先进仪器的问世，对神经系统疾病的定位诊断提供了极大的帮助，使许多疾病的概念、病因、治疗发生了重要的变化。脑血管病中的短暂性脑缺血发作、超早期腔隙性梗死、脑动脉瘤破裂引发蛛网膜下腔出血等中风病先兆证、各种不典型中风、真头痛均可得到早期诊断与救治。因目前现有中风病的病名诊断标准、病类分级标准、辨证论治内容、疗效评定标准等都还不能完全适用于这一类疾病，故将不以传统中医中风五大主症为主要临床表现的脑卒中做进一步的研讨，广义上讲，中医的中风病与西医所指一致。在中风病中，根据临床症状特征不同，将以传统中风五大主症为主要临床表现的一类脑卒中归为中风，仍延续中医传统中风的理论体系；而将不以传统中风五大主症为主要临床表现，而以头痛、眩晕、共济失调、目歧视惑、精神障碍等多种多样的症状为主要临床表现的一类脑卒中可否归为类中风，进行积极探索。真中风、类中风是广义中风病的二级病名，近年来，此项研究进展缓慢，《中风病防治要览》列出了四种类中风，很难涵盖所有的类中风，况且仅有病名诊断、类证诊断内容，而无疗效评定标准，目前还未在业内推广应用。按照中医中风病进一步深入研究的需求，应加快这一领域的临床观察与循证实验。

王松龄主任医师1991年至1992年在北京中医药大学东直门医院脑病科进修学习期间曾与我交流沟通学术见解,师生情谊颇深。其刻苦学习,善于感悟,遇到疑难病例讨论,多有自己的见解。学成后回单位脑病科,坚持一线门诊、病房临床以及科研、教学工作,积淀了较丰富的经验并形成创新的思路。2007年冬季,当他阅读了我与张伯礼院士主编的《中医脑病学》后,看到书中有关类中风的内容尚待充实时,就主动请缨编写《中风病类证变证坏病并病的诊疗》。我深知其所带领团队历练防治脑血管疾病之功底,就欣然答应并要求他写好这本书。

经六个春秋的辛劳,耕作已了,《中风相关病证中西医结合特色治疗》一书即将付梓,全书在十四个中风病类证中,阐述了这些不典型中风的早期筛查干预;在十四个中风病变证中,讨论了这些轻型并发症的诊治预防;在八个中风病坏病中,介绍了这些重型并发症的综合抢救;在十四个中风病并病中,展现了中医重点专科(专病)的特色疗法。纵观全书各章节均纳入了王松龄主任医师牵头的专家组对该病证治疗的经验体会,本书内容翔实,条理清晰,态度严谨,具有一定的理论意义和临床实用价值,将对我国中西医防治脑血管病的学术发展产生一定的推动作用。

书濒脱稿,邀我作序,感撰者之仁心,庆梨枣之寿世;谨志数语,乐观厥成。

王永炎
甲午孟夏

孙 序

中医学源远流长,为中华民族的繁衍和昌盛做出了很大贡献,至今仍发挥着重要作用。作为中医"风痨臌膈"四大难证之一的中风病,其发病急,变化快,病情危重,后遗症多见,为历代医家所重视,但局限于研究条件的限制,20世纪50年代之前,对中风病研究比较肤浅,中华人民共和国成立后,党和国家重视中医学的传承和发扬,使中风病研究有了快速的进展。特别是近四十年来,加强了规范化和重视临床效果的研究。从1982年起,卫生部先后在湖南衡阳召开了"进一步强调和发扬中医特色"的大会,在湖南长沙召开了"中医病名诊断规范会议",在北京召开了《中医证候规范》第一次编写会议。为加强中风病研究,国家中医药行政主管部门也陆续成立或调整了如下临床科研协作组织,如:卫生部中医司中风病科研协作组,中风病急症协作组;国家中医药管理局发文,将中风组调整为脑病组;以上学术团体也先后制定或推出了《中风病中医诊断及疗效评定标准》、《中风病急症治疗与抢救实施方案》、《中风病急症护理规范》、《中医中风病急症诊疗规范》、《中医中风病预防方案》、《中药治疗中风病的临床指导原则》、《中风病先兆证诊断与疗效评定标准》、《中风病量化标准》等,有效推动了中风病的医教研活动。国家中医药管理局成立以来,在"十五"、"十一五"期间加大了中医重点专科(专病)项目建设的力度,进一步开展了重点病种或病种的重点环节上的临床科研工作。经过十几年的努力,各协作组也重点制定了重点病种临床诊疗方案,目前有些比较成熟的诊疗路径已在全国试行推广。

王松龄主任医师出生于中医世家,毕业于河南中医学院,1991年至1992年在北京中医药大学东直门医院脑病科进修期间,他静心探讨脑血管病临床、诚心学习师长经验、潜心钻研中西医脑病理论,并参加了东直门医院的国家"八五"攻关科研课题,在王永炎院士指导与本人的支持下,由人民卫生出版社出版发行了他主编的《中西医结合防治急性脑血管病》。该书问世颇受青睐,不少单位以此书作教材举办学习班,这部书共出两版计五次印刷,后又译为韩文在国外发行。国家中医药管理局"十五"重点专科(专病)项目建设,他被河南省中医管理局推荐为该医院本项目的学术带头人,并圆满完成了该项任务。项目结题后,他认真总结院内外治疗常见脑病的优势特色并撰文成书,于2007年由中国中医药出版社出版发行了由他主编的《常见脑病诊疗路径》。

这次编撰的《中风相关病证中西医结合特色治疗》,他选择了中医治疗有优势的中风病并发症、合并症,介绍了中西医特色疗法的临床经验与应用体会,列举了不典型中风(类证)的早期识别与治疗,中风病并发症(变证或坏病)的早期发现与抢救,中风病合并症(并病)的鉴别诊断与综合治疗。他严格按照《中风病诊断与疗效评价标准》诊治典型中风病,而对中风病先兆证、中风病类证、变证、坏病、并病以及后遗症,站在防治层面上他的理念是:类证重在治疗本病,变证重在及时预防与积极治疗,坏病重在抢救,中风病先兆证与中风病并病重在综合防治,后遗症重在康复和预防。他充分利用中医优势病种的中医特色作用,明显提高了中风病诊疗水平。把不典型中风冠以中风病类证后更符合临床实际，有了中风病类证的病名后，能够被医疗保险部门认可为脑卒中，才能便于患者医保报销。纵观书中内容，具有科学性、实用性、先进性，多有创新借鉴之处。

该书选题新颖，紧扣临床，内容翔实，且有独到见解，它能帮助临床大夫解惑排难，为教学科研提供思路，为开发中医优势病种治疗塑造典型，为中西医结合优势互补添砖献瓦。本书介绍的中风病类证、变证、坏病、并病中西医结合特色治疗等相关内容，其他出版社鲜有出版发行，是一部不可多得的中风病专著。

王松龄和他带领的著书团队探究经典、深研临床的精神值得发扬；尊古厚今、敬业向上之举激励后学。适值该书付梓，乐为之序致贺。

孙塑伦

2014 年 5 月 16 日

前　言

　　既往中医对中风病定义多局限于符合国家中医药管理局脑病急症科研协作组 1995 年制定的病证诊断标准,但随着影像技术的发展及对中风病的深入研究,王永炎院士率先提出根据临床症状不同,将以传统五大主症为主要临床表现的脑卒中称之为中风,将以头痛、眩晕、视物模糊、精神障碍等为主要临床表现的中风称之为类中风,并进行了单独研究,此类研究开创了中风病研究新领域,充实了中风病的内涵与外延。

　　我们受王永炎院士研究启发,从 20 世纪 90 年代开始对中风病相关病证展开研究,认识到中风病证候复杂,临床表现变化多端,治疗效果不尽如人意,传统中风病定义已不能满足临床研究需要,细化中风病研究刻不容缓,为此,我们对不典型中风进行归纳总结,提出具有传统临床五大主症的中风为中风病,不具备传统中风病临床表现但影像学仍支持为脑卒中的患者称之为不典型中风,为区别于中风病,我们把此类中风列为中风病类证,并总结了 14 种中风病类证,对其进行了深入探讨。将为该病种不典型类型纳入医疗保险报销铺平了道路。中风病并发症是中风病的重要组成部分,特别是重症中风患者,并发症更为常见,如不能及时有效治疗并发症,将直接影响患者的神经功能康复,甚者危及生命,为此,我们对常见的中风病并发症进行总结,提出中风病并发症属中风病变证范畴,总结了 14 种中风病变证的中西医特色诊疗。危重症中风病是中风患者高致残率、致死率的核心因素,特别是部分危重中风直接危及患者生命,此类患者证候危急重笃,症状复杂,预后凶险。单一的卒中常规治疗多不能获效,为能提高对该病的认识,提高治疗效果,我们把此类中风称之为中风病坏病,总结归纳了 8 种中风病坏病的中西医特色治疗。中风病患者往往是多种疾病的糅合体,除中风病外,常罹患高血压、糖尿病等疾病,甚者身兼数病,但它们往往密切相关,互相影响,单一的治疗中风病并不能满足患者的临床需要,如能总结分析多种疾病的共同病机,进行综合治疗,可收到事半功倍的结果。为此,我们总结了 14 种中风病并病的特色治疗。

　　凡 20 余年,我们共总结了中风病相关病证 52 种的中西医特色治疗,这些中风相关病证临床常见,目前大多未进行深入研究,为能将我们的见解、经验和同道分享,促进学科进步,我们撰写了《中风相关病证中西医结合特色治疗》一书,在编写该书过程中,得到了原中国中医科学院院长、原北京中医药大学校长、中国工程院院士王永炎教授,原国家中医药管理局医政司司长、原北京中医药大学东直门医院院长孙塑伦教授,北京中医药大学附属东方医院院长张允岭教授,北京中医药大学第三附属医院院长刘金民教授,河南中医学院副院长李建生教授,中国中医科学院荆志伟博士、赵宜军教授的指导,在此深表谢意。此外编写该书过程中引用了部分国内外学者的研究成果,一并致谢。

由于编者水平有限,所论述内容多为业内首次系统归纳、总结,加之学术进展较快,书中可能存在一定的疏漏和不足,恳请同行专家不吝赐教,也希望广大读者批评指正。

王松龄

甲午年仲夏

目 录

第一章 　　绪 　论

　　临床实践与试验研究证实,中医药学的中风病全过程,包括中风先兆证期(部分患者可无明显表现)、中风临床发病期(一般指首次发病后,半年时间内)、中风后遗症期[一般指首次发病半年之后,且遗留有部分症状和(或)体征者],它与西医学的脑血管病,由短暂性脑缺血发作,进展到脑梗死或脑出血,而后遗留有残、障等后遗症相吻合。临床首诊的中风病患者,多为急性脑血管病,(即中风临床发病期),而这些患者,有的症状或体征典型,容易诊为急性期中风病,部分患者症状或体征不典型,每多漏诊;中风病过程中也可发生轻的或重的并发症;还有的中风病患者,常并存其他疾病,若单一治疗中风病,往往效果不佳等。针对上述不典型中风,中风病的轻或重型并发症以及与中风病共同存在的合并症,我们将分别拟命名为中风病类证、中风病变证、中风病坏病、中风病并病,并采用中西医结合方法,揭示中风病相关病证的病因病机与发病机制,将运用中、西医特色疗法与先进技术进行有效治疗。

　　中风病急症相当于脑血管病急性期,西医学称之为"脑卒中",属于中医学"中风病"范畴。1986年6月《中风病中医诊断及疗效评定标准》鉴定会在山东省泰安市举行,统一病名为"中风病",又名脑卒中。后在1991年5月4日北京"首届全国中医脑病学术研讨会"上,正式将"中风病"统一作为该病的病证名,在CCD[TCD]编码中中西医病名一致,即中风病相当于脑卒中,缺血性中风相当于缺血性卒中,出血性中风相当于出血性卒中。参照国家中医药管理局脑病急症科研协作组1995年制定的《中风病中医诊断与疗效评定标准》,共列出五大主症(即半身不遂,神志昏蒙,言语謇涩或不语,偏身感觉异常,口舌歪斜),六个次症(即头痛,眩晕,瞳孔变化,饮水发呛,目偏不瞬,共济失调)。这些主次症虽不能包括急性脑血管病所有的症状与体征,但涵盖了中风病的主要临床表现。按照《中风病中医诊断标准》病名诊断标准的规定,典型的中风病确诊条件是指具备两个以上主症,或一个主症两个次症,结合起病、诱因、先兆症状、年龄即可确诊。而不典型的中风可有很多不同表现,需结合影像学检查才能确诊。不典型中风临床表现的多样性严重影响了中医病历书写时的病名诊断及辨证量表评分,也影响了中风病的病类诊断、证类诊断、分期标准以及中风病的中医临床疗效评定。

　　临床上不典型中风并不少见。有的仅有单一主症,而无一个明显次症出现,如:①仅有半身不遂或单臂不遂者;②仅有多寐或神昏不明者;③仅有语言謇涩或失语者;④仅有偏身肢体麻木或其他感觉异常者;⑤仅有突发口舌或口眼㖞斜者。有的仅有单一次症或其他症状,而无其他中风主、次症伴随,如:①仅见头疼或剧烈头痛伴恶心、呕吐、颈项强急者;②仅见头晕、目眩,时而黑蒙者;③仅见瞳孔变化,或视惑者;④仅见饮水发呛,吐字不清晰者;⑤仅见目偏不瞬,视歧者;⑥仅见步态蹒跚,似风非风,四肢不收者;⑦仅见奄忽不知人,喉里噫噫然有声,舌强不能言的失认、失读者;⑧仅见一组肌群时有瘛疭,或一侧手、足舞动者；⑨仅见一手或一侧肢体颤抖伴强硬者；⑩仅见偏身灼热，或刺痛难忍者；⑪首见躁烦狂乱，或情绪低沉，或喃喃自语者；⑫首见局部或全身阵发性强直，或抽搐痉挛者。

以上以一个主症或一个次症或主、次症之外的其他症状单独出现，而无其他症状伴见者，均不符合典型中风病的诊断标准，但头颅影像学可发现与这些症状或体征相关的责任病灶。这一类不典型性中风，即使并非大多数，但它与典型中风病的病名诊断标准是有差别的。我们采用了《中风病中医诊断、疗效评定标准》（二代标准1995）的通用原则，把具备两个主症以上，或一个主症两个次症者，确定为典型（常规）中风病，把不具备上述标准，仅有单一主症或单一次症，或其他症状单一出现者，又被影像学检查证实有相关责任病灶者，视为中风病的伴见证或典型中风病的一种特殊表现。把典型中风病归属到遵循规律出现典型证候群的常规类型（即中风病的经典证候，命名为中风病常证），把不典型中风视为常规证候以外的变化证候。为此，在目前国内尚无明确病名诊断标准之前，我们暂且把这些伴见证或不典型中风证候均列入中风病类似证范畴（命名为中风病类证）。临床上许多不以传统中风病五大主症为主要临床表现的脑卒中患者，随着CT、MRI等影像诊断技术的不断进步、应用与普及而得以确诊。西医学的无肢体偏瘫型脑卒中或轻型卒中以及无症状脑梗死大多属于这一类。

这类脑卒中的临床诊断比较困难，容易发生漏诊、误诊，且会延误治疗，它具有巨大的潜在性危险。因此早期发现、正确诊断、积极防治具有十分重要的意义。

现代著名中医内科学家，中国工程院院士王永炎教授，从20世纪70年代起就进行中医内科学中风病的临床科学研究，他撰著的《中风病防治要览》根据临床症状特征不同，将以传统中风五大主症为主要临床表现的脑卒中归为中风，仍延续中医传统中风病的理论体系；不以传统中风五大主症为主要临床表现，而以头痛、眩晕、视物异常、精神障碍等多种多样症状为主要临床表现的一些脑卒中归为"类中风"，进行单独研究，不断从中医角度揭示其规律，形成了广义中风病涵盖的中风、类中风两个二级病名。王院士中风病理论构想的提法，进一步拓宽了中医中风病的研究领域，完善了中医中风病的诊断，为进一步深入细致的研究奠定了基础。同时，又可与西医学研究范围一致，以便互相渗透，取长补短，共同发展。

20世纪90年代初以来，我们对中风病中的中风、类中风二级病名诊断、病类诊断做过临床验证。认为以类中风命名所收纳不以传统中风五大主症为主要临床表现的非典型证候的脑卒中是可行的，首先解决了病历书写记录时的病名诊断难题。如患者经头颅MRI证实有小脑梗死，仅表现猝发坐立不稳，行走不正或步履维艰，双手笨拙，动作不稳，不自主运动等表现，就可以书写为"中风病-类中风，风痱"，这样中西医诊断渗透，均符合病名诊断标准，又可以按规定住院享受医保待遇。后在应用过程中，发现中风病中符合类中风病名诊断标准的病例较多，且病程中可出现并发症（即中医的变证、坏病），还有与中风病（含中风、类中风）或先或后或同时发生的共病（即中医的并病或合病）现象屡见不鲜，这样给病历书写增加了不少文字内容。

更重要的是，中风病（含中风与类中风两个二级病名）三个病名的频繁出现，使一些仅以临床工作为主的基层医生容易造成病名混淆，有时会产生误解。他们常回顾历史对中风病病因病机的认识过程：中风病经历过唐宋以前的"外风"立论；又经历了宋元时期"以内风为主"的认识阶段，如金元四大家等均提出了内伤致病，中风病非外来风邪所致的学术观点；明代至清初时期,王履、王纶、薛己等提出"中风病有真中、类中两种类型"。而虞传在《医学正传》中则反对真中、类中两分法,坚持外风与内风统一的观点;又有张景岳指出风有真风与微风之别,还提出中风即非风,"如猝倒,非风所致"是他对中风病病因病机的认识态度。李中梓在《医宗必读》中把类似中风的八种病证,亦称之为类中风:即火中、虚中、湿中、寒中、暑中(中暑)、气中、食中、恶中(中恶)。临床表现可类似中风,而实非中风。清代以来对中风病病因病机认识,发展到内外并论,重视辨证阶段。如叶桂的精血衰少,水不涵木发病说;王清任的元气不足的病因说,气虚血瘀的发病论等。纵观唐宋以来的医书记载,中风病病因病机与病名诊断众说纷纭,先后出现过外风、真中,内风、类中,非风等不同病因分类观念词汇,使多少代中医工作者莫衷一是。

中华人民共和国成立后,党和国家重视中医学的传承和发扬,并加强了中西医之间的沟通,使中风病研究有了较大的进展。特别是近四十年来,加强了规范化和重视临床效果的研究,国家卫生部于1984年成立了中风病科研协作组。此后,中华中医药学会内科分会中风病科研组,国家中医药管理局医政司中风病急症科研协作组亦相继成立,开展了中风病诊断标准、疗效评定标准、急症救治方案、护理要点以及先兆证防治、病后康复等方面的研究。1983年7月拟订了《中风病中医诊断、疗效评定标准》;经两次修订,一次专家咨询,一次专家鉴定又于1987年8月通过专家论证后,推荐国家中医药管理局批准参考试行。其后经过多次修订和完善,并先后于1990年3月和1994年6月发文在全国范围内实施,对中风病实行三级诊断即病名诊断、病类诊断和证类诊断。该项诊断与疗效评定标准已收入中华人民共和国中医药行业标准。在制定该标准的同时,也确立了中风病急症治疗与抢救实施方案以及中风病预防方案,提出并论证了中风病急症护理规范,还通过了中风病先兆证诊断与疗效评定标准以及中风病量化标准,使中风病的研究走上了规范化道路。

由于唐宋以来,历代医家对中风病病因病机及病名诊断的学术认识有别,导致部分中医工作者对外风、内风、非风的认识含混不清;尽管中风病研究(以一级病名诊断为主)走上规范化道路已近20年,但是中风病的二级病名诊断(中风与类中风)内容仍未普及宣传,更未推广应用。

为此,在这个"中风病二级病名诊断、病类诊断标准、证类诊断标准以及疗效评定标准尚未完善与推广的空档阶段,为了弥补中风病病因分类概念名称繁多("真中"、"类中"、"非风")所带来的名称概念暂时混乱,为了区别于典型中风病,遵照王永炎院士的研究思路,我们在临床上把那些不典型中风进行梳理归纳,归属到中风病类证(非典型的中风证候)范围之中。临床常见的中风病类证有:中风病偏枯;中风病神昏;中风病言謇失语;中风病肢体麻木;中风病口眼㖞斜;中风病真头痛与中风病头疼;中风病视惑与中风病视歧;中风病吞咽障碍;中风病风痱;中风病风癔;中风病偏身瘛疭;中风病风颤;中风病风痹;中风病癫狂等十四种中风病类证。另外,中风病类证中,也可见到痫病抽动、耳聋、呕吐、眩晕,单独或首先出现而无典型中风病证候者。

中风病变证　参照《伤寒论》对变证的诠释,我们认为典型中风病或非典型中风病在其发病当时或发病之后出现的主症或次症以外的临床表现,是指病情在某种特殊条件下,不循一般规律而发生了性质变化(即中风后并发症),均称之为变证。其中,轻与中等证候者,仍称为变证,若失治或变化后证候危重者,即为坏病。变证中的轻、中证候可进行干预,按中风病变证治疗多可收效。临床常见的中风病变证有:中风病痫病;中风病失眠;中风病多寐;中风病郁证;中风病痴呆;中风病呃逆;中风病泄泻与中风病大便失禁;中风病遗尿、小便失禁;中风病淋证;中风病发热;中风病咳嗽;中风病褥疮;中风病手胀;中风病股肿等十四种中风病变证。另外,便秘、癃闭、痉证等证候,也可在中风病变证中见到。

中风病坏病　是指典型或非典型的中风,因病情加重而出现的中风病主次症以外的危急重笃证候,且来势凶险,症状复杂者(即中风病变证中突发的重危证候),定名为中风病坏病(败证)。如中风病呕血;中风病高热;中风病抽搐;中风病喘脱;中风病厥逆(附:中风病戴阳);中风病心悸;中风病关格;中风病脱疽等八种中风病坏病。

中风病并病　即中风病本病未愈,相关疾病又起,或他病久患未愈,继而中风的现象。如此两者或两种以上相关疾病有先后次第之分的合并发生,且具备中风病及其他同时存在的相关疾病的双重或多重诊断标准,叫中风病并病。临床上常见的中风病并病有中风病·肺痨;中风病·肺胀;中风病·怔忡;中风病·胸痹心痛;中风病·头风;中风病·眩晕;中风病·消渴;中风病·虚劳;中风病·肥胖;中风病·脑瘤;中风病·脉痹;中风病·鼾眠;中风病·蛇串疮;中风病·狐惑等十四种中风病并病。以上中风病并病中的头风(痛)、眩晕等证候,在原有基础上突然加重,而典型的中风病症状不明显,经头颅影像证实有新发责任病灶,这种情况应归属中风病类证之列。

中医学的并病,与西医学的合病、共病相似,即在同一个体同时患两种疾病或更多的疾病。

中风病与其他相关疾病并病现象是普遍存在的,指的是多个独立疾病共存的表现,是指一个患者符合一种以上疾病或综合征的诊断标准,而有多个病名诊断,这些多个病名诊断涉及患者的全部症状、体征和病程。如一个形盛体肥的脑梗死患者,经实验室检查证实,符合动脉粥样硬化血栓性脑梗死、高血压、2 型糖尿病、阻塞性睡眠呼吸暂停综合征、冠心病心肌梗死的诊断标准;又符合中医缺血性中风、眩晕、消渴、鼾眠、胸痹心痛的诊断标准,我们可以称为"中风·眩晕·消渴·鼾眠·胸痹心痛并病"。从中医病因病机与西医发病机制看,这五种疾病均有必然的内在联系。而中风病·肺痨、中风病·蛇串疮、中风病·狐惑等中风病并病,有明显的因果关系,多因这些疾病发生后引起脑血管炎性闭塞或破裂后脑出血。两种以上疾病并存,出现了更复杂的病因病机,为此,对于慢性、难治性复杂病例,首先需考虑是否共患其他疾病,若明显存在并病,合并用药往往增效,如果辨明多种并病的病因病机,综合辨证联合用药将势在必行,必须设计一个综合的治疗大法。

中风病先兆证 它属于中医学的微风、中风之渐、中风先兆、中风先期等范畴。汉代张仲景在《金匮要略》中将肌肤不仁,或单臂不遂称之为中经络。金代刘完素首先提出中风先兆病名,后世医家多沿用这一概念,虽名称不一,但均已明确地认识到中风发生之前有其特殊的病理变化和内在固有规律的临床表现——中风先兆。至明清时期,许多医家对中风先兆的认识更加深入,且有许多新的发现,如清代王清任在《医林改错》中记载了中风先兆症状 34 种。近代张锡纯在《医学衷中参西录》中对中风先兆进行了科学归纳,分别提出了脑缺血先兆和脑充血先兆。近 30 年来,中华中医药学会内科分会中风病科研组及国家中医药管理局医政司中风病急症科研协作组,对中风先兆证进行了大量研究,进一步探索和规范了中风先兆的概念、病因病机、诊断标准和防治方案,认为中风先兆乃中风之渐,两者病因病机大体上相同,它的特点是出现短暂性、一过性、可逆性的临床症状。中风先兆发作后,有的可进一步发展为中风,可参照 1993 年 11 月全国脑病协作组第二次会议通过的《中风先兆诊断与疗效评定标准(讨论稿)》病名诊断,其中主症有 6 个:①阵发性眩晕;②发作性偏身麻木;③短暂性言语謇涩；④一过性偏身瘫软；⑤昏厥发作；⑥瞬时视歧昏瞀。次症有 7 个：①头胀痛；②手指麻；③健忘；④筋惕肉瞤；⑤精神呆滞；⑥倦怠嗜卧；⑦步履不正。理化检查指标有 4 个：①血压；②血糖、尿糖；③血脂；④血液流变学。中年以上患者，具有主症两项以上（含两项），结合次症及实验室检查即可诊断，必要时可做 CT、MRI 等检查以确定诊断。综观以上中风先兆症状与中风病类证以及中风病后遗症中的部分表现，确有相同或近似之处，其不同的是中风先兆证的出现症状的时间较短，尽早作头颅 MRI＋DWI，也查不到相关的责任病灶，而反复发作的中风先兆证，经头颅 MRA 检查，可见部分患者有相关脑动脉狭窄影像改变，可资鉴别。经统计，中风病的发病率仍逐年增长，中风病的发生显示了轻型化、年轻化的趋势，可以证实及早诊断和正确有效处理中风先兆是减少中风病发病率，降低致残率的关键。

中风病后遗症　参照国家中医药管理局脑病急症协作组 1995 年制定的《中风病中医诊断与疗效评定标准》中医诊断分期标准：中风病发病 4 周以内称急性期，发病半年以内叫恢复期，发病半年以上为后遗症期。除了中风病先兆证以外，以上所论中风病类证、变证、坏病、并病，多发生于中风病急性期或恢复期，部分患者经及时合理治疗使上述证候消除，也可以因为病情危重，疗效欠佳，致部分症状与体征遗留，形成中风病后遗症。临床常见的中风病后遗症有：半身不遂、言语謇涩、偏身麻木或灼热刺痛、口眼㖞斜、头痛、视惑、视歧、吞咽障碍、风痱、颤证、癫狂、痫病、失眠、多寐、郁证、痴呆、大便失禁、遗尿或小便失禁、手胀肩痛、抽搐、眩晕、脉痹、鼾眠等二十三种中风病后遗症。因为这些后遗症常因脑内责任病灶位置不同，或出现早晚之别，有较大差异。不同的后遗症可在中风病急性期或恢复期的不同时段见到，如半身不遂、言语謇涩、口眼㖞斜、偏身麻木或灼热刺痛、视惑或视歧、风痱、风颤等，多发生于中风病急性期；痴呆、郁证、手胀肩痛多出现在中风病恢复期；癫狂、痫病、抽搐、遗尿或小便失禁、大便失禁、吞咽障碍、失眠、多寐、鼾眠等既可以发生于中风病急性期，甚至是首发症状，也可以出现在中风病恢复期；头痛、眩晕、脉痹等常与中风病其他症状相伴，多贯穿始终。以上列举的多数后遗症，常与发生在中风病急性期、恢复期的中风病类证、变证、坏病、并病重叠与交叉，即中风病类证变证坏病中的一部分已达半年未愈者，就形成了中风病后遗症。对中风病先兆证、中风病类证、变证、坏病、并病以及后遗症，从防治层面总的理念上我们认为，类证重在治疗本病，变证重在及时预防与积极治疗，坏病重在急救，中风先兆证与中风病并病重在综合防治，后遗症重在康复和预防。这提示我们，需要全面审视患者体质，分析复杂的病因病机，制定综合治疗与一级、二级、三级预防方案。在分析病因病机时，立足于中风病的辨证，再结合类证、变证、坏病、并病中其他证候的辨析，就一个面对你的患者，只能归纳出一个复杂的病因病机，提出一组综合治疗方法，拟订一个有效的组合处方。参照中风病中医诊断分期标准，我们认为中风病在急性期重在救治原发病，在恢复期应结合功能康复，在后遗症期除参照以上中风病类证、变证、坏病、并病的方法治疗外，还应做好社区服务及预防复发的工作。

近年来，西医医学与中西医结合医学家对脑卒中的防治研究也逐步深入，2011 年美国、加拿大、新加坡等国家制定或更新了脑血管防治指南，我国也陆续出台或充实了中国脑血管病防治指南，试行了中西医结合卒中单元，运用中西医结合方法防治脑卒中取得了显著的成绩：如应用通腑化痰中药联合微创碎吸颅内血肿治疗脑出血效果显著，脑动脉瘤栓塞术后添加破血逐瘀中药治疗蛛网膜下腔出血及其并发症交通性脑积水的防治疗效确切，坚持使用益气降浊通脉方药可有效防治脑动脉狭窄、支架植入术后再狭窄等问题均有可喜的进展。

　　目前,尽管西医学在诊断治疗中风病急性期、恢复期、后遗症期积累有一定的经验,但效果仍不能满足临床需求。而中医中药治疗上述病证确有独到之处,中西医结合治疗中风相关病证更具优势。故此,我们从中西医结合角度,分别讨论常见中风病类证、变证、坏病、并病的中医中药及其他特色治疗方法,期望能起到抛砖引玉的作用。

第二章　中风病类证

引　言

"类证"一词,首见于宋·朱肱的《无求子伤寒百问》,又名《南阳活人书》,全书分四个部分,分别论述伤寒各证以及一些杂病,卷1~11,以问答体例剖析伤寒的各种相类证候,所以又把该书定名为《类证活人书》。对于"类"字,《辞海》与《新华字典》共同解释为"类似""相似""好像""大体相像"之意,注释时并引用《左传·庄公八年》"非君也,不类"。

"中风病类证"仍属于中风病,因它不符合典型中风病的命名诊断标准(凡具备两个主症,或一个主症兼两个次症者,可诊为典型中风病),仅有不典型的症状或体征,临床上很容易造成误诊或漏诊,必要时经头颅影像学检查,查到相关的责任病灶时才能确诊,为区别于典型的中风病,我们把这一些不典型中风病称为中风病类证。

在临床上"中风病类证"表现形式多样,有的仅发生五大主症之一的病状,有的仅出现六种次症之一的现象,还有一些患者,既无主症,也无次症,而出现其他的特殊表现,如丘脑梗死的呕吐;内耳卒中的耳聋;底节区壳核梗死的偏身舞蹈;额叶出血的烦躁狂乱;颞叶出血的首发癫痫等,均可归入中风病类证范畴。常见的中风病类证,经头颅MRI、DWI或MRA检查,均可发现责任病灶,应进行神经系统定位,并结合头颅影像资料进一步确诊。

中风病偏枯　仅见到半身不遂,应当定位于患肢对侧的内囊或脑干部位,仅有一侧上肢或下肢轻瘫时,定位于对侧大脑中央沟之前的脑叶表面血管。

中风病神昏　在中风病类证中多表现神识模糊,思睡、嗜睡等轻度昏迷现象,常定位于大脑皮层、丘脑后部、中脑或脑桥被盖部。

中风病言謇失语　包含语言中枢和球麻痹引起的构音障碍两部分:中枢性失语症,以自发语失流畅、语言听理解及表述障碍为主,定位于优势半球额叶、颞叶、颞枕区等靠前面中央沟附近部位;而构音障碍定位于双侧底节区或脑干橄榄球处血管。

中风病肢体麻木,专指中风病发生后偏侧身体麻木不适或其他表现的感觉异常,而无明显的运动障碍或语言障碍,常定位于患肢对侧的大脑中央后回的大脑皮层区,最多见于单侧内囊或大脑顶枕叶,尤其是大脑非优势半球病损更为常见。

中风病口眼㖞斜　首先排除面神经炎引起的周围神经麻痹,再区别是核上瘫或核下瘫。若为一侧核上性面神经麻痹,多定位于对侧内囊皮质脑干束或对侧脑干锥体束,若为一侧核下性面神经麻痹,常定位于同侧脑桥腹侧面,此类患者常同时伴见对侧肢体痉挛性瘫痪,可查到阳性锥体束征,这样便形成了典型的交叉瘫。

中风病真头痛与中风病头疼　均为中风病的一个次症,是两类不同病因所造成的急性脑血管病。以真头痛为主症的中风病多因颅内脑动脉瘤或其他血管畸形破裂而引发蛛网膜下腔出血所致;仅表现轻、中度头疼或头痛的中风患者,先排除偏头痛引发的急性卒中(将在中风病并病中讨论），主要为靠近大脑后半球的血管病损，如脑出血、脑梗死或颅内大静脉窦血栓形成等引发的高颅压、低颅压等，也有颅内血管病损，继发的痛性动眼神经麻痹，继发性三叉神经痛等均可引发头痛。

中风病视惑与中风病视歧　视惑指中风后视力障碍或视野缺损，是因视觉经视神经向上传导的通路上任一部位血管病损所致，如视交叉、视丘、视放射、枕叶视觉中枢等部位，常因急性卒中单纯引发的皮质盲，偏盲，一过性视力下降等表现；视歧指视物重影，也称视一成双，主因脑干病损或由脑干发出的动眼神经、滑车神经、展神经病变引发的眼外肌麻痹或功能失调以及脑干内侧纵束的核间麻痹所致。

中风病吞咽障碍　轻者饮水发呛，重者吞咽困难，常伴有吐字不清，说话费力，甚者构音障碍，是因舌咽神经及迷走神经或舌下神经所支配的吞咽与构音的肌群麻痹所致，若脑干血管病损者称真性球麻痹，因大脑血管病变为主者称假性球麻痹，均可发生吞咽与构音障碍。

中风病风痱　指卒中后以小脑血管病损引发的小脑性共济失调为主的症状，如头晕、恶心，走路不稳，醉汉步态，双手笨拙，四肢不收的证候群，因其无典型的中风五大症，故称为中风病风痱。常定位小脑蚓部或半球，脑干卒中延髓背外侧综合征，也可兼见小脑共济失调表现。

中风病风癔　以卒发言语含糊，不识事物及熟悉的人，甚或神识恍惚为主的症状，因中风五大主症不典型，故称此名。它与西医学的失认、失读症相似，多因优势半球大脑顶叶血管病损，主要影响大脑左角回、左缘上回以及顶叶移行部。

中风病偏身瘛疭　指中风后仅见偏身舞蹈或舞动，且无典型中风的主症或其他明显次症，体检时肌张力偏低，其动作较多，无明显病理征，头颅影像学证实病灶在一侧壳核与纹状体者叫偏身舞蹈综合征，位于丘脑底部 Luys 核者称半身舞蹈综合征。

中风病风颤　专指脑血管病性帕金森综合征，多发生在腔梗或急性脑卒中之后，其体征为动作迟缓，肌张力增高，甚则呈齿轮状或铅管状，常有高血压、动脉硬化及锥体束征，假性球麻痹，定位于古纹状体或苍白球中心，或丘脑腹正中核。

中风病风痹　即西医所说的急性脑血管病引发的丘脑痛，中风后无典型中风病五大主症，或其他明显次症，而见偏身麻刺、烧灼疼痛，触碰患肢使之加重。神经定位于丘脑高级感觉中枢，其邻近结构如纹状体、漏斗部血管病变也可引发此症。

中风病癫狂　中风后首发的狂躁不安、精神亢奋，或精神抑郁，表情淡漠等精神行为改变，而无典型中风五大症及明显次症，头颅影像学证实额叶或海马等相关部位血管损害病灶，属于不典型中风，故而称之为中风类证中的中风病癫狂。

第一节　中风病偏枯

一、概述

中风病，以猝然昏仆、不省人事、伴有口眼㖞斜、语言不利、半身不遂或不经昏仆仅见㖞僻不遂为主要临床表现的一种病证。偏枯，中医认为由营卫俱虚，真气不能充于全身，邪气侵袭于半身偏虚之处所致一侧上下肢偏废不用之证，又名偏风，亦称半身不遂。半身不遂是中风病的一个主症，多与口角歪斜、偏身麻木兼见，重者也可出现神识昏蒙。《素问·大奇论》谓"偏枯不瘖能言，舌转灵活者易治，瘖不能言者难治"。后世引申为中风后遗症，其临床常见症状为:半身不遂,口眼㖞斜,言语不利,口角流涎,吞咽困难,或伴有颜面、手足麻木、肢体沉重及手指震颤等;严重者常卧床不起,丧失生活能力,该病相当于卒中后遗症期患者痉挛性瘫痪。

二、病因与发病机制

(一) 中医病因病机

中医学认为偏枯多由营卫俱虚,真气不能充身,邪气侵袭所致。《灵枢·刺节真邪》:"虚邪偏客于身半,其入深,内居营卫,荣卫稍衰,则真气去,邪气独留,发为偏枯";其证或兼疼痛,久则患肢肌肉枯瘦。《灵枢·热病》:"偏枯,身偏不用而痛,言不变,志不乱,病在分腠之间"。王永炎院士认为"年老体弱,或久病气血亏损,元气耗伤,脑脉失养"是半身不遂的主要发病机制。我们这里所说的中风病偏枯,常见于中风病恢复期及后遗症期,此期属本虚标实、上盛下虚之证。本虚为肝肾、气血亏虚,标实多为风、火、痰、瘀阻滞经络;上盛为气血逆乱于脑,下虚为肝肾之虚。病程日久及里、损伤脏腑,而脏腑与经络又是标本关系,经络是标,脏腑是本,脏腑之气日衰,则经气鼓动无力。风、火、痰、瘀滞留经络,而致清窍闭塞,症见痴呆、大小便障碍等;血运不畅,阻滞肢体、舌本络脉等,症见口角歪斜,半身不遂,语言不利;若肢体筋脉濡养不足,症见偏身麻木不仁等。临床上有些不典型中风,首发症状仅有偏身活动不利,而无其他中风病的主次症,且头颅影像多发现对侧大脑皮层前半部责任病灶,日久也有肌肤不荣者,故称为中风病偏枯,属中风病类证范畴。

(二) 西医发病机制

中风病相当于西医学的急性脑血管病,也叫脑卒中。中风偏枯是由于脑动脉系统病变引起的血管痉挛、闭塞或破裂,造成急性发展的脑局部循环障碍和以偏瘫为主的肢体功能损害。从内因方面分析,认为中风偏瘫是在血管壁病变的基础上,由血液成分和血流动力学的改变而引发,包括:①血管壁病变:有动脉粥样硬化,脑动静脉畸形和动脉瘤;②血液成分的改变:血液黏稠度增加,凝血机制异常等;③血流动力学的改变:高、低血压,心功能障碍等。脑卒中大致可以分为两大类,即缺血性脑卒中和出血性脑卒中。缺血性脑卒中是由于动脉阻塞,以致该血管所灌流的脑细胞缺血坏死,又称为"脑梗死"。出血性脑卒中俗称"脑出血",是由于脑内动脉破裂,血液溢出到脑组织内所致。目前研究认为中风偏瘫是运动系统失去了其高位中枢的调控,使原始的、被抑制的、受到调节的皮层以下中枢的运动的释放,导致患侧肢体肌群间协调紊乱,肌张力异常,产生异常的运动模式及运动功能障碍。偏瘫主要是由于病侧锥体束损害所致,同时还伴有锥体外系的损害,病灶的部位和大小决定偏瘫的严重程度。上运动神经元损害引起肢体瘫痪表现为痉挛性瘫痪,由偏瘫表现出来的肌张力过高和运动模式往往给功能恢复造成不同程度的影响。

三、诊断依据

(一) 中医诊断

参照1995年国家中医药管理局脑病急症科研协作组起草制定的《中风病诊断疗效评定标准》(试行)。

1. 病名诊断标准

(1)主症:偏瘫,神识昏蒙,言语謇涩或不语,偏身感觉异常,口舌歪斜。

次症:头痛,眩晕,瞳神变化,饮水发呛,目偏不瞬,共济失调。

急性起病,发病前多有诱因,常有先兆症状。

(2)发病年龄多在 40 岁以上。

具备 2 个主症以上,或 1 个主症 2 个次症,结合起病、诱因、先兆症状、年龄即可确诊;不具备上述条件,结合影像检查结果亦可确诊。仅有轻度单肢或半身不遂,无典型中风病症状者,应划入中风病类证。

2. 疾病分期标准

急性期:发病两周以内,中脏腑最长至一个月。

恢复期:发病两周至六个月。

后遗症期:发病六个月以后。

(二)西医诊断

参照 1995 年中华医学会第四次全国脑血管病学术会议修订的《各类脑血管疾病诊断要点》。

1. 动脉粥样硬化性血栓性脑梗死

(1)常于安静状态下发病;

(2)多数发病时无明显头痛和呕吐;

(3)发病较缓慢,多逐渐进展,或呈阶段性进行,多与脑动脉硬化有关,也可见于动脉炎,血液病等;

(4)一般发病后 1～2 天内意识清楚或轻度障碍;

(5)有颈内动脉系统和(或)椎—基底动脉系统症状和体征;

(6)CT 或 MRI 检查发现脑梗死部位;

(7)腰穿脑脊液一般不应含血。

2. 脑出血

(1)常于体力活动或情绪激动时发病;

(2)发作时常有反复呕吐、头痛和血压升高;

(3)病情发展迅速,常出现意识障碍、偏瘫和其他神经系统局灶症状;

(4)多有高血压病史;

(5)CT 应作为首选检查;

(6)腰穿脑脊液多为血性和压力增高(其中 20% 左右可不含血)。

发病符合上述诊断标准,且以半身不遂(偏瘫)为主症,或仅以半身不遂症状为主,而不符合典型中风病者,可称为中风病偏枯。头颅 MRI 及有关检查排除脑肿瘤、脑外伤等引起者。

(三)鉴别诊断

1. 中医鉴别诊断　与痹证相鉴别:偏枯以肢体瘫痪、麻木为主要表现,常伴有口舌歪斜、言语不利等症,无肢体疼痛,多发于一侧肢体;痹证则以肢体疼痛、麻木、肿胀为主,久则关节屈伸不利;多发于肢体关节,常与气候变化有关。

2. 西医鉴别诊断　与骨关节病相鉴别:后者多慢性起病,早期多有肢体关节肿胀、疼痛,有明确疼痛部位,且多与气候变化有关,存在缓解、复发周期;因疼痛而功能受限,久之废用性瘫痪,且整个病程不伴有脑血管病变的阳性体征。行 X 线、CT 或磁共振检查可以明确诊断。

四、治疗

(一)中西医结合治疗要点

中医学强调整体观念,通过调整机体紊乱的阴阳气血和脏腑功能,使病变部位的瘀血消散,气血通畅,进而达到机体功能恢复的作用,具有宏观治疗,统领全局的特点;西医治疗在药理、药化、药动学理论支持指导下,对于疾病靶位进行直接修复治疗,具有微观治疗、作用点相对准确的特点;康复治疗可通过应答信息的不断输入和强化,促进细胞突触的产生,可调整神经反射环路中各个运动神经元的兴奋性,最终恢复大脑的功能,或实现大脑皮层的"功能重组",重新建立产生患侧肢体的自主运动控制能力,促进肢体功能康复;大量临床观察发现,中西医合理结合应用将会产生正向协同效果。

(二)中医辨证论治

中风病恢复期及后遗症期的主要病因是气虚血瘀,痹阻脉络,肝、脾、肾功能失调是其本质所在,虚实夹杂,气、阴、阳虚属本,痰、瘀实属标,故治疗应以"益气、滋阴、温阳、化瘀、祛痰"为法则,进行辨证施治。

1. 气虚血瘀,脉络痹阻。

【症状】半身不遂,或口舌歪斜,或偏侧半身汗出,手足不温,面色萎黄,舌体偏胖,舌质淡黯,苔薄白,舌底脉络微紫黯,脉沉细无力。

【治法】益气活血,通经活络。

【方药】补阳还五汤合黄芪桂枝五物汤加减

生黄芪 30～120g、桂枝 15g、川芎 15g、当归 30g、红花 10g、地龙 10g、小白花蛇 1 条、炒桑枝 30g、怀牛膝 30g、白芍 12g、生姜 3 片、大枣 5 枚。

2. 阴虚血瘀,经脉阻滞。

【症状】半身不遂,肢体拘急,或偏侧麻木,头晕目眩,五心烦热,舌质红或绛红,少苔或无苔,脉沉细或沉细数无力。

【治法】滋阴养血,活血通络。

【方药】仿陈士铎生血起废汤

生熟地各 30g、当归 30～50g、鸡血藤 30g、玉竹 30g、白芥子 6g、桑枝 30g、豨莶草 30g、川牛膝 30g、威灵仙 20g、生甘草 6g。

3. 阳虚血瘀,经脉失煦。

【症状】半身不遂,神疲乏力,畏寒肢冷,手足不温,尤以患侧为甚,舌胖大质淡,苔白腻,脉沉迟。

【治法】温阳散寒,化瘀通经。

【方药】当归四逆汤合阳和汤加减

熟地 15g、鹿角胶 10g^(烊化)、干姜 6g、桂枝 15g、麻黄 6g、地龙 15g、穿山甲 3g^(冲服)、甘草 6g。

4. 痰瘀互结,痹阻经络。

【症状】半身不遂,或口舌歪斜,倦怠乏力,胸脘痞闷,恶心欲吐,纳呆,或形体偏胖,或睡时打鼾,舌体偏胖,苔白腻或微黄腻,舌底脉络瘀黯,脉弦滑或沉滑。

【治法】化痰降浊,活血通脉。

【方药】自拟化痰降浊活血通络汤

制南星 6g、橘红 12g、白术 30g、泽兰 30g、泽泻 15g、生槐米 20g、川芎 12g、制山甲 3g^(冲服)、地龙 15g、豨莶草 30g、白芥子 6g、石菖蒲 10g。

（三）中医特色治疗

1. 清代名医叶桂认为中风偏枯,"初病气结在经,久病血伤入络"。并提出:"语言欲出忽謇,多言似少相续,此皆肾脉不营舌络;肢体痿废不用,乃阳明脉络空虚;麻木不仁是肝血不荣筋络;音喑不鸣为风中廉泉,与太阴脾络有间;神态昏糊,乃热羁心包之络"。因此叶氏将调和脉络作为治疗中风的基本大法之一。

2. 名老中医张惠五认为偏枯具有风邪致病特点,应用"小续命汤"治疗中风偏枯患者 88 例,总有效率 98.86%。

3. 颜德馨认为临床治疗中风病偏枯,大抵有气虚夹瘀和血虚夹瘀两大分类。前者适用于补阳还五汤,后者适用于生血起废汤(玉竹 15g,熟地 30g,当归 30g,山萸肉 12g,茯苓 15g,白芥子 15g)。

4. 国医大师李振华教授认为中风偏枯的发生,多由于脏腑功能失调,或气血素虚,加之外邪侵袭入中经络,气血痹阻、肌肉筋脉失于濡养;或外风引动痰湿,痹阻经络;或内伤劳倦、忧思恼怒、饮酒饱食、用力过度,致瘀血阻滞、痰热内蕴;或阳化风动、血随气逆,瘀阻脉络,而致一侧肢体麻木,半身不遂,口角歪斜,舌强言謇或不语等症。治疗上采用标本结合,权衡病情之缓急,脏腑气血之盛衰,以决定扶正与祛邪的侧重。属脾气虚弱,痰湿停滞,瘀血阻络者,治以健脾益气,化痰利湿,活血通络;属阴虚阳亢,痰瘀阻络者,治以滋阴潜阳,化痰祛瘀,通经活络;属气虚血瘀者,治以益气活血,通经活络;属气阴两虚,脉络瘀阻者,治以益气养阴,通经活络;属风痰上扰清窍者,治以豁痰祛湿,息风通窍;并强调时刻注意顾护脾胃。

（四）中药成药制剂应用

疏血通注射液:疏血通注射液是由水蛭和地龙提取的复方中药制剂。现代药理学研究发现,地龙所含有的有效生物活性物蚓激酶能促进组织纤溶酶原激活物大量释放,使其活性不断增强,进而使血液中纤维蛋白原减少、有效的降低血小板聚集,预防血栓形成;水蛭所含有的水蛭素和组胺物质,一方面降低血液的黏度、使形成的血栓溶解,另一方面通过扩张毛细血管、增加血流量,改善脑组织缺血状态,抵抗血小板聚集,相互协同溶解已经形成的血栓和抑制血栓的形成。临床观察发现,疏血通注射液对中风病偏枯有明显的治疗作用,可改善患者神经系统功能缺损积分及临床疗效。

（五）西医治疗

参照《中国脑血管病防治指南》(卫生部疾病控制司、中华医学会神经病学会,2005),控制血压:采用个体化治疗,使血压稳定在 135/85mmHg 以下或正常范围内;控制血糖:选用适当降糖药,将血糖控制在正常范围内;调节血脂:根据甘油三酯、胆固醇及低密度脂蛋白情况适当选用降脂药物;抗血小板聚集:缺血性中风患者给予阿司匹林肠溶片,0.1g,每晚服。另稳定斑块:颈部血管彩超提示存在软斑、混合斑块者,给予阿托伐他汀钙片口服以稳定斑块治疗,防止斑块脱落引发栓塞性脑血管事件;营养神经:胞二磷胆碱注射;血同型半胱氨酸高者,给予叶酸片、维生素 B₆ 片、维生素 B₁₂ 片口服以对症治疗。调节情绪,规律生活,戒除不良生活习惯嗜好,积极进行肢体功能康复锻炼。

（六）其他疗法

"偏枯"即半身不遂,是脑卒中的常见后遗症,参照中枢性瘫痪恢复期的过程与病理机制,常分为如下四期:①偏瘫的软瘫期:即无随意运动期;②偏瘫的痉挛期:包括出现轻度痉挛的联合反应;出现由部分随意运动发起的共同运动的高峰痉挛期;③偏瘫的相对恢复期:即出现脱离共同运动的活动,而痉挛开始减轻期;出现独立的共同运动的活动,况且痉挛明显减轻;近于正常的协调与技巧性运动,仅速度较慢。历经这三个阶段的恢复期后,多半进入临床痊愈,而一部分进入后遗症期;④偏瘫的后遗症期:包含持续痉挛,肌肉萎缩,关节畸形等后遗症的症状。因此其康复治疗应尽早介入,在一般和特殊疗法的基础上,对患者进行体能和技能训练,以降低致残率,增进神经功能恢复,提高患者生活质量。坚持"学习、锻炼、再锻炼、再学习"的原则,加强康复宣传教育,提高社会和家庭对康复重要性的认识。同时要求家属要帮助患者树立信心,多鼓励,不要嫌弃和指责患者。

1. 电针疗法　针刺宜疏通经络,帮助颅脑局部神经恢复;现代研究发现电针应用的直流电可引起肌肉收缩,能有效防止肌肉萎缩,加速受损的神经纤维再生,改善脑部血液循环,降低血脂等作用。取穴以足阳明经为主,太阳、少阳经穴为辅,主穴:百会、肩髃、曲池、外关、合谷、后溪、足三里、阳陵泉、三阴交、太冲。手法视体质强弱及肢体偏瘫程度而定,根据虚实选补、泻法。得气后留针 30 分钟,频频捻转。

2. 推拿按摩　常用手法有推、滚、拿、搓、按。取穴上肢选肩井、肩髃、肩髎、风池、合谷、内关、外关等;下肢选环跳、阳陵泉、委中、足三里、承山、悬钟、三阴交、涌泉等。以患侧为主,手法轻重以患者耐受度为标准。舒筋活络,以促进血液循环,进而达到患侧肢体功能恢复之目的。

3. 康复训练　康复训练分三期,早期以肢体屈膝伸展、坐位平衡及起坐训练为主;中期以上下肢分离运动及相关控制能力训练、体位转换、患肢负重、起立及日常生活能力训练等为主;后期以精细活动训练、协调能力训练及行走训练等为主。日 1～2 次,每次 60 分钟左右(具体情况示患者体质而定,以达到锻炼目的,而患者对此运动量可耐受)。需要强调的是,治疗师给予患者做康复治疗时,一定要反复告知患者(神志清醒者)此项训练的目的、具体每一步动作训练要达到的目的,以及患者需要怎样的配合,使患者从心理上接受治疗,以被动变主动;同时训练时要把完整过程分解为多个步骤完成,让每一个步骤的完成出自患者的大脑,而不是被动机械去执行。

4. 足反射疗法　本着全足按摩重点加强的原则,有补泻两种手法,按照"实者泻之,虚者补之"的原则,对实证、体质较好的患者,力度可适当加大,采用强刺激手法;而对重病体弱者则用弱刺激手法,延长疗程,使患者的内部机能逐渐恢复。重点加强的反射区:基础反射区(肾、输尿管、膀胱)、大脑、小脑及脑干、额窦、颈椎、胸椎、腰椎、骶尾椎、肘、膝、踝关节等。按摩时间为 30 分钟左右,隔一天一次,10 次为一个疗程。

5. 自身肢体功能锻炼　病情稳定后,鼓励患者做主动锻炼,尽早下床活动,从起床、患肢平衡、站立、行走进行训练指导,逐步增加活动范围和次数,最后帮助进行上下楼梯训练,让患肢得到运动,利于功能的恢复。

五、典型病例

王某,女,41 岁,以"右侧肢体活动不利 80 天余"为主诉于 2012 年 11 月 20 日入院。入院症见:神志清,精神差,右侧肢体运动障碍,上肢可持物,但欠稳固,下肢可抬腿、迈步,但行走不稳、拖地,需家人搀扶,纳眠可,二便调。舌质淡胖苔薄白,脉沉细无力。查体:血压:125/70mmHg,心率:70 次/分,呼吸:18 次/分,律齐,心脏各瓣膜未闻及明显杂音,两肺听诊呼吸音清,未闻及干湿性啰音。神经系统检查:神志清,右利手,高级智能活动尚可。双侧瞳孔等大等圆,对光反射存在,额纹对称,鼻唇沟对称,伸舌居中,无饮水呛咳;右上肢肌力4⁻级,肌张力正常,腱反射(＋);右下肢肌力4级,肌张力降低,腱反射(＋),巴宾斯基征(＋)。头颅MRI示:左侧胼胝体基底节区梗死。中医诊断:中风病偏枯,辨证:气虚血瘀。西医诊断:脑梗死。西医治疗给予阿司匹林肠溶片口服、奥扎格雷静脉滴注以抗血小板聚集,胞二磷胆碱针静脉滴注营养神经,吡拉西坦针静脉滴注营养脑细胞、促进脑代谢等药物应用;中医治疗以补气活血、化瘀通络为法,方以补阳还五汤加减,汤药为:生黄芪40g、党参30g、赤芍30g、川芎10g、当归15g、地龙20g、水蛭15g、桃仁10g、红花15g、川牛膝30g、石菖蒲10g、甘草6g。水煎服,日1剂。并给予电针、作业疗法、运动疗法及平衡功能训练等康复治疗方法。治疗30天后患者病情好转出院。现患者右手精细动作稍差,下肢行走无异常。

六、中西医结合临床体会

中风的记载最早始于《内经》,在《内经》中依不同症状表现和发病的不同阶段而有不同的名称,如"仆击"、"薄厥"、"大厥"、"颠疾"、"偏枯"、"偏风"等。后来又有:中风、类中风、非风等病名。西医学的脑出血、脑梗死等属中风范畴。临床表现为突然昏仆,不省人事,伴口角歪斜,半身不遂,言语不利或不经昏仆而仅以半身不遂为主症的一种疾病。经治疗多留有后遗症,且有复发的可能。如复发病情重者其愈后更差。发病诱因多与情志、饮食、环境有关。中医辨证为气虚、阴虚、痰凝血瘀,脉络痹阻,分别辨证施治。使机体趋于新的阴阳平衡,"阴平阳秘,精神乃治"。配针灸、按摩及功能锻炼,能活血化瘀、舒筋活络,推动经气运行,改善中风患者的血行瘀滞状态,促使功能恢复,该病多与情绪波动、饮食起居、不良嗜好、内外环境等有关。因此,除精心治疗外,应努力做好护理和调摄工作,调动患者和其家属的积极性,以利于患者的康复。此类患者,半身不遂日久,影响生活质量,且容易复中再发,为此,我们经过大综病例临床观察,研制出扶正祛邪、恢复神经功能、预防复发的中风防治灵Ⅲ号胶囊,可适用于该类患者,处方及用量用法如下:人参180g、紫河车180g、三七180g、制山甲180g、西红花180g、水蛭150g、地龙180g、全蝎180g、乌梢蛇180g、制马钱子54g、炒山楂180g、炒麦芽180g。上药共粉过120目筛,装0号胶囊,冷藏。每次6粒,每日3次,于三餐后服用,连续服用6个月至1年。不仅能促进瘫痪肢体恢复,还有二级预防中风复发的作用。

第二节 中风病神昏

一、概述

神昏指由多种病症引起的心脑受损,窍络不通,神明被蒙,以神识不清为特征的急危重症。在中医文献中,一般描述为"昏蒙"、"昏厥"、"昏愦"、"神昏"等。在中风病过程中出现的神志不清为特征的危急重证,即中风病神昏证,临床表现为嗜睡、昏睡、昏迷等不同程度的意识障碍,以致意识丧失,同时伴有口眼㖞斜,肢体瘫痪等症状。中医学的"神昏"与西医学的意识障碍相似,是指多种原因引起的一种严重的脑功能紊乱,为临床常见症状之一。脑卒中后意识障碍与卒中后颅内病变直接压迫或破坏了脑干网状结构上行激活系统,阻断了它的投射功能,不能维持大脑皮质的兴奋状态,或是大脑皮质遭到了广泛损害有关。

二、病因与发病机制

(一)中医病因病机

中医学认为,元神被扰是中风病神昏的关键。明代李时珍提出"脑为元神之府",说明元神要通过脑来发挥作用,而耳目口舌鼻则为脑之清窍,最能体现脑的功能。王清任《医林改错》明确地阐明了这一论点,他说:"两耳通脑,所听之声归于脑……两目即脑汁所生,两目系如线长于脑、所见之物归于脑,瞳仁白色是脑汁下注,名曰脑汁入目。鼻通于脑,所闻香臭归于脑……"脑能发挥作用,主要靠脑髓的充养,而脑髓来源于先天,受盛于后天。正如《灵枢·五癃津液别论》所说:"五谷之津液,和合而为膏者,内渗于骨空,补益脑髓"。中风病发病急暴,变化多端,《素问·生气通天论》中云"阳气者,烦劳则张……阳气者,大怒则形气绝;而血菀于上,使人薄厥。"诚如张锡纯所言:"此因肝木失和,风自肝起。又加以肺气不降,肾气不摄,冲气、胃气又复上逆。于斯,脏腑之气化皆上升太过,而血之上注于脑者,亦因之太过,致充塞其血管而累及神经……其甚者,致令神经失其所司,致昏厥不省人事。"《素问·调经论》曰:"孙络水溢,则经有留血"。说明血瘀可致水饮内停。明代医家王肯堂明确指出"瘀则生水","瘀则津液外渗成水也"。中风病神昏脑脉有瘀血停滞,影响水液的运行,水津外溢,停积脑腑,则可成为水饮。

总之,中风病神昏证是中风病发生当时或之后出现的一个严重并发症,即中风病类证中的重危症。发生神昏的中风病常见证型为:痰热腑实、痰火瘀闭、痰湿蒙窍、元气衰竭等证型,总之中风神昏的发病机理是在心肝肾阴阳失调、气血逆乱的基础上,附加各种因素刺激,致人体阴液耗伤,阳气亢奋,促使病情进一步发展,终致肝阳暴涨、阳化风动、脏腑气机逆乱,经脉气血逆乱,气血闭阻脑络,或鼓胀血脉,络破血溢,风、火、痰、瘀、水闭阻神窍,阻滞脑络发为中风神昏。

(二)西医发病机制

脑是生命活动的高级指挥所,一切生命活动均靠它来指挥,而意识则是较高级的大脑功能,思维活动、随意动作和意志行为是意识活动的具体表现。神清时意识存在,神昏时则意识甚至完全丧失。而意识的产生必须有正常的大脑皮质和脑干网状结构上行激活系统作为基础,后者能激活大脑皮质,维持大脑皮质一定的兴奋性,前者又可调节脑干网状结构和丘脑的功能,因此才有了清醒的意识。在某种程度上,所有复杂的觉醒行为均需要大脑皮层的广泛参与,没有皮层活动的参与,意识是不能存在的。网状上行激活系统(RAS),指一些位于脑干上部和丘脑内侧的松散的神经元核团,维持大脑皮层处于觉醒意识状态。昏迷的患者正是由于颅内病变直接压迫或破坏了脑干网状结构上行激活系统,阻断了它的投射功能,不能维持大脑皮质的兴奋状态,或是双侧大脑半球大部受损所致。脑出血、缺血性卒中(大面积)、脑干卒中是脑血管昏迷常见原因,引起昏迷的脑干病变一般局限于累及脑桥上部或中脑的中线结构,大脑半球的单侧结构性病变即使非常大,一般不引起昏迷,相反,即使相对小的双侧半球病变(如双侧丘脑病变)也可导致昏迷。

三、诊断依据

(一)中医诊断

参照1995年国家中医药管理局脑病急症科研协作组制定的《中风病诊断与疗效评定标准》。

1. 主症:偏瘫,神识昏蒙,言语謇涩或不语,口舌歪斜;

2. 次症:烦躁、谵妄、瞳神变化、饮水发呛、目偏不瞬;

3. 起病方式:急性起病,发病前多有诱因,常有先兆症状;

4. 发病年龄:多在 40 岁以上。

具备 2 个主症以上,或 1 个主症 2 个次症,急性起病,结合起病、诱因、先兆症状、年龄即可确诊。不具备上述条件,结合影像检查结果亦可确诊。仅有嗜睡或昏睡,无典型中风病症状者,属于中风病类证范畴。

(二) 西医诊断

参照 1995 年由全国第四届脑血管病学术会议通过的《各类脑血管疾病诊断要点》,以及国际通用的格拉斯哥昏迷量表(Glasgow Coma Scale)对意识水平进行评定。

1. 急性起病;

2. 局灶性神经功能缺损,少数为全面神经功能缺损;症状和体征持续数小时以上;

3. 脑 CT 或 MRI 有责任梗死或出血病灶;

4. Glasgow 评分低于 8 分者。

(三) 鉴别诊断

1. 闭锁综合征　又称闭锁症候群,即去传出状态,系脑桥基底部病变所致。主要见于脑干的血管病变,多为基底动脉脑桥分支双侧闭塞,导致脑桥基底部双侧梗死所致。患者大脑半球和脑干被盖部网状激活系统无损害,因此意识保持清醒,对语言的理解无障碍,由于其动眼神经与滑车神经的功能保留,故能以眼球上下示意与周围的环境建立联系。但因脑桥基底部损害,双侧皮质脑干束与皮质脊髓束均被阻断,展神经核以下运动性传出功能丧失,患者表现为不能讲话,有眼球水平运动障碍,双侧面瘫,舌、咽及构音、吞咽运动均有障碍,不能转颈耸肩,四肢全瘫,可有双侧病理反射。因此虽然意识清楚,但因身体不能动,不能言语,常被误认为昏迷。诊断的线索是看似无意识的患者存在自发的睁眼,患者能根据指令上视即可确诊。

2. 无动性缄默症　患者对外界刺激无意识反应,四肢不能活动,也可呈不典型去大脑强直状态,可有无目的睁眼或眼球运动,睡眠-醒觉周期可保留或有改变,如呈睡眠过度状态。伴有自主神经功能紊乱,如体温高、心跳或呼吸节律不规则、多汗、皮脂腺分泌旺盛、尿便潴留或失禁等,肌肉松弛,无锥体束征。为脑干上部或丘脑的网状激活系统及前额叶-边缘系统损害所致。

3. 去皮层综合征　患者能无意识的睁眼闭眼,光反射、角膜反射存在,对外界刺激无反应,无自发性言语及有目的动作,呈上肢屈曲、下肢伸直姿势(去皮层强直状态),可有锥体束征。因中脑及脑桥上行网状激活系统未受损,故可保持觉醒-睡眠周期,可有无意识咀嚼和吞咽动作。见于缺氧性脑病、大脑皮质广泛损害的脑血管疾病及外伤等。

4. 低血糖昏迷　低血糖是指静脉血浆葡萄糖浓度低于 2.8mmol/L(50mg/dl),由低血糖导致的昏迷称低血糖昏迷。引起老年人空腹低血糖的常见原因:①胰岛 B 细胞瘤(胰岛素瘤);②胰岛外肿瘤;③外源性胰岛素、口服降糖药;④严重肝病;⑤乙醇性;⑥垂体、肾上腺皮质功能低下等。临床表现多种多样,主要是中枢神经缺氧、缺糖症候群。中枢神经越高级,受抑制越早而恢复越迟。主要表现为:①大脑皮质受抑制:意识朦胧,定向力及识别力逐渐丧失、头痛头晕、健忘、语言障碍、嗜睡甚至昏迷跌倒。有时出现精神失常恐惧、慌乱、幻觉躁狂等;②皮质下中枢受抑制:神志不清躁动不安可有阵挛性舞蹈性或幼稚性动作,心动过速,瞳孔散大,阵发性惊厥,锥体束征阳性等。患者可出现癫痫症状;③延脑受抑制:深度昏迷,去大脑性强直各种反射消失呼吸浅弱血压下降,瞳孔缩小。如此种状况历时较久,则患者不易恢复。

四、治疗

(一)中西医结合诊疗要点

无论是脑梗死还是脑出血,疾病发展到神昏阶段,均属于急危重症,采取系统的、有主次的诊断及治疗是必要的,应立即识别处理危及生命的情况并确定患者当前的意识水平及神经功能,西医治疗可根据病史控制原发病,密切注意肺部感染、尿路感染、下肢静脉血栓、电解质紊乱等各种并发症的出现,密切监测体温、血压、呼吸、脉搏、血氧饱和、出入量等重要生命体征的变化,并给以积极的对症处理。中医则依据舌脉证象辨证施治,中风神昏当辨明其为闭证或脱证,其中闭证居多。如为闭证,治之宜醒神开窍;若为脱证,治之当收敛元神,回阳固脱。

(二)中医辨证论治

1. 痰热腑实,阳明燥结

【症状】急性期多见,神昏,口舌歪斜,舌强或不语,感觉减退或消失,腹胀便干便秘,咯痰或痰多,舌质黯红,苔黄腻,脉弦滑或偏瘫侧弦滑而大。

【治法】通腑泄热,息风化痰。

【方药】星蒌承气汤加减

全瓜蒌 30g、胆南星 6g、生大黄 9g^(后下)、芒硝 9g^(冲服)、丹参 15g、石菖蒲 12g。

2. 痰热内闭,风火扰神

【症状】神昏,鼻鼾痰鸣,项强身热,气粗口臭,躁扰不宁,甚则手足厥冷,频繁抽搐,偶见呕血,舌质红绛,舌苔黄腻或干腻。

【治法】清热化痰,开窍醒脑。

【方药】羚角钩藤汤加减配合灌服或鼻饲安宫牛黄丸或清心宣窍汤加减

羚羊角粉 3g^(冲服)、生地 12g、丹皮 9g、白芍 12g、夏枯草 6g、生石决明 30g^(先煎)、钩藤 30g、茯苓 15g、陈皮 10g、桑叶 12g、竹茹 15g、川贝母 10g、甘草 9g。

3. 痰湿蒙窍,瘀阻神明

【症状】神昏,口噤不开,两手握固,患肢瘫痪,面白唇黯,静卧不烦,四肢不温,痰涎壅盛,苔白腻,脉沉滑缓。

【治法】温阳化痰,开窍醒神。

【方药】涤痰汤加减配合灌服或鼻饲苏合香丸

制半夏 9g、陈皮 9g、枳实 9g、胆南星 6g、茯苓 15g、石菖蒲 9g、竹茹 6g、远志 9g、丹参 15g、甘草 9g、人参 15g。

4. 元气衰败,阴竭阳脱

【症状】神昏,面色苍白,瞳神散大,手撒肢冷,二便失禁,气息短促,多汗肤凉,舌淡紫或萎缩,苔白腻,脉散或微。

【治法】益气回阳固脱。

【方药】参附汤加味

人参 15g、附子 9g、山萸肉 15g、黄芪 45g、煅龙骨 15g、煅牡蛎 15g。

（三）中医特色治疗

1. 名医经验 王忠南：运用通腑泄热法治疗中风病神昏，治疗中静点和口服清热豁痰、开窍醒神之剂，同时给予通腑泄热法，大黄、芒硝、枳实、厚朴、羌活加减，水煎鼻饲或低位灌肠。应用此法，一可通畅腑气、调畅气机、祛瘀达络、输布气血；二可疏通三焦积滞，清除阻滞于胃肠的痰热积滞，可使浊阴之邪不得上犯于脑，逆扰神明，气血逆乱得以纠正，则可达防闭固脱之目的；三可急下存阴。中风病本是虚，急下燥结痰热，可以防止阳脱于外而阴劫于内，因此对神昏症采用本法配合综合治疗取得了疗效。

2. 文献摘录

（1）王秀芳等治疗中风中脏腑 36 例，治疗组在常规西医治疗的基础上加服开窍丸（麝香、石菖蒲、胆南星、熟大黄、郁金、黄连、葶苈子、牛黄、枳实等），5 天后治疗组有效率 88.9%，对照组 74.2%，有统计学差异，通过加服开窍丸缩短了昏迷时间，减轻了脑水肿，改善了血压，临床疗效明显优于单纯西药组，体现了中医药治疗急危重症的优越性。

（2）杨志远等运用冰黄液（黄连、冰片、菖蒲、大黄、牛黄等）直肠滴注救治中风急性期患者 41 例，以意识障碍、失语及血压为观察指标，结果治疗组意识障碍改善时间为 28 小时，对照组为 32 小时；失语及血压的改善状况均较对照组为优。从临床报道看，直肠滴注给药对中风病意识障碍的治疗有较好的疗效，有良好的发展前景。

（3）刘亚敏等运用芳香开窍法治疗急性缺血性中风，通窍胶囊具有芳香开窍活血通络的作用，组成：人工麝香 0.04g，冰片 0.1g，其中麝香、冰片气味芳香，善于走窜。冰片能助麝香通诸窍，两者作为一组"药对"配合，起到协同增效的作用，CT 扫描监测证实冰片作为脑部的引经药，有很强的靶向增强作用，能够改变细胞膜的通透性，促进其他药物进入脑内。

（四）中药成药制剂应用

1. 安宫牛黄丸 牛黄、郁金、犀角、黄芩、黄连、雄黄、栀子、朱砂、冰片、麝香、珍珠。清热开窍、豁痰解毒。治疗温热病热陷心包，中风昏迷，小儿惊厥。口服。一次 1 丸，一日 1 次；小儿 3 岁以内一次 1/4 丸，4～6 岁一次 1/2 丸，一日 1 次。

2. 至宝丹 水牛角、朱砂、雄黄、生玳瑁屑、琥珀、麝香、龙脑、牛黄、安息香。清热开窍，化浊解毒。一般需要用凉开水化服。若患者情况特殊，可以选择不同的送服方法。身体极度虚弱的患者可用人参汤化服，强化醒神开窍的作用，提高急救功效；痰多的患者可用生姜汁化服，增强化痰功效；脑积水昏迷患者可以在舌上点放至宝丹，通过舌体吸收，达到治疗目的。

3. 安脑丸 人工牛黄、珍珠、冰片、黄连、郁金、黄芩、栀子、猪胆汁粉、雄黄、朱砂。清热解毒，醒脑安神，豁痰开窍，镇惊息风。用于高热神昏，烦躁谵语，抽搐痉厥，中风窍闭，头痛眩晕。亦用于高血压及一切急性炎症伴有的高热不退，神志昏迷等。口服，一次 1～2 丸，一日 2 次，或遵医嘱，小儿酌减。

（五）西医治疗

昏迷原因众多，在脑内发生一系列病理反应，可引起很多严重并发症，病情危急，因此必须进行综合治疗。

（1）病因治疗：去除病因，制止病变的继续发展是治疗的根本。对昏迷原因明确者则应迅速的给予有效的病因治疗。①稳定血压、心率、体温、血糖、血容量、电解质等基本生命体征；②合理运用抗生素控制肺部感染、尿路感染等，各种病原（细菌、病毒、螺旋体）

等引起的脑膜炎应选用敏感的抗生素;③各种原因所致的呼吸循环障碍、缺氧代谢紊乱等全身性疾病,应保持良好的心肺功能,改善急性缺血缺氧状态和代谢功能;④若有低血糖立即静注 50%葡萄糖注射液 40~80ml;⑤对糖尿病酮症酸中毒者应给予胰岛素和补液。

(2)非病因治疗:呼吸功能的维护和治疗;维持有效的循环功能,给予强心升压药物,纠正休克;有颅压增高者给予脱水,降颅压药物,必要时行脑室穿刺引流等;抗菌药物防止感染;控制过高血压和过高体温;控制抽搐;纠正水电解质平衡紊乱;补充营养,给予脑代谢促进剂,苏醒剂等。

(六) 其他疗法

1. 针刺 闭症应取穴内关、人中、十宣、风府。内关用捻转提插方法,人中用雀啄法,十宣宜点刺放血,出血量 0.5~1ml,风府采用提插法。脱症可回阳固脱,醒神开窍。取穴内关、人中、气海、关元,神阙施灸法,以艾炷点燃,每穴灸 1 分钟左右。

2. 指针 紧急情况下用拇指重力掐按水沟、合谷、内关穴,以患者出现疼痛反应并苏醒为度。

五、典型病例

李某,男,55 岁,于 2012 年 11 月 6 日入院。患者于 1 天前无明显诱因出现言语不利及双侧肢体活动无力,伴痰多,恶心呕吐,神志模糊。在当地做头颅 CT 未见明显病灶,给予对症治疗(具体用药不详)后第二天症状加重,转入我科进行治疗。体检:BP:160/100mmHg,HR:85 次/分,律齐,两肺底可闻痰鸣音及少量湿啰音。专科检查:GSC 计分 6 分,肢体强直,右侧瞳孔约 5mm,对光反射消失,左侧瞳孔约 3mm,对光反射存在;不能回答简单问题。深、浅反射均消失,疼痛刺激右侧侧肢体无任何反应,吞咽困难。右上肢肢体肌力 0 级,右下肢肌力 0 级,左上肢肌力 1 级,左下肢肌力 1 级。四肢肌张力增高,双侧面部及四肢浅感觉减退,双侧巴宾斯基征(+),双侧查多克征(+)。辅助检查:头颅磁共振示:①脑干小量出血;②基底节区陈旧性梗死。中医诊断:中风病神昏(痰热腑实证);西医诊断:①脑出血;②高血压 2 级 极高危。中医治疗以通腑泄热,息风化痰为主,方药以星蒌承气汤,其组成为全瓜蒌 30g、胆南星 6g、丹参 15g、生大黄 9g(后下)、芒硝 9g(冲服)。西医治疗以降颅压、改善脑循环、营养支持等为主。经过 46 天综合治疗,患者病情稳定,神志恢复正常,可在搀扶下行走,予以出院。

六、中西医结合临床体会

中风病是以脏腑亏损,精血不足,脑脉虚损为病机之本,风火、痰热、腑实、瘀血相互为患于发病之标,在疾病发展过程中演化出神昏之症,其病理机制的关键是气血逆乱,气机升降失调,上蒙清窍,血之与气并走于上,壅滞络脉,逆乱脏腑,扰乱神明,阻闭机窍而致神昏。因而在抢救中风病神昏患者时,不失时机地选用通腑泻热法,是关键的一个环节,应用此法,一可以通畅腑气、调畅气机、祛邪达络、敷布气血;二可以疏通三焦积滞,清除阻滞于胃肠的痰热积滞,可使浊阴之邪不得上犯于脑,逆扰神明,气血逆乱得以纠正,则可达防闭固脱之目的;三可以急下存阴。中风病本是虚,急下燥结痰热,可以防止阳脱于外而阴劫于内,因此对神昏采用通腑泄热,息风化痰之法,可取得事半功倍之效。

第三节 中风病言謇失语

一、概述

言謇失语为中风后常见症状,在古代文献记载中名称繁多。《内经》称为"舌本强",如《素问·至真要大论》言:"厥阴司天,风淫所胜……舌本强。"后世简称为"舌强"、"舌涩"或"舌謇"、"喑痱"等,相当于西医的言语障碍。言謇失语从症状特征可分为两大类。第一类为语音形成的失调或障碍,主要表现为发音不准,吐字不清,语调及速率节奏等异常。常伴有舌强、舌缓、舌体短缩或口嘴不开等症状,如《备急千金要方》:"言音嘶下、言音混浊、言音沉鼓、失音不语、口哑不语、瘖症不语、言语不正",亦有将之称为"舌瘖",相当于西医的构音障碍。第二类为语言交流中的表达和理解方面的功能失调,主要表现为言语謇涩不畅,答非所问、言语多误等。如"语声冒昧、语言謇吃、言语倒错、心手不随"等,亦有将之称为"语涩",相当于西医的失语症。近10年来,由脑卒中引起言语障碍的患者日渐增多。据国内文献报道,急慢性脑血管疾病患者中分别有34.2%和56%~69%出现言语障碍。

二、病因与发病机制

(一)中医病因病机

中医理论认为,五脏六腑直接或间接地通过经络、经筋与舌相联系。如手少阴心经之别系舌本;足少阴肾经挟舌本;足太阴脾经连舌本,散舌下。语言是意识活动的表现,语言、记忆等功能归属于脑"精明之府",同时认为"心主神明","神清则语利",将脑的生理、病理功能归属于心而分属五脏,另外,口、舌、咽为言语之官,"舌者,音声之机也"。而"舌为心窍",心气通于舌。由此可知,五脏、脑的功能失调以及意识失常,皆能影响言语功能的正常发挥。中风病言謇失语多因脏腑虚损,气血衰少,阴不制阳,虚风内动,痰瘀胶结,随风流窜,升降无常,蒙闭清窍,阻于脑脉,脑失所养,导致"窍闭神匿,神不导气",引起口舌之窍不利而发病。

(二)西医发病机制

西医认为言语障碍与大脑皮层功能分区受损有关。大脑皮质有言语区,左侧大脑半球在言语功能中起主导作用,当左侧大脑病变损害某些特定部位时便引起失语。听语的中枢(感觉性言语中枢)位于颞上回后部。口语的中枢(运动性言语中枢)位于额下回后部,即Broca区。阅读的中枢位于角回。书写的中枢位于额中回后部。在上述这些部位的局灶性病变可产生各种特殊的失语症。失语症的分类多种多样,目前国外较通用的失语症分类方法有Beson类和Schnell分类法,以前者应用更广泛。Beson失语症分类具体包括以下几种:

1. Broca失语　Broca区位于左脑前半部(左额下回),主要控制语言的发声与表达。Broca's失语症也称"表达紊乱症",患者说话吃力、缓慢、不流利、不清晰、语法不通和语句不连,常不能用单字以上的词表达思想。动词、名词等实词常得以保留,连词和介词等虚词消失,其表达能力受损大于理解能力,书面、口头表达均受损。

2. Wernicke失语　Wernicke区在大脑左半球中下部靠近听觉中枢,主要控制声音语言的接收和理解。Wernicke失语症也称"理解紊乱症",其语言流畅但毫无意义,且理解受损。

3. 传导性失语　联结 Broca 区与 Wernicke 区的一束束神经纤维称"弓形纤维束"，一般认为传导性失语是由于弓形神经组织受损而引起的，这种患者通常能理解与表达语言，但常不能重复刚听过的词或话。

4. 经皮质性失语　复述相对保留是该类失语症的特点，病灶多位于分水岭区域。因病变位置不同，临床表现也不同，分为经皮质运动性失语、经皮质感觉性失语和经皮质混合性失语等。经皮质运动性失语除复述无障碍外，其特点与运动性失语相似。口语理解较好，但患者常有严重失用，因此判断需小心，命名有障碍，书写亦有缺陷，大多数患者有右侧的偏瘫，病灶多在优势区 Broca 前部或上部。经皮质感觉性失语为除复述好外，其他与感觉性失语相似，命名、阅读和书写常有障碍病变部位在左侧颞顶分水岭区。经皮质混合性失语为经皮质运动性失语和经皮质感觉性失语并存，其特点为除口语复述外，所有语言功能均不正常，病变在优势半球分水岭大片病灶。

5. 命名性失语　是以命名障碍为主要表现的流畅性失语，在口语表达中主要表现为找词困难、缺实质词，对人的名字等也有严重的命名困难。病灶位于优势半球颞中回后部或颞枕交界区。

6. 皮质下失语　包括丘脑性失语和底节性失语。丘脑性失语，此类失语的特征为说话少、找词困难命名障碍、低音调自主言语少，对复杂命令不理解，阅读及书写障碍，复述好，大多有记忆障碍。丘脑失语的预后一般良好，多可在几周内恢复可留有命名障碍。

7. 底节性失语　病灶限于壳核尾状核苍白球区，常包括内囊。其特点为有构音障碍、低音调，可有错语，口语理解相对较好，复述亦可，命名阅读及书写均有障碍。底节性失语有些类似经皮质运动性失语，有些类似经皮质感觉性失语，此类失语同时常并有偏瘫症状，预后较好。

但由于言语功能的感受、理解、表达等成分互相关联，故失语症常常是混合性的。一般而言，病变位于大脑半球前部的多为表达性失语，病变位于后部多为感觉性失语。由于上述言语区的血液供应来自大脑中动脉，故引起大脑中动脉供血障碍的病变常常引起失语症。此时由于病变可影响接受同一血供的其他功能区，如运用、计算、体象、空间定向等功能区，使临床表现变得特别复杂。言语表达各种结构（如构音器官）的病变，可造成构音障碍（Dysarthria）。构音障碍是纯口语语音障碍，为言语表达阶段所包括的各组织结构的损害或生理过程的失调所造成的言语表达障碍，患者具有语言交流必备的语言形成及接受能力，只是由于发音器官神经肌肉病变导致运动不能或不协调，使言语形成障碍所致。临床上分为痉挛型、弛缓型、运动（过强或过弱）型，运动失调型和混合型。综合分析，言语障碍发生的机制可能包括直接效应和远隔效应，或由于两者同时作用引起。直接效应指病变本身直接破坏了语言功能区，引起语言功能区的低灌注及低代谢，神经元缺失、损伤、活性降低。远隔效应，即病变间接影响语言功能区。远隔效应是由于阻断皮质语言功能区与皮质下结构的纤维联系，损害传入纤维通路的输入，引起的神经元兴奋性降低，表现为局部血流量降低或低代谢。

三、诊断依据

（一）中医诊断

参考国家中医药管理局脑病急症科研协作组起草制定的《中风病中医诊断与疗效评定标准》。

1. 主症：言语謇涩或不语,吞咽困难,饮水发呛,偏瘫、神识昏蒙,偏身感觉异常,口舌歪斜;

2. 次症：头疼,眩晕,瞳神变化,目偏不瞬,共济失调;

3. 急性起病,发病前多有诱因,常有先兆症状;

4. 发病年龄多在 40 岁以上。

具备言语謇涩或不语兼 1 项主症以上,或兼 2 项次症,结合起病、诱因、先兆症状、年龄即可确诊;有言语謇涩或不语症状,结合影像学检查结果也可确诊。仅有言语謇涩或不语,不具备典型中风病症状者,属中风病类证。

(二) 西医诊断

1. 急性起病;

2. 局灶性神经功能缺损,少数为全面神经功能缺损;

3. 失语或(和)构音障碍等神经功能缺损症状和体征持续数小时以上;

4. 脑 CT 或 MRI 排除其他病变;

5. 脑 CT 或 MRI 有责任病灶。

失语症严重程度分级--波士顿失语诊断测验(BDAE):0 级:缺乏有意义的言语或听理解能力;1 级:言语交流中有不连续的言语表达,但大部分需要听者去推测、询问和猜测;可交流的信息范围有限,听者在言语交流中感到困难;2 级:在听者的帮助下,可能进行熟悉话题的交流,但对陌生话题常常不能表达出自己的思想,使患者与评定者都感到进行言语交流有困难;3 级:在仅需少量帮助下或无帮助下,患者可以讨论几乎所有的日常问题,但由于言语或理解力的减弱,使某些谈话出现困难或不大可能进行;4 级:言语流利,但可观察到有理解障碍,思想和言语表达尚无明显限制;5 级:有极少的可分辨得出的言语障碍,患者主观上可能感到有些困难,但听者不一定能明显察觉到。

(三) 鉴别诊断

1. 感染性多发性神经根炎(Gullain-Barre 综合征)　可出现面神经麻痹、延髓性麻痹,往往伴有软腭及咽部麻痹、声带麻痹,舌肌出现麻痹者少见,所以多表现为发音无力、喉音障碍显著。

2. 重症肌无力　唇舌软腭肌肉无力最著,此种无力于休息后好转。表现为连续说话后语音不清,再休息后又好转。此外,眼外肌尤其是提上睑肌力弱明显,可以伴有咀嚼及咽下困难,上述症状经注射依酚氯铵(腾喜龙)或新斯的明后消失而确诊。

3. 进行性肌营养不良症　面肩肱型时可有口轮匝肌萎缩,舌肌偶可有萎缩,故有唇音、舌音构音障碍。

4. 萎缩性肌强直症　有颜面肌及舌肌萎缩软腭麻痹口轮匝肌肌萎缩,出现构音障碍。有时有舌音障碍可能是舌肌肌张力增高症状之一。

5. 言语失用　是运动性言语障碍的一种,可以单独发生,也可以伴随其他语言障碍,经常与失语症伴随存在,尤其是非流畅性失语。其特征常表现为:①努力地、尝试性和摸索性以自我纠正错音。其发音错误多以置换、歪曲、遗漏和重复为特征;②在正常的节奏、重读和声调上失语韵。表现为在韵律上倾向于缺乏抑扬顿挫,不恰当的音节间停顿,及音调和响度的改变或受限,语速多偏慢;③重复相同的表达材料出现非一致性发音等;④明显的始动发音困难。

四、治疗

（一）中西医结合治疗要点

中风病言謇失语除中医辨证论治外,综合疗法对于中风言謇失语有较好的疗效,尤其针灸治疗中风失语症,或从整体出发兼顾失语或单以语言障碍为出发点,辨证施治均可取得显著效果。现代语言康复的基础是功能代偿学说和功能重组学说,在此学说指导下诞生的言语康复治疗技术是促进言语康复的最重要手段。言謇失语类型复杂多样,有效整合语言康复治疗技术和针灸疗法,针对不同的言謇失语类型采取适宜的综合治疗手段是提高治疗效果的关键。

（二）中医辨证论治

1. 风痰阻窍,脑脉不畅

【症状】中风后舌强言謇,可见舌体偏歪不正,舌根欠灵活,言语不清或不能出声,兼有半身不遂,偏身麻木,口角歪斜等症,舌苔白腻,脉弦滑或滑缓。

【治法】化痰开窍,祛风通络。

【方药】洗心汤合半夏白术天麻汤加减

党参 15g、远志 10g、炒枣仁 30g、天麻 10g、白术 12g、半夏 6g、陈皮 6g、制胆南星 6g、石菖蒲 5g、茯神 15g、神曲 9g、甘草 6g。

2. 肝肾阴虚,血瘀风动

【症状】中风后暗哑甚至不能出声,舌体痿软也可偏歪不正,兼见偏瘫肢体瘫软,腰膝酸软,或便秘,或遗尿,舌质黯淡,舌苔薄白,脉细无力,两尺脉弱。

【治法】滋补肝肾,活血息风。

【方药】地黄饮子合大补阴丸加减

熟地 30g、龟板 12g、巴戟天 12g、石斛 15g、肉苁蓉 10g、肉桂 6g、茯苓 15g、知母 10g、黄柏 6g、麦门冬 15g、石菖蒲 12g、远志 10g、桔梗 10g、薄荷 6g、生姜 3 片、大枣 4 枚。

3. 气虚血瘀,津亏窍闭

【症状】中风后舌体痿弱无力,言语不清甚至不能出声,兼有患肢偏废不用、麻木,或出现乏力、气短自汗、心悸、食少便溏、手足肿胀,舌质黯淡或黯紫,苔白,脉细涩或细弦。

【治法】益气活血,养阴开窍。

【方药】补阳还五汤合百合固金汤加减

黄芪 30g、当归尾 10g、赤芍 12g、川芎 10g、红花 10g、地龙 10g、石菖蒲 10g、远志 10g、生地黄 12g、熟地黄 18g、炒白芍 10g、百合 15g、川贝母 10g、麦冬 10g、桔梗 10g、甘草 8g。

4. 痰热腑实,机窍失灵

【症状】中风后舌强,掉转不灵,言语不清,兼有半身不遂,喉中痰鸣,呼吸气促,烦躁不安,口吐痰涎,小便黄,大便干,脉弦滑数,苔黄腻或黑。

【治法】清热化痰,利窍开音。

【方药】黄连温胆汤合清气化痰丸加减

胆南星 10g、石菖蒲 12g、枳实 10g、竹茹 15g、黄连 10g、陈皮 10g、法半夏 12g、茯苓 15g、天竺黄 10g、黄芩 10g、瓜蒌 12g、杏仁 10g、甘草 8g。

（三）中医特色治疗

1. 古医经验

(1)宋·陈直《养老奉亲书·食治老人诸疾方》：食治老人中风，言语謇涩，精神昏愦，手足不仁，缓弱不遂方。葛粉五两，荆芥一握，豉五合。上以溲葛粉，如常作之，前二味取汁煮之，下葱椒五味头，空心食之，一二服将息为效。忌猪肉荞面。

(2)明·虞抟：一妇，年五十七，身肥白，春初得中风，暴仆不知人事，身僵直，口噤不语，喉如拽锯，水饮不能入，六脉浮大弦滑，右甚于左。以藜芦一钱，加麝香少许，灌入鼻窍。吐痰升许，始知人事，身体略能举动。急煎小续命汤，倍麻黄，连进二服。覆以衣被，得汗渐苏醒，能转侧，但右手足不遂，言语謇涩。复以二陈汤加芎、归、芍药、羌、防等，合竹沥、姜汁，日进二三服。若三四日大便不利，则不能言语，即以东垣导滞丸，或润肠丸微利之，则言语复正。如此调理，至六十余，得他病而卒。

(3)清·王士雄：赖母，年近古稀。患左半不遂，医予再造丸暨补剂，服二旬病如故。孟英按脉弦缓而滑，颧赤苔黄，音微舌謇，便涩无痰。曰：此痰中也，伏而未化。予犀、羚、茹、贝、菖、夏、花粉、知母、白薇、豆卷、桑枝、丝瓜络等药，服三剂而苔色化，音渐清朗。六七剂，腿知痛，痰渐吐，便亦通。既而腿痛难忍，其热如烙。孟英令涂葱蜜以吸其热，痛果渐止。半月后，眠食渐安。二旬外，手能握，月余可扶掖以行矣。

(4)清·齐有堂：中风……又治傅福兴，年三十，形体魁梧。因酒色过度，忽一日至街仆地，口眼㖞斜，语言謇涩，不省人事，痰涎上涌，右手足不活，腰俯不伸，四肢不动，乃弟迎诊。按之六脉沉伏，惟肝脉洪数，面色青而兼黑。予曰：此肾水枯竭也。乃与大剂补中益气汤加酒炒黄柏三分，以滋化源，泻阴中之伏火；酒炒红花三分，以入血分而养心血。连进二剂，人事稍苏，痰涎渐少，语言颇觉爽利，行动亦觉自如。仍用前汤去黄柏、红花，合六味地黄丸，大剂煎饮，十剂而诸症悉退。单服补中益气汤，又兼服龟鹿地黄丸，而元气大复。

2. 文献摘录

(1)贺建国运用资寿解语汤加减治疗中风失语76例，方药：防风、制附子、天麻、天南星、石菖蒲各9g，桂枝3g，羌活、甘草各6g，竹沥30g，姜汁10g，羚羊角粉2g[冲服]，水煎2次，药液混合，早晚分服，每次服药冲服羚羊角粉2g，另服竹沥水30g，姜汁10g，12周为一个疗程，4个疗程后评定疗效，结果：痊愈48例，有效17例，无效11例，总有效率为85.5%。

(2)邱锡采等用苏丹解语汤(苏合香、麝香、冰片、丹参、沉香、诃子、石菖蒲、水蛭等)治疗脑梗死后失语40例(痰湿蒙神型)，对照组38例给予整体治疗。结果：治疗组总有效率为87.50%，对照组为55.26%，治疗组疗效明显优于对照组($P<0.01$)。

3. 中医传统非药物疗法

(1)病灶头皮反射区围针治疗中风失语症：为国家中医药管理局第三批中医临床适宜技术推广项目。本疗法是在传统头针理论基础上，结合现代影像学技术，以及现代神经康复学理论发展起来的。传统头针疗法治疗失语症，是以大脑皮质语言中枢解剖部位在头皮的垂直投射区(最近距离投射区)即语言区为针刺部位。传统的医学理论认为，人类的语言功能是由语言中枢控制和管理的，但大量的临床实践表明，特别是近年来CT、MRI的广泛临床应用发现，语言中枢以外的皮质和皮质下深部结构的病变也可导致失语，说明传统的语言中枢并非是唯一的语言管理中枢。因此，针对病灶的刺激比对相关功能区的刺激更为直接，更有针对性。本疗法采用病灶在头皮的垂直投射区围针治疗中风失语症。病灶头皮投射区围针疗法：以头颅CT或MRI成像所示病灶在同侧头皮的垂直投射区的周边为针刺部位，以30号1～1.5寸不锈钢毫针4～8针(针数视病灶大小而定)围针治疗，采用平刺法，针尖方向皆刺向投射区的中心。病灶在额叶，取额部头皮相应投射区，病灶在顶叶，取顶部头皮相应投射区,病灶在颞叶、基底节,取颞部头皮相应投射区)。针刺得气后以180～200次/分的频率捻转1～2分钟,留针30分钟,中间行针1次。

(2)针刺、放血疗法:治疗言语障碍以头颈部及舌体穴位为主,主张强刺激和舌体放血。王山等取穴:语言一区,语言二区,语言三区及人中、风池、廉泉、丰隆、通里。头皮针以200次/分钟快速捻转2～3分钟,风池、廉泉以针感向舌根部放射为度,人中以眼球湿润为度,总有效率为95.2%。刘锦等运用针刺治60例失语症患者,结果总有效率93.33%。吴明霞等采用针刺配合金津、玉液放血治疗脑卒中后失语症患者58例,对照组58例患者采用单纯的语言康复训练。结果总有效率为96.55%;对照组总有效率为89.66%,2组比较差异有显著性意义。廖军芳选用28号5cm毫针快速点刺金津、玉液穴各5次,总有效率为94.23%。江钢辉等取靳氏舌三针,第1针为上廉泉,第2、第3针在上廉泉旁开0.26cm,针尖向舌根方向斜刺入25～35mm,行提插捻转手法20秒,使患者舌根有酸麻胀痛感并发出声音者为佳,结果表明,总有效率为92.5%,治疗组疗效明显优于对照组。

(四)中药成药制剂应用

1. 培元通脑胶囊 药物组成:制何首乌、熟地黄、天冬、龟甲(醋制)、鹿茸、肉苁蓉(酒制)、肉桂、赤芍、全蝎、水蛭(烫)、地龙、山楂(炒)、茯苓、炙甘草。功能主治为益肾填精,息风通络。用于缺血性中风中经络恢复期肾元亏虚,瘀血阻络证,症见半身不遂、口舌歪斜、语言不清、偏身麻木、眩晕耳鸣、腰膝酸软、脉沉细。本品有减轻脑缺血动物的脑水肿、缩小脑梗死范围,改善动物的行为活动和病理组织学的损伤程度的作用。另外本品还有抗血小板聚集,抗凝血改善血液流变学等作用。用法用量:口服,一次3粒,一日3次。

2. 丹红注射液 丹红注射液由丹参与红花组成。功能主治为活血化瘀,通脉舒络。用于瘀血闭阻所致的胸痹及中风,证见:胸痛,胸闷,心悸,口眼㖞斜,言语謇涩,肢体麻木,活动不利等症;冠心病、心绞痛、心肌梗死,瘀血型肺心病、缺血性脑病、脑血栓。丹参可抑制磷酸二酯酶、升高红细胞、血小板、环磷酸腺苷(cAMP)浓度,兴奋前列环素(PGIz)合成酶的活性,使血管扩张;它还是强抗氧化剂,能有效清除机体内的氧自由基,抑制脂质过氧化,稳定细胞膜。红花总黄酮是治疗脑血栓及其后遗症的有效成分,具有抗血栓、耐缺氧、免疫抑制等多种药理功效,可激活、促进纤溶系统活性,有效防止缺血缺氧对神经元的损害,从而对神经元具有保护作用,有利于言语功能的恢复。用法用量:肌内注射,一次2～4ml,一日1～2次;静脉注射,一次4ml,加入50%葡萄糖注射液20ml稀释后缓慢注射,一日1～2次;静脉滴注,一次10～60ml,加入5%葡萄糖注射液100～500ml稀释后缓慢滴注,一日1～2次。10～15天为一个疗程。

(五)西药治疗

脑卒中时大脑受损所致的神经递质系统活动的减弱可以由某些因子来补充,这为药物改善患者的语言识别和理解能力提供了理论基础。近年来,报道4类药物可用于失语症治疗:

1. 安非他明:对大脑重塑有促进作用,可以帮助脑卒中患者的语言恢复;

2. 胆碱能类药物:多奈哌齐,主要改善左侧颞叶的命名和理解能力;

3. 多巴胺能药物:溴隐亭,主要改善言语的产生功能;

4. 脑保护类药物:吡拉西坦,可以促进胆碱能和谷氨酸的神经传递,从而改善学习和记忆功能。

（六）康复治疗

1. 失语症的康复治疗

（1）刺激促进疗法（Schuell刺激法）：采用丰富、多变、有意义的材料作为刺激物，给予适当的、多途径的语言刺激和强的听觉刺激，强调促进、刺激言语产生，而不是教授言语。Schuell刺激法是语言障碍康复的基础，几乎所有类型的语言障碍通过其训练，都能得到一定程度的改善。

（2）失语症促进交流效果法（promoting aphasia communicative effect，PACE）：强调要充分利用患者的残存能力，选用训练材料接近现实生活，重视信息的传递，运用各种手段和综合交流能力，提高其接受和表达能力；其主要侧重于日常生活的交际活动和信息交流，包括语言和非语言交流。

（3）旋律语调治疗法（melodic intonation therapy，MIT）：是近年来言语病理学家提出的一种与传统治疗不同的方法，它的理论基础是语言表达的重音、音调和旋律模式主要由右侧大脑半球控制。其主要方法是用一些富有韵律的句子做吟诵训练，学会使用夸张的韵律、重音、旋律来表达正常的语言。

（4）阻断去除法：是60年代由Weigl建立于简单再学习机制假设上提出的，是将未受阻断的较好的语言形式中的语言材料作为"前刺激"，引出另一语言形式中有语义关联的语言材料的正反应，而使"阻断"去除。强调不让患者有意识地注意学习的内容，而在训练设计上，前刺激所用的语言材料应与需去除阻断的语言材料在语言功能上有某种关联，并要求其语言形式应是完整保留的；具体的操作有单纯法和连锁法，对于完全性、混合性等失语患者较适用。

另外，非言语交流方式的利用和训练也有一定的意义。非言语交流除了具有传递信息外，对失语症患者来说也是一种重要的交流方式，特别是那些经过系统的言语训练，对疗效甚微的严重失语症患者更为必要。非言语交流方式的训练包括手势语（如用点头、摇头表示是或不是），画图（或画图加手势），交流板或交流手册以及电脑交流装置（如电脑说话器、环境控制系统等）。

2. 构音障碍的康复治疗

（1）发音训练：痉挛型构音障碍的喉运动异常主要是内收增强，迟缓型构音障碍的喉运动异常主要是内收减弱。根据患者具体情况可以选择发音启动训练，持续发音训练，音量控制训练，音高控制训练以及鼻音控制训练。

（2）口面与发音器官训练：包括口唇闭合、唇角外展练习，舌的运动和软腭抬高以及唇舌的交替运动训练。

（3）语音训练：大部分构音障碍患者表现发音不清，应把重点放在发单音训练上，然后再逐渐过渡到练习字、词、词组、语句朗读。

（4）语言节奏训练：音色、音量、音高、音长4个要素构成了语言的节奏，音色造成的节奏主要表现在押韵上，音量造成的节奏主要表现在重音上，音高造成的节奏主要表现在平仄和语调上，音长造成的节奏主要表现在语速和停顿上。治疗时应根据患者存在的问题选择针对性的训练方法。

（5）非语言交流方法的训练：①手势语；②画图；③交流板或交流手册；④电脑交流装置。

五、典型病例

患者王某,男,45岁,以"左侧肢体活动不遂伴言语不利3个月"为主诉,于2011年12月21日入院。患者3个月前洗澡时突然出现头晕,左侧肢体活动不利,继而意识丧失,急被送至医院,查头颅CT示:①右颞顶叶及基底节区大面积出血;②蛛网膜下腔少量出血。遂行血肿钻孔引流术,术后予以脱水、改善脑代谢等药物治疗。患者病情渐稳定,遗留左侧肢体活动不利,言语不利,为求进一步康复治疗,入住我科。入院症见:神志清,精神差,左侧肢体活动不遂,言语不利,饮水偶有呛咳。查体:左利手,坐位平衡2级,立位平衡1级,Brunnstrom分级:左上肢-手-下肢分别为4-3-4级。饮水试验:3级。MMSE:15分。Broca's失语,自发言语差,命名较差,复述不能,理解稍差,记忆较差,伸舌左偏,发音不准。ADL:40分。既往高血压病史十余年,最高180/100mmHg,目前服用硝苯地平缓释片,血压控制可。中医诊断:中风病言謇失语(风痰阻络);西医诊断:①脑出血(左侧偏瘫 失语症 认知障碍);②高血压。西医予以硝苯地平缓释片控制血压,阿托伐他汀钙片调脂抗炎、稳定动脉斑块,茴拉西坦胶囊营养脑细胞,改善脑代谢。康复治疗予以运动疗法、作业疗法、经颅磁刺激、等速肌力训练等综合康复治疗。言语训练予以失语症康复训练。具体训练其听短文做是或非反应,做正误判断,执行指令,复述音节、单词、系列语、日常用词,描述情境、动作,行呼吸训练、语音训练与唇舌操等训练。针刺风池、翳风、廉泉、哑门、金津、玉液、通里等,病灶头皮反射区围针。中医予以息风活血、化痰开窍类药物应用:天麻10g、全蝎10g、桔梗12g、制南星6g、天竺黄6g、菖蒲10g、郁金10g、远志10g、僵蚕10g、茯苓15g、半夏6g、陈皮6g、甘草6g。经综合治疗2月余,患者听理解改善明显,反应可,偶尔需要思考,已可顺畅地与他人交流。

六、中西医结合临床体会

(一)注重整体观念

内外因素所致阴阳失调,脏腑偏虚,气血逆乱,风、火、痰、湿、瘀使脑脉痹阻,或使血溢脉外,乃中风之病因病机,亦为中风言謇失语之病因病机。治中风言謇失语不能离开治中风,中医治疗本病注重整体观念,从中医整体观出发注重脏腑阴阳失衡的调整,"治病必求其本",治本即针对病因病机的治疗。

(二)注重精神意识的调整

语言是意识活动的表现。语言、记忆等功能归属于脑"精明之府",意识的调整对失语的康复起重要作用。并且,"心主神明","神清则语利","心气通于舌",只有心主神明的功能正常,舌体才能红活荣润,柔软灵活,味觉灵敏,语言流利。若心主神明的功能异常,则会出现语謇、失语、舌卷、舌强等。因而,改善心主神明的作用就可以调整舌的功能,从而改善患者的语言能力。

(三)注意综合疗法

除中药外,综合疗法对于中风言謇失语有较好的疗效。尤其是针灸治疗中风失语症,或从整体出发兼顾失语或单以语言障碍为出发点,辨证施治。在选穴上,特别重视舌针、头针以及颈项部、心经、肾经的腧穴,重视舌针、头针、体针之间有机结合,临床取得了较好的疗效。康复治疗也是言謇失语证的有效手段,只有中西医治疗与康复治疗有机结合,临床方能取得较好的疗效。

第四节　中风病肢体麻木

一、概述

中医学认为,肢体麻木是指肌肤、肢体发麻,甚或全然不知痛痒的一类疾患,是患者的一种自我感觉症状。在《内经》及《金匮要略》中称"不仁",隶属于痹证、中风等范畴。中医学将中风分为中经、中络、中脏、中腑。认为肢体麻木不仁多为中络所致。如张仲景在《金匮要略·中风历节》云:"邪在于络,肌肤不仁;邪在于经,即重不胜"。中风病肢体麻木是中风病患者常有的一种比较难治的伴随症状,多持续存在,严重影响患者的生活质量。超过 40 岁以上的中风高危人群,如果突然发生偏侧肢体麻木(不具备典型中风标准),头颅影像查到与此相关的责任病灶,归属于中风病类证,叫中风病肢体麻木。

二、病因与发病机制

(一)中医病因病机

肢体麻木一证,《内经》称为"不痛不仁"。其病因多为久病体虚或疲劳过度之时感受风寒或情志失畅,气血郁滞所致。《灵枢·百病始生》云"此必因虚邪之风,与其身形,两虚相得,乃客其形"。由于正气虚弱,肌肤腠理疏松,卫外不固,外邪乘虚而入,致营卫失调,血行不畅,经脉失养,故发生肢体麻木。如《素问·痹论》曰:"其不痛不仁者,病久入深,荣卫之行涩,经络时疏,故不通,皮肤不荣,故为不仁";故肢体麻木是人体气血、经络的病变。"气主煦之","血主濡之"。气虚失运或血虚不荣,是发生麻木的主要内在原因。风寒湿邪入侵,或痰浊瘀血互结,阻于经络,影响气血流通是其外在原因。

(二)西医发病机制

偏身麻木,从西医学角度分析,麻木感的产生机制尚不明确,有人认为是触觉传导通路中的感受器、神经纤维、传导束或大脑皮质中枢的受损而引起的感觉异常。也有人认为是丘脑脊髓束缺血所致,其恢复较运动障碍缓慢。急性脑血管病伴发的偏侧肢体麻木,或突发的上肢麻木,或下肢麻木。多因对侧大脑半球,或底节区,或大脑中央后回皮层病损,影响了皮质脊髓束上行传达的功能所出现的症状,若病损发生在一侧丘脑下部,而形成对侧肢体烧灼、麻木刺痛感。中风病肢体麻木可能出现局部浅感觉障碍,在脑干下部,内侧丘系靠近中线上行,脊髓丘脑侧束及脊髓丘脑前束在延髓中部合成脊髓丘脑束沿延髓腹外侧上行。若其一旦损害,可出现对侧半身的深部或浅部感觉障碍。若椎动脉或基底动脉旁中央支阻塞,损伤同侧的锥体束、内侧丘系,则出现对侧的后束性触觉、振动觉、位置觉减退。

三、诊断依据

(一)中医诊断

参照 1995 年国家中医药管理局脑病急症科研协作组起草制定的《中风病诊断疗效评定标准》(试行)。

主症:偏瘫,神识昏蒙,言语謇涩或不语,偏身感觉异常,口舌歪斜。

次症:头痛,眩晕,瞳神变化,饮水发呛,目偏不瞬,共济失调。

急性起病,发病前多有诱因,常有先兆症状。

发病年龄多在 40 岁以上。

具备突然发生的偏侧肢体麻木,结合起病、诱因、先兆症状、年龄以及头颅影像检查与偏侧麻木相吻合的责任病灶即可确诊。

(二) 西医诊断

参照 1995 年中华医学会第四次全国脑血管病学术会议修定的《各类脑血管疾病诊断要点》。

1. 动脉粥样硬化性血栓性脑梗死

(1)常于安静状态下发病;

(2)多数发病时无明显头痛和呕吐;

(3)发病较缓慢,多逐渐进展,或呈阶段性进行,多与脑动脉硬化有关,也可见于动脉炎、血液病等;

(4)一般发病后 1~2 天内意识清楚或轻度障碍;

(5)有颈内动脉系统和(或)椎基底动脉系统症状和体征;

(6)CT 或 MRI 检查发现脑梗死部位;

(7)腰穿脑脊液一般不应含血。

2. 脑出血

(1)常于体力活动或情绪激动时发病;

(2)发作时常有反复呕吐、头痛和血压升高;

(3)病情发展迅速,常出现意识障碍、偏瘫和其他神经系统局灶症状;

(4)多有高血压病史;

(5)CT 应作为首选检查;

(6)腰穿脑脊液多为血性和压力增高(其中 20% 左右可不含血)。

符合上述诊断标准且伴有肢体麻木者即可确诊为本病,若仅有突发偏身麻木,而无其他典型中风病症状者,属不典型中风,为中风病类证。

(三) 鉴别诊断

1. 中毒引起的神经性麻木　有长时间与汞、砷、铅或有机磷等重金属或农药以及呋喃类、异烟肼等化学药品的接触史。这类化学物品可引起中毒性神经炎。该病初期即可出现肢体远端麻木感,多伴有疼痛、皮肤蚁行感。

2. 营养缺乏性肢体麻木　有长时间的胃肠功能紊乱、消化不良、妊娠剧吐或严重营养缺乏的病史,导致患者体内维生素 B 族严重缺乏而引起肢体麻木。患者可同时出现倦怠、肌肉软弱无力、腓肠肌压痛等症状。

3. 感染引起的神经炎性麻木　感染性神经炎性麻木可因细菌分泌的神经毒素或病毒直接侵犯神经系统引起肢体麻木。这类疾病主要有白喉性神经炎、病毒性神经炎等。除了表现为肢体麻木、肢体感觉丧失外,还会有原发病的特有症状。

4. 急性多发性神经根炎性麻木　起病缓慢,患者先发热,出现类似于上呼吸道感染的症状,1~2 月后出现肢体远端麻木,呈对称性,同时发生肢体无力,严重的还会出现弛缓性瘫痪、颈胸髓发出的神经炎引发呼吸肌运动障碍可出现呼吸困难。

5. 压迫性麻木　即脊椎骨质增生性麻木,由于骨质增生很常见,故这种麻木相当多见。该病多发生于中年或老年长期从事重体力劳动者身上。

6. 骨髓性麻木　某些骨髓病的早期可出现自下而上发生的肢体麻木。一般从脚开始,随病情加重而向上发展,进而出现肢体活动障碍等表现。

7. 动脉硬化性麻木 多见于老年人,由于大脑组织特别是大脑皮质缺血,大脑的感觉和运动中枢发生了功能性障碍,从而导致相应部位的肢体麻木。这类麻木的特点多为一侧上肢、下肢或半身麻木,一般持续几小时至数天。头颅 CT 或磁共振检查无责任病灶形成可鉴别。

8. 自主神经功能紊乱性麻木 中青年多发,麻木的部位多不固定,呈游走性,时轻时重,变化多样,特别是可随着情绪的变化发生改变。患者常会伴有焦虑、烦躁、失眠、多梦、记忆力减退、心慌气短和周身乏力等自主神经功能紊乱症状。

9. 脊髓亚急性联合变性 多在中年以后隐匿起病,是由于维生素 B_{12} 的摄入、吸收、结合、转运或代谢障碍导致体内含量不足而引起的中枢和周围神经系统变性的疾病。病变主要累及脊髓后索、侧索及周围神经等,临床表现为双下肢深感觉缺失、感觉性共济失调及周围性神经病变等,常伴有贫血的临床征象。给予维生素 B_{12} 治疗,症状可缓解。结合病史、MRI 等相关检查及维生素 B_{12} 治疗可鉴别。

四、治疗

(一)中西医结合治疗要点

中医学强调整体观念,通过辨证给予滋阴潜阳、或补气活血、或舒筋活络、或化痰开窍等方法以使机体达到阴平阳秘、气畅血和、筋舒络活之目的,促进肢体麻木症状消失;西医在药理、药化、药动学理论支持指导下,对于疾病靶位进行直接修复治疗,具有作用点相对准确的特点;针灸、推拿、药浴或穴位注射等治疗方法,直接作用大脑病损区域或中断的神经、经络通路,改变大脑皮层神经细胞的兴奋性,改善缺血半暗带局部神经元的低氧超极化状态,促进神经功能恢复,达到调节经络,疏通阻滞的经气,使脑中元神通达于四末的作用;中西医结合治疗可弥补单一治疗之局限,进而提高其疗效。

(二)中医辨证论治

1. 阴虚阳扰,肝风内动

【症状】偏身麻木,或伴有口角歪斜,舌强语謇,眩晕耳鸣,烦躁失眠,手足心热,手足拘挛或蠕动,舌质红,苔黄,脉弦细数。

【治法】镇肝息风,滋阴潜阳。

【方药】镇肝熄风汤合天麻钩藤饮加减

天麻 10g、钩藤 15g、石决明 30g(先煎)、白芍 30g、牛膝 10g、丹参 15g、黄芩 10g、栀子 10g、杜仲 10g、伸筋草 10g、代赭石 30g(先煎)、生龙牡各 30g(先煎)、龟板 12g(先煎)。

2. 气虚血滞,络脉不通

【症状】偏身麻木,或伴口角歪斜,言语謇涩,面色白,气短乏力,流涎,手足肿胀,心悸自汗,舌黯淡,苔薄白或白腻脉细缓或细涩。

【治法】益气温经,通脉活络。

【方药】黄芪赤风汤合黄芪桂枝五物汤加减

黄芪 30g、赤芍 10g、防风 10g、桂枝 12g、白芍 12g、生姜 15g、大枣 15g、鸡血藤 30g、怀牛膝 15g、甘草 6g。

3. 肝肾亏损,筋脉失养

【症状】肢体麻木,或伴肢体拘挛,口角歪斜,言语不利,头晕耳鸣,两目干涩,腰膝酸软,失眠健忘,舌质红绛苔少,脉虚弱。

【治法】滋阴息风,舒筋活络。

【方药】大定风珠汤加减

生地15g、麦冬10g、白芍20g、五味子9g、生龟板15g、生鳖甲15g、生牡蛎30g、怀牛膝30g、鸡血藤30g、伸筋草30g、甘草6g。

4. 痰浊阻窍,经脉不通

【症状】肢体麻木,或伴言语不利、口角歪斜,头昏如裹,身困乏力,胸闷,口黏痰多,眠差,舌体胖大苔厚腻稍黄,脉弦滑。

【治法】化痰开窍,祛瘀通脉。

【方药】涤痰汤加减

清半夏10g、陈皮15g、茯苓20g、竹茹15g、胆南星15g、枳实10g、天竺黄15g、石菖蒲10g、地龙15g、水蛭15g、鸡血藤30g、豨莶草30g、白僵蚕10g、甘草6g。

(三)中医特色治疗

1. 名医经验

施莫邦施治中风病肢体麻木证多从"虚、痰、瘀"论治,偏于气血亏虚兼痰瘀者,治以补气养血、祛痰行瘀,方以十全大补汤加减;偏于痰瘀阻络兼气虚者,治以益气活血、祛风化痰,方用舒筋保安散加味。

2. 文献摘录

(1)张洵岳自拟消麻汤:黄芪60g、红花9g、桂枝6g、川芎10g、乌梢蛇15g、土元12g、全蝎10g、石菖蒲15g、郁金10g、胆南星10g、远志18g、磁石30g、白术10g、制半夏9g、防风15g、葛根12g、天麻15g。治疗中风肢体麻木98例临床观察。每剂煎汁450ml,每次口服150ml,3次/日,药渣煎液1000ml温洗患肢,并用手反复搓擦患肢,至局部发热微红即可,2～3次/日。结果总有效率93%。

(2)王涛毛针刺治疗中风后麻木39例。毛针刺组于自觉麻木感的皮肤区域内,用25～40mm长毫针,单手捻转进针法将针尖刺入皮肤内1～2mm,视病灶区域面积大小使每针相互间隔0.5～2cm,状如毛发。对照组依循经取穴或局部取穴的原则,选择正经腧穴行常规针刺治疗。结果毛针刺组总有效率94.87%,明显高于对照组82.35%。

(3)刘华等将中风偏瘫麻木症患者按照就诊顺序分为治疗组55例和对照组40例。治疗组采用梅花针叩刺背部华佗夹脊穴配合12井穴或十宣穴刺络放血;对照组采用四肢穴常规针刺方法治疗。结果治疗组总有效率为94.15%明显高于对照组77.15%,证明刺络放血法是治疗中风后偏瘫麻木的有效方法。

(4)刘明采用十宣穴放血疗法治疗中风后遗症手臂麻木32例,用三棱针点刺出血,用手挤出血1～3滴,然后用消毒干棉球按压针孔止血,每日1次,10次为一个疗程,3个疗程后评定疗效。治疗期间配合热敷手臂。结果总有效率100%。

(四)中药成药制剂应用

1. 疏血通注射液　疏血通注射液是地龙和水蛭的提取物,中医学认为地龙味咸、性寒、走血分,活血化瘀通络;水蛭味微苦、咸、性平,破血逐瘀通络。中医理论中还有"虫可通络"的观点。通过临床应用观察发现,疏血通注射液对中风病肢体麻木证有显著疗效。用法用量:静脉滴注。每日6ml,加于5%葡萄糖注射液(或0.9%氯化钠注射液)250～500ml中缓缓滴入。

2. 大活络丸　主要成分：蕲蛇、乌梢蛇、威灵仙、两头尖、麻黄、贯众、甘草、羌活、肉桂、广藿香、乌药、黄连、熟地黄、大黄、木香、沉香、细辛、赤芍等。祛风止痛，除湿豁痰，舒筋活络。用于中风痰厥引起的瘫痪，足痿痹痛，筋脉拘急，腰腿疼痛及跌打损伤，行走不便，胸痹等症。研究发现大活络丸具有抗过氧化损伤、抗炎作用，对脑缺血再灌注损伤具有保护作用，能够减轻过氧化损伤，促进神经功能的恢复。温黄酒或温开水送服。一次 1 丸，一日 1～2 次。

（五）西医治疗

1. 参照《中国脑血管病防治指南》（卫生部疾病控制司、中华医学会神经病学会，2005），控制血压　采用个体化治疗，使血压稳定在 135/85mmHg 以下或正常范围内；控制血糖：选用适当降糖药，将血糖控制在正常范围内；调节血脂：根据甘油三酯、胆固醇及低密度脂蛋白情况适当选用降脂药物；抗血小板聚集：缺血性中风患者给予阿司匹林肠溶片，0.1g，每晚服。颈部血管彩超提示存在软斑、混合斑块者，给予阿托伐他汀钙片口服以稳定斑块治疗，防止斑块脱落引发栓塞性脑血管事件。

2. 神经营养药及神经保护剂　胞二磷胆碱、甲钴胺、硫辛酸注射液、牛痘疫苗致炎兔皮提取物注射液等。甲钴胺可加速突触传递的早期恢复和恢复减少的神经递质水平等作用，修复受损的神经纤维；且能较好地通过血脑屏障。硫辛酸应用于中枢神经系统，具有独特疗效：①抑制内皮细胞的氧化应激和再灌注损伤，起到脑组织保护作用；②协同调控血压的作用；③协同降脂的作用。

（六）其他疗法

1. 针灸　西医学研究表明，针灸通经活络、活血化瘀的作用能通过对机体整体的调节，加快血液流动速度，改善微循环。由于改善了神经系统供血供氧，提高了病变周围血氧浓度，因而促进了病变神经功能的恢复，消除或缓解了肢体麻木的症状。取穴：患侧少商、隐白为主穴。另取上肢：肩髃、曲池、手三里、外关、合谷。下肢：环跳、阳陵泉、足三里、解溪、昆仑。患者取舒适体位，穴位常规消毒，取三棱针，在少商、隐白穴处快速点刺出血，其他穴位取 3～7 寸毫针针刺，用补法，每日 1 次，每次留针 20～30 分钟，10 次为一个疗程。

2. 推拿疗法　促进局部血液循环，帮助患者更快恢复健康，受影响的部位能恢复正常的感觉运动功能。

3. 肢体运动锻炼　运动锻炼应作为肢体麻木患者康复工作中的一项极为重要的内容，患者每日按时活动，由大关节至小关节，大肌肉至小肌肉，做肢体按摩及关节活动，嘱患者放松肌肉，促进肢体血液循环，进而消除麻木症状。

4. 中药洗浴　"药浴"可以起到营养气血、活血通络，从而改善肢体血液流速，改善微循环，从而改善周围神经的供血供氧，消除麻木感，对肢体的运动功能也有较好疗效。伸筋草、透骨草、红花各等份，加水 2000ml，煮沸 10 分钟，药液温度以 50～60℃为宜，同时将患手或足浸泡于药液中内 10～20 分钟，每日 2 次，浸泡时手指、足趾在药液中进行伸屈活动，1 个月为一个疗程。

5. 穴位封闭　维生素 B_{12} 针局部穴位注射，以营养神经，上肢选：肩髃、曲池、合谷；下肢选：环跳、委中、承山、足三里等，2 日 1 次，1 周为一个疗程。

五、典型病例

张某，男，67 岁，以"左侧肢体麻木、无力 2 天"为主诉于 2012 年 4 月 30 日入院。入院症见：神志清，精神可，左侧肢体麻木、无力，上肢可持物，下肢可抬腿、迈步，行走无拖地，伴头晕、耳鸣、目干、颧红、舌红绛少苔、脉细数。查体：血压：140/90mmHg，心率：70次/分，律齐，各瓣膜听诊无明显杂音，两肺听诊呼吸音粗，未闻及干湿性啰音。神经系统检查：神志清，右利手，言语流利，高级智能活动尚可。双侧瞳孔等大等圆，对光反射灵敏，眼球运动自如，额纹对称，示齿口角无歪斜，伸舌居中，无饮水呛咳；左侧肢体肌力5⁻级，肌张力正常，腱反射(＋＋)，巴宾斯基征(＋)；左侧肢体痛觉减退。头颅DWI提示：右侧丘脑新发梗死。既往体健。中医诊断：中风病肢体麻木，证型：阴虚风动。西医诊断：脑梗死。治疗给予阿司匹林肠溶片、奥扎格雷抗血小板聚集，依达拉奉清除自由基，吡拉西坦营养脑细胞、促进脑代谢，牛痘疫苗致炎兔皮提取物注射液营养神经，疏血通活血化瘀等；中药汤剂以滋阴息风、舒筋活络为法，方以大定风珠汤加减。汤药为：生地10g、麦冬10g、白芍20g、五味子9g、生龟板15g、生鳖甲15g、生牡蛎30g、怀牛膝30g、川木瓜30g、鸡血藤30g、伸筋草30g、丝瓜络30g、甘草6g。水煎服，每日1剂。并辅以电针及中医熏洗治疗。治疗21天后患者肢体麻木缓解出院。

六、中西医结合临床体会

中风病是临床常见的危害中老年人生命及影响生活质量的三大疾病之一。其所见的肢体麻木不仁更是给患者带来无尽的苦恼。中医学将中风分为中经、中络、中脏、中腑。认为肢体肌肤麻木不仁多为中络所致。如张仲景在《伤寒杂病论·中风厉节》云："邪在于络，肌肤不仁；邪在于经，即重不胜"。指出病邪中于脉络，营气不能运行于肌表，则肌肤麻木不仁，阐明了其病因与病位。同时又指出："寸口脉浮而紧，紧则为寒；浮则为虚；寒虚相搏，邪在皮肤；浮者血虚，络脉空虚"，进一步指出了其病机为气血不足，外邪诱发，从内虚外风立论。在临床治疗中，我们观察到，中风肌肤麻木不仁在中络、中经、中腑、中脏各型中均可存在，或表现为主证，或表现为次证；在四诊资料中，寒、热、虚、实诸症均有，究其病因有虚(气、血)、痰(饮)、瘀、湿、风(内、外)、火。故正确辨证尤为重要，在正确辨证的基础上合理施治，往往可取得显著疗效。

该病日久，多形成气血偏虚，经脉瘀滞、顽痰死血、闭塞络脉，我们治疗中风病肢体麻木，除上述综合疗法外，还给患者同时服用益气养血、温经通络自制胶囊。其半年量处方用量如下：红参180g、紫河车180g、三七180g、制山甲180g、全蝎180g、制马钱子54g、龟板胶180g、天麻180g、乌梢蛇180g、血竭60g、土元180g、白芍180g、桂枝60g。共粉过120目筛，装0号胶囊，每次6粒，每日3次，于三餐时面汤送服。配合西医学康复疗法，加上抗血小板聚集药阿司匹林片等、降脂稳定斑块的阿托伐他汀钙的按需服用，对麻木症状的缓解，对中风病的二级预防有一定作用。若合并服用上述协定处方胶囊，则效果更确切。

第五节 中风病口眼㖞斜

一、概述

中风病口眼㖞斜是指中风病脑脉瘀阻，气血不畅，舌面经络失养而致舌面肌肤弛缓而出现的口眼㖞斜为主要特征的一种疾病。如《灵枢·经筋》称其为"口僻"或"口目皆僻"。"口僻"指嘴角歪斜，与西医学类中枢性面瘫相似。该病相当于西医学的中枢性面舌瘫(核上瘫),是由脑血管病、脑外伤等引起的严重并发症,临床表现为口舌歪斜,伸舌不居中,进食物存留于口腔内,流涎,优势半球发生责任病灶可见言语謇涩等。临床上有脑干偏侧血管病损者,常表现为病灶同侧口眼㖞斜,而病灶对侧出现中枢性瘫痪,称为交叉瘫。若面舌瘫和肢体瘫在同侧,则定位于基底节区。

二、病因与发病机制

(一)中医病因病机

口眼㖞斜历代未区分周围性和中枢性面瘫,仅个别人曾做以区别,隋·巢元方《诸病源候论》中记有"风口·候",又于妇人杂病篇风口㖞候中称"口㖞僻";这些病症与中枢性面瘫证候描述相似,然对周围性面瘫描述不甚具体。至明代,虽未明确记录,但已开始区别"中枢性面瘫"和"周围性面瘫"。明代至清代时期,又开始将两者混淆,如吴昆《医方考》中"中风口角㖞斜,无他证者,牵正散主之",又说"中风口角㖞斜,流涎壅盛者,省风汤主之","中风口角㖞斜僻在左,以改容膏敷其右,僻在右,以此膏敷其左",这些论述可为此佐证。明·楼英《医学纲目》口角㖞斜云:"凡半身不遂者,必口角歪斜,亦有无半身不遂之证而歪斜者,故另附之。"这段论述已将中枢性面瘫和周围性面瘫做了区分。但是纵观历代中医记述,大多数对此并未区分,而是混言之,因此笔者认为现代中医应将周围性面瘫直接名为"面瘫病"较为妥当,而将中枢性面瘫直接划分为"中风病口眼㖞斜证"范畴,这样则更有利于临床掌握。本病之病因,综合历代记述,不外乎外感、内伤两大类,所谓"内伤",主要为肝风内动,痰浊瘀阻,或跌打损伤,血液瘀阻,导致经络阻滞。外感者风、寒、暑、湿、火等,内伤者七情、饮食、劳逸所伤,而致气虚、血虚、痰郁、内热、瘀血等。汉·华佗《中藏经》云:"风寒暑湿之邪中人,……或口角偏斜。"隋·巢元方《诸病源候论》云:"风邪入于足阳明、手太阳之经,遇寒则筋急引颊,故使口㖞僻。"金·张从正《儒门事亲·证口角㖞斜是经非窍辨》:"热则生风,若此者,不可纯归其病于窗隙之间而得,亦风火素感而然也。"明·张景岳《景岳全书》亦言:"非风口角歪斜,有寒热之辨。"以上言其外感之因。宋·严用和《济生方》云:"大抵人之有生,以元气为根,荣卫为本,根本强壮,荣卫和平,腠理致密,外邪客气焉能为害。或因喜怒忧思惊恐,或饮食不节,或劳役过伤,遂致真气先虚,荣卫失度,腠理空疏,邪气乘虚而入。乃其感也,为……口角歪斜。"明·楼英《医学纲目》称:"故口目歪斜者,多属胃土有痰,治法宜辛温,泻金气之短缩,平土之湿痰也。"清·喻昌《医门法律》云:"乃原于血虚血热,挟痰挟火,经络肌表之间,先已有其病根,后因感冒风寒,或过于嗜醇酒膏粱而助痰火,或恼怒而逆肝气,遂成此证。"明·张景岳《景岳全书》云:"面间亦有寒者,气虚故也。""面间亦有热者,血虚故也。"元·李杲《脾胃论》云:"口歪颊腮紧急,胃中火盛,……夫口歪筋急者,是筋脉血络中大寒,……破血以去其凝结。"清·何梦瑶《医碥·内风证口角歪斜》云:"若纯是内风火邪而歪斜者,则为热灼,筋枯短缩,与寒而收引者相反,不可灸,亦不可用温散之药。"又云:"凡遇旋风而㖞斜者,皆虚人也。"以上言其内伤之因。

总之,中风病口眼㖞斜证病因复杂,但总以风、火、痰、瘀、虚为主,本为肝肾阴虚,标为风、火、痰、瘀作用于机体,致脉络痹阻或血溢脉外而发病。其诱发因素多于情志、饮食、环境有关。此处所论口眼㖞斜证作为中风病常见变证之一,多认为由于风痰阻络,肝肾阴虚,风火上扰,气血两虚,致经气阻滞,经筋失养,肌肉纵缓不收而发病。

(二)西医发病机制

西医学认为,本病是脑血管病、脑外伤等引起的一组临床表现,若一侧底节区病损,常出现对侧中枢性面舌瘫,即闭眼正常,睑裂以下面瘫,伸舌歪向面瘫侧(即核上性面舌瘫)。若一侧脑桥梗死,可出现同侧周围性面瘫(面神经核下瘫)伴对侧肢体中枢性瘫(称为交叉瘫)。中枢性面瘫的一般症状可由面神经核上行通路任何部位受损所引起,患者最常见的受损处是内囊。可能的病因是颈内动脉系统闭塞,尤以大脑中动脉主干及分支闭塞更为多见,也可因血管瘤或高血压性血管病变所致颅内出血以所致。中枢性面瘫,于颜面上部的肌肉并不出现瘫痪,因之闭眼、扬眉、皱眉均正常。面额纹与对侧深度相等,眉毛高度与睑裂大小均与对侧无异。中枢性面瘫时,面下部肌肉出现瘫痪,即颊肌、口开大肌、口轮匝肌等麻痹,故患者于静止位时该侧鼻唇沟变浅,口角下垂,示齿动作时口角歪向健侧。

三、诊断依据

(一)中医诊断

依据国家中医药管理局"ZY/T001.1-001.9-94"行业标准的有关规定,参照国家中医药管理局脑病急症协作组 1995 年制定的《中风病诊断与疗效评定标准》(试行)。临床表现为口舌㖞斜、患侧鼻唇沟变浅、露齿时口角下垂、不能吹口哨、伸舌不居中,向面瘫侧歪斜、进食物存留于口腔内、流涎且面瘫侧闭眼尚可等症状;排除面部局部疾病所致者。单一发生,而无典型中风病症状者,称中风病类证。

(二)西医诊断

1. 因急性脑血管病变对侧睑裂以下的颜面表情肌瘫痪,睑裂以上能皱眉、提眉、闭眼、眉毛高度与睑裂大小均与对侧无异。额皱与侧深度相等;

2. 常伴有面瘫同侧肢体瘫痪、腱反射异常,Babinski 征等;

3. 无味觉、泪液、唾液分泌障碍、听力无明显改变。

(三)鉴别诊断

周围性面瘫:多因受凉、吹风引起,发病前可有耳后痛或下颌部不适,表现为患者面部肌肉瘫痪,可伴有味觉、泪液唾液分泌障碍,锥体束征阴性。

四、治疗

(一)中西医结合治疗要点

该病治疗的关键在于早期发现,能够识别诊断中枢性面瘫,把中枢性面瘫作为脑血管病急症中一个主症进行处理,积极给予抗血小板聚集、改善血流动力学等治疗,防止病情恶化,在此基础上给予营养神经、化瘀通络等相关治疗。

(二)中医辨证论治

1. 风痰瘀血,痹阻脉络

【症状】口眼㖞斜,一侧鼻唇沟变浅,吃饭时患侧塞饭,可伴有言语不利,偏身麻木,或有半身不遂,见头晕目眩,舌体偏向患侧,质黯淡,苔白腻,脉弦滑。

【治法】化痰息风,活血通络。

【方药】牵正散合半夏白术天麻汤加减

防风 10g、白附子 6g、制胆星 6g、法半夏 12g、茯神 15g、陈皮 12g、石南藤 15g、天麻 12g、川芎 6g、全蝎 8g、蜈蚣 1 条、白僵蚕 20g、白术 15g。

2. 阴虚风动,脉络痹阻

【症状】口眼㖞斜,可有半身不遂,伸舌不居中;流涎,烦躁失眠,眩晕耳鸣,手足心热,舌质黯红,少苔或无苔,脉细弦。

【治法】滋阴息风,通经活络。

【方药】镇肝熄风汤加减

怀牛膝 20g、白芍 12g、生地黄 10g、代赭石 30g、龟甲 12g、生龙牡各 30g、玄参 12g、麦冬 12g、茵陈 6g、川楝子 6g、炒麦芽 12g、白僵蚕 12g、全蝎 8g。

3. 气血亏虚,经脉失养

【症状】一侧鼻唇沟变浅,露齿时口角下垂,可有半身不遂,肢体麻木,言语不利,面色㿠白,神疲乏力,舌淡苔薄白,脉细弱。

【治法】补益气血,滋养经脉。

【方药】八珍汤合桂枝加葛根汤加减

党参 15g、炒白术 12g、茯苓 12g、黄芪 15g、当归 15g、炒白芍 12g、川芎 6g、桂枝 6g、炙甘草 6g、三七 4g、鸡血藤 30g、葛根 30g、生姜 3 片、大枣 4 枚。

(三) 中医特色治疗

文献摘录

1. 朱会友等认为祛风、活血、通络为中枢性面瘫的基本治法,其用中药塞鼻治疗中枢性面瘫 50 例,取守宫(壁虎)10g、川芎 15g、冰片 0.5g。上药共研细末,用时取药粉 1g,以纱布包裹塞入患侧鼻腔,每日 2 次,每次 1～2 小时,1 周为一个疗程。总有效率为 96％。守宫祛风通络,川芎上行巅顶、活血化瘀,佐以冰片芳香开窍,引药上行。鼻为一身血脉所经,清阳交合之处,通过经络与五脏六腑有着紧密联系。鼻黏膜上血管丰富,药物易于渗透吸收,且通过药物对鼻腔的刺激亦可产生治疗效应。

2. 杨淑坤等用益脑通络牵正汤配耳压法治疗面瘫 44 例,其中中枢性面瘫 16 例。自拟益脑通络牵正汤用黄芪、鸡血藤、当归、赤芍、菖蒲、南星、天麻(或钩藤)、地龙、川芎、半夏、白附子、桃仁、红花、白僵蚕、全蝎加减。中枢性面瘫耳穴取心、脑、神门、缘中为主,配口、眼、面颊、肝、肾等。总有效率 95.45％,其中愈显效率为 86.36％。该组方药有益气健脑、豁痰祛风、醒脑开窍、化瘀通络之功。王不留行子贴压耳穴,可活血通经络,调畅气机,豁痰醒脑,起神经保护和调节作用。

3. 刺血疗法 傅平华等以刺血为主治疗中枢性面瘫 36 例。治疗方法为:初诊患者首次均用刺血治疗。穴取太阳(双)、颧髎、颊车、委中,均取患侧。针刺取合谷、颧髎、风池、人中、地仓、颊车、太阳。结果 19 例痊愈,11 例显效,4 例好转。其认为刺血可扩张脑血管,增加脑血流量和改善血管弹性,活血化瘀,通经活络,促进脑细胞功能恢复。

4. 面部康复疗法 面部康复疗法一般多用在恢复期,主要由医师在患者面部做一些推拿点穴等康复手法,以促进患者病情恢复,亦可由患者自己选择一些简单易行的面部训练,如抬眉、闭眼、耸鼻、示齿、鼓腮、嘟嘴训练。李志伟等认为运用面部康复疗法可以帮助中枢性面瘫患者恢复相应功能,在训练时应根据患者的不同症状选择治疗方法,每日训练 2～3 次,每个动作训练 10～20 次。如抬眉、闭眼、耸鼻、示齿、鼓腮、嘟嘴训练。

(四) 中药成药制剂应用

1. 全天麻胶囊 主要成分为天麻。平肝,息风。用于肝风上扰所致的眩晕、头痛、肢体麻木。一次 2～6 粒,一天 3 次,口服。

2. 培元通脑胶囊 主要成分:制首乌、熟地、天冬、醋龟板、鹿茸、制肉苁蓉、肉桂、赤芍、全蝎、水蛭、地龙、炒山楂、茯苓、炙甘草等。功效:益肾固精,息风通络。用于缺血性中风中经络恢复期肾元亏虚,瘀血阻络证,一次 3 粒,一天 3 次,口服。

（五）西医治疗

可给予抗血小板聚集、改善血流动力学、营养神经等处理,并根据其出血性卒中或缺血性卒中作相关治疗。

（六）其他疗法

针刺是治疗中枢性面瘫的最为常见和有效的方法。临床上针刺的选穴和方法各异并具特色。选穴除常规面部局部取穴外,还可选用临床上常用的具有活血化瘀作用的腧穴,如足三里、合谷、太冲、百会,以及具有局部疗效的四白、下关、颧髎、翳风。

五、典型病例

张某,女,55 岁,因右侧肢体轻度运动障碍伴口舌歪斜、言语不清 9 天,于 2012 年 12 月 19 日 10 时以"中风病口眼喎斜"收住我院。患者 9 天前无明显诱因出现右侧肢体无力,伴有口角右偏、言语不清、口角流涎等,于当地输液治疗,效果欠佳,转入我院。既往高血压病史。查体:生命体征平稳,右侧肢体瘫痪,肌力 3 级,肌张力正常,左侧额纹变浅,左眼闭合完全,左侧鼻唇沟变浅,口角向右侧歪斜,右侧下肢 Babinski 征(－)。舌淡红,苔薄白,脉浮。头颅 MRI 提示脑桥左侧梗死。中医诊断:中风病口眼喎斜,证属风痰瘀阻,痹阻脉络;西医诊断:脑桥梗死。治疗上给予化痰通络养血和营之剂,方用半夏白术天麻汤合牵正散加减:白附子 15g、白僵蚕 12g、全蝎 5g、生黄芪 20g、川芎 15g、红花 10g、地龙 15g、防风 15g、清半夏 12g、生白术 30g、天麻 15g、鸡血藤 20g、茯神 12g、甘草 5g。水煎煮,每日 1 剂。并用平补平泻法针灸地仓、颊车、合谷、阳白、四白诸穴,加电针,一日 1 次,10 天为一个疗程。配合抗血小板聚集、改善微循环、营养神经治疗。上述治疗 14 天,患者症状明显减轻。继续上述治疗用药,20 天后症状消失,痊愈出院。

六、中西医结合临床体会

中风病出现口眼喎斜症状的患者常常产生消极情绪,失去治疗的信心,因此在积极治疗的同时,我们还应同情、关心患者,给予精神鼓励,舒其情志,鼓励其树立信心,配合治疗,多做面部运动,并经常按摩患处。引发中枢性面瘫或交叉瘫的病因是较轻型的脑卒中,应该积极防治。对此我们通过归纳总结,自制通络熄风正容胶囊,效果显著。处方如下:生晒参 90g、黄芪 90g、三七 90g、血竭 90g、天麻 120g、僵蚕 90g、制马钱子 27g、全蝎 90g、乌梢蛇 90g、土鳖虫 90g、蜈蚣 6 条、天竺黄 90g、桂枝尖 30g、地龙 90g。粉碎,过 120 目筛,装 0 号胶囊,每次 6 粒,每日 3 次,于三餐后用开水送服。

第六节　中风病真头痛与中风病头疼

一、概述

中风病真头痛是指脑卒中后的头部剧烈疼痛,该病相当于西医学的蛛网膜下腔出血(SAH)。真头痛首见于《黄帝内经》,如《灵枢·厥病》曰:"真头痛、头痛甚,脑尽痛,手足寒至节,死不治。"由于历史条件的限制,古代医家对本病的研究较少,所以在历代中医文献中,并没有系统和专门论述蛛网膜下腔出血后头痛的著作,中医病名问题也没有得到统一,但散见于中医学各种病证名称之中的有关本病的论述却是非常丰富的,如《难经·六十难》:"手三阳之脉,受风寒,伏留而不去者,则名厥头痛;入连在脑者,名真头痛。"《针灸甲乙经·六经受病发伤寒热病》云:"头痛如破,身热如火,汗不出,瘈寒热,恶寒,里急,腰腹相引痛,命门主之。"《三因极一病证方论》谓:"凡头痛乃足太阳受病……或上穿风府,引入泥丸宫而痛者是谓真头痛,责在根气先绝也。"《辨证奇闻·头痛门》云:"人有头痛连脑,双目赤红,如破如裂,所谓真头痛也。"上述"真头痛"、"厥头痛"、"头痛如破"等都对本病临床特征进行了较为逼真的描述,但现代学者在对其命名上仍然存在分歧。鉴于《黄帝内经》中关于"真头痛"的描述更能贴切地描述出本病的证候特征,王永炎等在1994年首次提出将本病命名为真头痛。西医学蛛网膜下腔出血通常为脑底部或脑表面的血管破裂病变,血液直接流入蛛网膜下腔引起的一种临床综合征,占急性脑卒中的10%左右。其发病原因有脑动脉瘤、脑动静脉畸形、高血压、外伤及其他原因。其中头痛是蛛网膜下腔出血的一个最典型的症状,表现为突发异常剧烈的全头痛。

中风病头疼是指患者仅表现突然或逐渐头痛(如颅内静脉窦血栓形成、颞动脉炎合并轻度脑梗死等),但无明显主症及其他次症的不典型中风患者。临床上"真头痛"或小面积脑梗死引发的轻、中度头疼,均不符合典型的中风病。它们均须靠影像学检查发现与真头痛或头疼相关的责任病灶。这些不典型中风均称之为中风病类证,仍须参照中风病进行有效地诊疗。

二、病因与发病机制

(一) 中医病因病机

"真头痛"病名首见于《黄帝内经》,如《灵枢·厥病》曰:"真头痛、头痛甚,脑尽痛,手足寒至节,死不治。"后世王肯堂亦有精辟论述:"天门真痛,上引泥丸,旦发夕死,夕发旦死。脑为髓海,真气之所聚,卒不受邪,受邪则死不治。"头为"诸阳之会","清阳之府",又为髓海之所在,手足三阳经上循头面,足厥阴经上至颠顶,凡五脏精华之血,六腑清阳之气,皆上注于头。若脑腑络破血溢,离经之血难返故道,瘀阻脑络,则头痛如刺,固定不移。《素问·生气通天论》中云"阳气者,烦劳则张……阳气者,大怒则形气绝;而血菀于上,使人薄厥。"《临证指南医案·头痛》也说:"头为诸阳之会,与厥阴肝脉会于巅,诸阴寒邪不能上逆,为阳气窒塞,浊邪得以上踞,厥阴风火乃能逆上作痛。"总之,中风病真头痛是中风病发生当时或之后出现的一个急重证候,即中风病不典型症候群,属于中风病类证中的急危重症。或因平素性情急躁,五志过极而化火,心肝火旺,灼伤肝阴,肝阳偏亢;或肝肾亏虚,水不涵木,肝阳偏亢,复因恼怒,肝阳暴涨,风煽火炽;或因过度用力,气机升降失常,气血逆乱于上,上冲于脑,脑脉破裂发为本病。

(二) 西医发病机制

SAH最常见的病因有以下几种:①动脉瘤是常见的病因(约占50%~80%)。其中先天性粟粒样动脉瘤约占75%。还可见高血压、动脉粥样硬化所致后天性动脉硬化所致梭形动脉瘤及感染所致的真菌性动脉瘤等。②血管畸形约占SAH病因的10%,其中动静脉畸形(AVM)占血管畸形的80%,多见于青年人;90%以上位于幕上,常见于大脑中动脉分布区。③其他原因:包括夹层动脉瘤、血管炎、颅内静脉系统血栓形成、血液病、颅内肿瘤、凝血障碍性疾病及抗凝治疗并发症等。

发病机制:①动脉瘤:动脉瘤可能由于动脉壁先天性肌层缺陷或后天获得性内弹力层变

性或二者的联合作用所致。动脉瘤的发生存在一定程度的遗传倾向和家族聚集性,如在有动脉硬化、动脉瘤家族史及多囊肾患者中,动脉瘤患病率增高;在 SAH 一级亲属中,约有4%有动脉瘤。但目前认为颅内动脉瘤不完全是先天性异常,相当一部分是在后天长期生活中发展起来的。随着年龄的增长,动脉壁弹性逐渐减弱,薄弱的管壁在血流冲击等因素的影响下向外突出形成囊状动脉瘤,其好发于脑底 Willis 环的分支部位。梭形动脉瘤好发于脑底部较大的动脉主干,当脑动脉硬化时,动脉壁肌层由纤维组织代替,内弹力层变性、断裂,胆固醇沉积于内膜,管壁受损,在血流冲击下,逐渐扩张形成与血管纵轴平行的梭状动脉瘤。炎性动脉瘤是由动脉炎或颅内炎症引起的血管壁病变。②脑动静脉畸形:是发育异常形成的畸形血管团,血管壁薄弱处于破裂临界状态,激动时或有不明显诱因可破裂。③其他:如肿瘤或转移癌直接侵蚀血管,引起血管壁病变,最终导致破裂出血。

三、诊断依据

(一)中医诊断

起病突然,头痛程度剧烈,持续存在,并有阵发加剧,可见呕吐不已,夕发旦死,旦发夕死,若抢救不及,立致死亡。或可出现神昏或发生轻微的肢体麻木或轻瘫。

(二)西医诊断

参照《中国脑血管病防治指南》和《临床诊疗指南——神经病学分册》有关蛛网膜下腔出血(SAH)的诊断要点及治疗基本原则。诊断标准采用全国第四届脑血管病学术会议(1995)制定的 SAH 诊断标准:①发病急骤;②常伴剧烈头痛、呕吐;③一般意识清楚或有意识障碍,可伴有精神症状;④多有脑膜刺激征,少数可伴有脑神经及轻偏瘫等局灶体征;⑤腰椎穿刺脑脊液呈均匀血性;⑥CT 应作为首选检查;⑦全脑血管造影(DSA)可帮助明确病因。一般可分为原发性蛛网膜下腔出血和继发性蛛网膜下腔出血。原发性蛛网膜下腔出血是指脑底部或脑表面的血管破裂后,血液流入蛛网膜下腔引起相应临床症状的一种脑卒中,多为脑动脉瘤破裂所致,常发于青、壮年患者,少数患者为高血压动脉硬化血管破裂引发。

(三)鉴别诊断

1. 脑膜炎 结核性、真菌性、细菌性或病毒性脑膜炎均可出现头痛、呕吐和脑膜刺激征。尤其是 SAH 发病后 1～2 周内,脑脊液黄变,白细胞增多,因吸收热体温可达 37～38℃,更应与脑膜炎,特别是结核性脑膜炎相鉴别。但脑膜炎发病一般不如 SAH 急骤,病初先有发热,脑脊液有相应的感染表现,头颅 CT 无 SAH 特征。

2. 脑肿瘤 大约 1.5%的脑肿瘤可发生瘤卒中,形成瘤内或瘤旁血肿合并 SAH;癌瘤颅内转移、脑膜癌病或 CNS 白血病也可见血性脑脊液,但根据详细的病史、脑脊液检出癌细胞及头部 CT 结果可以鉴别。

3. 继发性脑室出血 是指非原发性脑室出血的血液破入脑室的一种疾病,本病除表现出脑出血的一般表现外,还常有一些特殊的表现:(1)侧脑室和第三脑室出血:①发病急骤,迅速发生深度昏迷,少数神志清楚。②呕吐、呕血。③出现双侧病理反射。④四肢肌张力增高,早期出现周期性的自发性肌紧张,去大脑痉挛或去大脑强直发作,后期四肢变成弛缓状态。⑤双侧瞳孔缩小,眼球浮动,分离性斜视。⑥常有丘脑下部受损症状,表现体温升高,心率、脉搏先慢后快,面部充血出汗,血糖与白细胞增高。早期发生肺水肿与呼吸节律和频率的改变。⑦脑脊液压力高,呈血性。(2)第四脑室出血:常由脑干或小脑出血继发破入第四脑室,损害了延髓生命中枢,故常在数小时内死亡。在存活的短时间内可有以下表现:①发病初期意识障碍较轻,后迅速发展为深昏迷。②呕吐,呃逆,腱反射消失,有病理反射。③高烧,体温常达 40℃以上。④无反射性或自发性多动,亦无摸索与指划动作。⑤前庭反射消失。⑥早期出现肺水肿和呼吸障碍。⑦心跳徐缓,节律不齐,血压下降。⑧脑脊液为血性。

4. 脑出血 脑出血的症状与出血的部位、出血量、出血速度、血肿大小以及患者的一般情况等有关,通常一般表现为不同程度的突发头痛、恶心呕吐、言语不清、小便失禁、肢体活动障碍和意识障碍。位于非功能区的小量出血可以仅仅表现为头痛及轻度的神经功能障碍,而大量出血以及大脑深部出血、丘脑出血或者脑干出血等可以出现迅速昏迷,甚至在数小时及数日内出现死亡。典型的基底节出血可出现突发肢体的无力及麻木,语言不清或失语,意识障碍,双眼向出血一侧凝视,可有剧烈疼痛,同时伴有恶心呕吐、小便失禁症状;丘脑出血常破入脑室,患者有偏侧颜面和肢体感觉障碍,意识淡漠,反应迟钝;而脑桥出血小量时可有出血一侧的周围性面瘫和对侧肢体瘫,大量出血时可迅速出现意识障碍、四肢瘫痪、眼球固定,危及生命;小脑出血多表现为头痛、眩晕、呕吐、构音障碍等小脑体征,一般不出现典型的肢体瘫痪症状,血肿量较大时,可压迫脑干,迅速出现昏迷、死亡。

5. 颞动脉炎 颞动脉炎是大血管的慢性疾病,特别易侵犯弹力层厚的动脉,好发于老年人,病因学和发病机制不明。大于 50 岁的人群患病率约为 1/1000,女性发病稍占优势。颞动脉炎患者往往伴有风湿性多肌痛。颞动脉炎是一种较少见疾病,患病率约为 24/100 000。本病是一种老年性疾病,发病年龄以 50 岁以上最多见,男女之比为 1:3,起病与季节变化所出现的上呼吸道感染有明显关系。临床上以头痛、发热、眼部疼痛、全身疼痛和进行性视力障碍甚至失明为其特征。本病与风湿性多发性肌痛有密切关系。

四、治疗

(一)中西医结合治疗要点

该病治疗的关键在于动脉瘤破裂再出血、脑血管痉挛及脑积水等并发症的处理。关于动脉瘤破裂再出血的处理,我们可以根据患者情况采用抗纤溶、介入和手术等治疗方法;脑血管痉挛是蛛网膜下腔出血之后最常见的并发症,目前临床上常选用钙离子拮抗剂及 3H 疗法(hypervolemia,hypertension,hemodilution,简称 3H),另外,有些专家研究表明脑池内注入重组 t-TPA 能有效地预防和治疗 SAH 后脑积水。脑积水的治疗在 SAH 的治疗过程中具有重要意义,临床上常采用引流及分流,脑脊液置换等方法。在本病的治疗过程中我们应积极应用中医药,对于有风火之象者当急则治标,防止病情加重、恶化,如应用血肿消合剂或河南省中医院脑病科内协定处方中风防治灵Ⅰ号煎剂,口服或灌肠,可促进积血吸收,减轻脑水肿,防治消化道出血、脑血管痉挛及脑梗死等并发症。急性期后缓则治其本,防止复发,减轻并发症的危害。对于已经形成的交通性脑积水我们治疗该病除参照中风病抢救治疗方案外,还采用益肾温阳利水通瘀方配合口服通络逐水胶囊以开水送服。而中风病头疼均参照出血性或缺血性较轻型的中风进行中西医结合预防和治疗。

(二)中医辨证论治

1. 阴虚阳亢,风火上扰

【症状】头痛剧烈,头晕且胀,颈项强直,肢体抽搐,耳鸣面赤,口干口苦,失眠多梦,舌质红,苔薄黄,脉弦长有力。

【治法】育阴潜阳,平肝息风。

【方药】天麻钩藤饮加减

天麻 15g、钩藤 30g、石决明 30g、黄芩 10g、杜仲 15g、桑寄生 30g、怀牛膝 15g、益母草 30g、夜交藤 30g、茯神 10g。

2. 气逆血涌,脑络瘀阻

【症状】头痛如劈,痛处不移,或头痛如刺,胸闷,两胁胀痛,口唇紫绀,面色晦暗,舌质黯,脉弦或弦细。

【治法】理气降逆,化瘀通脉。

【方药】血府逐瘀汤加减

柴胡 6g、当归 10g、川芎 6g、赤芍 15g、枳实 12g、香附 10g、桃仁 10g、红花 10g、三七 4g(冲服)、川牛膝 12g。

3. 风痰火亢,络破血瘀

【症状】突然昏仆,不省人事,两手握固,肢体拘急,面红气粗,躁动不安,喉中痰鸣,大便不通,小便短赤,舌红苔黄,脉弦细。

【治法】清热息风,豁痰开窍。

【方药】羚角钩藤汤加减或口服安宫牛黄丸

羚羊角 3g、钩藤 15g、生地黄 12g、牡丹皮 12g、石决明 15g、白芍 12g、蝉蜕 10g、白僵蚕 15g、竹茹 15g、枳实 10g、全蝎 8g、石菖蒲 10g。

(三) 中医特色治疗

1. 名医经验

(1)吕承全经验:熄风活血汤,方药:白芍 30g、川芎 10g、地龙 15g、僵蚕 10g、钩藤 15g、石决明 30g、胆南星 10g、远志 10g、红花 10g、赤芍 10g、川牛膝 15g、蜈蚣 3 条、甘草 10g。功效:平肝潜阳,息风豁痰。适应证:真头痛证属肾阴亏虚,肝阳偏亢,夹痰上扰,蒙蔽清窍而致神志昏蒙,肢体活动障碍诸症。

(2)谢桂权经验:化瘀止痛汤化裁,方药:当归 10g、红花 9g、赤芍 9g、桃仁 9g、川芎 6g、丹参 9g、田七末 3～6g(冲服)、生地 12g。功效:活血化瘀,通经止痛。适应证:真头痛属于瘀血内阻,经络不通,剧烈头痛诸症。

(3)徐纪昌经验:平肝复醒汤,方药:珍珠母 30g(先煎)、石决明 30g(先煎)、杭白芍 9g、嫩钩藤 15g、石菖蒲 9g、胆南星 3g、天竺黄 9g、郁金 9g、枳实 6g、羚羊角粉 0.6g(冲服)。功效:平肝潜阳,祛风化痰,开窍醒神。适应证:真头痛属于肝风夹痰,上蒙清窍诸症。

(4)张文学经验:清通三七汤,方药:水牛角 30g(先煎)、栀子 18g、三七 9g、牡丹皮 28g、生地黄 25g、川牛膝 18g、大黄 9g(后下)、丹参 30g、地龙 12g、水蛭 9g。功效:清肝凉血、化瘀止血、止痛。适应证:真头痛急性期。

(5)刘春圃经验:平肝清热凉血方,方药:生地黄 30g、苦丁茶 15g、白茅根 30g、玄明粉 3g(冲服)、三七粉 3g(冲服)、大蓟 25g、知母 10g、白芍 12g、黄芩 12g、犀角粉(适量水牛角粉代)3g(冲服)、木香 10g、黄柏 10g、藕节 15g、决明子 21g。功效:平肝清热,滋阴凉血。适应证:真头痛属于肝郁气滞,热迫出血,蒙蔽清窍诸症。

2. 文献摘录 头痛的发生发展过程实际上是经络的功能偏胜偏衰,经络运行逆乱和郁滞不畅。因此,调治经络,分经辨治在防治头痛中就显得十分重要。临床针灸治疗蛛网膜下腔出血头痛,以局部取穴为主,远部取穴为辅,腧穴所在,主治所在,经脉所通,主治所及。根据头痛部位、归经的不同选取相应经脉的腧穴疏经活络、通气行血,使头部经络之气"通则不痛"。

（四）中药成药制剂应用

本病辨证为风火上扰、脑络瘀阻、风痰瘀阻者，中药成药制剂可选用安宫牛黄丸和院内制剂血肿消等。

安宫牛黄丸：组成：牛黄、水牛角浓缩粉、麝香、珍珠、朱砂、雄黄、黄连、黄芩、栀子、郁金、冰片。功效：清热解毒，镇惊开窍。一次1丸，一日1次，口服。

血肿消：组成：三七、大黄、莪术、川芎、黄芩、蒲黄、茯苓。功效：化瘀泄浊解毒。每次90ml，加温后服用，每日两次。

证见气虚血瘀，脑脉不通型可选加头痛宁胶囊、脑心通胶囊。头痛宁胶囊：组成：土茯苓、天麻、制何首乌、当归、防风、全蝎。功效：息风涤痰，逐瘀止痛。一次3粒，一日3次，口服。

证见风痰瘀阻，滞塞脑脉型可选培元通脑胶囊。培元通脑胶囊：组成：制首乌、熟地、天冬、醋龟板、鹿茸、制肉苁蓉、肉桂、赤芍、全蝎、水蛭、地龙、炒山楂、茯苓、炙甘草等。功效：益肾固精，息风通络。一次3粒，一天3次，口服。

（五）西医治疗

SAH治疗的目的是防止再出血、血管痉挛和脑积水等并发症，降低死亡率和致残率。2007年《中国脑血管病防治指南（试行版）》建议的治疗方案如下：

1. 一般处理及对症治疗

（1）保持生命体征稳定：SAH确诊后有条件应争取监护治疗，密切监测生命体征和神经系统体征的变化；保持气道通畅，维持稳定的呼吸、循环系统功能。

（2）降低颅内压：适当限制液体入量、防治低钠血症、过度换气等都有助于降低颅内压。临床上主要是用脱水剂，常用的有甘露醇、呋塞米、甘油果糖或甘油氯化钠，也可以酌情选用白蛋白。若伴发的脑内血肿体积较大时，应尽早手术清除血肿，降低颅内压以抢救生命。

（3）纠正水、电解质平衡紊乱：注意液体出入量平衡。适当补液补钠、调整饮食和静脉补液中晶体胶体的比例可以有效预防低钠血症。低钾血症也较常见，及时纠正可以避免引起或加重心律失常。

（4）对症治疗：烦躁者予镇静药，头痛予镇痛药，注意慎用阿司匹林等可能影响凝血功能的非甾体类消炎镇痛药物或吗啡、哌替啶等可能影响呼吸功能的药物。痫性发作时可以短期采用抗癫痫药物如地西泮、卡马西平或者丙戊酸钠。

（5）加强护理：就地诊治，卧床休息，减少探视，避免声光刺激。给予高纤维、高能量饮食，保持二便通畅。意识障碍者可给予鼻胃管，小心鼻饲慎防窒息和吸入性肺炎。尿潴留者留置导尿，注意预防尿路感染。采取勤翻身、肢体被动活动、气垫床等措施预防褥疮、肺不张和深静脉血栓形成等并发症。如果DSA检查证实非颅内动脉瘤引起，或者颅内动脉瘤已行手术夹闭或介入栓塞术，没有再出血危险的患者可以适当缩短卧床时间。

2. 防治再出血

（1）安静休息：绝对卧床4～6周，镇静、镇痛，避免用力和情绪刺激。

（2）调控血压：去除疼痛等诱因后，如果平均动脉压＞125mmHg或收缩压＞180mmHg，可在血压监测下使用短效降压药物使血压下降，保持血压稳定在正常或者起病前水平。可选用钙离子通道阻滞剂、β受体阻滞剂或ACEI类等。

（3）抗纤溶药物：为了防止动脉瘤周围的血块溶解引起再度出血，可用抗纤维蛋白溶解剂，以抑制纤维蛋白溶解原的形成。常用6-氨基己酸（EACA），初次剂量4～6g溶于100ml

生理盐水或者5％葡萄糖中静滴(15～30分钟)后一般维持静滴 1g/小时，12～24g/天，使用2～3周或到手术前，也可用氨甲苯酸(PAMBA)或止血环酸(氨甲环酸)。抗纤溶治疗可以降低再出血的发生率，但同时也增加 CVS 和脑梗死的发生率，建议与钙离子通道阻滞剂同时使用。

(4)外科手术：动脉瘤性 SAH，Hunt 和 Hess 分级≤Ⅲ级时，多早期行手术夹闭动脉瘤或者介入栓塞。

3. 防治脑动脉痉挛及脑缺血

(1)维持正常血压和血容量：血压偏高给予降压治疗；在动脉瘤处理后，血压偏低者，首先应去除诱因如减或停脱水和降压药物；给予胶体溶液(白蛋白、血浆等)扩容升压；必要时使用升压药物如多巴胺静滴。

(2)早期使用尼莫地平：常用剂量 10～20mg/天，静脉滴注 1mg/小时，共 10～14 天，注意其低血压的副作用。

(3)腰椎穿刺放 CSF 或 CSF 置换术：多年来即有人应用此等方法，但缺乏多中心、随机、对照研究。在早期(起病后 1～3 天)行脑脊液置换可能利于预防脑血管痉挛，减轻后遗症状。剧烈头痛、烦躁等严重脑膜刺激征的患者，可考虑酌情选用，适当放 CSF 或 CSF 置换治疗。注意有诱发颅内感染、再出血及脑疝的危险。

4. 防治脑积水

(1)药物治疗：轻度的急、慢性脑积水都应先行药物治疗，给予乙酰唑胺等药物减少 CSF 分泌，酌情选用甘露醇、呋塞米等。

(2)脑室穿刺 CSF 外引流术：CSF 外引流术适用于 SAH 后脑室积血扩张出现急性脑积水，经内科治疗后症状仍进行性加剧，有意识障碍者；或患者年老，心、肺、肾等内脏严重功能障碍，不能耐受开颅手术者。紧急脑室穿刺外引流术可以降低颅内压、改善脑脊液循环，减少梗阻性脑积水和脑血管痉挛的发生，可使50％～80％的患者临床症状改善，引流术后尽快夹闭动脉瘤。CSF 外引流术可与 CSF 置换术联合应用。

(3)CSF 分流术：慢性脑积水多数经内科治疗可逆转，如内科治疗无效或脑室 CSF 外引流效果不佳，CT 或 MRI 见脑室明显扩大者，要及时行脑室-心房或脑室-腹腔分流术，以防加重脑损害。

5. 病变血管的处理

(1)血管内介入治疗：介入治疗无需开颅和全身麻醉，对循环影响小，近年来已经广泛应用于颅内动脉瘤治疗。术前须控制血压，使用尼莫地平预防血管痉挛，行 DSA 检查确定动脉瘤部位及大小形态，选择栓塞材料行瘤体栓塞或者载瘤动脉的闭塞术。颅内动静脉畸形(AVM)有适应证者也可以采用介入治疗闭塞病变动脉。

(2)外科手术：需要综合考虑动脉瘤的复杂性、手术难易程度、患者临床情况的分级等以决定手术时机。动脉瘤性 SAH 倾向于早期手术(3 天内)夹闭动脉瘤；一般 Hunt 和 Hess 分级≤ Ⅲ级时多主张早期手术。Ⅳ、Ⅴ级患者经药物保守治疗情况好转后可行延迟性手术(10～14 天)。对 AVM 反复出血者，年轻患者、病变范围局限和曾有出血史的患者首选显微手术切除。

(3)立体定向放射治疗(γ刀治疗)：主要用于小型 AVM 以及栓塞或手术治疗后残余病灶的治疗。

（六）其他疗法

治疗蛛网膜下腔出血头痛,西医常规疗法主要包括脱水、利尿、抗纤溶及抑酸等。同时,使用苯二氮䓬类药物、吗啡类药物可通过抗焦虑、镇静、催眠、抗惊厥作用来缓解头痛,总有效率达70%以上,如阿普唑仑(76%)、苯妥英钠(81%)、咪达唑仑(75%)等。大量临床报道指出,腰穿脑脊液置换联合地塞米松鞘内注射治疗蛛网膜下腔出血头痛疗效显著,与西药常规治疗比较,总有效率可达100%。脑脊液置换可清除蛛网膜下腔积血对血管壁的刺激以及氧合血红蛋白血小板裂解释放的血管活性物质,其对血性脑脊液明显;但脑脊液黄变或清亮后,地塞米松的抗炎、稳定细胞和溶酶体膜等作用更加重要,推荐使用大剂量10～20mg。持续腰大池引流治疗创伤性蛛网膜下腔出血可以早期迅速释放血性脑脊液,在生理压力下持续外引流,可以将蛛网膜下腔的血性脑脊液充分引流出来,显著减少血性刺激物,加速蛛网膜下腔出血的清除,可减轻血性脑脊液对脑膜的持续刺激,防止脑血管痉挛的发生,减轻患者临床症状,降低颅内压;在引流出非正常脑脊液的同时,促进了正常脑脊液的分泌和循环,因而不断冲洗和稀释的作用减少了远期脑积水的发生,相应也减少了应用脱水剂带来的电解质紊乱和肾功能损害等一系列不良反应,改善大脑、脑干功能,减轻了脑损伤。

五、典型病例

张某,女,61岁,因头晕头痛3天,加重伴恶心呕吐半天,于2012年3月7日入院。患者37年前曾患蛛网膜下腔出血,治疗后无遗留明显后遗症;高血压病史5年。体检:血压:150/100mmHg,心率:84次/分,律齐,两肺呼吸音清,未闻及干、湿啰音。专科检查:昏睡,记忆力、计算力、理解力、判断力及定向力不能配合检查。右侧肢体肌力5级,肌张力及腱反射正常,左下肢肌力3级,左上肢肌力4级,肌张力减低,腱反射正常。项强直,凯尔尼格征(+),布鲁津斯基征(+)。辅助检查:颅脑CT:右侧额叶脑出血破入脑室系统。中医诊断:中风病真头痛。依据CT结果判断,如果存在动脉瘤,动脉瘤的位置可能在右侧大脑前动脉或前交通动脉处;于3月7日行全脑血管DSA示,右侧大脑前动脉阙如,前交通动脉瘤。同日下午在全麻下行前交通动脉瘤经皮血管内介入栓塞治疗术。术中共使用11个弹簧圈达致密栓塞。其他治疗以降颅压、止血、改善脑代谢、保护胃黏膜、营养支持等药物为主。于3月8日在局麻下行左侧侧脑室后角钻孔伴脑室外引流术,手术顺利,引流出红色液体10ml。术后定时开放头部引流管,加强引流。又于3月10日在局麻下行颅内血肿微创清除术,手术顺利,引流出暗红色液体约10ml。术后定时开放头部引流管,加强引流。中医治疗以息风、化痰、降火为主,方药以镇肝熄风汤与自拟血肿消加减:天麻15g、钩藤15g、代赭石12g(布包)、川牛膝15g、黄芩10g、大黄8g、黄连10g、炒蒲黄15g、莪术12g、川芎6g、茯苓30g。每日1剂,连服3剂,后稍作调方继服;成药予醒脑静醒脑开窍,并应用血肿消合剂灌肠,以促进积血吸收,减轻脑水肿。经过46天综合治疗,患者病情稳定,于4月22日出院。

六、中西医结合临床体会

临床上突发剧烈头痛,出现不同程度意识障碍、呕吐和颈强直是SAH的主要体征;患者入院后的早期甚至超早期及时干预,能够提高治愈率,降低病死率和致残率已逐渐形成共识。一旦确诊为SAH,就行急诊DSA全脑血管造影,寻找SAH病因,确定是否动脉瘤性出血,尽早明确动脉瘤部位、形态,脑供血动脉有无痉挛及循环代偿状况。这是保证患者能够在第一时间内得到救治的有效措施。在选择治疗方法时,我们经DSA检查确诊后,对适合经血管内栓塞的患者均及时应用微螺旋圈填塞瘤腔,达到及时止血并为后期引流蛛网膜下腔的积血创造条件。我们在 SAH 的治疗上,对于有风火之象者当急则治标,防止病情加重、恶化,如应用血肿消合剂或河南省中医院脑病科内协定处方中风防治灵Ⅰ号煎剂,口服或灌肠,可促进积血吸收,减轻脑水肿,防治消化道出血、脑血管痉挛及脑梗死等并发症。急性期后缓则治其本,防止复发,减轻并发症的危害。对于预防 SAH 出血后继发性交通性脑积水,应在急性期内进行积极的侧脑室冲洗,尽快疏通中线脑室积血,并尽快进行脑积液置换,以防止蛛网膜粘连,促进脑脊液回流;临床上,脑室内大出血,血块阻塞第三脑室、第四脑室、中脑导水管,先造成梗阻性脑积水,如不及时彻底冲洗,可很快危及生命,日久易形成交通性脑积水,我们应用微创抽吸血肿+尿激酶稀释溶解术治疗颅内血肿,除了上述常规方法外,多采取先穿刺脑室冲洗脑室内积血,后植入尿激酶稀释液,若中线脑室梗阻,可同时进行颈椎侧方脊髓蛛网膜下腔或小脑延髓池穿刺,抽吸出血性脑脊液,如果引流不畅,可采取从脑室内加压冲洗,从下方引流处抽吸,一直到把中线脑室积血冲净(于 24 小时内完成)。这样可迅速排出血肿的液态成分,解除脑疝,缓解颅内压力,对高龄、垂危患者也是一种可行的救治方法,可减低交通性脑积水发生。对于已经形成的交通性脑积水我们治疗该病除参照中风病抢救治疗方案外,还采用益肾温阳利水通瘀方配合口服通络逐水胶囊以开水送服。益肾温阳利水通瘀方:桂枝 15g、附片 8g、辽细辛 3g、猪苓 15g、赤茯苓 15g、泽泻 12g、赤芍 15g、益母草 15g、泽兰 20g、川牛膝 15g。共煎后,分 2 次服,日 1 剂。通络逐水胶囊:干漆炭 60g、西红花 60g、血竭 30g、三七 30g、炒蒲黄 30g、葶苈子 30g。共粉碎过 120 目筛,装 0 号胶囊,分为 60 份。每服 1 份,于早、午餐时,以面汤送服,连用 30~90 天多可治愈。

第七节 中风病视惑与中风病视歧

一、概述

中风病视惑,中医学称之为"视瞻昏渺",指中风后因气血失调,精气不能上荣于目所致,自觉视力下降,视物昏蒙、视物颠倒紊乱的一种病症。视歧,系指视一物为二物的证候。"若人年五十以上而昏者,虽治不复光明,其时犹月之过望,天真日衰,自然目光渐谢"。多发生于 50 岁以上的中老年人。

视惑与视歧可分两种情况:一是自视的异常改变。如视一为二,视赤白等。清·黄庭镜《目经大成》卷二:"此目亦无外藏,然无中生有,如游丝、结发、飞蝇、舞蝶、蛇、旗、绛、环等物之状。色或青黑、粉白、微黄,看在眼外,空中飞扬缭乱。"本病归属中风病视惑或中风病视歧,是本章所探讨的内容。相当于西医学脑卒中后导致的视力下降、视野改变、复视等病变。其二是眼本身无病,眼外观正常,而自视有各种异常改变者,如突然视物眩惑、颠倒紊乱,多由过喜、过怒等一时精神散乱而引起。此不属本章所述范围。

二、病因与发病机制

(一)中医病因病机

中风病多发于老年人,发病后肝肾不足,精血亏耗,或素体不足,心脾两虚,气血亏虚,目失所养,神光衰微;气虚或阳虚不能升举,目失湿润,精血不能上承,目系失养继而出现视惑、视歧。历代医家对此多有阐述,《素问·阴阳应象大论》云:"年四十,而阴气自半也,起居衰矢;年五十,体重,耳目不聪明矣;年六十,阴痿,气大衰,九窍不利,下虚上实,涕泣俱出矣。"说明随着年龄的增长,肾阴精日趋衰退,又肝开窍于目,肝受血而能视,肝肾同源。肾主藏精,肝主藏血,精血相互化生、相互为用,目得其养,方能明视万物。若肝肾亏损,精不上承,目失所养,则视瞻昏渺。《灵枢·大惑论》:"邪其精,其精中不相比也,则精散,精散则视歧,视歧见两物。"《证治准绳·杂病·七窍门》认为本病"有神劳、有血少、有元气弱、有元精亏而昏渺者",唐代孙思邈在《千金药方》中就列出"生食五辛,极目远视,数看日月,久处烟火,冒涉风霜"等20种原因。《素问·生气通天论》曰:"阳气者,烦劳则张,精绝……目盲不可以视。"《灵枢·决气》曰:"气脱者,目不明。"《灵枢·海论》云:"髓海不足,则脑转耳鸣,胫酸眩冒,目无所见。"同时,本病还常伴有实的一面,表现为虚中夹实的特点,如中风后患者因饥饱失常,或嗜食肥甘厚味,辛辣之品,伤于脾胃,运化失司,湿浊内生,久而化热,湿热痰浊内蕴,上犯壅滞目窍。另外,本病的发生和发展与情志关系密切,患者常因情志不舒,肝失条达,肝郁气滞,气滞血郁,玄府不利,或暴怒伤肝,肝火上炎,灼伤目系或脏腑功能失调,五脏六腑精气不能上承于目,目失濡养而发。除上述情况外,久病之后或年老体虚,致肝肾两亏,精血虚衰,不荣目系,亦可致本病发生。

(二)西医发病机制

西医学认为,急性、慢性脑血管病(脑出血或脑梗死)可引起视神经传导通路或视觉中枢受损而出现视物模糊不清或视物变形、复视。最常见的病因是动脉粥样硬化,其次是高血压、糖尿病和血脂异常等,还有如脑动脉炎、血液学异常、脑动静脉畸形、动脉瘤、脑淀粉样血管病、原发性或转移性脑肿瘤破坏血管等。这些患者末梢血管及后睫状动脉易发生痉挛,日久小动脉壁增厚,血管周围纤维组织增生,内膜细胞肿胀,钙质、脂质沉着,粥样硬化斑引起管腔阻塞,纤维素和血小板凝集形成的栓子脱落或血管异常破裂出血影响视神经传导或视觉中枢受损而发病。

本病的发生与脑卒中类型、部位有关。卒中后视神经受压迫,可引起不规则的视野缺损;基底节区卒中后视辐射全部受损,出现双眼对侧视野的同向性偏盲;一侧枕叶卒中后枕叶视皮质中枢受刺激性损害,可使对侧视野出现闪光型幻视;一侧枕叶视中枢局限性病变,可出现对侧象限盲;一侧枕叶视中枢完全损害,可引起对侧偏盲,但偏盲侧对光反射存在,有黄斑回避现象;脑出血后颅内压增高影响视网膜中央静脉和淋巴回流导致视乳头水肿而出现视物不清;壳核病变后出现双眼向病灶侧凝视;丘脑病变后可出现视幻觉,丘脑病变向下扩展到下丘脑或中脑上部时,可引起一系列眼位异常如垂直凝视或侧视麻痹、双眼分离性斜视、凝视鼻尖、瞳孔对光反射迟钝、假性外展神经麻痹及会聚障碍等;脑干的内侧纵束是眼球水平性同向运动的重要联络通路,它连接动眼神经的内直肌核与外展神经核,同时还与脑桥的侧视中枢相连,而实现眼球的同向水平运动,内侧纵束受损害后,可出现核间性眼肌麻痹,患侧眼球不能内收或复视,对侧眼球外展伴有眼震;小脑病变后出现眼球震颤,重者则致外展神经麻痹、侧视麻痹等。此外,因Ⅲ、Ⅳ、Ⅵ脑神经病变(均属血管病变引发者)眼外肌麻痹亦可出现视一为二;发生在中脑或脑桥的病损,若动眼神经、滑车神经、外展神经核上病变,出现不完全性麻痹,引发眼球活动障碍,见到稍轻的视物成双;若为上述神经核或核下病变,则眼外肌麻痹较重。

三、诊断依据

(一)中医诊断

参考国家中医药管理局脑病急症科研协作组起草制定的《中风病诊断疗效评定标准》。

1. 急性、慢性起病；

2. 主症：神识昏仆、半身不遂或偏身麻木、言语謇涩或不语、口舌歪斜。

次症：头晕、头痛、耳鸣、饮水发呛、共济失调。

具备2个主症，或1个主症2个次症，并有以长为短、以白为黑、视正反斜、视定反动、视物颠倒、视一为二之一即可确诊。有的患者仅有视感或视歧且头颅影像学检查见相关责任病灶，也可诊断为中风病视感或中风病视歧。因其并不具备典型中风病病名诊断标准，故归属于中风病类证范畴。

（二）西医诊断

1. 急性、慢性起病；

2. 神识昏仆、半身不遂或偏身麻木、言语謇涩或不语、口舌歪斜；锥体束征或脑膜刺激征阳性；

3. 头颅CT/MRI明确与视觉相关的责任病灶；视力、视野、视物障碍的改变。

（三）鉴别诊断

1. **白内障** 发病可能与环境、营养、代谢、遗传、辐射、外伤、饮食、药物、氧化等有关，常双眼患病，发病可有先后，严重程度可不一致，可出现眼前阴影和渐进性、无痛性视力减退、近视、单眼多视，且室外阳光下视力差。

2. **老年性黄斑变性** 为黄斑区结构的衰老性改变。主要表现为视网膜色素上皮细胞对视细胞外节盘膜吞噬消化能力下降，结果使未被完全消化的盘膜残余小体潴留于基底部细胞原浆中，并向细胞外排出，沉积于Bruch膜，形成玻璃膜疣。中心视力缓慢下降，可有视物变形，眼前有注视性暗影，最终中心视力丧失。周边视力存在。眼底检查：①萎缩型（干性）：早期可见黄斑区色素脱失，中心反射不清或消失，多为散在玻璃膜疣；发病晚期，病变加重，可有金箔样外观，地图状色素上皮萎缩，囊样变性或板层裂孔。②渗出型（湿性）：早期黄斑区色素脱失，中心反射不清或消失，玻璃膜疣常有融合；中期黄斑区出现浆液性或出血性盘状脱离，重者视网膜下血肿，视网膜内出血，玻璃体出血；晚期瘢痕形成。眼底荧光血管造影，呈现透见荧光时，表现视网膜色素上皮萎缩，色素沉着处可有遮蔽荧光，早期有花边状或网状新生血管，后期有荧光素渗漏（湿性型）。

3. **球后神经炎** 一般分为急性和慢性两类，以后者较多见。多由于局部或全身感染，亦或代谢障碍和中毒性疾病引起。症状表现为双眼或单眼视力迅速减退，常在数小时或1～2天发生严重的视力障碍，重者可以完全失去光觉。80％的患者常感有眼球后部的轻微胀痛，特别是在向上及内侧看时更为明显。

4. **脱髓鞘疾病** 以神经髓鞘脱失为主要或始发病变而轴索、胞体和神经胶质受损相对较轻的神经系统疾病。可发生于中枢神经系统或周围神经系统。病因可能与免疫介导、病毒感染、营养障碍、缺氧等有关。是一大类病因不相同，临床表现各异，但有类同特征的获得性疾患，其特征的病理变化是神经纤维的髓鞘脱失而神经细胞相对保持完整。

5. **眼肌麻痹** 是周围性眼肌麻痹，单一肌肉或同一神经支配的肌肉运动障碍、自主运动及反射运动均有障碍，极少伴有其他神经症状。发病前多有感染或脑血管病基础，糖尿病、肿瘤、周围神经病变等诱因，可急性、亚急性、慢性或复发起病，临床表现有复视，瞳孔散大或缩小，眼睑或眼球活动障碍。

6. **颅内肿瘤** 即脑瘤。包括由脑实质发生的原发性脑瘤和由身体其他部位转移至颅内的继发性脑瘤。其病因至今不明，肿瘤发生自脑、脑膜、脑垂体、脑神经、脑血管和胚胎残余组织者,称为原发性颅内肿瘤。由身体其他脏器组织的恶性肿瘤转移至颅内者,称为继发性颅内肿瘤。颅内肿瘤可发生于任何年龄,以 20～50 岁为最多见。颅内组织受到肿瘤的刺激、压迫、破坏或肿瘤造成局部血供障碍,均会引起相应的神经缺陷体征。如额叶、颞叶、枕叶、脑干部位的肿瘤可出现眼球运动障碍、偏盲、视野缺损、幻视等眼部症状。

四、治疗

(一)中西医结合治疗要点

发病急性期突出西医学优势,并将传统医学贯穿始终。合理调控高危因素,改善血管状况,缓解症状,提高疗效,避免复发,同时以循证医学为指导,辨证论治,疏肝通络、滋补肝肾、养血补气、祛风痰通瘀浊去其病因,以求疗效。

(二)中医辨证论治

1. 肝郁气滞,脑脉闭阻

【症状】半身不遂,舌强语謇、口舌歪斜,眩晕头痛、视物模糊,目珠胀痛,伴情志不畅,胸闷善太息,口干口苦,舌黯红,苔薄,脉细。

【治法】疏肝解郁,活血通络。

【方药】柴胡疏肝散合血府逐瘀汤加减

当归 12g、白芍 12g、柴胡 12g、赤芍 15g、桃仁 10g、红花 12g、川芎 12g、枳壳 12g、桔梗 6g、川牛膝 10g、地龙 15g、陈皮 6g、香附 10g、甘草 6g。

2. 阴虚风动,清窍失养

【症状】头晕目昏、肢体震颤或麻木无力、视物昏蒙,眼前有暗影遮挡,眼干涩不爽,或视一为二,病程日久或伴五心烦热,头晕耳鸣,舌质红,苔薄,脉细。

【治法】滋补肝肾,清肝明目。

【方药】育阴熄风汤合杞菊地黄丸加减

生地 20g、山萸肉 12g、天麻 10g、钩藤 30g、丹参 30g、白芍 15g、枸杞子 15g、菊花 15g、熟地黄 12g、山药 20g、牡丹皮 10g、茯苓 9g、泽泻 10g、决明子 12g。

3. 气血双亏,脑脉瘀滞

【症状】半身不遂,口舌㖞斜,言语謇涩,偏身麻木,视物昏蒙,目涩难睁,神疲乏力,面色无华,心悸少寐,纳呆,舌质淡,脉细。

【治法】益血养精,补气活瘀。

【方药】八珍汤合补阳还五汤加减。

党参 15g、黄芪 20g、白术 15g、茯苓 12g、当归 12g、菟丝子 15g、川芎 6g、赤芍 10g、地龙 12g、桃仁 10g、红花 8g、甘草 6g。

4. 风痰瘀阻,浊邪上犯

【症状】半身不遂或肢体软弱,口舌歪斜或语謇,偏身麻木或肢体困重,自觉视物昏蒙或兼见黑花飞舞,或视瞻有灰色或黑色阴影,视物变形,如视直如曲,视大为小,或头重胸闷,食少口苦,小便黄少,舌苔黄腻,脉濡数;或脘闷多痰,口苦而腻,脉滑数;或舌质有瘀斑,苔薄白,脉细涩。

【治法】祛风除痰,通瘀化浊。

【方药】半夏白术天麻汤合通窍活血汤加减

半夏 12g、白术 12g、泽泻 30g、天麻 10g、茯苓 12g、麝香 0.2g^(冲服)、当归 15g、赤芍 10g、川

48

芎 10g、桃仁 10g、红花 10g、石菖蒲 5g、远志 15g、老葱 3 段、大枣 5 枚、甘草 6g。

（三）中医特色治疗

1. 名医经验

李清文教授认为调理脾胃，也是治疗本病的重要一环。脾气虚者，健脾益气，代表方剂为补中益气汤；脾虚湿困者，健脾化湿，代表方剂为三仁汤、参苓白术散加减。采用活血化瘀药物可改善视网膜的缺血缺氧状况从而帮助水肿的吸收，对新生血管以及由此引起的出血者，则兼以既能止血又能化瘀的药物，如三七、蒲黄、茜草等；伴阴虚者，加用养阴止血的药物，如女贞子、旱莲草等；对大量瘢痕形成，则兼以滋补肝肾、软坚散结，药用熟地、枸杞子、鳖甲等。

2. 其他疗法

针灸治疗：①体针：睛明、球后、瞳子髎、风池、光明、三阴交、太溪等穴，随证选用；②头针：参考头针取穴；③耳针：眼、肝、肾上腺、神门等穴，随证选用。常用穴：睛明、球后、头临泣、太阳、风池、阳白、翳明、百会、合谷、养老、光明、肝俞、肾俞、脾俞、足三里、三阴交等。一般每次取眼周穴位 1～2 个，肢体穴位 1～2 个，分组交替运用，每日或隔日针 1 次，10 次为一个疗程。偏阳虚者，远端穴位施灸或针灸并用，但眼部穴位忌灸。

（四）中药成药制剂应用

1. 脑心通胶囊　组成：黄芪、赤芍、丹参、当归、川芎、桃仁、红花、乳香(制)、没药(制)、鸡血藤、牛膝、桂枝、桑枝、地龙、全蝎、水蛭。益气活血，化瘀通络。用于气虚血滞、脉络瘀阻所致中风中经络者。每次 4 粒，每天 3 次，口服。

2. 培元通脑胶囊　组成：制何首乌、熟地黄、天冬、龟甲(醋制)、鹿茸、肉苁蓉(酒制)、肉桂、赤芍、全蝎、水蛭(烫)、地龙、山楂(炒)、茯苓、炙甘草。益肾填精，息风通络。用于缺血性中风中经络恢复期肾元亏虚，瘀血阻络证。每次 3 粒，每天 3 次，口服。

3. 明目地黄丸　组成：熟地黄、山茱萸(制)、牡丹皮、山药、茯苓、泽泻、枸杞子、菊花、当归、白芍、蒺藜、石决明(煅)。辅料为：淀粉、糊精。滋肾，养肝，明目。用于肝肾阴虚，目涩畏光，视物模糊。每次 6g，每天 2 次，口服。

（五）西医治疗

1. 一般治疗　卧床休息、调控血压、控制血糖。

2. 针对性治疗

（1）抗凝治疗：阻止血栓的进展，从而改善症状，防止脑卒中复发，并预防脑梗死患者发生深静脉血栓形成和肺栓塞。临床常用的药物有肝素、低分子肝素和华法林等。并发症主要为出血倾向和血小板减少等。

（2）降纤治疗：降解血中的纤维蛋白原，增加纤溶系统的活性，抑制血栓形成。常用的药物有巴曲酶、降纤酶和安克洛酶等。

（3）抗血小板聚集：在发病早期给予抗血小板聚集药物如阿司匹林，可降低卒中的复发率，改善患者视物障碍相关症状。

（4）脑保护治疗：通过保护脑功能，从而保护中枢视觉通路，如神经保护剂，尤其是亚低温治疗，能够减轻脑水肿，减少自由基产生，促进神经功能缺损恢复，改善患者预后。

（5）降颅压治疗：脑水肿发生在缺血性脑梗死最初的 24～48 小时之内，水肿的高峰期为发病后的 3～5 天，大面积脑梗死时有明显的颅内压升高，应进行脱水降颅压治疗。常用的药物为甘露醇、呋塞米和甘油果糖。

3. **外科治疗** 主要目的是清除血肿,降低颅内压,并尽可能早期减少血肿对中枢神经通路的压迫,降低致残率。

4. **康复治疗** 应尽早进行,只要患者意识清醒,生命体征平稳,病情不再进展,48 小时后即可进行,康复应与治疗并进。最初 3 个月内神经功能恢复最快,是治疗的最佳时机。

5. **营养神经** 除上述治疗方法外,同时要注意营养神经,常用药物可选择 B 族维生素、维生素 E、肌苷片以及甲钴胺胶囊等。

五、典型病例

患者黄某,男,65 岁,以"左眼视物不清伴头晕 10 余小时"为主诉于 2012 年 10 月 29 日入院。入院症见:神清,精神差,头晕,左眼视物不清,纳呆,夜寐一般,二便尚调。舌质淡,脉细。查体:体温 37.0℃,心率 70 次/分,呼吸 26 次/分,血压 160/90mmHg,听诊双肺呼吸音清,未闻及明显干湿性啰音,心律整齐,各瓣膜听诊区未闻及明显病理性杂音。睑结膜无充血,巩膜无黄染,角膜无混浊,双侧瞳孔等大等圆,直径约 2.5mm,对光反射灵敏,视力:右:0.1,左:0.06,眼底视乳头无水肿 A:V=1:3。专科检查:意识清,伸舌居中,记忆力、计算力、定向力、判断力基本正常,双侧腱反射正常对称,四肢肌力、张力正常,生理反射存在。头颅 CT 示:右侧枕叶脑出血。出血量约 10ml。中医诊断:中风病视惑。西医诊断:脑出血。中医治疗以益血养精,补气化瘀为主,方药以补阳还五汤加减:黄芪 60g、当归 15g、赤芍 15g、土元 12g、川芎 12g、红花 15g、桃仁 12g、地龙 15g、鸡血藤 30g、甘草 6g、全虫 10g。每日 1 付,水煎,取汁 450ml,早晚分服,连服 5 付,后随症稍作方药调整继服;并给予脱水降颅压、抗自由基、保护胃黏膜等药物,成药给予红花注射液静脉滴注活血化瘀,口服甲钴胺胶囊营养神经。于 11 月 1 日复查头颅 CT 回示:右侧枕叶脑出血恢复期,此时患者视物不清明显改善。经过 15 天综合治疗,于 11 月 12 日患者临床治愈出院。

六、中西医结合临床体会

临床中,中风病视惑与中风病视歧并不少见,多是在气、血、阴、阳失调或脏腑功能失和基础上或上犯目窍或目失所养或不荣目系,发为本病,表现为虚中夹实的特点。发病急性期,结合西医学诊疗手段,同时配合传统医学方法,疗效更佳。因目为肝窍,水轮属肾,《内经》说:"目得血而能视。"故目病多与肝肾脾脏有关,临床上多见证属肝肾不足、气血亏虚、气滞血瘀导致视力障碍者,故临床上治疗多采取滋补肝肾、补益气血、活血化瘀、健脾化湿等方法治疗。据此原则我们自拟视惑方加减治疗中风后视惑病,疗效显著。处方如下:生晒参 180g、当归 180g、白芍 180g、炒川芎 180g、茯苓 180g、菟丝子 180g、龙眼肉 180g、三七 180g、地龙 180g、覆盆子 90g、五味子 90g、西红花 60g、天竺黄 180g。以上药物粉碎后,做成水丸,每次 4~6g,每日 3 次,于三餐后,用开水送服,可连服 3~6 个月。

第八节　中风病吞咽障碍

一、概述

吞咽困难是指由包括脑卒中在内的许多病理情况导致吞咽过程中困难表现,不能完成"将食团安全地从口腔运送入胃而且没有误吸"的过程,是中风病的常见变证。也有单见吞咽障碍,或伴有构音障碍,而无其他典型中风病证候者,当属中风病类证范畴。中风病吞咽障碍多属中医"喑痱"、"噎膈"范畴。其并发症比例随着中风病发病率升高而逐年增加。据报道22%～65%的脑卒中患者有不同程度的吞咽困难,45%入院脑卒中患者存在吞咽困难。由此所致的吸入性肺炎、水分营养物质摄入障碍、窒息及心理障碍等并发症,严重影响患者的生存质量,直接或间接的增加病死率及致残率。有关研究发现,脑卒中患者伴有吞咽困难的肺部感染等并发症的风险远高于无吞咽困难的患者。研究显示吞咽障碍是脑卒中患者死亡的独立危险因素,因此强调对脑卒中患者吞咽困难早期诊断、早期评定、早期治疗,显然是十分必要的。

二、病因与发病机制

(一)中医病因病机

中医学认为,舌为心之苗,心开窍于舌;脾主肌肉,开窍于口,其华在唇,在液为涎;肝主筋;肾主藏精,在液为唾;另外从经脉循行来看,心、肝、脾、肾四条经脉均循喉舌,可见心、肝、脾、肾的功能正常与否直接影响着口、舌、咽喉的功能发挥。中风病吞咽障碍在一定的诱因及病理因素下发病,如情志的改变(忧思恼怒,情志不遂等),或因饮酒暴食,或房事不节,致阴阳失调,气血逆乱,引动内风,风动挟痰痹阻经络;或因痰瘀交结,阻窍滞络,致机窍失灵,脉络不畅,咽喉失用。本病为本虚标实,肝肾亏虚、心脾两虚、气血不足为本,气血逆乱、瘀血内停、痰浊阻滞为标。

(二)西医发病机制

吞咽过程分为4个阶段:①口准备:由唇、齿、颌、舌、颊肌、硬腭、软腭等参与,将食物摄入口中,咀嚼并形成食物丸;②口自主:形成食物丸之后,舌上举,食丸被舌尖沿硬腭推至舌根,以触发吞咽反射;③咽:吞咽反射发生,舌根向咽后壁推压,咽壁产生蠕动,将食丸送入食管;④食管:食丸进入食管后,由于食管蠕动及负压作用,使食丸下行入胃。从吞咽开始到食物到达贲门,经历上述复杂的过程,所需时间仅为几秒钟。这表明正常人体的吞咽反射弧上某个环节受损伤时,就会发生吞咽困难。临床表现为口控制能力和食物咀嚼能力减弱;吞咽反射出现延迟;吞咽后,咽部遗残留食物;在吞咽过程中,残留食物被吸入气管。

吞咽是一种复杂的反射性动作,是口咽部随意肌群的收缩、食管括约肌的松弛以及食管肌节律性蠕动等一系列有顺序而协调的动作,将进食的流质或食团排进胃内。吞咽动作受延髓等高级神经中枢支配,Ⅸ、Ⅹ、Ⅻ脑神经对吞咽尤为重要。当一侧的Ⅸ、Ⅹ脑神经损害产生同侧软腭肌、咽肌、喉肌瘫痪。双侧的Ⅸ、Ⅹ脑神经核性或核下性损害造成的症状相当明显且严重。副神经运动神经核团有两个,一个在凝核,一个在上颈髓。舌下神经核也在延髓,舌下神经支配舌的运动。由于两侧舌下神经核非常接近,因此舌下神经核的病变往往是两侧性的,表现为舌位于口底不动,言语障碍,舌肌萎缩,尤以舌缘萎缩明显,舌肌纤维颤动。由于每一侧的凝核都接受双侧皮质脑干束的支配,所以一侧皮质脑干束的损害并不出现凝核麻痹,只有在双侧皮质脑干束病损时才出现双侧凝核的核上性麻痹证候。脑卒中后吞咽障碍病理主要是脑血管病变损害了Ⅸ、Ⅹ、Ⅻ对脑神经核或核下神经纤维和(或)双侧运动皮质及其发出的皮质脑干束,前者称为真性球麻痹,后者称为假性球麻痹。表现均有饮水呛咳、吞咽障碍、声音嘶哑等。

三、诊断依据

(一) 中医诊断

参考国家中医药管理局脑病急症科研协作组起草制定的《中风病诊断疗效评定标准》。

1. 主症：吞咽困难，饮水发呛，偏瘫、神识昏蒙，言语謇涩或不语，偏身感觉异常，口舌歪斜。

2. 次症：头疼，眩晕，瞳神变化，目偏不瞬，共济失调。

3. 急性起病，发病前多有诱因，常有先兆症状。

4. 发病年龄多在 40 岁以上。

具备吞咽困难兼 2 项主症以上，或兼 1 项主症加 2 项次症，结合起病、诱因、先兆症状、年龄即可确诊；有吞咽困难或饮水发呛症状，结合影像学检查结果也可确诊。有的患者仅见吞咽障碍或伴有构音障碍，而无其他典型中风病主、次症伴见者，称为中风病吞咽障碍，属中风病类证。

(二) 西医诊断

1. 饮水呛咳、吞咽困难、声音嘶哑。

2. 体检：假性球麻痹见软腭、咽喉、舌肌运动困难而无肌肉萎缩，咽反射存在，软腭反射早期可消失或减弱，下颌反射亢进，吸吮及掌颌反射阳性。真性球麻痹见舌肌萎缩、舌肌纤维震颤，咽反射消失，软腭反射消失较晚。

3. CT 或 MRI 检查示有双侧脑梗死、腔隙性脑梗死。Binswanger 病为假性球麻痹。仅示延髓梗死为真性球麻痹。

(三) 鉴别诊断

1. 重症肌无力　重症肌无力患者如累及面部及咽喉肌群时亦可出现饮水呛咳、吞咽困难，但其可见连续咀嚼无力。且该病肌无力常从一组肌群开始，范围逐步扩大。全身骨骼肌均可受累，以眼外肌受累最为常见，其次是面部及咽喉肌以及四肢近端肌肉受累。首发症状常为一侧或双侧眼外肌麻痹，如上睑下垂、斜视和复视，重者眼球运动明显受限，甚至眼球固定，但瞳孔括约肌不受累。显著特点是每日波动性，即肌无力于下午或傍晚劳累后加重，晨起或休息后减轻，此种波动现象称之为"晨轻暮重"。查体无神经系统其他体征。可行药物试验，用甲基硫酸新斯的明 0.5~1mg 肌注，症状缓解者为阳性。胸腺影像学检查可见 75% 的该病患者胸腺异常。

2. 食管癌　食管癌多见于 40 岁以上的男性患者，其典型症状是进行性吞咽困难，多数患者可明确指出梗阻部位在胸骨后，可伴有吞咽疼痛；晚期患者可有食管反流，常为黏液血性或混杂隔餐或隔天食物，食物不能通过贲门部时，呕吐物不呈酸性；X 线吞钡可见食管局部黏膜增粗或中断，呈不规则狭窄，有时见小龛影；食管脱落细胞学检查对早期诊断有重要意义，食管镜或胃镜结合活组织检查可确定食管癌的诊断。

3. 食管贲门失弛缓症　指因食管蠕动波减弱或消失、食管下括约肌失弛缓，使食物不能正常通过贲门。吞咽困难多呈间歇性发作，病程较长，食管下段（即狭窄上方）扩张明显，食管反流常见，反流量较大，不含血性黏液，尤其在夜间平卧时可因呛咳而惊醒，甚至导致吸入性肺炎。X 线吞钡检查可见贲门梗阻呈梭形或漏斗状，边缘光滑，吸入亚硝酸异戊酯后贲门暂可舒张，可使钡剂通过；食管测压仅见非蠕动性小收缩波；食管镜或胃镜见食管下段黏膜基本正常，食管腔内无新生物，有时内镜不能通过狭窄部。

四、治疗

（一）中西医结合治疗要点

目前临床上西药治疗中风病吞咽困难主要针对脑卒中及其并发症进行治疗，及应用抗胆碱药抑制唾液分泌、减少呛咳和误吸等间接达到改善吞咽功能的作用，而直接针对吞咽功能障碍药物的研究较少。吞咽障碍中医治疗多以补益气血、填精益髓、活血化痰、通络开窍为法，同时结合针刺、项针、头针、耳针、穴位注射、穴位埋线、康复训练、电刺激等治疗方法。对于中风所致环状咽肌痉挛的治疗首选局部球囊扩张术。

（二）中医辨证论治

1. 风痰阻络，扰蔽机窍

【症状】吞咽困难，饮水发呛，涎唾溢盛，半身不遂，口舌歪斜，言语謇涩，舌强不转，舌体胖大，舌苔白腻，有齿痕，脉弦滑。

【治法】息风化痰，开窍利咽。

【方药】神仙解语丹合菖蒲郁金汤加减

郁金 12g、白附子 6g、石菖蒲 10g、远志 10g、天麻 10g、丹参 30g、红花 10g、牡丹皮 10g、竹叶 10g、全蝎 10g、羌活 10g、白僵蚕 10g、胆南星 10g、木香 5g。

2. 气血亏虚，瘀脉阻窍

【症状】吞咽困难，饮水发呛，半身不遂，口舌歪斜，言语謇涩或不语，面色㿠白，气短乏力，口角流涎，自汗出，心悸，便溏，舌质淡，舌苔白，有齿痕，脉沉细无力。

【治法】益气养血，活血利咽。

【方药】补阳还五汤合圣愈汤加减

炙黄芪 25g、人参 10g、当归 15g、白芍 15g、川芎 10g、熟地 12g、桃仁 10g、红花 10g、地龙 12g、川牛膝 10g、通草 6g、威灵仙 15g。

3. 肝肾亏虚，阴伤络瘀

【症状】吞咽困难，饮水发呛，反应迟钝，半身不遂，口舌歪斜，言语謇涩或不语，感觉减退或消失，眩晕耳鸣，手足心热，咽干口燥，舌质红而体瘦，少苔或无苔，脉弦细数。

【治法】滋补肝肾，开窍化痰。

【方药】育阴熄风汤合地黄饮子加减

干地黄 30g、巴戟天 12g、山茱萸 12g、肉苁蓉 12g、石斛 12g、炮附子 6g、肉桂 6g、白茯苓 15g、麦门冬 15g、天麻 10g、白芍 12g、石菖蒲 10g、远志 10g、薄荷 6g、生姜 3 片、大枣 5 枚。

4. 痰瘀阻络，机窍闭塞

【症状】吞咽困难，饮水发呛，半身不遂，口舌歪斜，言语不利，头晕目眩，痰多而黏，舌质黯淡，舌苔薄白或白腻，脉弦滑。

【治法】活血通络，化痰利咽。

【方药】会厌逐瘀汤合半夏白术天麻汤加减

炒桃仁 15g、红花 15g、桔梗 12g、生地 12g、当归 10g、柴胡 6g、枳壳 6g、赤芍 12g、半夏 12g、白术 12g、天麻 10g、急性子 10g、石菖蒲 10g、郁金 12g、甘草 6g。

（三）中医特色治疗

1. 名医经验

(1)清·吴塘：中风……左肢拘挛，舌厚而謇，不能言，上有白苔，滴水不能下咽，饮水则呛,此中风挟痰之实证。前医误予腻药补阴,故隧道俱塞,先与开肺:生石膏,杏仁,鲜桑枝,云苓块,防己,白通草,姜半夏,广皮。

(2)石学敏教授经验:石教授认为人体的一切机能活动在于神,五脏六腑四肢百骸九窍均不例外,脑为元神之府。中风病吞咽障碍的基本病机为窍闭神匿,神不导气,关窍痹阻。调神导气可调动机体内在的积极因素,使咽喉诸症由病理状态向生理功能转换。故采用醒脑开窍法以调神导气,滋补三阴,通关利窍。在针刺治疗中,突出调神,强调整体与局部治疗相结合,是本针刺法的主要特点之一。滋补三阴则是根据本病的致病因素而制定,本病的发生与肾、肝、脾三脏密切相关,乙癸同源,肾精虚衰,势必引起肝血的亏虚,肾精肝血内夺而厥,痱即发;或元阳不足,釜底抽薪,木胜乘脾,渐致火衰土壅,脾失健运,痰湿内蕴;或阴亏于下,阳亢于上,水不涵木,肝风上扰,闭阻经脉。足三阴之经脉或挟舌本,或络于舌本,散舌下,补其三阴,可达补益肝肾,健脾利湿之功,以上为治其本,而治标非通关利窍不可,以达标本兼施之功。所以取穴用内关,水沟调神导气;三阴交达滋补三阴;风池、翳风、完骨等奏通关利窍之效。

(3)苏稼夫教授经验:苏教授认为中风所致吞咽障碍,症在咽,病位在脑,治疗关键在于通关利窍、疏通经络。通过调动机体内在的积极因素,使咽喉部诸症由病理状态向生理功能方面转换。取穴中颈夹脊穴接近延髓吞咽反射中枢,可通利咽窍,改善吞咽障碍的误吸,且苏老采用颈夹脊穴时务使针尖直达椎板骨膜,并采用小幅度高频率捻转补法,意在直接影响夹脊穴所在部位的组织,引起针感传导反应,通过神经体液,影响神经末梢释放的化学介质,促进吞咽功能的恢复。廉泉为任脉在咽喉处的重要穴位,三阴交为足三阴经交会穴,足三阴经循行均经咽喉处,根据“经脉所通,主治所及”的原则,针刺上穴可治疗咽喉疾患。另外,廉泉位于颈部,当正中线上,结喉上方,舌骨上缘凹陷处,根据局部取穴原理,具有“利喉舒舌”之效,可治疗“食不下”。从现代解剖来看,廉泉穴深部为下颌舌骨肌、舌肌、舌下神经等,有促进吞咽肌群的收缩,改善咽喉及构音器官血液循环的功效。将通咽利窍针法与吞咽康复训练相结合,能有效改善脑卒中后吞咽障碍患者吞咽功能。

2. 文献摘录

(1)何迎春等采用培土益髓开窍方(人参、白术、益智仁等)颗粒剂,治疗本病3个月后,患者吞咽功能改善,吸入性肺炎发生率降低。

(2)程秀兰采用人参散(人参、川贝母、三七,按1∶1∶1研末)治疗本病100例,并设对照组对比。结果治疗组有效率70%,对照组44%,治疗组明显优于对照组($P<0.05$)。人参散可明显促进脑卒中后吞咽能力的恢复。

(3)谭旭宏用加减升降散合侯氏黑散汤(蝉蜕、僵蚕、姜黄、大黄、桔梗、菊花、防风)治疗本病40例,结果痊愈6例,显效20例,有效13例,无效1例,有效率97.5%。提示:两方合用治疗脑卒中后假性球麻痹方便有效。

(4)杨泉鱼等用吞咽散(马钱子、甘草、僵蚕、石菖蒲、郁金、远志、熟地黄、半夏、赤芍等)治疗本病108例,并设对照组72例对比,结果治疗组有效率为96.30%,对照组81.94%,治疗组疗效明显优于对照组($P<0.05$)。

3. 中医传统非药物疗法

(1)针刺治疗:取穴:风池(双)、风府、金津、玉液、廉泉、天窗、天容、通里(双)、合谷(双)。方法:风池、风府:用1.5寸毫针向喉结方向针刺,进针1~1.5寸,用轻手法提插捻转,针感到喉部即可,不留针。金津、玉液:小号三棱针点刺出血即可。廉泉:用1.5~2寸毫针向舌根方向直刺,用提插捻转中等强度的刺激,针感到舌根部。天窗、天容:用 1.5 寸毫针直刺,进针 1～1.5 寸,用提插捻转中等强度刺激,针感到咽喉部。通里、合谷:用 1 寸毫针直刺,进针 0.8～1 寸,用提插捻转中等强度的刺激,有针感即可。留针 30 分钟,间隔 15 分钟行针 1 次。每日治疗 1 次,两周为一个疗程。根据不同证候,配取相应腧穴。肝肾阴虚型配三阴交、照海以调补气血,滋养肝肾;肝阳暴亢者配太冲以清肝泻火;风痰阻络型配丰隆;痰热腑实型配支沟;气虚血瘀型配足三里。《灵枢·寒热病》:"暴喑气鞭,取扶突与舌本出血。"内关通阴维脉,心包经入胸中,别属三焦,出循喉咙,与廉泉相配治咽部吞咽困难。

(2)项针治疗:先取颈部廉泉、外金津玉液,用 28 号 5.0cm 毫针向舌根方向刺入约 3.5cm,施以 100 转/分捻转手法 10 秒出针。再选穴:风池、供血(风池穴下 1 寸)、翳明、提咽。以上均取双侧穴位。选 28 号 4.0cm 毫针在上述穴位刺入约 3.0～3.5cm,针尖稍向内下方。每隔 5 分钟施以平补平泻捻转手法。

(3)头针治疗:宋文革等取额中线,自神庭穴始,针尖向印堂穴方向沿皮快速进针 1 寸左右,并在发际处以同样的方向、方法再刺 1 针,当针下有针感时,运用朱明清教授之"抽气法",并嘱患者吞咽口水作咽部运动,有效率 90%。王爱华以头皮针为主,选取平衡区,用 1.5 寸毫针 2 根,分别捻转刺入帽状肌腱膜,向下引 1.2 分钟,留针 20 分钟,用 G6805 电针以 120 次/分钟频率通电,刺激量以患者能耐受为度,并配合体针随症配穴。共治 120 例,有效率 95.8%。

(4)耳针治疗:孙玉森取神门、交感、食管、贲门等耳穴,并酌情配体针天突、中魁等。操作:用探棒在穴区寻找压痛点,毫针刺,留针 30 分钟,中间每隔 10 分钟,捻转行针 1 分钟,有效率 95.7%。

(5)穴位注射治疗:海丽等用穴位注射治疗本病 30 例。取穴:双侧太冲穴,药物选用复方丹参针剂,每针 2ml,每穴注射 1ml,每日 1 针,隔日 1 次,7 次为一个疗程,进行 2 疗程,有效率 93.3%。徐炳国等用丹香冠心注射液注射双侧风池穴 35 例,并设对照组,神经内科常规治疗 35 例。结果治疗组有效率 85.7%,显著高于对照组 57.1%($P<0.05$)。

(6)穴位埋线治疗:朱增辉等将 42 例脑卒中后假性球麻痹致吞咽障碍患者,应用背俞为主穴位埋线,每 10 天埋穴 1 次,3 次为一个疗程。采用吞咽功能评价量表评定疗效,有效率 75.7%。背俞穴为主埋线对脑卒中后假性球麻痹吞咽障碍有改善作用。

(四)中药成药制剂应用

培元通脑胶囊:组成:制何首乌、熟地黄、天冬、龟甲(醋制)、鹿茸、肉苁蓉(酒制)、肉桂、赤芍、全蝎、水蛭(烫)、地龙、山楂(炒)、茯苓、炙甘草。益肾填精,息风通络。用于缺血性中风中经络恢复期肾元亏虚,瘀血阻络证,症见半身不遂、口舌歪斜、语言不清、偏身麻木、眩晕耳鸣、腰膝酸软、脉沉细。根据"缓者治本"、"虚者补之"的中医治疗原则及临床经验,该药选用熟地、制何首乌为君药,补其肝肾之本虚。鹿茸、肉桂、天冬、龟甲及肉苁蓉为臣药,兼顾阴阳,助其君药之威。此外,根据中风病机特点,以水蛭、山楂、赤芍活血通络,全蝎、地龙潜阳驱风,茯苓利化痰湿。诸药合用,以达益肾镇精,活血通络之功效,使虚者得补,元气得复,肾阳充盈,温煦血液脉中正常运行,痰瘀得除,滋养肝肾,益气养血,脑得温养,目清耳聪,舌柔喉利。临床观察结果表明,该药用于中风病吞咽障碍,表现为吞咽困难,饮水呛咳尤甚,证属肾元亏虚、瘀血阻络者,有突出疗效,且能改善中风病多项症状体征。药理研究表明,该药能减轻脑缺血动物的脑水肿、缩小脑梗死范围,改善动物的行为活动和病理组织学的损伤程度。另外该药还有抗血小板聚集、抗凝血和改善血液流变学等作用。口服,每次 3 粒,每日 3 次。

(五)西医治疗

目前临床上西药治疗主要针对脑卒中及其并发症,如抗血小板聚集、神经保护等,及抗胆碱药抑制唾液分泌、减少呛咳和误吸等间接地达到改善吞咽功能的作用,而直接针对吞咽功能障碍药物的研究较少。康复治疗是目前公认的有效治疗手段,康复治疗方法可分为:①间接策略(基础训练)。②直接策略(摄食训练):直接做吞咽动作改善吞咽的病理生理状况。③补偿策略。其他疗法如电刺激治疗、球囊扩张术、胃肠营养等也可起到协同治疗作用。

(六)其他疗法

1. 康复训练

(1)吞咽功能的评定:饮水试验:让患者喝下一茶匙水,如无问题,嘱患者取坐位,将30ml温水一口咽下,记录饮水情况,①可一口喝完,无噎呛;②分两次以上喝完,无噎呛;③能一次喝完,但有噎呛;④分两次以上喝完,且有噎呛;⑤常常呛住,难以全部喝完。情况①,若5秒内喝完,为正常;超过5秒,则可疑有吞咽障碍;情况②也为可疑;情况③~⑤则确定有吞咽障碍。

(2)基础训练:包括感官刺激和面部肌肉训练。

1)感官刺激:①触觉刺激:如用手指、棉签、压舌板等刺激面颊部内外、唇周、整个舌部等,以增加这些器官的敏感度;②咽部冷刺激与空吞咽:咽部冷刺激系使用棉棒蘸少许冷冻的水,轻轻刺激腭、舌根及咽后壁,然后嘱患者做空吞咽动作;③味觉刺激:用棉棒蘸不同味道果汁或菜汁(酸、甜、苦、辣等),刺激舌面部味觉,增强味觉敏感性及食欲。

2)口、颜面功能训练:包括唇、舌、颊渐进式肌肉训练,屏气-发声运动训练等。

(3)间接吞咽训练:改善咽反射的训练可用冷冻的湿棉签反复刺激患者软腭及咽后壁。闭锁声门练习让患者大声发"啊"。这项练习训练患者随意闭合声带,可有效防止误咽。声门上吞咽这是一组训练动作,可让患者充分吸气,憋住,然后慢慢咽唾液,再呼气,最后咳嗽。这是利用停止呼吸时声门闭锁的原理进行训练,最后咳嗽时为了清除喉头周围残存的食物。适用于咽下过程中引起误咽的患者。

(4)摄食训练:首先选择适合患者进食的体位,一般先让患者躯干30°仰卧位,头部前屈,辅助者位于患者肩侧。食物的性状特征为密度均一,有适当的黏性,松散且爽滑,通过咽及食管时容易变形、不在黏膜上残留。一口量:即最适于吞咽的每次摄食入口量,正常人约为20ml。吞咽时还要配合以下方法:①空吞咽与交互吞咽;②侧方吞咽;③点头样吞咽。

2. 电刺激 利用低频电刺激咽部肌肉,改善脑损伤引起的吞咽障碍是近年来国外发展起来的一项新技术,如美国的VitalStim治疗仪和德国的VocaStim治疗仪均是针对脑损伤后吞咽障碍的有效治疗方法。治疗时,将治疗用的表面电极放在咽喉部的表面,当电流刺激咽喉部肌肉时,由于肌肉收缩,迫使患者出现吞咽动作,达到改善吞咽功能的目的。

3. 球囊扩张术 采用机械方法,使环状咽肌的张力、收缩性和(或)弹性正常化,解决环状咽肌功能障碍导致的吞咽困难称之为扩张治疗。卒中所致环状咽肌痉挛的治疗首选局部扩张术,多采用球囊扩张术。球囊导管目前一般从鼻腔插入,亦可从口腔插入,通过扩张食管上括约肌,使环状咽肌逐渐扩张。该方法危险性很小,但初次进行时应检查导管扩张时患者心功能和自主神经反射等情况。实施中应注意循序渐进,避免食管黏膜损伤而导致粘连再狭窄。

五、典型病例

患者余某,男,65 岁,因"右侧肢体活动不利伴言语不利、饮水呛咳 20 余天"于 2011 年 10 月 31 日入院。患者 10 月 5 号洗衣服时突发头晕、恶心、呕吐,不伴言语障碍、肢体运动障碍,在附近诊所行药物治疗,效果欠佳,症状反复发作,6 号下午症状再次加重,伴言语不清,肢体活动不利,遂被送至当地医院,查头颅 MRI 示:脑干梗死,予以药物治疗后病情渐稳定,遗留右侧肢体活动不利,吞咽困难,言语不利,为求进一步康复治疗,入住我科。入院症见:神志清,精神差,吞咽困难,口角流涎,饮水呛咳,口舌歪斜,言语不清,右侧肢体活动不利,头晕目眩,痰多而黏,小便有时不能自控,大便尚可,舌质黯淡,舌苔薄白或白腻,脉弦滑。查体:坐站不能,Brunnstrom 分级:右上肢-手-下肢分别为 2-3-3 级。饮水试验:5 级。构音障碍,流涎,伸舌不充分,唇力弱,软腭无力。最长发"啊"音,时长 2 秒。ADL:10 分。既往高血压病史 1 年余,最高 190/115mmHg,未规律服用降压药物。中医诊断:中风病吞咽障碍(风痰瘀阻)。西医诊断:①脑梗死(右侧偏瘫 吞咽障碍 构音障碍);②高血压。治疗予马来酸依那普利片降压,阿托伐他汀钙片调脂抗炎、稳定动脉斑块,茴拉西坦胶囊改善脑代谢,提高脑功能。中药汤剂以活血化瘀、化痰开窍之法,方药以会厌逐瘀汤加减。炒桃仁 15g、红花 15g、桔梗 9g、石菖蒲 10g、郁金 12g、陈皮 10g、法半夏 12g、茯苓 15g、生地 12g、当归 10g、柴胡 6g、枳壳 10g、赤芍 12g、急性子 10g、甘草 6g。康复治疗予以运动疗法、物理因子治疗、等速肌力训练、电针、项针、言语训练、吞咽训练、德国 VocaStim 吞咽障碍治疗仪等综合康复治疗。吞咽训练予以唇舌操,舌、口面颊牵拉、按压,柠檬冰棒刺激,吞咽电刺激,发音训练,呼吸训练,摄食训练等治疗。经综合康复治疗 1 月,患者饮水试验 1 级,进食时无明显呛咳,并可进行稍长句子交流,发音稍低,有时有气息音。

六、中西医结合临床体会

中风病吞咽障碍是脑卒中患者常见的临床表现,临床工作者在治疗脑卒中患者的过程中,应及时发现、正确评估以及尽早干预吞咽障碍,这样对于改善患者生命质量,降低各种并发症乃至减少病死率方面都有重要价值。中风病吞咽障碍治法多样且疗效肯定,综合治疗方案已被脑卒中单元所采纳,在综合治疗方案基础上根据吞咽障碍点进行个体化治疗是取得疗效的关键,目前已有的康复治疗方法在改善吞咽功能、防止误吸等方面有肯定效果,中医针刺疗法治疗吞咽困难,疗效得到临床验证,我们认为治疗中风病吞咽障碍的优化策略是在治疗基础疾病的基础上联合针刺疗法、神经电刺激及其他康复手段,但针刺疗法目前穴位选取、操作手法差异较大,如能有效总结名老中医治疗中风病吞咽障碍的经验,归纳形成中西医优化治疗方案,将会取得更加优秀的效果。目前,尚存如下问题:①缺乏统一的诊断标准和疗效评价标准;②疗效肯定的治疗技术缺乏规范统一的操作流程;③治法多样,但缺乏多中心、大样本、前瞻性的综合方案研究。多数国内临床研究采用的量表是由国外量表汉化后直接使用的,未进行效度和信度检验,故探索适合国人的中风后吞咽障碍评价量表、规范统一中风后吞咽障碍诊断和疗效评定标准具有重要的现实意义。此外,需要加强中风病吞咽障碍康复训练、针刺治疗等方法的操作规范研究,建立各种治疗的标准操作程序,探索各种治法的作用机制、适应证、禁忌证、疗程、短期和长期疗效及安全性,以及不同治法之间如何进行配合和补充等,逐步探索基于个体的康复、针刺、物理治疗、心理治疗等多种治法结合的综合治疗方案;建立中风病吞咽障碍筛查、评估、监测和多学科管理模式,及时筛查,早期干预,以提高临床疗效。早期进行吞咽功能训练,可防止咽下肌群发生废用性萎缩,加强舌和咀嚼肌的运动,提高吞咽反射的灵活性,改善摄食和吞咽能力,减少吸入性肺炎、窒息、脱水、营养不良等并发症的发生。同时可以增强患者自我生存的能力,提高生活质量,减少社会、家庭的精神和经济负担。该治疗方法介入时间:吞咽障碍患者,如意识清楚,生命体征稳定,没有重度心肺合并症,呼吸平稳,痰不多,无发热,血压稳定,无恶心、呕吐、腹泻等;能听从张口提舌的指令,可进行康复训练(发病48小时后);病情严重者,于病情稳定后开始康复训练(7~20天后)。

总之,多学科管理模式下的综合治疗和个体化治疗是今后治疗中风后吞咽障碍的重要方向,规范临床操作、构建合理的疗效评价体系是中风病吞咽障碍临床研究亟待解决的问题。建立中风病吞咽障碍临床治疗标准,完善临床研究顶层设计,开展诊断和疗效评价标准方面的研究,不断探索临床研究方法学,重视高质量的多中心大样本随机对照研究,获取高级别的循证医学证据,期待更好地指导临床治疗是我们共同的奋斗目标。

第九节 中风病风痱

一、概述

中风病风痱是指以突然起病,坐立不稳,行走不正或步履维艰,双手笨拙,动作不稳,或肢体发僵,手足震颤,或言语含混不清,或视物模糊、目珠旋颤或辘辘转动,或见头晕、耳鸣、易怒等为主要症状的一组疾病。该病相当于西医学的轻型小脑卒中。

二、病因与发病机制

(一)中医病因病机

风痱病名见《诸病源候论·风病诸候》:"风痱之状,身体无痛,四肢不收,神智不乱,一臂不随者,风痱也。"对此处风痱认识有二:一是中风所致的症候群,二是由于热邪侵袭,伤及脾胃所致的症候群。唐·孙思邈《备急千金要方》明确将"风痱"作为中风病的一种类型进行论述,主要症状为"身无痛,四肢不收"。孙思邈对"风痱"的论述观点对后世影响很大。国家标准疾病名称将脑卒中后遗症称为风痱,然此定义不太符合风痱原义,王永炎院士指出因发病卒然,病势疾速,不伴肢体偏瘫或不以偏瘫为主要临床表现的中风病更符合风痱原义,王永炎院士对风痱的认识获得业内专家的一致认可。因风痱的特殊表现,为区别于典型中风病,我们称之为中风病风痱。本病是由于脏腑功能失调,气血逆乱,肝风夹痰浊、瘀血上冒巅顶,蒙蔽清窍,阻滞脉络,不能引导神机所致。本病主要病位在肝肾,涉及心脾,多见于中老年人,属本虚标实之证。年过五旬,肝肾不足,阴不敛阳,虚风暗煽,加之情志过极,嗜酒纵色,劳倦无度,肝阳亢张,内风动越,夹痰迫血上涌而致病。总之本病既有肝肾不足的"下虚",又有风火痰瘀上蒙清窍的"上盛",尤以肝风动越,火性动摇,因风致废为特点,故见坐立不稳、行走不正、步履维艰、双手笨拙、肢体发僵、手足震颤等风动之象。

(二)西医发病机制

小脑卒中多发生于有高血压和动脉硬化、年龄在50~70岁的老年人。10~40岁发病者,常为先天性动脉瘤或血管畸形所致。多在情绪激动、屏气用力等情况下突然发病。轻型小脑卒中多表现为眩晕,站立不稳,走路蹒跚,发音含糊不清,眼球震颤,瞳孔缩小,双眼向病灶对侧同向偏视等,但无肢体瘫痪或较轻微。相关症状的出现主要因为小脑病变损伤及其关联的神经结构病变,导致小脑的传入和传出纤维受损,从而使患者的肌紧张减退和随意运动的协调性紊乱。

三、诊断依据

(一) 中医诊断

猝然起病,坐立不稳,行走不正或步履维艰,双手笨拙,动作不稳,不自主运动,或见肢体发僵,手足震颤,或语言含糊不清,或视物模糊或视歧,或见头晕、耳鸣、易怒。以上证侯不具备典型中风病主、次症,不属于典型的中风病,故归入中风病类证范畴。

(二) 西医诊断

1. 突然起病;

2. 症状:眩晕、恶心、呕吐、行走不正或步履维艰,双手笨拙,动作不稳,不自主运动,或见肢体发僵,手足震颤;

3. 查体:指鼻试验、小脑卒中病灶同侧跟-膝-胫试验不准,辨距不良,轮替运动差,误指试验偏向病侧,眼球震颤较多见(粗大),步态不稳等;

4. 辅助检查:头颅 CT 或 MRI 可见小脑梗死或出血病灶。

(三) 鉴别诊断

小脑性共济失调(IAs):由于小脑某种原因的损伤,将使受害者的肌紧张减退和随意运动的协调性紊乱,称为小脑性共济失调,小脑性共济失调可通过 IAs 患者的日常生活动作来观察,如穿衣、系扣、端水、书写、进食、言语、步态等。行走不稳,步态蹒跚,动作不灵活,行走时两腿分得很宽;步行时不能直线。忽左忽右呈曲线前进,表现为剪刀步伐,呈"Z"形前进偏斜,并努力用双上肢协助维持身体的平稳。肌张力的改变随病变可由降低而转变为痉挛状态,共济失调步态也可随之转变为痉挛性共济失调步态。站立不稳,身体前倾或左右摇晃,当以足尖站立或以足跟站立时,摇晃不稳更为突出,易摔倒常是患者早期的主诉。患者常常说到:"走小路或不平坦的路时,行走不稳更明显,更易摔倒"。随病情的进展,患者可表现起坐不稳或不能,直至卧床。

四、治疗

(一) 中西医结合治疗要点

小脑卒中治疗的关键是早期发现、早期诊断,避免误诊,一旦确诊,迅速制定合理的治疗方案,防止病情恶化危及生命;中医药治疗谨守上盛下虚核心病机,上盛突出在风火痰瘀上窜蒙窍,下虚突出在肝肾不足,精血失养,急性期以上盛为主,治疗当息风化痰逐瘀,恢复期以下虚为主,治疗当滋补肝肾,填精生髓,西医仍按照急性小脑卒中进行综合治疗。

(二) 中医辨证论治

1. 肝阳上亢,风痰阻络

【症状】起病急骤,眩晕,恶心、反复呕吐,站立不能,言语不清,目珠旋颤或辘辘转动,头沉头胀,纳呆,面赤胁痛,心烦易怒,口苦咽干,甚至神志昏蒙,口舌歪斜,身体偏瘫,便干溺黄,舌苔黄腻,脉弦滑。

【治法】平肝息风,化痰通络。

【方药】天麻钩藤饮合羚角钩藤汤加减

石决明 30g^(先煎)、钩藤 12g、天麻 12g、川牛膝 12g、栀子 12g、黄芩 12g、胆南星 6g、羚羊角粉 3g^(冲)、竹茹 15g、川贝母 10g、茯苓 15g。

2. 痰热腑实,风痰上扰

【症状】起病较急,眩晕,坐立尤甚,恶心呕吐,目珠旋颤,行走时肢体摇晃,甚则神志不清,口中秽臭,口渴欲饮,便干便秘尿赤,舌红,苔黄厚腻,脉弦。

【治法】通腑化痰,平肝息风。

【方药】星蒌承气汤合涤痰汤加减

全瓜蒌 30g、胆南星 10g、生大黄 10g^(后下)、芒硝 10g、枳实 10g、半夏 15g、石菖蒲 10g、白术 12g、茯苓 12g、陈皮 10g、泽泻 15g、竹茹 20g。

3. 脾肾阳虚,痰湿内蕴

【症状】素体肥胖,起病较慢,行走不稳,眩晕,恶心呕吐,腰膝酸软,神疲乏力,舌淡体胖,舌苔白腻,脉沉细。

【治法】健脾祛湿,温阳化饮。

【方药】苓桂术甘汤合真武汤加减

茯苓 30g、桂枝 15g、白术 15g、附子 6g、白芍 15g、生姜 15g、车前子 30g^(包煎)、怀牛膝 15g、茯苓 20g、陈皮 12g。

4. 肝肾阴虚,瘀血阻络

【症状】多在本病恢复期逐渐出现,行走时肢颤体晃,严重时需要人搀扶,言语呈爆破样,偶有眩晕,腰膝酸软,五心烦热,纳少口干,舌质黯红或有瘀斑,少苔,脉弦涩。

【治法】滋补肝肾,活血通络。

【方药】左归饮合四物汤加减

熟地黄 30g、制首乌 30g、山药 20g、枸杞子 10g、山茱萸 10g、菟丝子 10g、丹参 15g、三七 3g、砂仁 10g、当归 15g、白芍 15g、川芎 12g。

(三)中医特色治疗

名医经验

庞良泉运用地黄饮子经验举隅　治疗风痱最著名的方剂是地黄饮子,地黄饮子出自刘河间的《黄帝素问·宣明论方》原文说"内夺则厥,舌瘖不能言,二足废,不为用。肾脉虚弱,其气厥不至,舌不仁。经云瘖痱足不履用,声音不出者,地黄饮子主之:治瘖痱,肾虚弱厥逆,语声不出,足废不用。"《张氏医道》曰:"身半以上俱无恙身半以下软弱麻痹,小便涩或遗。此三阴虚症也,当用地黄饮子补其下元。"陈修园《时方妙用》曰:"地黄饮子治舌喑不能言,足废不能行,此谓少阴气厥不至。"地黄饮子方中熟地黄滋养肾阴;山萸肉温肝而固肾中精气;巴戟天、肉从蓉、肉桂、附子温壮肾阳,肉桂又能引火归元,使阳纳于阴;石斛、麦冬、五味子滋补阴液而平肝;知母、龟板益阴潜阳;茯神、菖蒲、远志养心开窍而通心肾。全方协调水火,培扶阴阳,药证合拍,切中病机,故易见效。1998 年 9 月,患者柳某来诊,男,73 岁。主诉眩晕 1 天。无明显诱因起病,头晕目眩,甚则不敢睁眼,发音不清,肢体发料,手不能端碗拿牙刷,双下肢发冷,行走不稳,舌淡黯苔薄黄偏黑,脉沉细弱。体检:血压正常,心肺听诊无异常,指鼻试验(+),指指试验(+),轮替动作(+),右侧跟-膝-胫试验(+)。颅脑 CT 示:右侧小脑低密度灶、脑梗死(急性)。心电图正常。中医诊为中风病风痱。西医诊为急性小脑梗死。辨证:患者年老体弱,下元虚衰,虚阳上浮故眩晕;阳虚无以制水,痰浊上泛,堵塞窍道,故发音不清;阳虚风动,则肌肉发抖,不能端物,行走不稳;阳虚失于温煦,故下肢发冷。舌淡黯苔薄黄偏黑,脉沉细弱皆为虚衰表现。治宜滋补阴阳、开窍化痰。方用地黄饮子加味:熟地黄、巴戟天、肉苁蓉、茯苓、菖蒲、川芎各 15g,附片 6g^(先煎)、山茱萸、石斛、五味子、桂枝、麦冬、远志、淫羊藿各 10g,黄芪 50g。上方进 10 剂,眩晕减轻。续进 30 剂,上症大减,偶感头昏,发音清晰但语速较慢,能下地扶床行走百余步,双下肢转温。续进上方至 60 剂,头昏消失,说话清晰如常,能下床扶行,步态尚稳,生活已能自理,双下肢温暖。出院时继予原方研末做蜜丸,共服 3 个月而获临床痊愈。

(四)中药成药制剂应用

1. **疏血通注射液**　成分:水蛭、地龙。活血化瘀、通经活络。用于瘀血阻络所致的缺血性中风病中经络,肝阳上亢、风痰阻络型患者。疏血通注射液 6ml 入生理盐水 250ml,静脉滴注,1 次/日。

2. **清开灵注射液**　成分:胆酸、珍珠母、脱氧胆酸、栀子、水牛角、板蓝根、黄芩苷、金银花。清热解毒,化痰通络,醒神开窍。适用于痰热腑实、风痰上扰型患者。一日 20～40ml,以 10% 葡萄糖注射液 200ml 或 0.9% 氯化钠注射液 100ml 稀释后静脉滴注。

3. **培元通脑胶囊**　组成:制何首乌、熟地黄、天冬、龟甲^(醋制)、鹿茸、肉苁蓉^(酒制)、肉桂、赤芍、全蝎、水蛭^(烫)、地龙、山楂^(炒)、茯苓、炙甘草。益肾填精,息风通络。用于缺血性中风中经络恢复期肾元亏虚,瘀血阻络证。每次 3 粒,每天 3 次,口服。

(五)西医治疗

1. **内科保守治疗**　对于脑梗死症状较轻或经判定病情危重不适合手术治疗的患者可给予抗凝、脱水等正规的内科保守治疗。小脑梗死的治疗,一般认为无昏迷趋势者,不需行外科手术治疗。对于大面积梗死,有梗阻性脑积水及第四脑室受压且意识障碍时,应及时行脑室引流,意识水平可短期内得到改善,意识无改善者应考虑手术开颅切除坏死组织。小脑出血需保守治疗的患者分为两部分,一部分为病情较轻者,临床特点:意识清楚、GCS 评分≥14 分、无脑积水(脑室扩大)的小血肿(小于 3cm)、无脑干受压及第四脑室梗阻。由于部分患者早期症状轻微但还是会发生病情的恶化,所以首次发现的小脑卒中患者应适当在 ICU 病房留置观察 72～96 小时,并应有神经科护理人员严密观察和医生的反复检查。如果患者有嗜睡、脑干症状、脑室扩大倾向、血肿直径在 3cm 以上,可择期手术或保守治疗。如果患者病情恶化,意识状态进行性下降应重新评价并考虑手术。此外如果患者意识水平下降需要气道管理,应行气管插管术等紧急处理。CT、MRI 征象不能作为判断是否手术的唯一指征,必须结合意识水平和临床表现。还有一部分患者病情凶险,即便手术预后也非常差,即使存活也可能是终身残疾。对于这类患者,不手术而进行支持治疗可能是唯一的治疗选择。

2. **手术治疗**　小脑梗死的患者如梗死面积大,脑水肿压迫引起脑积水及下部脑干受压,应积极行脑室外引流术及枕下开颅减压术和(或)清除坏死组织,可以解除脑干及第四脑室受压,解除梗阻性脑积水,降低颅内压。使用何种手术方法主要取决于病情恶化的机制,这可通过患者的意识水平、临床表现及 CT、MRI 征象来判断恶化的机制主要是梗阻性脑积水造成的,还是脑干的直接受压或向上形成脑疝造成的。小脑出血外科手术的指征仍存在很大的争议,一般患者若有昏睡或昏迷,或意识障碍虽然较轻,但意识进行性加重,有颅内高压及脑干受压症状,多数直径在 3cm 以上血肿,应立即手术。部分专家认为可进行分段式手术,出血同时伴有脑积水的患者可行脑室造口术,对于有意识水平改变的大血肿(3～4cm)患者,可行枕骨下颅骨切除术和血肿清除术。但即使行手术治疗仍有一部分患者会发生恶化,并且预后不良。内窥镜在国外被大量的应用,而国内正在尝试利用微创技术治疗小脑卒中。但相对于空间狭小、存在诸多重要结构的后颅窝来说,该法风险还是非常大的,有待进一步的尝试和探讨。

(六) 其他治疗

1. **康复治疗** 平衡与协调训练。

(1)平衡训练

1)基本原则:①从最稳定的体位通过训练逐步进展至最不稳定的体位;②从静态平衡进展至动态平衡。逐步加大平衡难度,破坏站立平衡训练和在平衡板上训练,诱发患者平衡反应;③平衡面积由大到小;④身体重心由低到高;⑤自我保持平衡到破坏平衡时维持训练;⑥训练时由睁眼到闭眼。

2)平衡训练的顺序:系统地有顺序地进行:坐位平衡→爬行位平衡(手膝跪位)→双膝跪位平衡(长跪位)→立位平衡,从容易做的动作开始。①最稳定体位→最不稳定体位;②人体支撑面积由大→小;③身体重心由低→高;④静态平衡训练→动态平衡训练。

(2)协调性训练:协调性训练是让患者在意识下,训练其在神经系统中形成预编程序,使自动的多块肌肉协调运动形成记忆印迹,从而使患者能够随意再现多块肌肉协调、主动运动形式的能力,而比单块肌肉随意控制所产生的运作更迅速,更准确,更有力。协调性训练已广泛用于深感觉障碍,小脑性、前庭迷路性和大脑性运动失调,以及一系列因不随意运动所致的协调运动障碍。协调性训练的基础是利用残存部分的感觉系统以及利用视觉、听觉和触觉来管理随意运动,其本质在于集中注意力,进行反复正确的练习。主要方法是在不同体位下分别进行肢体、躯干、手、足协调性的活动训练,反复强化练习。协调性训练的练习项目:①双侧上肢交替运动;②双下肢的交替运动;③定位、方向性活动;④全身协调性运动;⑤水中运动;⑥弗伦克尔训练。

2. **体针疗法** 失语可针刺哑门、上廉泉、翳风等穴。偏瘫可针刺夹脊、肩三针、曲池、内关、合谷、腕骨、阳陵泉、足三里、解溪、昆仑、太冲等穴。

3. **耳针疗法** 取皮质下、脑、心、肝、肾、神门及瘫痪相应部位,3～5 穴/次,中等刺激,15～20 分钟/次。

4. **头针疗法** 取对侧运动区为主。

五、典型病例

患者王某,男,47 岁,2013 年 11 月 08 日清晨起床后患者无明显诱因突然出现头晕、恶心呕吐,呕吐物为咖啡色胃内容物,站立不稳,当时神志清,无抽搐,无二便失禁,未治疗,经休息后症状无缓解,并较前加重,无法站立、睁眼,遂就诊。急查头颅 CT(2013 年 11 月 8 日于本院):双侧小脑斑片状低密度影,脑梗死?入院症见:意识清,精神差,眩晕伴视物旋转,恶心呕吐,呕吐物为咖啡色胃内容物,无法站立,睁眼症状加重,发病后未进食,平时纳眠一般,小便频,大便干。舌质黯红,苔厚腻,脉弦滑。既往高血压病史 7 年,未系统治疗;糖尿病 7 年,口服胰舒平,2 粒/次,2 次/天,血糖控制不详;5 年前因摔倒导致左锁骨骨折,手术治疗;近 3 天有 2 次阵发性眩晕发作,每次不超过半个小时,未治疗;冠心病病史不详;无其他各系统疾病史;无乙肝、伤寒、结核等传染病史,无输血、中毒史,无药物及食物过敏史。体格检查:T 36.6℃,P 74 次/分,R 19 次/分,BP 140/86mmHg。胸廓对称无畸形,听诊两肺呼吸音粗,未闻及干湿啰音。心率 74 次/分,心律齐,心音等未闻及明显杂音。腹软,无压痛及反跳痛,未扪及包块,肝脾肋下未触及,肠鸣音正常。神经系统检查:意识清,反应迟钝,记忆力、计算力差,定向力正常,双侧瞳孔等大等圆,直径约 2.5mm,对光反射灵敏,眼球运动充分,可见水平眼震,右侧鼻唇沟变浅,伸舌右偏,颈软,无抵抗,右侧肢体肌力 4 级,肌张力正常。左侧肢体肌力、肌张力正常。右侧巴宾斯基征(+),四肢深浅感觉对称存在,右共济试验(+),余病理反射未引出。自主神经系统检查未见异常。中医诊断:①中风病风痱;②消渴;③眩晕;④胸痹。西医诊断:①小脑梗死;②2 型糖尿病;③高血压;④冠心病。辨证属痰热腑实,风痰上扰证。治疗以通腑泄热、祛痰息风为法,方以星蒌承气汤合涤痰汤加减,处方如下:清半夏 15g、炒白术 12g、石菖蒲 9g、泽兰 30g、泽泻 10g、全瓜蒌 10g、胆南星 10g、生大黄 10g(后下)、枳实 10g、香附 6g、穿山甲 6g、鸡血藤 30g、炒杜仲 30g、山萸肉 12g、苍术 12g、玄参 12g。每日一剂,水煎 400ml,分早、晚两次饭后温服。西医治疗:口服药给予阿司匹林肠溶片,抗血小板聚集。立即给予开辟静脉通路,予依达拉奉注射液清除自由基、保护脑细胞,奥拉西坦注射液改善神经功能,疏血通注射液活血化瘀等处理。康复治疗予以平衡与协调训练、针刺等综合疗法。经 30 天综合治疗后患者精神可,眩晕伴视物旋转好转,睁眼及改变体位眩晕症状较前明显改善,偶有恶心,四肢肌力 5 级,行走欠稳较前改善。

六、中西医结合临床体会

本病的治疗除参照中风病诊疗方案辨证应用中药汤剂外,我们体会到中风病风痱因其似风而非风(非典型中风),且四肢不收,行走不稳,加上病变多位于小脑,且缠绵难除,日久肾虚之象逐渐显露,故常制作浓缩水丸,坚持服用 1～6 个月,缓慢图之,以求根治。处方如下:鹿角胶 90g、龟甲胶 180g、紫河车 180g、阿胶珠 180g、山萸肉 180g、泽泻 180g、白芍 180g、当归 180g、炒川芎 90g、三七 180g、天麻 180g、制马钱子 54g。共粉碎过 120 目筛,制浓缩水丸,每次 3g,每日 3 次,均在三餐后用开水送服。

第十节　中风病风懿

一、概述

风懿首见于隋·巢元方《诸病源候论》,唐·孙思邈《备急千金要方》又称为风懿。故风懿又称风懿,它是以猝发舌强言謇、言语不清或不能,不能认读既往熟识的文字,或不能完成一种他了解性质的、有目的的动作,甚者不识食物及亲人或神志恍惚为主要症状。临床上可单独出现,也可兼见中风病半身不遂,口舌歪斜等症状。西医学认为风懿症与脑卒中的失用症及失认症类似,多以优势半球的顶叶病变为主,或可见到左角回、缘上回以及顶叶移行部损害,单独出现者较少,多同时伴有失语症。常由急性脑血管病引发,影像学可发现相关的责任病灶。

二、病因与发病机制

(一)中医病因病机

中医学认为失用症及失认症属"中风病风懿"范畴,有关风懿的记载最早见于隋·巢元方的《诸病源候论·风病诸候》:"诸阳经筋,皆在于头。手三阳之筋,并结入颔颊;足阳明之筋,上夹于口。诸阳为风寒所客则筋急,故口噤不开也。""脾脉络胃,夹咽,连舌本,散舌下。心之别脉系舌本。今心、脾二脏受风邪,故舌强不得语候","喉咙者,气之所以上下也。会厌者,音声之户;舌者,声之机;唇者,声之扇。风寒客于会厌之间,故卒然无音。皆由风邪所伤,故谓风失音不语。"《诸病源候论》从不同角度详细论述了风懿的病位、病因病机等。另据《杂病源流犀烛·中风源流》:"风懿,亦名风癔,其病亦在脏腑间,由痰水制火,闭塞心窍,故猝然昏倒,舌强不言,喉中窒塞,噫噫有声是也。但此症有汗身软者可治,无汗身直者不易治。""风懿病有由于热者,则以痰火郁积而然,非清火不可,宜牛黄清心丸;有由于虚者,则以元弱痰横之故,非化痰不可,宜导痰汤。"不仅更加深入的研究了风懿的病位、病因病机,而且针对不同的病因提出了清热、化痰的治疗原则。总之,中风病风懿是中风病的一个不典型发生的类型,属中风病类证范畴,中风病风懿主病在脾肾脑,涉及心肝,主病在脾者为气虚痰浊兼有内风,属风痰闭阻清窍,阻滞舌本脉络;主病在肾者属肾精亏虚,脑髓失养,舌本脉络缺少滋荣所致。

(二) 西医发病机制

西医学认为,卒中后因左顶叶下部病损,而发生右侧肢体运动失用症等观念运动失用症;左枕叶与顶叶移行部位损害,可出现结构失用症;左枕叶中下回与双枕叶基底部病损,可引发物体失认症;左角回、缘上回及顶叶向枕叶移行部损害,可出现双侧性失认症;右顶下小叶(非优势半球)损害,患者可否认躯体疾病的事实,也可能不能感知其身体的对侧一半等。

失用症发生于优势半球顶下小叶、缘上回损伤。优势半球缘上回发出联合纤维经胼胝体到达并支配对侧半球的缘上回,故优势半球缘上回皮质或皮质下的病变引起两侧肢体的失用症。病灶扩大到中央前回,表现为优势半球支配侧上、下肢瘫和对侧肢体失用症。胼胝体内产生病灶,因联合纤维中断,使对侧缘上回脱离优势半球影响,引起支配侧失用症。因两侧缘上回之间的相互影响,临床极少出现单侧失用症。失用症常见病因为脑血管病变、颅内肿瘤、颅内炎症和颅脑外伤等,意向性运用不能的病因则多为脑部弥漫性病变。

枕叶是视觉皮质中枢,主要与视力感知和视觉记忆有关,第18、19区病损引起视觉性失认症。优势半球颞叶听觉区域与言语理解、听觉分析等功能有关,损害时出现听觉性失认症。顶叶是行为之观念基础的皮质区,损伤时出现触觉性失认症和体象病觉缺失。优势半球顶叶病损时可同时出现失写、失算、左右分辨障碍及手指失认,临床称为 Gerstmann 综合征。失认症主要表现在视觉、听觉、触觉及自身躯体觉(体象)4个方面,临床统称为失认症。

三、诊断依据

(一) 中医诊断

1. 中风病诊断标准　依据国家中医药管理局"ZY/T001.1-001.9-94"行业标准的有关规定,参照国家中医药管理局脑病急症协作组1995年制定的《中风病诊断与疗效评定标准》(试行)。或经过头颅CT或MRI确诊为中风(脑出血或脑梗死)的患者。

2. 风懿病的诊断依据　以猝发舌强言謇,语言不清或不能出声,不识事物及亲人,或神志恍惚为主要症状,属中风后虽可言语说话,但词不达意,或命名不能,不能阅读熟悉的文字,病变在脑而舌体活动自如。影像学检查有相关责任病灶。

(二) 西医诊断

1. 失用症诊断要点

(1)不能正确地运用后天习得的技能运动,而在没有瘫痪的情况下,不能执行有目的的运动之运动障碍;

(2)失用症的发生与肌力减退、感觉缺失、震颤、肌张力障碍、运动协调性障碍及视空间

障碍、记忆、语言理解、注意障碍或不合作等无关;

(3)失用症患者能以正常的幅度、力度和速度运动其肢体,但不能完成要求的特定动作或姿势;

(4)主要分类:观念(意念)性失用、观念(意念)运动性失用、肢体运动性失用、口颜面部失用、结构性失用、更衣失用、言语失用和步行失用。

2. 失认症诊断要点

(1)触觉性失认症:主要为实体感觉缺失,患者触觉、温度觉、本体感觉等基本感觉存在,但闭目后不能凭触觉辨别物品。

(2)视觉性失认症:包括物体失认症、相貌失认症、同时失认症、色彩失认症、视空间失认症等。

(3)听觉性失认症:能听到各种声音,但不能识别声音的种类。如闭目后不能识别熟悉的钟声、动物鸣叫声等。

(4)体象病觉缺失症:包括病觉失认症、自身感觉失认症和 Gerstmann 综合征。①病觉失认症:又称 Anoton-Babinskin 综合征。患者对自身病情存在缺乏自知,否认躯体疾病的事实。例如否认面瘫、失明的存在。②自身感觉失认症:典型表现为否定其病灶对侧一半身体的存在。别人将其对侧上肢给他看时,他会否认是属于自己的。③Gerstmann 综合征:又名两侧性身体失认症,患者有手指失认症、左右定向失认症、失算症、失写症等。但以上症状不一定全部出现,也可有色彩失认症、视空间失认症等。

(三) 鉴别诊断

1. 命名性失语症 命名性失语是指由于脑损害导致的语言交流障碍,包括各种语言符号表达或理解能力受损或丧失,是中风病的主要症状之一。本病是因风中脏腑,证见猝然昏倒,不知人事,伴见舌强不能言,喉中窒塞感,甚则噫噫有声。以猝发舌强言謇、言语不清或不能,不能认读既往熟识的文字,或不能完成一种他了解性质的、有目的的动作,甚者不识食物及亲人或神志恍惚为主要症状。本病特指西医言语障碍中的失认症与失用症。失认和命名性失语是两种不同的心理障碍,不能命名并不意味着不能认知,能命名只表示认知的一个部分。失认症患者对物品的名称、用途的描述、使用方法的演示以及物与物的匹配试验等均不能完成,而失命名患者除不能称名外,能正确地完成物品的使用及上述试验方法,因此,两者需要鉴别。

2. 痴呆 痴呆的发生多缓慢隐匿。记忆减退是必备且早发的症状。早期出现近记忆障碍,学习新事物的能力明显减退,严重者甚至找不到回家的路。随着病情的进一步发展,远记忆也受损,严重的患者常以虚构的形式来弥补记忆方面的缺损。思维缓慢、贫乏,对一般事物的理解力和判断力越来越差,注意力日渐受损,可出现时间、地点和人物定向障碍。患者可出现人格改变。通常表现兴趣减少、主动性差、社会性退缩,但亦可出现性脱抑制行为,如不知羞耻,当众脱衣行为等。情绪症状包括焦虑、易激惹、抑郁和情绪不稳等,有时表现为情感淡漠,或出现"灾难反应",即当患者对问题不能做出响应或不能完成相应工作时,可能出现突然放声大哭或愤怒的反应。有些患者会出现坐立不安、漫游、尖叫和不恰当的、甚至是攻击性行为。也可出现妄想和幻觉。患者的社会功能受损,对自己熟悉的工作不能完成;晚期生活不能自理,运动功能逐渐丧失,甚至穿衣、洗澡、进食以及大小便均需他人协助。因本病也会出现认知功能障碍,如不能识别物体,不能按指令执行可以自发完成的动作,应与脑卒中后失用、失认区分开。

四、治疗

(一) 中西医结合治疗要点

本病治疗上除积极应用增加脑内多巴胺、脑内乙酸胆碱含量、促进胆碱能释放的药物外,还应积极使用非药物疗法。如语言训练,心理康复与健康教育等方法。中医中药治疗多采用化痰逐瘀,补肾填髓为治疗大法。

(二) 中医辨证论治

1. 风痰阻络,机窍不利

【症状】猝发言语含混不清,不识事物及亲人,舌根发僵,或哭笑无常,或兼有偏身麻木,舌苔白腻,脉滑。

【治法】祛风除痰,宣窍通络。

【方药】解语丹合菖蒲郁金汤加减

天麻12g、全蝎8g、白附子6g、胆南星4g、天竺黄12g、石菖蒲9g、郁金12g、远志10g、茯苓15g、清半夏9g、陈皮12g、竹叶10g、木通6g、连翘12g。

2. 肾精亏虚,脑窍失养

【症状】言语不清,甚至不能出声、沉默少语,表情呆滞,或口舌轻度歪斜,舌体痿软,瘫肢瘫软松懈,心悸气短,多汗,头晕耳鸣、舌质淡黯,苔薄白,脉细无力,两尺脉弱。

【治法】滋肾养髓,补肾利窍。

【方药】地黄饮子加减

熟地黄30g、山萸肉12g、茯苓12g、炒山药30g、龟甲12g、当归10g、紫河车12g、麦冬20g、五味子15g、肉苁蓉12g、巴戟天12g、石斛12g、石菖蒲10g、远志12g、砂仁6g、薄荷6g。

(三) 中医特色治疗

1. 针灸治疗　可以针刺百会、风池、足三里、曲池、丰隆、内庭、解溪、颊车、廉泉、攒竹、鱼腰等穴。

2. 放血疗法　金津、玉液放血治疗。《针灸大成》:"舌强难言,金津、玉液、廉泉、风府。"放血疗法,直接刺血以调血,又以血调气……从而通达经络,活血祛瘀,使脏腑和谐,阴阳平衡,治病祛疾。金津、玉液两穴位于舌系带两侧静脉上,其下布有舌下静脉、舌下神经、舌咽神经。点刺这两穴放血可刺激神经,改善局部血液循环,促进舌肌运动能力,共奏通经活络、调畅气血之功。中风风癔患者在治疗同时,要鼓励其多与家人及陪护人员交流,多说话,勤练习,以促使语言功能的尽快恢复。临床观察表明,点刺金津、玉液放血疗法治疗中风风癔疗效肯定。

(四) 中药成药制剂应用

1. 痰热清注射液　组成:黄芩、熊胆粉、山羊角、金银花、连翘等。功效:清热、解毒、化痰。成人一般一次20ml,重症患者一次可用40ml,加入5%葡萄糖或0.9%氯化钠注射液250～500ml,静脉滴注,控制滴数每分钟不超过60滴,一日1次。

2. 疏血通注射液　组成:水蛭,地龙。功效:活血化瘀,通经活络。每日6ml,加入5%葡萄糖注射液或0.9%氯化钠注射液250～500ml中缓慢滴注。

3. 培元通脑胶囊　组成:制首乌、熟地、天冬、醋龟板、鹿茸、制肉苁蓉、肉桂、赤芍、全蝎、水蛭、地龙、炒山楂、茯苓、炙甘草等。功效:益肾固精,息风通络。一次3粒,一天3次,口服。

（五）西医治疗

本病治疗主要是针对脑部原发病的治疗及康复训练。

1. 言语康复功能训练　首先由言语治疗师对各型患者作出训练计划,并据个体情况调整具体治疗方案。训练内容主要集中在听、说、读、写四个方面。每次治疗30分钟,每天治疗1次,每周治疗6天,休息1天。康复训练主要包括:听理解训练、阅读理解训练、言语表达训练、书写训练及其他训练:加、减、乘、除的计算练习、查字典、唱歌、游戏等,均按患者的程度进行。

2. 药物治疗

(1)增加脑内去甲肾上腺素(如安非安明),以提高患者警觉性;

(2)增加脑内多巴胺含量,以改善言语的输出;

(3)增加脑内乙酸胆碱含量,以改善命名和语言理解;

(4)促进胆碱和兴奋性氨基酸的释放,以改善学习和记忆功能。

五、典型病例

患者康某,男,60岁,因"右侧肢体轻偏瘫、言语词不达意、忘记熟人姓名12天"为代主诉,于2013年02月18日入院。入院症见:神情,精神差,有时能听懂语言,有时不能听懂语言,右侧肢体轻偏瘫,词不达意,不能表达食物名称,食纳尚可,眠可,大便可,留置导尿。查体:右上肢肌力3级,肌张力(＋);右下肢肌力4级,肌张力(＋＋)。右侧巴宾斯基征阳性,奥本海姆征阳性,舌淡,苔白,脉弦涩。头颅CT:左侧颞顶叶脑梗死;脑白质脱髓鞘;老年性脑改变。中医诊断:中风病风癔,西医诊断:脑梗死。治疗予阿司匹林肠溶片抗血小板聚集,阿托伐他汀钙片调节血脂改善血管内皮细胞功能;灯盏花素注射液、血塞通注射液改善脑循环;依达拉奉注射液清除自由基,保护脑细胞;乙酰谷酰胺及神经节苷脂改善神经细胞代谢,促进神经功能恢复;中医辨证为风痰阻络,机窍不利证;治以祛风除痰,宣窍通络;方选解语丹合菖蒲郁金汤加减。天麻12g、全蝎8g、白附子6g、胆南星4g、天竺黄12g、石菖蒲9g、郁金12g、远志10g、茯苓15g、太子参30g、清半夏9g、陈皮12g、川芎6g、连翘12g。水煎,取汁400ml,分早晚两次温服。并配合针灸,每日1次。治疗2个月后患者症状好转,能说出简单词句。

六、中西医结合临床体会

中风病风癔症属典型中风病以外的一种中风发病类型,因不具备典型中风病病名诊断标准,故中医脑病大师王永炎教授把这一类不典型中风称为类中风。因该病症以语言障碍伴认读失灵为主,故其发病与心肝脾肾有关。因"手少阴之别……循经入于心中……系舌本。""肝者,筋之合也,筋者,聚于阴气,而脉络于舌本也。""脾足太阴之脉……连舌本,散舌下。""足少阴肾之脉……其直者,从肾上贯肝膈……夹舌本"故本病与心肝肾诸脏密切相关,且脑为髓海,髓海不充则神机受累。我们通过临床观察也证实了临床上以痰瘀、肾精亏虚为多见。所以我们治疗上多采用化痰逐瘀,补肾填髓,活血通络为治疗大法,汤丸并用,除辨证应用上述中药汤剂外,又自制水丸缓图之。自制浓缩水丸处方如下:天竺黄180g、橘红180g、茯苓180g、鲜竹沥240ml、三七180g、枸杞子180g、龟甲胶180g、紫河车180g、桔梗180g、牛黄6g、生晒参180g、西红花60g。以上药物制作为浓缩水丸,每次4～6g,每日3次,于三餐后用开水送服,可连服1～6个月,再结合言语训练、针灸等法,多能治愈此类患者。

第十一节 中风病偏身瘛疭

一、概述

瘛疭语出东汉·张仲景《伤寒论》:"太阳病,发热而渴,不恶寒者为温病……剧则如惊痫,时瘛疭,若火重之"。清·叶桂《医效秘传》对瘛疭做了较完善的解释:"瘛者,筋脉急也。疭者,筋脉缓也。急则引而缩,缓则纵而伸,或伸动而不正,名曰瘛疭,俗谓之搐是也。"中风病偏身瘛疭,是指中风后发生的偏身舞蹈或舞动,这类患者仅以上述表现为特点,头颅影像可查到与此相关的责任病灶,且不具备典型中风的诊断标准,故属中风病类证范畴,该病相当于卒中后偏身舞蹈症或偏侧舞动症,主要表现为局限于一侧上下肢与(或)面部不自主、不规则的舞蹈样运动,通常由对侧基底核或其联系纤维受损所致,是一组临床综合征,该病发病率约1%。

二、病因与发病机制

(一)中医病因病机

中医认为本病属于"瘛疭、颤震"范畴。《素问·至真要大论》云:"诸风掉眩,皆属于肝",指出病变在肝。《素问·脉要精微论》云:"骨者髓之府,不能久立,行则振掉,骨将惫矣。"肾主骨生髓充脑,伎巧出焉,即肢体的精细协调运动由肾精充养髓海而成。《证治准绳·杂病·颤振》说:"颤,摇也;振,动也。筋脉约束不住而莫能任持,风之象也……手足动而头不动者,皆木气太过而兼火之化也。"明确了本病与肝风有关。本病多为中老年人,《内经》曰:"年过四十而阴气自半,起居衰矣。"肾精亏虚,肾水不能涵养肝木,阴不敛阳,肝阳上亢,阳化风动,内风挟瘀血上蒙元神,神机失用,筋脉肌肉失控则发生肢体不协调不自主的运动而成本病。中风病偏身瘛疭是在正气亏虚的基础上,遇有劳倦内伤,忧思恼怒,嗜食厚味,气候变化等诱因,引起脏腑阴阳失调,脾虚生痰,血源不足,筋脉失养,肝经虚风内动,加之痰、热、瘀阻滞脉络,而发为肢体、头手屈伸牵引等证候。

(二)西医发病机制

基底神经节运动环路控制了人体正常运动的产生和调节,如直接通路和间接通路的平衡被打破,即会出现不同的运动障碍,舞蹈症的产生正是由于间接通路过度抑制所引起。任何原因引起的代谢性酸中毒、能量衰竭、γ氨基丁酸(GABA)下降和乙酰胆碱合成减少,将会导致基底节区受到损害而出现舞蹈样动作。卒中后偏身舞蹈症的病因目前尚不甚明确,偏身舞蹈病多好发于有广泛动脉硬化基础的老年人,其中大部分为脑梗死,少部分为脑出血,病变部位以基底节区为主,可能系急性脑梗死或脑出血引起壳核及尾状核的小神经节细胞缺血缺氧、变性致神经递质失衡所致。亦有学者认为,只有病灶选择性损伤壳核、尾状核、丘脑底核而不累及苍白球及苍白球黑质通路,同时锥体束亦无明显损伤时才引起偏侧舞蹈。

三、诊断依据

(一)中医诊断

依据国家中医药管理局"ZY/T001.1-001.9-94"行业标准的有关规定,参照国家中医药管理局脑病急症协作组 1995 年制定的《中风病诊断与疗效评定标准》(试行)。

主症:半身不遂,神识昏蒙,言语謇涩或不语,偏身感觉异常,口舌歪斜。

次症:头痛,眩晕,瞳神变化,饮水发呛,目偏不瞬,共济失调。

急性起病,发病前多有诱因,常有先兆症状。

发病年龄:多在 40 岁以上。

说明:具备 2 个主症以上,或 1 个主症 2 个次症,结合起病、诱因、先兆症状、年龄即可确诊;不具备上述条件,结合影像学检查结果亦可确诊。

中风病瘛疭不具备典型中风病特点,或仅以偏侧肢体时作拘急收缩,时作松弛缓伸的不自主运动,检查时肌张力多偏低,结合头颅影像学即可诊断本病。

(二) 西医诊断

表现为突发的、短暂的、自发的、不随意的、无目的的、持续的、无规律的及不可预知的抽动为特征,随机累及肢体、面部及躯干肌群。多可表现为单侧运动过度,在静止或随意运动时发作会干扰日常活动,紧张时增强,睡眠时停止;影像学检查可发现相关责任病灶。

(三) 鉴别诊断

1. Huntington 病　是进行性常染色体显性遗传神经变性性疾病,是最常见的遗传性舞蹈症。常中年起病(平均约 40 岁),起病后病情进展,舞蹈症状进行性加重,进行性痴呆,15～20 年死亡。

2. 神经铁蛋白病　是一种进行性可治性成人起病的运动疾患,由铁蛋白基因突变导致,表现为与常见锥体外系疾病的重叠,其表型及自然史未确定。

3. 神经棘红细胞增多症　是成人起病的进行性综合征,包括运动疾患、精神与认知改变,可拟似 Huntington 病。其运动障碍包括肢体舞蹈症、肌张力不全及抽搐。约半数可见痫性发作,常伴远端肌萎缩,血清 CK 增高。

4. 肝豆状核变性　是一种铜代谢障碍,其常见神经学表现为动作减少—强直综合征,伴构音障碍、肌张力不全、震颤及共济失调,约 15% 患者发生舞蹈症,脑 MRI 改变、角膜 K-F 环、血清铜蓝蛋白降低,尿铜增高、肝活检铜密度高等可确诊。

5. 药物诱导性舞蹈症　神经阻滞剂诱导迟发性异动及左旋多巴诱导运动过度是舞蹈症的最常见原因,已知利培酮、甲氧氯普胺、苯妥英钠等可引起舞蹈病。停药后多可以缓解,但某些迟发性异动症可持续数月或数年。

6. 抗磷脂抗体综合征　抗磷脂抗体及复发性血栓形成,流产与血小板减少症相关,可独立发生于 SLE,产生舞蹈症。

7. 真红细胞增多症　舞蹈症是真红细胞增多症的一种症状,是骨髓增殖疾病的罕见表现,引起红细胞体积增加,常导致神经系统表现,继发性红细胞增多症不发生舞蹈症。

8. 非酮症性高血糖诱导舞蹈症　常见于女性,常伴见极高血糖,纠正低血糖可迅速改善舞蹈症。头颅 MRI 壳核 T1 高信号。有报导低血糖也可诱导舞蹈症,机制未明。

9. 血管性帕金森综合征　若因脑卒中引发,中医称中风病风颤。该类患者可出现肢体颤抖,多伴有肢体僵硬或僵直,其震颤频率快于中风病瘛疭;且震颤幅度小于瘛疭;体检时风颤患者肌张力较高,有的呈齿轮状或铅管状,而中风病偏身瘛疭患者,肌张力偏低,且动作呈现无规律的及不可预知的抽动。

四、治疗

(一) 中西医结合治疗要点

卒中后瘈疭患者多有明显动脉硬化,本病一定要积极治疗原发病,以防止病情反复。本病除针对原发病治疗外,选用氟哌啶醇控制舞蹈症状能取得较好疗效,提示此病预后良好。中医辨证治疗本病以"风动"为特点,以息风为治疗总则,或平肝潜阳息风、或滋阴养血息风,在息风基础上酌情选用虫类药品以搜风通络可增强疗效。

(二) 中医辨证论治

1. 肝阳化风,筋脉拘急

【症状】头晕头痛,烦躁易怒,可有不完全偏瘫,上下肢不自主舞动,面赤,耳鸣目眩,少寐多梦,舌红,苔薄黄,脉弦数。

【治法】潜阳息风,舒缓筋脉。

【方药】天麻钩藤饮加减

天麻 15g、钩藤 30g、石决明 20g、羚羊角 3g、黄芩 10g、生栀子 10g、桑寄生 12g、杜仲 12g、川牛膝 12g。

2. 阴虚风动,经络失濡

【症状】中风后出现神倦瘈疭,项背强急,四肢抽搐,或肢体强痉,屈伸不利,手足蠕动,眩晕耳鸣,咽干口燥,舌体瘦,舌质绛,少苔或无苔,脉弦细。

【治法】滋养肝肾,育阴息风。

【方药】大定风珠加减

白芍 15g、阿胶 10g、龟板 15g、生地 18g、火麻仁 15g、五味子 10g、生牡蛎 15g、麦冬 12g、鳖甲 15g、茯神 15g。

(三) 中医特色治疗

名医经验

马云枝教授治疗急性脑梗死所致偏侧舞蹈症。采用镇肝熄风汤加味。药用麦冬、怀牛膝、代赭石、龟板、白芍、生龙骨、生牡蛎、地龙、水蛭、川芎、栀子、夜交藤、天麻。标本兼治,获得良效。

(四) 中药成药制剂应用

1. 天麻素注射液　主要成分:天麻。功效:息风解痉镇痛。适合中风肝阳化风者。成人一般一次 2~6ml,入 5%葡萄糖或 0.9%氯化钠液 250ml,静脉点滴,每日一次。

2. 清开灵注射液　组成:牛黄、水牛角、黄芩、银花、栀子。功效:清热解毒,化痰通络,醒神开窍。适合湿热风动者。20~40ml 静脉滴注,每日一次。

3. 脉络宁注射液　组成:牛膝、玄参、石斛、金银花等。功效:清热养阴,活血化瘀。适合中风阴虚风动者。10~20ml 入 5%葡萄糖或 0.9%氯化钠液 250ml 中,静脉滴注,每日一次。

4. 龟羚帕安丸　组成:龟板、羚羊角、全蝎、威灵仙、厚朴等。功效:滋补肝肾、化痰活血。适合肝肾阴虚风动及阴阳两虚、血瘀阻络者。一次 6g,每天 3 次,口服。

5. 培元通脑胶囊　组成:制何首乌、熟地黄、天冬、龟甲(醋制)、鹿茸、肉苁蓉(酒制)、肉桂、赤芍、全蝎、水蛭(烫)、地龙、山楂(炒)、茯苓、炙甘草。益肾填精,息风通络。用于缺血性中风中经络恢复期肾元亏虚、瘀血阻络证。每次 3 粒,每天 3 次,口服。

（五）西医治疗

1. 轻症患者,加强安全防护(护栏、必要时适度束缚),防止跌倒及外伤,卧床休息,保持环境安静,加强营养支持。

2. 重症患者可对症治疗,应用丙戊酸钠、卡马西平片等药物,无效时可考虑多巴胺受体拮抗剂如氟哌啶醇片、舒必利、氯丙嗪等,症状好转后减量逐渐停药。

（六）其他疗法

针灸治疗:针刺脾俞、肾俞、肝俞、三阴交为主穴,太溪、复溜为配穴,虚证用补法,加灸法,实证可补泻并用,上肢抽动配肩三针、曲池、外关;下肢取环跳、阳陵泉、委中、昆仑;口眼肌肉抽动者加四白、下关、颊车等穴。

五、典型病例

患者,男,58岁,于2011年4月3日下午无明显诱因突发恶心呕吐,无发热、头晕、头痛等症。当晚8时许出现左下肢持续性不自主运动,4月4日左下肢不自主运动无减轻且伴头晕症状,5日就诊于外院,经抗凝、扩张血管、改善脑代谢等治疗后症状无明显改善,后转入我院。入院症见患者神清,言语流利,左侧近端及远端肢体连续、无规律、急跳样不自主舞动,如屈伸、翻转、甩动等,下肢重于上肢,无面部症状。症状于精神紧张或激动时加重,睡眠时症状消失。Vidakovic不自主运动分级属重度,严重功能障碍。患者糖尿病病史10年,皮下注射精蛋白生物合成人胰岛素注射液(预混30R),早20IU,晚16IU,空腹血糖波动在10.9mmol/L左右。病理反射呈阴性。舌红,苔白腻,脉弦长。颅脑MRI示脑桥、双侧基底节区、左丘脑区、右侧脑室旁多发性腔隙灶;脑白质脱髓鞘改变;脑萎缩。4月7日空腹血糖为11.23mmol/L。中医诊断:①中风病偏身瘫痪(辨证属肝阳化风);②消渴。西医诊断:①卒中后偏侧舞蹈性综合征;②2型糖尿病。在常规改善脑代谢、改善脑循环、控制血糖治疗的同时,针刺百会、四神聪、神庭、印堂、水沟及双侧风池、翳风、曲池、合谷、内关、外关、阳陵泉、三阴交、太冲穴。先刺百会、四神聪,行小幅度高频率捻转补法30秒;后刺双侧风池、曲池、合谷、太冲,并行小幅度高频率捻转泻法30秒。余穴位常规刺入后行平补平泻法30秒。并取双侧足三里穴行温针治疗。每日治疗2次,每次留针30分钟。患者年老体虚,肝肾阴虚,肝阳上亢,阳亢化风,气血上逆,发为震颤。汤药予镇肝熄风汤与天麻钩藤饮加减。药用:天麻15g、钩藤15g、石决明15g、代赭石10g、生龙骨15g、生牡蛎15g、生地黄15g、白芍15g、玄参15g、龟板30g、天冬15g、夜交藤15g、茯神15g、龙胆草15g、甘草10g。水煎服,每日1剂,共服用10剂,以起镇肝息风、滋阴潜阳之功。治疗14天,患者下肢不自主运动消失。

六、中西医结合临床体会

本病多为老年患者,合并高血压、糖尿病等多见,治疗关键在于积极治疗原发病,防止病情反复。控制不自主运动,临证要注意两类药物的应用:一是虫类药物,患者不规则的肢体、头面运动,可辨为风动征象,辨证治疗基础上加息风止痉之全蝎、地龙、白僵蚕、白花蛇等药物;二是介壳金石类药物,如龙骨、牡蛎、珍珠母、珍珠粉、龟板等药物,常用于心烦躁动不安等症状,可以镇潜安神兼顾。

第十二节　中风病风颤

一、概述

中风病风颤,指中风后出现肢体僵直,甚则肢节拘急,头部或肢体颤动为主要临床表现的一种病证。西医学称此病为脑卒中后继发性帕金森综合征,又称脑血管病性帕金森综合征,多见于高血压脑动脉硬化和脑萎缩等。不少患者发病前有反复发作的卒中病史,此外多有高血压史、糖尿病史、或高血压合并糖尿病史。其体征为肌张力增高,而动作减少(僵直),较少见静止性震颤。

本病先发中风病,而后出现手足颤动、肢体强硬、活动减少等伴随症状,一般将其归属于小中风、颤症、痉挛症等范畴。因该病的有关症状可见于中风后,也可见于中风病主症出现之前,因属于不典型中风,故称之为中风病类证。但影像学多提示纹状体、苍白球中心多发腔隙性脑梗死,特定名为中风病风颤。

二、病因与发病机制

(一)中医病因病机

颤证其病名始见于明代,楼英《医学纲目·颤振》:"颤,振也;振,动也。风火相乘,动摆之余,此之瘼疭,其势为缓。"指出该病特点为病程缠绵,逐渐加重,治疗较难;张从正在《儒门事亲》曾描述一例类似帕金森综合征患者,其病因如《灵枢·邪客》指出:"邪气恶血,固不得住留,住留则伤筋络骨节机关,不得屈伸,故拘挛矣。"指出恶血日久易导致拘挛;华氏《中藏经》说:"行步奔急,淫邪伤肝,肝失其气,因而寒热所客,久而不去,流入筋会,则使人筋急而不能行步舒缓也。"所言行步奔急,不能舒缓,恰如血管性帕金森之慌张步态;《难经·三十八难》:"督脉者,起于下极之腧,并于脊里,上至风府,入属于脑。"反映了本病与督脉在循行上的联系(其症状主要为筋的震颤与僵直)。本病多由于情志不遂,郁怒伤肝,肝郁化火耗伤肝肾阴精;或年老久病致肝肾精血亏虚;先天禀赋不足、肾精亏虚或嗜欲无度,摄生不慎,耗竭肾精;忧思伤脾或饮食不节,饮酒或劳倦过度,耗伤脾胃之气等多种因素长期互相影响,导致肝、脾、肾俱虚,发生退行性病变,肝肾精亏则筋脉失荣,髓海不足;脾虚则气血生化乏源,不能上荣于脑,虚风内动,震颤乃发。或脾虚生痰、气虚、气郁、久病致瘀,痰瘀内停,浊邪久留于内,缠绵不解,阻滞脑窍、筋脉,筋骨失控,发为震颤。本病病机复杂,多为本虚标实证。本虚为发病基础,病为难治,难以逆转,长期的病变过程产生复杂的病理机制,多种实邪并存,实邪难去正虚不易补,病损及脑伤在泥丸宫,病深难及;死血顽痰实邪难去;标实为发病依据。总之,本病病机总属本虚标实,本虚在肝肾阴虚、气血不足,标实为风、火、痰、瘀等,发病之初,病变轻浅,以内风、痰瘀、火热标实为主,而病变迁延,则可导致虚实夹杂,终则病久及肾,以致肝肾不足,津血亏虚。

(二)西医发病机制

血管性帕金森综合征患者的发病与黑质变性死亡关系密切,纹状体的多巴胺主要储存于黑质纹状体通路的神经末梢囊泡中,患有该病的患者因黑质细胞丧失,而致居于纹状体上的神经末梢处的多巴胺不足。多巴胺是纹状体的抑制性调节递质,而纹状体局部回路神经元乙酰胆碱则为兴奋性调节递质。在正常人,此两种神经递质是处于动态平衡状态。脑血管病性帕金森综合征患者纹状体的多巴胺减少,而乙酰胆碱含量无变化,使纹状体失去抑制性作用,乙酰胆碱的兴奋性作用就相对增强,两者的平衡一经破坏,就可出现帕金森综合征的症状。

西医学认为基底节区(黑质、纹状体)的腔隙性脑梗死使多巴胺能神经元受损、变性、丢失,以及黑质-纹状体多巴胺能通路受损,导致多巴胺含量降低,乙酰胆碱功能亢进而出现肢体震颤,多以肢体强硬,精细动作不灵活为首发症状。

三、诊断依据

(一)中医诊断

1. 主症:头部及肢体不自主静止性震颤,甚者颤动不止,四肢强急,常伴动作笨拙,活动减少,多汗流涎,语言缓慢不清,烦躁不寐,神识呆滞等症状,并可兼半身不遂,口舌歪斜,舌强言语不利,偏身麻木等症状;

2. 次症:头痛,眩晕,瞳孔变化,饮水发呛,目偏不瞬,共济失调,吞咽困难;

3. 起病特点:多发生于中老年人,一般呈隐袭起病,逐渐加重,不能自行缓解。多继发于脑血管病之后。

(二)西医诊断

1. 病史:大多数血管性帕金森综合征患者有高血压脑动脉硬化史、糖尿病史、或高血压合并糖尿病史;

2. 卒中病史:不少患者发病前有反复发作的卒中病史;

3. 症状和体征:除有肌张力强直性增高,非对称性肢体强直、慌张步态、表情呆滞、痴呆等帕金森综合征症状和体征外,患者常无静止性震颤出现。伴有锥体束征,假性延髓性麻痹;

4. 影像学检查:头颅 MRI 显示皮质或白质有血管性损害,如腔隙性梗死等。主要位于分水岭区、基底核等处;

5. 左旋多巴治疗效果不佳;

6. 临床上血管性帕金森综合征患者的症状和体征可有自发的缓解现象;

7. 应排除药物、毒物、外伤、感染、脑积水以及一些变性疾病所引起的帕金森综合征;

8. 应排除帕金森病以及帕金森病和血管性帕金森综合征并存,还有帕金森叠加多系统变性的病例。

(三)鉴别诊断

1. **帕金森病** 本节所述的血管源性的帕金森综合征常由基底节的腔隙性梗死所引起,除具有原发性帕金森病的症状外,常伴随锥体束征、假性球麻痹等;故可与原发性帕金森病相鉴别。

2. **特发性震颤** 属显性遗传病,表现为头、下颌、肢体不自主震颤,震颤频率可高可低,高频率者甚似甲状腺功能亢进;低频者甚似帕金森震颤。本病无运动减少、肌张力增高,及姿势反射障碍,并于饮酒后消失、普萘洛尔治疗有效等可与原发性帕金森氏病鉴别。

3. **多系统萎缩** 多系统萎缩临床上有姿势不稳伴反复跌倒,构音障碍伴吞咽困难,动作徐缓,视觉症状等,还可出现认知和行为障碍、语言障碍及额叶症状,肢体震颤较为罕见,病程晚期患者常处于无动状态,并可出现强哭强笑等。此病与血管性帕金森综合征有别,临床上易于鉴别。

4. 药物性帕金森综合征 过量服用氟桂利嗪、利血平、氯丙嗪、氟哌啶醇及其他抗抑郁药物均可引起锥体外系症状,因有明显的服药史、并于停药后减轻可资鉴别。

四、治疗

(一)中西医结合治疗要点

目前对该病的治疗多坚持以治疗原发病为主,对症治疗为辅,多采用改善循环,降低血小板聚集等,临床疗效不理想,尽管大多数血管性帕金森综合征患者对左旋多巴治疗效果差,但是对存在功能障碍的患者还是应试用这类药物。中西医联合应用治疗本病,已取得某些疗效确切的经验,且可明显改善患者生存质量,二者可起到强化疗效,相得益彰的双轨治疗效果。

(二)中医辨证论治

1. 痰热腑实,肝风内动

【症状】头摇不止,肢体震颤,动作迟缓,活动笨拙,步态不稳,胸脘痞闷,口苦口黏,甚则口吐痰涎,大便干,舌质红,舌苔黄腻,脉弦滑数。

【治法】通腑化痰,平肝息风。

【方药】星蒌承气汤合羚角钩藤汤加减

全瓜蒌 10g、胆南星 12g、石菖蒲 15g、地龙 10g、郁金 10g、厚朴 10g、大黄 3g、羚羊角 4.5g、钩藤 9g、桑叶 6g、菊花 9g、生地 15g、生白芍 9g、淡竹茹 15g、茯神 9g、生甘草 3g。

2. 气虚血瘀,阻窍化风

【症状】肢体偏枯不用,肢软无力,面色萎黄,头摇肢颤,面色㿠白,表情淡漠,神疲乏力,动则气短,心悸健忘,眩晕,纳呆。舌质淡紫或有瘀斑,苔薄白,脉沉濡无力或沉细弱。

【治法】益气养血,化瘀通络。

【方药】补阳还五汤合通窍活血汤加减

黄芪 25g、当归尾 10g、赤芍 15g、地龙 15g、石菖蒲 10g、白芷 10g、珍珠母 30g、川芎 3g、桃仁 9g、大枣 12 枚、红花 9g、老葱 3 根、生姜 3g。

3. 肝肾不足,阴虚风动

【症状】半身不遂,患肢僵硬,拘挛变形,舌强不语,或偏瘫,肢体肌肉萎缩,头摇肢颤,持物不稳,腰膝酸软,失眠心烦,头晕耳鸣,善忘,老年患者常兼有神呆、痴傻。舌质红,舌苔薄白,或红绛无苔,脉象细数。

【治法】滋阴养液,柔肝息风。

【方药】大定风珠加减

熟地 30g、山萸肉 30g、怀牛膝 30g、生龙骨 15g、生牡蛎 15g、生龟板 15g、白芍 15g、鳖甲 12g、阿胶 10g(烊化)、麦冬 18g、火麻仁 10g、甘草 6g。

(三)中医特色治疗

名医经验

顾锡镇教授治疗血管性帕金森综合征经验:顾教授治疗该病以滋化息风为基本大法,滋乃滋肾养肝健脾,化乃化痰通络,息风乃平肝息风。常用方为天麻 10g、钩藤 30g、石决明 30g、桑寄生 10g、制首乌 30g、白芍 10g。若病久震颤明显者加僵蚕、全蝎、蛤蚧;便秘者加大黄、桃仁、生地;失眠多梦者加珍珠母、夜交藤、茯神。若患者痰浊偏重,表现为头重如裹,肢体沉重乏力,胸脘痞闷,恶心欲吐,纳呆便溏,舌苔腻,脉滑者加郁金、半夏、陈皮、胆星等;偏于肝阳上亢者,临床表现为头晕头痛、目眩面赤、肢体麻木、心烦易怒、口干苦、舌红、脉弦者加黄芩、栀子、龙胆草以清泄肝火;若患者肝肾阴虚明显,临床见震颤严重,日久不愈,耳鸣,腰膝酸软,五心烦热,舌红少苔,脉细者加熟地、枸杞子、白芍等滋养肝肾之品;阴损及阳见神疲、畏寒、肢冷者,加附子、肉桂、巴戟天;若患者气血亏虚明显,临床见肢体震颤程度重,面色苍白无华或晦暗,气短懒言,头晕眼花,神疲乏力或自汗畏寒,舌淡边有齿印,脉细弱加党参、白术、山药、当归、川芎、白芍等。

(四)中药成药制剂应用

1. 清开灵注射液　组成:牛黄、水牛角、黄芩、银花、栀子。功效:清热解毒,化痰通络,醒神开窍。肌内注射,一日 2～4ml。重症患者静脉滴注,一日 4～8 支(20～40ml),以 10% 葡萄糖注射液 200ml 或氯化钠注射液 100ml 稀释后使用。

2. 疏血通注射液　组成:水蛭、地龙。功效:活血化瘀,通经活络。静脉滴注,每日 6ml,加于 5% 葡萄糖注射液或 0.9% 氯化钠注射液 250ml 中,缓慢滴入。

3. 龟羚帕安丸　组成:龟板、羚羊角、全蝎、威灵仙、厚朴等。功效:滋补肝肾、化痰活血。一次 6g,每天 3 次,口服。

4. 培元通脑胶囊　组成:制首乌、熟地、天冬、醋龟板、鹿茸、制肉苁蓉、肉桂、赤芍、全蝎、水蛭、地龙、炒山楂、茯苓、炙甘草等。功效:益肾固精,息风通络。一次 3 粒,一天 3 次,口服。

(五)西医治疗

1. 血管性帕金森综合征的早期治疗　该类患者早期黑质-纹状体系统存留的多巴胺神经元可代偿地增加多巴胺合成,推荐采用理疗(按摩、水疗)和体育疗法(关节活动、步行、平衡及语言锻炼、面部表情肌操练)等,争取患者家属配合,鼓励患者多主动运动,尽量推迟药物治疗时间。若疾病影响患者日常生活和工作,需药物治疗。

2. 血管性帕金森综合征的药物治疗　应用抗胆碱能和改善多巴胺递质功能药物,仅能改善症状,不能阻止病情发展。

3. 细胞移植及基因治疗　细胞移植是将自体肾上腺髓质或异体胚胎中脑黑质细胞移植到患者纹状体,纠正多巴胺递质缺乏,改善不自主震颤症状。酪氨酸羟化酶(TH)和神经营养因子基因治疗正在探索中。将外源 TH 基因通过 exvivo 或 invivo 途径导入动物或患者脑内,导入的基因经转录、翻译合成 TH,促使形成 DA。目前存在供体来源困难、远期疗效不肯定及免疫排斥等问题。

4. 康复治疗　对患者进行语言、进食、行走及各种日常生活训练和指导,对改善生活质量十分重要。晚期卧床者应加强护理,减少并发症发生。康复包括语音语调训练,面肌锻炼,手部、四肢及躯干锻炼,松弛呼吸肌锻炼,步态及平衡锻炼,姿势恢复锻炼等。

(六)其他疗法

针灸治疗:针刺风府、大椎为主穴,百会、风池、夹脊、太冲、合谷为配穴,用迎随补泻法,外练八段锦,同时配合肢体功能训练。

五、典型病例

李某,女,86 岁,于 2013 年 3 月以"进行性肢体僵硬、动作迟缓 2 年余加重 3 天"为代主诉入院。患者 2 年来出现肢体僵硬,动作迟缓,肢体轻度静止性震颤,左侧为重,伴情绪低落,诸症进行性加重,3 天前上述症状加重伴四肢强直僵硬,穿衣系扣困难,行动迟缓,表情缺乏,情绪激动时加重,动作缓慢笨拙,站立行走不能,双手不自主抖动,持物不稳,伴见进食不能,喉间痰鸣,胸闷气喘,舌质红,舌苔薄白,脉象细数。颅脑 CT 示双侧基底节区、侧脑室体旁腔隙性脑梗死,脑白质脱髓鞘,脑萎缩。查体:血压 100/65mmHg,发育正常,营养欠佳,形体偏瘦,自动体位,心率 76 次/分,律齐。专科检查:神清,精神差,表情缺乏,言语不利,听力可,听理解正常。辅助下室内步行,步幅较小,步速缓慢,头身稍前倾。坐位平衡 2 级,无立位平衡。颈部及双上肢肌张力轻度齿轮样增高,左侧更甚,双下肢肌张力铅管样增高。右下肢肌力 2 级,余肢体肌力 3 级。关节被动活动度:双上肢肩前屈 0°～90°,外展 0°～90°,外旋 0°～60°。快速轮替试验执行困难,四肢腱反射减弱,左侧肢体浅感觉减退,四肢深感觉正常,病理征阴性。中医诊断:中风病风颤,证属肝肾不足,阴虚风动。西医诊断:血管性帕金森综合征。治以育阴息风化痰,补益肝肾止痉。方选六味地黄丸合育阴熄风汤加减。拟方如下:熟地 30g、山萸肉 30g、山药 30g、丹皮 12g、泽泻 20g、怀牛膝 30g、生龙骨 15g、生牡蛎 15g、生龟板 15g、白芍 15g、川楝子 6g、甘草 6g、茯神 30g、砂仁 12g、太子参 30g。配合针剂血栓通、奥扎格雷钠、奥拉西坦及营养支持类药物静脉点滴,以活血祛瘀、扩张血管,改善血液循环,加强营养支持。并配合西药多巴丝肼片 125mg,每日 3 次,口服,经治疗 1 月后,患者双上肢抖动症状较前明显好转,仍有肢体强直僵硬,站立行走困难,纳食可,夜寐安,病情好转出院。2013 年 5 月 8 日门诊复诊,患者神清,言语欠流畅,仍肢体僵硬,动作迟缓,表情缺乏,站立行走不能,双手不自主抖动较前明显好转,纳眠可,夜寐安,舌质红,舌苔黄腻,脉细数。据当前舌脉症,仍辨证属肝肾不足,阴虚风动。在原方的基础上去川楝子、甘草,加巴戟天、黄芪等药物以补益气血,滋补肝肾,同时配合化痰逐瘀熄风通络胶囊服用。2013 年 12 月复诊,患者神清,肢体僵硬感较前明显好转,动作较前灵活,仍站立行走不能,诸症较前明显好转。嘱停用中药汤剂,继续给予化痰逐瘀熄风通络胶囊及多巴丝肼片口服。

六、中西医结合临床体会

"风颤"属中医学"颤证"范畴。《素问·至真要大论》云:"诸风掉眩,皆属于肝。"其中"掉"即指震颤。明代王肯堂《证治准绳·杂病》:"颤,摇也;振,动也。筋脉约束不住而莫能任持,风之象也。"肝属木主筋。若中风后气血亏虚、阴虚阳亢、血瘀风动、痰浊阻络、肝失条达、虚风内动、筋脉失用,而见肢体摇动、震颤等症,故治疗以扶正、化痰、逐瘀、息风、通络为大法每获良效。自拟化痰逐瘀熄风通络胶囊。处方如下:天竺黄 180g、三七 180g、水蛭 90g、地龙 180g、土鳖虫 180g、天麻 180g、僵蚕 180g、葛根 180g、全蝎 180g、龟板胶 180g、羚羊角粉 60g、白芍 180g、琥珀 180g、怀牛膝 180g。以上药物粉碎过 120 目筛,装 0 号胶囊口服,每次 4～6 粒,每日 3 次,于三餐后用开水送服,1 剂药为 1 疗程总量,6 个月服完,一个疗程后可见良效。

第十三节　中风病风痹

一、概述

中风病风痹指中风后出现的以偏侧肢体弥漫的、难以忍受的持续性疼痛为主要临床表现的病症,疼痛性质各种各样,有烧灼感、麻刺感、冷感或难以描述的痛感,是中风病最痛苦的症状之一。风痹病名,首见于巢元方《诸病源候论》。现代中医内科学家中国工程院院士王永炎教授对不典型中风研究颇深,在他主编的《中风病防治要览》一书中,把中风病风痹归入类中风范畴,从病名诊断、证类诊断与治疗进行探讨,指明了对不典型中风规范化治疗的研究方向。本病发生均与中风相关,其痹证表现属中风引发,故称之为"中风病风痹"。本病相当于西医学脑卒中后丘脑疼痛,丘脑痛在脑卒中患者中发病率为8%。

二、病因与发病机制

(一)中医病因病机

中医学认为疼痛总的属性不外虚实两端,实痛因于"不通则痛",虚痛因于"不荣则痛"。中风病风痹属中医学痛证范畴,病机同样离不开虚实两端,首先,中风病风痹因中风而发,血管内阻滞的痰浊瘀血与血溢脉外日久成瘀的瘀血痰毒均可使脉络闭阻、不通则痛;其次为"不通"为"不荣"之结果,明代张景岳言:"凡人之气血犹源泉也,盛则流畅,少则壅滞,故气血不虚则不滞,虚则无有不滞者。"所以滞与不通只是程度上的不同,本质仍是"不通则痛"。总之本病多因脏腑气血阴阳功能失调,内风旋动,与痰瘀相搏,流窜肢体脉络,而致风火痰瘀阻滞经脉气血,则肢体剧烈疼痛,或因肝肾阴虚,内风旋动,脑窍失荣,血脉不充,不荣而滞而发痹痛。

(二)西医发病机制

丘脑痛发生机理目前尚不明确,大多数学者认为,如果丘脑的传入系统出现障碍,丘脑就会从大脑皮层的抑制中被解除。伤害性感觉神经系统的活动出现活性化,因此诱发出痛觉过敏及自发痛。也有人认为,即使没有丘脑本身的障碍,特殊感觉核和非特殊感觉核间的丘脑内反应回路过度兴奋产生亢进,即髓板内核兴奋也可引起丘脑痛。但中枢神经系统内相同结构的相同病理损害却只是一部分患者出现中枢痛,因此也有学者认为丘脑在向大脑皮质传递伤害性刺激的同时,还有一定的识别疼痛的能力,并对疼痛信息进行初步整理、记忆和储存。当丘脑的感觉神经核因缺血、缺氧而发生正常生理活动改变时,这些储存在丘脑的疼痛信息就会失控地不断提供给大脑而产生疼痛感。疼痛具有"经验"属性,每个患者在脑卒中前受伤害性刺激的经历不同,因此对疼痛的"体验"不同,因此推测脑卒中(特别是丘脑卒中)后产生中枢性疼痛的巨大个体差异与此有关。

三、诊断依据

(一)中医诊断

1. 主症:半身不遂,神识昏愦,言语謇涩或不语,偏身感觉异常,口舌歪斜;

2. 次症:头痛,眩晕,瞳神变化,饮水发呛,目偏不瞬,共济失调;

3. 急性发病,发病前多有诱因,发病之前多有头晕、头痛、肢体一侧麻木等先兆症状;

4. 发病年龄多在40岁以上。

具备2个主症以上,或1个主症,2个次症,结合起病,诱因,先兆症状,年龄等,即可确诊为典型中风;不具备上述条件,首发症状或发病后的主要症状为偏侧上、下肢灼热、针刺或麻刺样疼痛,不伴有或伴有疼痛侧锥体束征阳性体征,再结合头颅影像报告有对侧丘脑的责任病灶亦可诊断丘脑痛。因其不符合典型中风,故称之为中风病风痹,属于中风病类证之列。

(二)西医诊断

参考国际疼痛研究会(IASP)下属的中枢性疼痛特别委员会提出的诊断检查方案,制定丘脑痛标准:经 CT 或 MRI 检查明确丘脑部位存在出血或梗死灶;丘脑病变的对侧肢体弥漫性疼痛;疼痛肢体经肌电图及神经传导检查无肌肉、神经受损表现。排除外周神经肌肉受损表现。

（三）鉴别诊断

1. 风湿性关节炎 风湿性关节炎以四肢大关节走窜疼痛为主,伴重着、酸楚、麻木、关节屈伸不利。部分患者可有低热,四肢环形红斑,或风湿结节,常有心脏受累,血沉增快,抗链球菌素"O"大于 500 单位。

2. 肩周炎 肩周炎多因慢性劳损,外伤筋骨,气血不足复感风寒湿邪所致,好发年龄 50 岁左右,女性略多于男性,右肩多于左肩,多见于体力劳动者,多为慢性发病,肩周疼痛,以夜间为甚,常因天气变化、劳累诱发,肩关节活动受限,外展困难,肩部肌肉萎缩,肩前、后、外侧压痛,久病者可见骨质疏松。

四、治疗

（一）中西医结合治疗要点

丘脑痛属卒中后丘脑损伤综合征,疼痛为患者核心痛苦症状,治疗本病的关键在于缓解疼痛,镇痛、抗抑郁、抗焦虑、抗癫痫药等均可不同程度缓解疼痛,可酌情选用。中医治疗以"通"为原则,或化瘀通络,或养荣通络,并配合中药外用浴洗或针刺疗法,可获得较好效果。

（二）中医辨证论治

1. 肝肾阴虚,筋脉拘急

【症状】肢体运动不遂、拘急麻木疼痛、腰膝酸痛、骨蒸潮热盗汗、面红,头晕耳鸣,烦躁易怒,尿赤,便干,舌红少苔,脉细数。

【治法】滋补肝肾,柔肝息风。

【方药】六味地黄汤合芍药甘草汤加减

生地黄 15g、山萸肉 12g、炒山药 20g、丹皮 10g、茯苓 10g、白芍 15g、丹参 30g、鸡血藤 30g、炙甘草 15g。

2. 气虚血瘀,内风动越

【症状】半身不遂,面色萎黄,气短乏力,言语謇涩、肌肤麻木不仁,触之加剧,有蚁行感、发凉感、舌淡黯,苔薄,脉细涩。

【治法】活血化瘀,养血息风。

【方药】八珍汤加减

炙黄芪 20g、党参 12g、炒白术 15g、茯苓 12g、当归 12g、白芍 12g、熟地 20g、川芎 12g、丝瓜络 30g、红花 10g、桃仁 10g、鸡血藤 30g、全蝎 8g、蜈蚣 1 条、甘草 6g。

3. 痰瘀阻络,血瘀风动

【症状】言语謇涩,口舌歪斜,肢体、肌肉、关节剧烈疼痛,甚至如刀割针刺,痛处固定不移,舌质瘀黯,苔黄腻,脉弦滑。

【治法】化痰通络,息风止痛。

【方药】半夏白术天麻汤合血府逐瘀汤加减

法半夏 12g、炒白术 15g、茯苓 15g、橘红 12g、天麻 12g、柴胡 6g、川牛膝 10g、赤芍 15g、当归 12g、川芎 12g、桔梗 6g、枳壳 12g、桃仁 10g、红花 9g、甘草 6g。

（三）中医特色治疗

1. 外用洗浴 白芍 30g、甘草 15g、木瓜 30g、骨碎补 30g、当归 30g、川芎 30g、川牛膝

30g、鸡血藤 30g、伸筋草 30g、钩藤 30g、血竭 30g、乳香 30g、没药 20g。水煎外洗,每日 2 次,温度在 40～48℃的时候浴洗患肢,洗后擦干保暖。

2. 针灸治疗 穴取郄门、阴郄、血海、照海。操作:郄门、阴郄均直刺 8～15mm,施提插泻法;血海、照海均向后斜刺 20～40 mm,施提插泻法。均行针 1 分钟,留针 15 分钟。

(四)中药成药制剂应用

培元通脑胶囊 组成:制何首乌、熟地黄、天冬、龟甲^(醋制)、鹿茸、肉苁蓉^(酒制)、肉桂、赤芍、全蝎、水蛭^(烫)、地龙、山楂^(炒)、茯苓、炙甘草。功效:益肾填精,息风通络。用于缺血性中风中经络恢复期肾元亏虚,瘀血阻络证。每次 3 粒,每天 3 次,口服。

(五)西医治疗

1. 营养神经:如维生素 B_1 片、维生素 B_{12} 片。

2. 扩血管、改善微循环:如桂哌齐特、丁咯地尔、长春西汀等药物。

3. 抗癫痫药:如卡马西平、加巴喷丁等药物。

4. 抗抑郁药物:氟哌噻吨美利曲辛片、舍曲林、盐酸氟西汀、阿米替林片等。

5. 手术治疗:如丘脑损毁术,这种有损伤治疗是将电极直接放在深部脑组织神经核、运动皮层、神经传导束或周围神经进行毁损性治疗,以破坏痛觉通路或异常自发性激动源。

五、典型病例

患者郭某,男,63 岁,以"突发头晕伴左侧肢体麻木疼痛 3 小时"为主诉就诊。患者 3 小时前无明显诱因出现突发头晕、乏力,左肢麻木疼痛,无其他伴随症状。现症见:神志清,精神差,间断性头晕,站立行走不稳,无视物旋转、无恶心呕吐,伴左侧肢体麻木胀痛,平素性情急躁易怒,纳食可,夜眠欠佳,入睡困难伴多梦早醒,二便调,舌质黯红,苔白厚腻,脉弦滑。既往高血压病史 1 年,最高血压达 190/100mmHg,未规律服药。神经系统:神志清,精神差,言语清晰,记忆力下降,计算力、定向力、理解力均可,双侧瞳孔等大等圆,对光反应灵敏,瞳孔直径约 2.5mm,无眼震,眼动充分,双侧额纹、鼻唇沟对称,口角不歪,伸舌居中,悬雍垂居中,舌咽反应迟钝,颈软无抵抗,四肢肌力、肌张力正常,四肢腱反射(+),左下肢痛觉敏感,深感觉无异常,双侧共济试验稳准,病理征未引出。颅脑 MRI:左侧丘脑梗死;心电图示窦性心动过缓,43 次/分。平板运动试验可疑阳性。中医诊断:①中风病风痹;②心悸;③眩晕。证属痰浊阻络,血瘀风动证。西医诊断:①脑梗死;②心律不齐—窦性心动过缓;③高血压。中医治疗以化痰通络,祛瘀息风为主,方药以半夏白术天麻汤合身痛逐瘀汤加减,处方:清半夏 12g、天麻 15g、白术 30g、茯苓 15g、泽兰 15g、泽泻 30g、鸡血藤 30g、稀莶草 30g、穿山甲 6g、乌梢蛇 15g、没药 6g、川芎 15g、当归 15g、香附 12g、牛膝 15g。水煎,取汁 400ml,分早晚两次温服。西医治疗以降血压、改善脑循环、脑代谢类药物应用,支持对症药物应用。经综合治疗患者无头晕心慌,仍见左侧上、下肢麻木胀痛,但较前明显好转,站立行走平稳,视物较前清晰。

六、中西医结合临床体会

该病症偏身肢体灼热,疼痛难忍,日久多情志抑郁,焦虑不安,需兼而治之,在辨证服汤药的同时,另制作浓缩中药水丸,连续服用 3～6 个月,力争消除病痛。处方如下:羚羊角粉 90g、钩藤 180g、天麻 80g、丹皮 180g、白芍 180g、制乳香 90g、制没药 90g、天竺黄 180g、夜交藤 180g、制山甲 180g、全蝎 180g、土元 180g、地龙 180g、甘草 90g。每次 4～6g,每日 3 次,于三餐后用开水送服,连服 1～6 个月,多可缓解。

第十四节　中风病癫狂

一、概述

中风病癫狂是指中风后因脑神受损,痰迷心窍而出现的以妄自尊大,思维奔逸,放荡不羁,注意力分散,睡眠需求明显减少,伴有潜在痛苦后果的极度任性症状为特征的病症,该病相当于西医学卒中后躁狂,卒中后躁狂直接影响患者的神经功能康复,给家属及社会带来严重负担,据报道其发生率占卒中后各种精神障碍的 3%。一些患者,中风后无明显主、次症出现,仅有轻度或癫或狂,头颅影像见相关责任病灶,此即为中风病类证。若典型/不典型中风病发生后,又见到癫狂症状,可划入中风病变证范畴。

二、病因与发病机制

(一)中医病因病机

癫狂病的病因病机历代医家有不同程度的认识,《素问·至真要大论》说:"诸躁狂越,皆属于火。"《素问·脉要精微论》说:"衣被不敛,言语善恶,不避亲疏者,此神明之乱也。"《素问·脉解》又说:"阳气在上,而阴气从下,下虚上实,故狂癫疾也。"指出了火邪扰心和阴阳失调可以发病。另外《丹溪心法·癫狂》说:"癫属阴,狂属阳,大多因痰结于心胸间。"指出了癫狂的发病与"痰"有关的理论。并首先提出了"痰迷心窍"之说,为后世医家指导临床实践具有重要意义。清代王清任认为:"癫狂一证,苦笑不休……乃气血凝滞脑气,与脏腑之气不接如同做梦一般"。认识到本病与脑有密切的关系,主张该病乃瘀血所致。中风时痰浊内生,经络不利,气血运行不畅,致气血瘀滞,继之出现痰瘀阻络之证;中风后由于气郁不行,气滞湿郁,痰气交结上蒙清窍;或忧思伤脾,脾失健运,聚湿成痰,痰浊蒙蔽心神脑窍,使气机不畅,肝郁犯脾,脾失健运,痰涎内生,以致气郁痰结,痰气郁结,郁而化火,痰火互结故烦躁易怒、朝夕无寐;痰随火升,扰乱神明,故语无伦次、狂乱奔走、詈骂不避亲疏,无论气郁痰结或气虚痰结,总由"痰迷心窍"而致癫狂。

(二)西医发病机制

脑卒中躁狂的发病机制尚不十分明确,目前认为,早发性躁狂发病机制是缺血性卒中或出血性卒中由于病变部位缺血缺氧导致谷氨酸释放增加,而谷氨酸是中枢神经系统的主要兴奋性递质,其超量释放可引起躁狂发生;卒中后血脑屏障的损伤波及胶质细胞外液电解质平衡缓冲作用减弱,导致钠泵衰竭,Na^+大量内流,造成 Na^+、Ca^{2+} 在细胞内大量聚积,从而造成神经细胞膜去极化引起癫狂发生;在出血性卒中急性期血液成分的代谢产物如含铁血黄素等可能引起对大脑局部的刺激,可导致癫狂发生;高血糖也是导致癫狂发生的重要原因,高血糖高渗状态使细胞外渗透压梯度增大,导致细胞脱水及酶活性改变,细胞外间隙电解质失衡和糖代谢的中间产物积聚,严重影响了细胞功能。双侧额叶脑组织受损后精神症状明显,当皮层的视觉、听觉中枢存在刺激性病灶时,便可出现幻听、幻视,脑部受损后病灶早期组织水肿引起缺血、缺氧使脑卒中后症状进一步加重。一般认为最易导致中风病癫狂的病损部位是脑部—皮质联合机制、边缘系统、颞叶、额叶等部位,这些部位的损害可引起意识、情绪和智能活动高级整合过程紊乱及人格的改变。

三、诊断依据

(一)中医诊断

必须是中风后发病,且符合癫病、狂病诊断标准。

1. 中风病的诊断　依据国家中医药管理局"ZY/T001.1-001.9-94"行业标准的有关规定,参照国家中医药管理局脑病急症协作组 1995 年制定的《中风病诊断与疗效评定标准》(试行)。

2. 癫病的诊断　符合国家中医药管理局 1995 年公布实施的《中医病证诊断疗效标准·癫病》诊断,以精神抑郁,表情淡漠,沉默痴呆,语无伦次,静而少动为特征。

(1)有精神抑郁,多疑多虑,或焦急胆怯,自语少动,或悲郁善哭,呆痴叹息等不正常表现;

(2)多有情志刺激,意欲不遂等诱发因素,或有家族史;

(3)排除药物原因导致者;

(4)应与郁病、脏躁鉴别。

3. 狂病的诊断　符合国家中医药管理局 1995 年公布实施的《中医病证诊断疗效标准·狂病》诊断,以精神亢奋,躁扰喧狂不宁,毁物打骂,动而多怒为特征。

(1)有精神错乱,哭笑无常,妄语高歌,狂躁不安,不避亲疏,打人毁物等精神、言语、举止不正常状态;

(2)有情志刺激,意愿不遂或脑外伤等诱发因素,或有家族史;

(3)排除药物原因导致者。

(二)西医诊断

符合中华医学会第四次全国脑血管学术会议修订的各类脑血管疾病诊断要点的脑卒中诊断标准者,同时符合《中国精神障碍分类与诊断标准》第 3 版(CCMD-3)急性脑血管病所致精神障碍中以精神分裂症状为特征的诊断标准。

通常是在多次卒中后迅速发生的精神障碍,偶可有 1 次大量脑出血所致,此后记忆和思维损害突出。典型病例有短暂脑缺血发作史,并有短暂意识障碍、一过性轻度瘫痪或视觉丧失。它是以分裂症症状为主要临床表现,情感倒错或明显的情感平淡,以罪恶、疑病、虚无与妄想多见,内容也比较荒谬。言语不连贯,或思维贫乏或微微内容贫乏。思维逻辑倒错、病理性象征性思维,或词语新作。被控制,或被洞悉体验。患者可因悲观厌世或受幻觉支配,妄想驱使出现突如其来的自伤、自杀企图和行为,若自杀未遂,患者缺乏悔恨、悲痛的情感,这些患者自知力恢复后,可继发精神分裂症后抑郁。这类患者脑血管病损多出现在额叶、颞叶或顶叶,卒中后多与精神症状出现有关。

(三)鉴别诊断

1. 酒精戒断反应伴发癫狂

(1)单纯性戒断反应:长期大量饮酒后停止或减少饮酒量,在数小时后出现手、舌或眼睑震颤,并有恶心或呕吐、失眠、头痛、焦虑、情绪不稳和自主神经功能亢进,如心跳加快、出汗、血压增高等,少数患者可有短暂性幻觉或错觉。

(2)震颤谵妄:长期大量饮酒者如果突然戒酒,大约在 48 小时后出现震颤谵妄,表现为意识模糊,分不清东西南北,不识亲人,不知时间,有大量的直觉异常,如常见形象歪曲而恐怖的毒蛇猛兽、妖魔鬼怪,患者极不安宁、情绪激越、大喊大叫。另一重要的特征是全身肌肉粗大震颤,尚有发热、大汗淋漓、心跳加快,部分患者因高热、衰竭、感染、外伤而死亡。

(3)癫痫样发作:多在停饮后 12～48 小时后出现,多为大发作。

2. 内环境紊乱

（1）低血糖伴发癫狂

1）意识障碍：与胰岛素休克治疗时的临床表现相似，由嗜睡、意识朦胧、昏睡、直至不同程度的昏迷，也可出现谵妄状态。在昏迷前可出现运动兴奋、烦躁、不安、喊叫、冲动或攻击行为等。有时意识障碍可呈现间歇性短暂的意识丧失，如血糖下降很快时。临床表现以精神行为异常、癫痫样发作、意识障碍等为首发症状者，易误诊为精神病或器质性脑病（脑炎）等。由于血糖并不能完全反映脑内的含糖量，因此不能以血糖水平作为昏迷程度的标准。

2）若为亚急性发病者，可出现醉酒状态，缺乏自制力、控制力等。有的寡言、少动、人格解体等。

3）慢性病程者，可出现情感不稳，易激惹、急躁、焦虑、恐惧、抑郁等，也可出现幻视、幻听和妄想，也可见躁狂状态。频繁发作者由于脑软化可引起情感淡漠、人格改变以及智力障碍，记忆减退、理解困难、思维贫乏等。

（2）高钾血症：早期表现为表情淡漠、对外界反应迟钝，也可出现兴奋状态、情绪不稳、躁动不安等，严重时出现意识障碍、嗜睡、昏迷等。实验室检查血清钾浓度＞5.5mmol/L。

（3）低钾血症：早期表现为易疲劳、情感淡漠、记忆力减退、抑郁状态，也可出现木僵。严重时出现意识障碍、嗜睡、谵妄甚至昏迷。实验室检查血清钾浓度＜3.5mmol/L。

（4）高、低钙血症：反应迟钝、对外界不关心、情感淡漠和记忆障碍，也可有幻觉、妄想、抑郁、癫痫样发作等症状，严重者可有嗜睡、昏迷等意识障碍。实验室检查血钙浓度＞2.75mmol/L 或＜2.25mmol/L。

四、治疗

（一）中西医结合治疗要点

卒中后癫狂近年来逐渐引起医患双方重视，积极有效的干预措施有助于患者神经功能康复，是患者恢复社会活动功能的基础。针对性心理治疗有助于解决患者最痛苦、最担心的"痛点"问题，积极的药物干预有助于控制症状，促进康复。新型非典型抗精神病药治疗卒中后躁狂能选择性作用于中脑边缘多通路，可以有效地改善各种精神病症状，已显示出良好的疗效及依从性。抗精神病药用药基本原则是：小量起始，缓慢加量，规范治疗。总疗程3～6个月。根据患者情况综合衡量，注意事项包括：①年龄对药效学和药代动力学的影响；②副反应耐受判断；③兼顾合并用药；④风险评估；⑤复发预防。中医学认为中风病癫狂是在中风的病机基础上，或因肝肾亏虚，或因心脾两虚导致风、痰、火、瘀、毒交结，致使气血瘀滞化热，肝气失其条达，神明失其宁静而出现躁狂。脑为髓海，主持意识、思维活动，中风后脑内气血逆乱，"血与气并走于上"而致脑内发生气滞、痰结、火郁、血瘀等病理产物，清窍被阻，神明逆乱，进而表现出躁狂症状，治疗应以安神定志醒脑为治疗基本原则。

（二）中医辨证治疗

1. 痰气郁结，脑窍闭塞

【症状】中风后神情淡漠，不语不动，甚则呆若木鸡，目瞪如愚，傻笑自语，生活被动，神识混乱，甚至目妄见，耳妄闻，自责自罪，不思饮食，舌苔腻，脉弦滑。

【治法】理气解郁，化痰开窍。

【方药】顺气导痰汤加减

法半夏 10g、陈皮 10g、茯苓 12g、甘草 6g、胆南星 10g、枳实 10g、木香 6g、香附 10g、远志 10g、郁金 10g、石菖蒲 10g。

2. 心脾两虚，神志失养

【症状】中风后神思恍惚，魂梦颠倒，心悸易惊，善悲欲哭，肢体困乏，沉默少语，食少纳呆，失眠，面色萎黄，舌淡，苔白，脉沉细无力。

【治法】健脾养心，益气安神。

【方药】养心汤合甘麦大枣汤加减

人参 9g、黄芪 15g、当归 10g、川芎 10g、茯神 15g、远志 10g、柏子仁 15g、酸枣仁 15g、五味子 15g、龙眼肉 24g、甘草 12g、淮小麦 30g、大枣 7 枚。

3. 气滞血瘀，脑脉不畅

【症状】中风后面色晦暗，表情呆滞，情绪不稳，哭笑无常，妄见妄闻，出言无序，喜静恶动，恶闻人声，头痛如刺，夜不能寐，心悸烦乱，胸闷太息，饮食不佳。舌质紫黯，舌苔薄白，脉沉涩或沉弦而迟。

【治法】行气活血，化瘀醒神。

【方药】行瘀化滞汤加减

赤芍 30g、三棱 15g、莪术 15g、桃仁 15g、红花 15g、丹参 20g、青皮 10g、枳壳 10g、香附 10g、牛膝 10g、酒大黄 20g、益母草 20g。

4. 痰火扰神，二阳并病

【症状】中风后见性情急躁，烦躁，头痛失眠，面红耳赤，两目怒视，突然狂乱无知，骂詈嚎叫，不避亲疏，逾垣上屋，或毁物伤人，气力逾常，不食不眠，舌质红绛，苔多黄腻或黄燥而垢，脉弦大滑数。

【治法】清热豁痰，醒脑安神。

【方药】程氏生铁落饮加减

生铁落 12g、钩藤 10g(后下)、胆南星 10g、浙贝母 10g、橘红 10g、石菖蒲 9g、远志 10g、茯神 15g、朱砂 0.5g(冲服)、天门冬 12g、麦门冬 12g、玄参 10g、连翘 10g。

5. 痰瘀互阻，扰动神志

【症状】中风后见躁扰不安，恼怒多言，甚至登高而歌，弃衣而走，妄见妄闻，妄思奇离，面色黯滞而晦，头痛时作，心悸而烦，舌质紫黯或有瘀斑，少苔或薄苔而干，脉弦细或细涩。

【治法】豁痰化瘀，醒神开窍。

【方药】癫狂梦醒汤加减

桃仁 15g、赤芍 15g、柴胡 10g、大腹皮 10g、陈皮 15g、青皮 15g、苏子 9g、桑白皮 9g、法半夏 12g、生甘草 6g、通草 10g。

6. 瘀血阻窍，痰热扰心

【症状】中风后妄见妄闻，少寐易惊，疑虑丛生，言语支离，面色晦暗，舌青紫，或有瘀斑，苔薄滑，脉小弦或细涩。

【治法】活血化痰，醒脑通窍。

【方药】定狂逐瘀汤加减

丹参 15g、赤芍 12g、桃仁 9g、红花 9g、琥珀粉 3g(冲服)、酒大黄 6g、石菖蒲 10g、郁金 12g、柴胡 10g、香附 12g。

7. 阴虚阳亢,心肾不交

【症状】中风后久狂不愈,时好时坏,虽表现狂笑,其势短弱,狂叫声初粗而后短,且力不足,语声嘶哑,喉中干燥,头晕目眩,虚烦不寐,五心烦热,大便秘结,小便短赤,舌瘦干,甚则舌面光滑如镜,脉沉细数。

【治法】滋阴潜阳,交通心肾。

【方药】二阴煎加减

生地黄 20g、麦门冬 15g、玄参 10g、黄连 6g、竹叶 15g、灯心草 10g、茯神 15g、酸枣仁 20g、炙甘草 6g。

(三)中医特色治疗

1. 张锡纯《医学衷中参西录》治癫狂以泻火逐痰为首务,创制了荡痰汤、荡痰加甘遂汤及调气养神汤等名方,其遣方用药颇具特色。①精研药性,躬亲验证:张锡纯注重实践,如"即毒若巴豆,甘遂亦曾少少尝之",从而悟出甘遂为开顽痰之主药。②组方严谨,配伍精当:用药组方,"取其药性化合,借此药之长以济彼药之短",荡痰加甘遂汤中甘遂与赭石之配伍即属此例。又以"参赭石并用,不但能纳气归原也,设于逆气上干,填塞胸臆,或兼呕吐,其证上盛下虚者,皆可参赭并用以治之",诚经验之谈。③单味重剂,功专力猛:痰火肆虐非重剂不足以驱除,荡痰诸方中赭石、甘遂等即重用,"赭石恒有用至四两者"。

2. 针灸治疗

(1)痰气郁结:针刺百会、神门(双侧)、大陵(双侧)、印堂、膻中、丰隆(双侧)、三阴交(双侧)、太冲(双侧),手法以泻法为主,每日针 1 次,每次留针 30 分钟,每隔 10 分钟行针 1 次。

(2)心脾两虚:针刺百会、神门(双侧)、大陵(双侧)、内关(双侧)、足三里(双侧)、三阴交(双侧)、心俞、脾俞、公孙(双侧),手法以补法为主,每日针 1 次,每次留针 30 分钟,每隔 10 分钟行针 1 次。

(3)气滞血瘀:针刺百会、神门(双侧)、大陵(双侧)、内关(双侧)、膻中、三阴交(双侧)、太冲(双侧)、膈俞,手法以泻法为主,每日针 1 次,每次留针 30 分钟,每隔 10 分钟行针 1 次。

(4)痰火扰神:针刺百会、神门(双侧)、大陵(双侧)、丰隆(双侧)、曲池(双侧)、三阴交(双侧)、少冲(双侧),手法以泻法为主,每日针 1 次,每次留针 30 分钟,每隔 10 分钟行针 1 次。

(5)阴虚阳亢,心肾不交可选用针灸:针刺百会、神门(双侧)、大陵(双侧)、内关(双侧)、肝俞、肾俞、三阴交(双侧)、太溪(双侧)、足三里(双侧),手法以补法为主,每日针 1 次,每次留针 30 分钟,每隔 10 分钟行针 1 次。

(四)中成药制剂应用

1. 逍遥丸　组成:柴胡、当归、白芍、炒白术、茯苓、炙甘草、薄荷、生姜。功效:疏肝健脾,用于肝郁脾虚所致的郁闷不舒、胸胁胀痛、头晕目眩、食欲减退。每次 6～10 粒,每日 3 次,口服。

2. 归脾丸　组成:党参、白术(炒)、炙甘草、炙黄芪、茯苓、远志(制)、酸枣仁(炒)、龙眼肉、当归、木香、大枣。辅料为炼蜜。功效:益气健脾,养血安神。用于心脾两虚证。每次 6～10 粒,每日 3 次,口服。

3. 疏血通注射液　组成:水蛭、地龙。功效:活血化瘀,通经活络。4～6ml 加入 5% 葡萄糖注射液 250ml 中或 0.9% 氯化钠注射液 250ml 中,静脉滴注,10～15 天为一个疗程,可连用 2～3 个疗程。

4. **牛黄清心丸**　组成：牛黄、当归、川芎、甘草、山药、黄芩、苦杏仁^(炒)、大豆黄卷、大枣、白术^(炒)、茯苓、桔梗、防风、柴胡、阿胶、干姜、白芍、人参、六神曲^(炒)、肉桂、麦冬、白蔹、蒲黄^(炒)、人工麝香、冰片、水牛角浓缩粉、羚羊角、朱砂、雄黄。功效：清心化痰，镇惊祛风。每次 3g，每日 2 次。

（五）西医治疗

1. **急性期用抗精神病药物治疗**　无论是初次发作或复发的治疗均力求系统和充分，以获得较好的临床缓解，即需足剂量、足疗程；小量开始、逐渐增减药量；及时有效地处理药物副作用；注意个体差异；老年人用药剂量需减半。治疗分为继续治疗和维持治疗：①继续治疗：在急性期精神症状得到控制后，应继续以治疗剂量持续一个月左右；②维持治疗：中风后精神障碍应根据病因治疗情况，其维持治疗时间一般在症状消失后 1～2 年。如系复发的患者，维持治疗时间要酌情更长一些。在此时间内药物应逐渐减量，以减至最小剂量而能保持良好的恢复状态为准。若患者有不遵医嘱服药的情况时，可考虑改用长效制剂。

常用药物见下：

(1)氯丙嗪：具有明显的镇静、控制兴奋、抗幻觉、消除妄想等作用。适用于兴奋躁动、思维破裂、行为紊乱和幻觉妄想状态的各种精神分裂症或分裂样精神病。一般口服剂量为 300～600mg/日。初始剂量为 25～100mg/日，每日或隔日增加 25～100mg/日，一般情况下一周左右增至 600mg/日。少数患者可酌情增至 800～1000mg/日。注射剂量一般为 50～200mg/日，可给予肌内注射或(和)静脉注射，维持时间一周左右。

(2)奋乃静：适应证基本同氯丙嗪，但镇静作用不及氯丙嗪。此药的毒性反应较少，尤其对心血管、血液、肝脏、皮肤所引起的并发症甚少。一般口服剂量为 20～60mg/日。初始剂量为 4～10mg/日，每日或隔日增加 2～10mg/日，一周左右增至 60mg/日。肌内注射剂量为 10～20mg/日。

(3)氟哌啶醇：对控制兴奋躁动和幻觉、妄想有较好疗效；对行为退缩、情感淡漠的慢性精神分裂症有促使精神活跃的作用。口服治疗剂量为 30～60mg/日，初始剂量为 2～6mg/日，每日或隔日增加 2～6mg/日，一周左右增至最大剂量。注射剂量为 5～20mg/日，可给予肌内注射或(和)静脉注射，维持时间一周左右。

(4)舒必利：对缓解木僵、活跃情感效果较好。治疗剂量为 300～1200mg/日。注射剂量为 100～300mg/日。

(5)氯氮平：对控制兴奋、消除幻觉妄想效果较好。治疗剂量为 300～600mg/日。

(6)利培酮片(维思通)：对阳性、阴性症状均有效，对阴性症状效果较好。其镇静作用轻微。治疗剂量为 3～6mg/日。

(7)五氟利多：是口服长效制剂，对妄想、言语不连贯、情感不协调和缄默等均有效。常用剂量为 20～120mg/周。

(8)奥氮平：适用于精神分裂症，躁狂发作，预防双向障碍复发，对阳性症状多者更有效。常用量每日 5～20mg。

2. **心理治疗和精神康复治疗**　恢复期精神分裂症患者可采用中医心理治疗、萨提亚心理治疗模式治疗、支持性心理治疗、生物反馈治疗、微电流脑导入(CES)治疗等可优化联合治疗。

五、典型病例

刘某,女,85岁。患者4周前无明显诱因晚饭后突发言语混乱,理解表达困难,肢体不遂,到当地医院求治,诊为"脑梗死",住院治疗半月症状有所改善。1天前无明显诱因言语反应迟钝加重,伴烦躁,拒绝进食,水米不进,遂来我院就诊。以"中风病呆证;脑梗死、血管性痴呆"急诊入院。现症见:言语理解表达困难,反应迟钝,饮水呛咳,四肢力弱,双上肢不自主抓握、摸索,站立行走不能,纳差,睡眠差,大小便失禁。既往冠心病心房纤颤病史10余年,反复出现脑梗死。体检:BP 135/90mmHg,心率73次/分,心律不齐,二尖瓣听诊区可闻及杂音。两肺呼吸音弱。神经系统检查:神志欠清,躁动,言语反应迟钝,认知功能减退,双侧瞳孔等大等圆,瞳孔直径约3mm,对光反射灵敏,角膜反射存在。四肢肌力4级,肌张力正常,双侧巴宾斯基征(+),余脑神经、感觉、共济因不能配合未查。头颅CT示:双侧基底节、右侧颞叶多发梗死;双侧脑室周围白质脱髓鞘;皮层下动脉硬化性脑病;脑萎缩。按脑梗死经中西医治疗10天后,出现双上肢不自主抓握、摸索加重,精神亢奋,狂躁不安,失眠,面色黯滞而晦,舌质紫黯、有瘀斑,少苔,脉弦细。中医诊断:中风病癫狂;西医诊断:脑梗死合并癫狂状态。辨证属痰瘀互阻,扰动神志,当用豁痰化瘀之法,方选癫狂梦醒汤加减。处方:桃仁15g、赤芍15g、柴胡10g、大腹皮10g、陈皮15g、青皮15g、苏子9g、桑白皮9g、法半夏12g、生甘草6g、礞石20g,每日1剂,每剂分2次口服。西医治疗给予脑细胞保护剂药物应用,选脑苷肌肽静脉点滴;给予脑循环改善剂药物应用,选用奥拉西坦静脉滴注;给予改善精神症状药物应用,选用奥氮平片口服。治疗后患者神志清,精神可,亦未再发癫狂,纳眠可,二便调。

六、中西医结合临床体会

本病早期或初病以精神失常为其证候特征,实证多由阳热偏旺,阳盛风动,气血上逆,挟痰火蔽窍、阻脉,内闭肠胃,致腑气不通,继而内风痰火更盛,形成风火相煽,痰气流窜。应以通腑化痰法治其本。中西医结合治疗可达到更好的疗效。对于中风病癫狂首先要治疗原发病,其次要选择安全有效的抗精神病药物予以治疗。王松龄主任医师经过多年临床观察,采用新型抗抑郁药奥氮平结合中医中药疗法,治疗中风病癫狂患者的幻觉、妄想、激越、攻击等精神症状取得较好的临床效果。临床中又拟定惊安神逐痰散(川贝36g、清半夏36g、全蝎33g、朱砂15g、巴豆霜15g,以上诸药粉碎,过200目筛,装胶囊服用)和祛癫汤(人参15g、白术30g、肉桂3g、干姜3g、白芥子3g、石菖蒲9g、陈皮9g、半夏9g、甘草6g,1剂/日,水煎服)嘱患者服用1~2年,预防中风病癫狂的复发。

参 考 文 献

[1] 王永炎,张伯礼.中医脑病学[M].北京:人民卫生出版社,2007.

[2] 余蓝.头针为主治疗中风后遗症疗效观察[J].上海针灸杂志,2010,29(2):88.

[3] 许红.中风后遗症的康复治疗[N].医药导报,2006-3-15(B05版).

[4] 王永炎.中医内科学[M].上海:上海科学技术出版社,1997:125.

[5] 杨颖.腹针治疗中风后遗症的临床观察[J].辽宁中医学院学报,2006,8(3):102.

[6] 李晓,王安国.中风后肢体运动障碍的中医治疗与康复[J].山东生物医学工程,1999(4):43-44.

[7] 陈丽娟,李青卿.颜乾麟教授治疗中风半身不遂经验拾萃[J].贵阳中医学院学报,2010,32(2):13-14.

[8] 周军丽,徐彦飞,李振华.李振华治疗偏枯经验[J].辽宁中医杂志,2010,37(7):1219-1220.

[9] 魏乐,石宏斌.疏血通的临床应用价值与安全性研究进展[J].中国实用医药,2008,3(26):190-191.

[10] 王秀芳,刘锦丽.开窍丸治疗中风中脏腑36例疗效观察[J].河北中医药学报,2005,20(2):18.

[11] 王忠南,张继秋,南红梅.通腑泻热法在中风病神昏治疗中的临床意义[J].长春中医学院学报,1994,10(3):13.

[12] 杨志远,申锦林,赵安民,等.中药"冰黄液"直肠滴注在救治脑出血急性期的作用[J].中西医结合实用临床急救,1998,5(2):58-59.

[13] 刘亚敏,张赐安,徐秋英,等.芳香开窍法对急性缺血性中风治疗作用的临床观察[J].广州中医药大学学报,2002,19(3):165-168.

[14] 蔡海波,金友雨.疏血通注射液治疗缺血性脑血管病的临床研究[J].西北药学杂志,2006,21(1):32.

[15] 桂春燕.痰热清注射液治疗急性脑出血伴肺部感染临床体会[J].中国中医急症,2009,18(12):2050-2051.

[16] 李广宣.银杏蜜环口服溶液治疗风痰瘀血证脑梗死临床研究[J].中医学报,2013,28(180):737-738.

[17] 熊维政,卢玉斌.培元通脑胶囊治疗中风病临床疗效观察[J].河南大学学报(医学版),2008,27(1):61-63.

[18] 赵百孝,孟宪坤.中风言语障碍的中医病名及分类[J].中医杂志,1997,38(8):505.

[19] 张玉梅,王拥军,朱镛连,等.影响失语症类型的相关因素[J].中国康复理论与实践,2004,10(10):241-242.

[20] 刁殿军.中风后言语不利的中医治疗进展[J].天津中医药大学学报,2010,29(4):218.

[21] 梁国兴,牟方波,王玉勇,等.中风后言语不利的中医研究治疗进展[J].中西医结合心脑血管病杂志,2006,4(2):148.

[22] 王山,张敏尚,王秋景.针刺治疗中风失语症42例[J].辽宁中医药大学学报,2008,10(12):130.

[23] 刘锦,乔嘉斌.针刺治疗中风后失语症临床观察[J].辽宁中医杂志,2008,35(2):281.

[24] 吴明霞,万甜,洪昆达,等.针刺配合金津、玉液放血治疗脑卒中后失语症58例[J].福建中医药,2008,39(2):29.

[25] 廖军芳.点刺金津玉液穴治疗中风后运动性失语症52例[J].针灸临床杂志,2007,23(5):35.

[26] 江钢辉,李湘力.靳氏舌三针治疗中风运动性失语症疗效观察[J].上海针灸杂志,2008,7(27):5-6.

[27] 李舜,丘卫红,万桂芳.早期旋律语调言语治疗对Broca's失语患者的疗效观察[J].中国康复理论与实践,2007,13(5):456-457.

[28] 卫冬洁,李胜利.音乐音调治疗法对重度失语症患者的疗效观察[J].中国康复理论与实践,2008,14(5):483-484.

[29] 赵英子,何丹.早期康复对脑卒中致语言障碍恢复的影响[J].航空航天医学杂志,2012,23(6):689.

[30] 田野,林伟,叶祥明,等.汉语失语症诊治进展[J].中国康复理论与实践,2011,17(2):151.

[31] 孙中林.中风后遗症辨证治验[J].中国医药学报,2003,18(4):255.

[32] 张玉梅,王拥军,张宁.失语症的发病及恢复机制[J].中国临床康复,2005,9(1):144.

[33] 肖飞.电针舌根治疗中风言语不利及其机理探讨[J].山东中医学院学报,19(4):247.

[34] 贺建国.资寿解语汤加减治疗中风后失语76例[J].新中医,2007,39(4):67-70.

[35] 邱锡采,程惠玲,邱承伟,等.温阳化痰法为主治疗脑梗死后失语40例[J].陕西中医,2005,26(11):161-163.

[36] 赵斌,窦逾常.丹红注射液配合言语训练治疗中风后丘脑性失语临床观察[J].吉林医学,2008,29(23):22-30.

[37] 王新志,韩群英,陈贺华.中华实用中风病大全.北京:人民卫生出版社,1999:166-167.

[38] 何良志.施奠邦对麻木的治验[J].中医杂志,1993,34(12):723.

[39] 王涛. 毛刺治疗中风后麻木 39 例[J]. 上海针灸杂志,2005,24(7):28.

[40] 刘华,刘仲杰,施土生. 刺络放血法治疗中风偏瘫麻木症疗效观察[J]. 中国针灸,2006,26(5):337-338.

[41] 刘明. 十宣放血治疗中风后遗症手臂麻木[J]. 中国针灸,2003,23(1):35.

[42] 吴洪毅,林攀. 硫辛酸注射液联合甲钴胺治疗急性脑梗死疗效观察[J]. 中国医师进修杂志. 2012,34(35):60-61.

[43] 吴松华,赖聪伟,周拥军. 针灸配合中药治疗中风后肢体麻木 40 例临床对照观察[J]. 当代医学,2008,24(14):178.

[44] 朱会友,倪爱华,王宏伟. 中药塞鼻治疗中枢性面瘫 50 例[J]. 中国民间疗法,1999,1(1):24-25.

[45] 杨淑坤,石景伟,张玉军,等. 益脑通络牵正汤配耳压法治疗面神经麻痹[J]. 西安医科大学学报,1997,18(2):259-260.

[46] 傅平华,蔡德芳. 刺血为主治疗中枢性面瘫临床体会[J]. 针灸临床杂志,1992(6):30.

[47] 曾庆华. 中医眼科学[M]. 北京:中国中医药出版社,2003:208.

[48] 白世森,戎曙欣. 李清文治疗老年性黄斑变性的经验[J]. 中华实用中西医杂志,2005:187-188.

[49] 罗国芬,陈达夫. 中医眼科临床经验[M]. 成都:四川科学技术出版社,1985:191.

[50] 张婧. 成人卒中后康复指南关于吞咽困难的管理指南简介[J]. 中国卒中杂志,2007,2(3):256-257.

[51] 赵建富,商亚贞,王涛等. 丹红解语汤对脑梗死吞咽障碍患者的影像学表现分析[J]. 中国实用医药,2010,5(26):128-129.

[52] 何迎春,杨聘,张如富. 培土益髓开窍法治疗脑卒中后吞咽障碍疗效观察[J]. 辽宁中医杂志,2010,37(5):858-859.

[53] 程秀兰. 人参散治疗脑卒中后吞咽障碍 100 例[J]. 陕西中医,2010,31(6):657-658.

[54] 谭旭宏. 升降散合侯氏黑散汤治疗脑梗塞后假性球麻痹 40 例[J]. 陕西中医,2009,30(2):158-159.

[55] 杨泉鱼,孙建峰. 吞咽散治疗脑出血后吞咽障碍 100 例临床观察[J]. 新中医,2007,39(3):27-28.

[56] 陈桂霞. 辨证治疗中风后吞咽困难 37 例[J]. 河南中医,2009,29(1):58.

[57] 宋文革,刘萌,张彦. 头针治疗假性球麻痹所致的吞咽困难 30 例[J]. 针灸临床杂志,1999,15(12):2.

[58] 王爱华. 头皮针配合针刺治疗假性延髓麻痹 120 例[J]. 湖北中医杂志,1999,21(8):375.

[59] 孙玉森. 针刺治疗假性球麻痹性吞咽困难 23 例[J]. 现代中西医结合杂志,1999,8(11):1826,1870.

[60] 海丽,张艳,王艳霞. 复方丹参注射液穴位注射治疗中风病假性球麻痹 30 例[J]. 辽宁中医药大学学报,2007,9(5):108.

[61] 徐炳国,戴丽娟. 穴位注射治疗脑卒中后吞咽障碍 70 例[J]. 中国康复,2010,25(2):139-140.

[62] 朱增辉,蔡建胜,蔡伟,等. 背俞穴为主埋线治疗脑卒中后假性球麻痹吞咽障碍[J]. 贵阳中医学院学报,2009,31(2):62-63.

[63] 粟漩,赖新生. 通调督神法电针治疗脑卒中吞咽困难疗效观察[J]. 针灸临床杂志,2010,26(6):3-6.

[64] 陈玉其,张雪娟. 电针对假性球麻痹患者吞咽功能的影响[J]. 广西中医药,2007,30(2):16-17.

[65] 赵云雁. "醒脑开窍"针刺法治疗假球麻痹 82 例[J]. 辽宁中医药大学学报,2008,10(7):91.

[66] 徐衡之,嘉定,等. 宋元明清名医类案[M]. 天津:天津古籍书店,1988.

[67] 陈立典,林秀瑶,陶静. 脑卒中中医康复单元中失语症患者的康复疗效观察[J],中国康复医学杂志,2008,23(2):161.

[68] 周洁茹,苗玲. 失语症[J],神经病学与神经康复学杂志,2005,12(4):257-258.

[69] 周苹,单春雷. 失语症的药物治疗进展[J]. Chinese Journal of Rehabilitation Medicine,2008,23(9):860.

[70] 李维峻,崔玲. 崔玲治疗颤证经验[J]. 世界中医药,2011,6(3):225-226.

[71] 骆守真. 顾锡镇教授治疗帕金森病经验[J]. 中国医药指南,2013,11(5):581-582.

[72] 丁光迪. 诸病源候论校注[M]. 北京:人民卫生出版社,2013:21.

[73] 刘卫,李玲. 中枢性疼痛[J]. 中国临床康复,2002,6(12):1707.

[74] 陈彦方.中国精神障碍分类与诊断标准[M].北京:人民卫生出版社,1997:531-533.

[75] 郝伟.精神病学[M].北京:人民卫生出版社,2005:80.

[76] 沈渔邨.精神病学[M].北京:人民卫生出版社,2003:338-341.

[77] 张锡纯.医学衷中参西录[M].石家庄:河北人民出版社,1974:94-96.

第三章　中风病变证

引　言

"变证"一词,是从《伤寒论》引申下来的。如《伤寒论·辨太阳病脉证并治》:"太阳病,外证未除,而数下之,遂协热而利,利下不止,心下痞硬,表里不解者,桂枝人参汤主之"。本条所指为误下引起的变证,故《中医大辞典·基础理论分册》对"变证"的解释是"疾病由简单变复杂,从轻到重的证候变化"。《辞海》与《新华字典》解"变"字之意是:①突然发生的非常事件;②有重大影响的突然变化;③状态、性质或情形和原来不同。

"中风病变证"是指已患有中风病(典型的中风病和不典型的中风病),在其发生当时或发病之后出现的主症或次症以外的临床表现,即在某种特殊条件下,病情不循一般规律而发生性质变化(即中风后并发症)均称为中风病变证。临床上中风病变证又分为两个类型:轻至中等程度的变证,按中风病变证治疗多可收效;重度与危重度的变证,因其重笃凶险,常出现意外。按其病情严重程度及预后判断,前者仍称为中风病变证,后者定名为中风病坏病(即败证)。现将临床常见的中风病变证作如下介绍。

中风病痫病　即西医的卒中后痫性状态或脑卒中继发性癫痫。若先发癫痫症状后出现不典型中风病症状,属于中风病类证;若典型中风病发生后两周内出现癫痫发作,为卒中后早发型癫痫;若中风病发生两周后出现癫痫发作,为卒中后迟发型癫痫。无论脑卒中病情或轻或重,一旦出现两目上视,或牙关紧闭,或口吐涎沫,或肢体抽搐,或经脑电图证实为癫痫者,均应按卒中后癫痫处理。其定位多为脑叶表面、间脑血管损害,或蛛网膜下腔出血引发。

中风病失眠　即中风后出现昼夜不眠(多为丘脑下部睡眠调节中枢紊乱的睡眠剥夺),入睡难(卒中后焦虑多见),早醒(卒中后抑郁多见),也可见到额叶血管病损引发的情感释放状态,如兴奋,烦躁,常难以入眠。

中风病多寐　指中风病发生后出现昏昏欲睡或深睡难以转醒的证候,又称中风病嗜寐。有的是中风病神昏转醒过程缓慢,有的是中风后继发的嗜睡不醒。定位于下丘脑后部、松果体区、中脑与脑桥,因脑血管病变致该部位功能障碍而引发嗜睡。若原有肥胖或睡眠呼吸暂停综合征,中风后嗜睡加重。

中风病郁证　指中风后继发的情绪低落或烦躁不宁、难以入眠的情感障碍证候,相当于西医的卒中后抑郁或焦虑状态,定位于左侧额叶或双侧额叶的血管病损。是生物、心理、社会等因素共同作用的结果。

中风病痴呆　是由于中风后脑损害所引起的获得性智力障碍的一种临床综合征,主要是认知功能减退或丧失。容易引发脑血管性痴呆的部位是角回、颞叶中下部、额叶内侧、丘脑、尾状核、内囊前部和顶叶凸面之间的边界区中风等。

中风病呃逆 指中风病发生后并发呃声连连,声短而频,气逆声响,与西医的中枢性膈肌痉挛有关,按照它的发病率高低排序,依次为延髓中部背侧区、脑桥、底节区内侧血管病损。

中风病泄泻与中风病大便失禁 中风病泄泻指每日大便三次以上,且质稀,但大便尚能自控;而中风后大便失禁,便质可稀,次数不一定大于三次,但不能自己控制大便,重症患者常伴有神识不清证候。定位于大脑皮质中枢或旁中央小叶、丘脑下部、脑干等处。

中风病遗尿、小便不禁 遗尿是指在睡眠中小便自遗,醒后方知之病;小便不禁是指在清醒状态下不能控制排尿,而尿液自行排出的病证。本病发生于中风后,轻者遗尿,重者小便不禁,以神识昏迷为主伴随的尿失禁,又称之"失溲,失溺"。遗尿之症,西医主要指神经源性排尿障碍,尿失禁多为假性尿失禁,脑血管损害的病变部位主要在大脑或脑干及其双侧锥体束。

中风病淋证 指中风后发生小便短涩,滴沥刺痛,小腹拘急,或尿色红赤,或余沥难尽,脐腹胀痛难忍等表现。与西医的合并泌尿系感染、脑栓塞伴发肾栓塞、血尿引发膀胱刺激征有关。

中风病发热 指中风后出现体温升高而发热的症候群。其中外感发热除外(肺部感染与泌尿系感染所致发热已在咳嗽与淋证中讨论),其发热讨论重点是西医的出血后吸收热,其他感染热,脱水热,药物热,部分中枢性发热(如中枢性低、中等发热等)。这些发热需明确病因病理,中枢性发热定位于丘脑下部。

中风病咳嗽 指中风病并发的咳嗽症状,初病多为普通致病微生物肺部感染;久病或吞咽障碍或久用抗生素或糖皮质激素,致使条件致病菌或霉菌感染而引发的肺炎。

中风病褥疮 指中风发生后久着席褥肌肤受压而生疮疡,与西医的压疮一致,系中风患者体表组织长期受压,使组织形成水疱,或表皮脱落,受压组织变性、坏死等褥疮表现。

中风病手胀 指中风后患侧手部突然水肿,疼痛,甚则连及肩部疼痛,使手的运动功能受限,相当于西医的肩手综合征。是急性脑卒中偏瘫肢体自主神经功能失调的症候群。

中风病股肿 指中风后致瘀血阻于阴脉,营血失运,下肢胀痛为特征的疾病,相当于西医的下肢血栓性静脉炎,下肢深静脉血栓形成。急性下肢静脉血栓形成,栓塞以下部位红肿热胀、肌肤坚硬灼手,待进入慢性期或恢复期时,红肿热灼体征渐消,局部肿胀坚硬程度随血管通畅程度好转而缓解。

第一节 中风病痫病

一、概述

中风病痫病是中风病的最常见变证之一,指继发于中风病后、因中风病本身导致脑窍郁闭、神机惑乱而出现的以神昏、口吐涎沫、肢体抽搐或局限性肢体功能障碍为主要临床表现的脑系疾病,与中风病关系密切,研究显示,中风后有痫症发作的患者 56% 将会罹患痫病。本病相当于西医学的卒中后癫痫,与脑梗死、脑出血、蛛网膜下腔出血有因果关系,属继发性癫痫范畴。既往资料显示,中风病痫病发生率为 2%～17%,是中风病患者死亡的主要原因之一。临床上见到首发症状是痫性发作,或癫痫持续状态,而中风五大主、次症症状不典型,且头颅影像学证实有卒中责任病灶,应先归入中风病类证范畴;若中风病症状典型,同时或稍后又出现痫性发作,仍属于中风病变证;中风后半年癫痫仍发,应归入中风后遗症之列。

二、病因与发病机制

(一) 中医病因病机

"痫"字为"癎"字简体。以病从"间",间者,即指其病发作有时,间隔而作。痫病源于《黄帝内经》,属"巅疾"范畴,中风病痫病的发生多因脑脉痹阻或血溢脑脉之外等因素导致脏气不平,阴阳失调,脑窍郁闭,神昏惑乱而发病。《三因极一病证方论·癫痫叙论》指出:"癫痫病,皆由惊动,使脏气不平。"《医述·癫狂痫》引《临证指南》:"天地一阴阳也,阴阳和则天清地凝,一有偏胜,遂有非常之变。人身亦一阴阳也,阴阳和则神清志宁,一有偏胜,则有不测之痫⋯⋯古人集癫、狂、痫,辨以为阳并于阴,阴并于阳⋯⋯医者惟调其阴阳,不使有所偏胜,则郁逆自消,而神气得反其常矣。"又引李杲:"皆阳跷、阴跷、督、冲四脉之邪上行而为病。"《丹溪心法》指出"无非痰涎壅塞,迷闷孔窍"而成。《杂病广要·癫》认为"凡癫痫⋯⋯皆由邪气逆阳分,而乱于头中也⋯⋯其病在头癫。"

中风病痫病因中风病而发,与中风病发病因素之血瘀、痰阻、阴虚、风动有关,属虚实夹杂证。或因素体饮食不节,恣食厚味,痰湿内生,久则风火相煽,挟痰上扰脑窍、元神受损、络脉失主而发中风痫病;或因素体阳亢,肝风内动,脏气上逆,气血逆乱,脑窍郁闭、络脉失主而发中风痫病;或因阴血不足,脏腑失养,脏气不平,血脉瘀滞,肝阳上亢、风瘀扰神、络脉失主而发中风痫病。

(二) 西医发病机制

卒中后癫痫的发生机制,一般认为,急性脑血管病发生后两周内出现的癫痫发作称为卒中后早期癫痫发作,两周以后出现的癫痫称为卒中后迟发性癫痫发作。早期癫痫的发生主要是由于局部脑组织缺血缺氧而影响神经元细胞膜稳定性、脑水肿及代谢紊乱等因素刺激引起癫痫发作,出血性卒中是由于出现局限性或弥漫性脑血管痉挛使脑组织缺血缺氧、血肿机械压迫刺激以及脑水肿、代谢紊乱等因素引起癫痫发作。迟发性癫痫发生的可能机制主要是卒中病灶囊腔的机械刺激以及逐渐发生的神经细胞变性,胶质细胞增生,瘢痕形成、萎缩、粘连、移位等引起癫痫发作。

三、诊断依据

(一) 中医诊断

根据《中医内科学》本病的诊断依据如下:

1. 有中风病史;

2. 全面性发作时突然仆倒,不省人事,两目上视,口吐涎沫,四肢及全身抽搐,面色青紫,或仅两目瞪视,呼之不应,或头部下垂,头眼偏向一侧或口中怪叫,醒后疲乏无力;

3. 部分性发作时可见多种形式,如口、眼、手等局部抽搐,可无突然昏倒,或幻视,或呕吐,多汗,或言语障碍,或出现无意识的动作等;

4. 小发作可见短暂意识丧失而无抽搐,可有动作中断,手中物件落地,点头动作,或两目直视,数秒或数分钟后可恢复,对上述症状发作后全然无知;

5. 起病急骤,醒后如常人、反复发作,大多具有间歇性、暂时性、刻板性 3 个特点。

(二) 西医诊断

符合国际抗癫痫联盟(ILAE)标准:卒中发生至少 1 周之后出现 2 次以上的痫性发作。

(三) 鉴别诊断

1. 低血糖症 血糖水平低于 2mmol/L 时可产生局部癫痫样抽动或四肢强直发作,伴意识丧失,常见于应用降糖药物治疗的 2 型糖尿病患者。

2. 晕厥 卒中后再发的短暂性全脑灌注不足可导致短时间意识丧失和跌倒,偶尔可引起肢体强直阵挛性抽动或尿失禁,常因久站、剧痛、排尿、咳嗽、憋气等诱发,常有头晕、恶心、眼前发黑和无力等先兆,跌倒较缓慢,面色苍白、出汗。晕厥引起的意识丧失很少超过 15 秒,意识恢复迅速,不伴发作后意识模糊,更无发作后的疲乏与困倦。

3. 癔病性发作 可有运动、感觉、意识模糊等类似癫痫发作症状,常有精神诱因,具有表演性,视频脑电有助于鉴别。

四、治疗

(一) 中西医结合治疗要点

中风病痫病急性期治疗关键在于积极治疗中风病的基础上及时判断是否因代谢或其他原因引起的痫性发作,并保持呼吸道通畅、吸氧、监护生命体征、保持水电解质、酸碱平衡,根据病情需要给予止痉药物控制痫性发作,防止癫痫持续状态危及生命,中医中药辨证给予涤痰化瘀、息风止痉等治疗;病情稳定后及时评判卒中后癫痫发病的概率,并给予中药预防性治疗,一旦诊断为卒中后癫痫,立即给予中西医结合抗癫痫治疗,在选择抗癫痫药物时要充分考虑中风患者特点,尽可能选择对抗血小板或抗凝剂影响小的药物,中医中药给予扶正化瘀止痉治疗。

(二) 中医辨证论治

1. 风痰火亢,肝脉拘急

【症状】中风后猝然仆倒,不省人事,四肢强痉拘挛,口中有声,口吐白沫,烦躁不安,气高息促,痰鸣漉漉,口臭便干,舌质红或黯红,苔黄腻,脉弦滑。

【治法】通腑化痰,息风止痉。

【方药】黄连温胆汤合止痉散加减

黄连 6g、陈皮 10g、法半夏 12g、茯苓 20g、枳实 10g、竹茹 15g、石菖蒲 10g、胆南星 10g、全瓜蒌 30g、大黄 10g、全蝎 6g、蜈蚣 2 条。

2. 风痰瘀阻,土壅木摇

【症状】中风后猝然昏仆,目睛上视,口吐白沫,手足抽搐,喉中痰鸣,或单以口角、眼角、肢体抽搐,颜面口唇青紫,舌质淡黯,苔白腻,脉滑或涩。

【治法】健脾化痰,息风止痫。

【方药】定痫丸加减

半夏 12g、天麻 12g、陈皮 15g、胆南星 10g、川贝 10g、茯神 10g、全蝎 9g、石菖蒲 10g、全僵蚕 10g、琥珀 1.5g、灯心草 2g、远志 10g、丹参 15g、麦冬 12g、竹沥 20ml。

3. 肝肾阴虚,肝风时动

【症状】中风后猝然昏仆,或面部烘热,或两目瞪视,或局限性抽搐,或四肢抽搐无力,手足蠕动,舌质红绛,少苔,脉细弱。

【治法】滋阴息风,活血通络。

【方药】大补元煎合止痉散加减

熟地 30g、枸杞 12g、山茱萸 15g、杜仲 12g、人参 12g、山药 20g、当归 12g、鳖甲 10g、牡蛎

30g、丹参15g、郁金15g、川芎12g、蜈蚣12g、全蝎9g、蝉蜕12g。

（三）中医特色治疗

1. 名医经验

胡建华治疗癫痫验方：①蝎蚣胶囊：全蝎、蜈蚣。功效：平肝息风，通络止痉。胡建华认为全蝎辛、平，归肝经，具有很好的息风解痉、祛风止痛作用；蜈蚣辛、温，归肝经，二药配伍具有强烈的抗惊厥作用，更显相得益彰之功。②星蚣胶囊：天南星、蜈蚣。功效：平肝息风、祛痰止痉。胡建华认为蜈蚣辛、温，归肝经，能息风止痉、祛痰止痛，天南星苦、辛、温，归肺、肝、脾经，为祛风痰、散结止痉要药，二者配伍应用治疗癫痫效果显著，胡建华经过长期的临床用药实践及动物实验认为，天南星在用于神经科疾病解痉及镇静、镇痛作用时以生用效果更佳。③祛瘀定痫镇痛合剂：红花、川芎、丹参、白芍、地龙、远志、石菖蒲、天南星、生铁落。功效：活血化瘀、平肝息风、化痰开窍定痫。方中红花、川芎活血化瘀散结；丹参养血安神，活血化瘀；白芍柔血养肝可达平肝息风之功，地龙咸寒，息风、解痉、镇静之功尤佳；生铁落重镇降逆、镇静；远志、石菖蒲、天南星化痰开窍、醒脑。

2. 文献摘录

张根娣等运用定痫冲剂加减治疗缺血性脑卒中后癫痫，效果显著。定痫冲剂以僵蚕、地龙为基础组方而成，僵蚕、地龙治疗癫痫为传统经验用药，并为君药。僵蚕辛咸，气味俱薄，升多降少，息风解痉，散风止痛，化痰散结，有镇惊、抗惊厥作用；地龙咸寒，以下行为主，清热息风，通络散结，止痉，具有镇惊、抗惊厥和解热作用。二药伍用，一升一降，升降协和，化痰散结，息风解痉，去瘀生新，通络止痛之力增强，可主治癫痫等。龙齿性味涩凉，镇惊安神，适用于惊痫、心悸等症。当归为血分要药，对肝脏具有保护作用，还具有镇静、镇痛、抗缺氧等作用，与白芍相合以养血活血，共防久病入络入血。炙甘草具有镇静、保肝、抗心律失常、解热、降血脂及抗动脉粥样硬化等作用，同时所含甘草次酸、甘草黄酮有明显的镇咳、祛痰作用。茯神健脾和中，宁心安神，与当归白芍合方可舒理中焦气血水湿，配以和中之甘草，能和中而助当归之补养。

（四）其他疗法

1. 以炉贮炭火，时时泼醋，熏其鼻即"熏鼻法"，对病发不省人事者适宜，以开窍醒神。

2. 还有将定痫丸方中犀角易成3倍量的水牛角，以姜汁化开擦胸等外治法。

（五）西医治疗

1. 一般治疗　患者生活应有规律，饮食上应忌酒、辛辣或过饱；心理方面应正确对待疾病，不恐惧，不自卑，树立信心，积极配合治疗。

2. 发作期治疗

(1)保持呼吸道通畅，吸氧；进行心电、血压、呼吸监护；维持水电解质平衡，能量供给，及时吸痰，必要时做气管切开。

(2)抗痉药物：首选地西泮10～20mg，静注，无效时，15分钟重复用10～20mg，仍无效，10～20分钟再重复10mg，仍然无效，说明对此药不敏感。一般在注射第一次后，约80%即可控制，也可以将100～200mg地西泮溶于500ml液体中于12小时内缓慢静滴。其次可用10%水合氯醛30～40ml，保留灌肠，或苯妥英钠0.25～0.5g溶于500ml液体中，每分钟不超过0.05g的速度静滴。若上述药物无效，可静滴丙戊酸钠，成人0.4g作负荷量，以后用1～5mg/(kg·h)维持给药，多在30分钟内终止非惊厥性痫病持续状态。发作控制后，可肌注巴比妥0.1g，每6～8小时一次，同时鼻饲抗惊厥药，2～3天后渐停苯巴比妥；也可以地西泮 10mg,肌注,每 6~8 小时一次,同时给予脑细胞营养代谢药物,促进脑细胞功能恢复。

(3)积极防治并发症:持续发作易致脑缺氧,继之出现脑水肿,甚至颅内压增高,可用 20%甘露醇 125~250ml 快速静滴,或地塞米松 10~20mg 静滴,预防性应用抗生素,控制感染;纠正代谢紊乱。

3. 间歇期治疗 卒中后癫痫基本属于部分性发作,新的观点认为经典抗癫痫药物不宜用于卒中后癫痫,苯妥英钠、苯二氮䓬类影响神经功能恢复,苯巴比妥、苯妥英钠、卡马西平的肝酶诱导作用可加快其他药物的代谢,影响疗效,苯巴比妥、苯妥英钠、卡马西平与脑血管意外后常用的抗凝、抗血小板药物有交互作用,以上特点影响了经典抗癫痫药物在卒中后癫痫的应用。国际抗癫痫联盟卒中后痫性发作(癫痫)一线用药为拉莫三嗪、加巴喷丁。左乙拉西坦可作为老年迟发型卒中后癫痫患者较好的用药选择,小剂量(0.1~0.4g/日)缓释剂卡马西平可试用于不需要抗凝治疗的患者。

五、典型病例

王某,男,64 岁,2008 年 7 月 7 日门诊,既往高血压病史 15 年、脑出血病史 6 月,遗留右侧肢体活动不利,1 月前出现猝然昏仆,目睛上视,口吐白沫,手足抽搐,喉中痰鸣,颜面口唇青紫,家人急按压人中穴后上证缓解,此后上证反复发作,3~5 日 1 次,到当地医院就诊,诊断为卒中后癫痫,予卡马西平片,0.2g,口服,1 日 3 次,效果不佳,随到河南省中医院门诊,询问病史发现患者每次猝然昏仆前均有口角抽动,1~3 秒左右即出现猝然昏仆,目睛上视,口吐白沫,手足抽搐,喉中痰鸣,颜面口唇青紫,查体:舌质淡黯,苔白腻,脉滑或涩。神志情,精神差,HR:82 次/分,律齐,各瓣膜听诊区未闻及病理性杂音。右上肢肌力 4 级,右下肢肌力 3+ 级,肌张力高,腱反射亢进,巴宾斯基征阴性;左侧肢体肌力、肌张力正常,腱反射减弱。中医诊断:中风病痫病。西医诊断:①卒中后癫痫——复杂部分性发作;②高血压;③脑出血恢复期。治疗予左乙拉西坦口服联合平癫水丸口服,平癫水丸药物组成:天麻 30g、钩藤 20g、白僵蚕 30g、全蝎 10g、蜈蚣 2 条、胆南星 18g、蝉蜕 12g、磁石 20g、石膏 20g、琥珀 12g、石菖蒲 10g、白蔻 10g、沉香 6g、海马 6g、人参 8g、紫河车 12g、川芎 8g、薄荷梗 10g。以上药物为 1 个月量,可按其有效成分浓缩提取,其中天麻、全蝎、蜈蚣、胆南星、琥珀、海马、人参、紫河车粉碎,过 120 目筛后,将上药制为浓缩水丸,分为 90 包,每次 1 包,每日 3 次,于三餐后各服 1 份。患者治疗 1 月后未再出现癫痫发作,6 月后停用左乙拉西坦,1 年后停服平癫水丸未再出现癫痫发作。

六、中西医结合临床体会

我们根据多年临床经验,认为对中风病痫病患者要有高度的责任心和同情心,密切观察患者的病情变化特点,痫病发作时,应特别注意神志改变、抽搐的频度、脉息的快慢与节律、舌的润燥、瞳孔大小、有无发绀及呕血、二便是否失禁等。对昏仆抽搐的患者,凡有义齿者,均应取下,并用纱布或压舌板放进患者口中,防止咬伤唇舌,同时加床栏,以免翻俯下床。对频繁发作的重患者应使其侧卧,并经常翻身,防止褥疮。按照中风后癫痫发作的程度与类型,除采用中医辨证治疗应用中药汤剂口服外,还可酌情合用抗癫痫西药,一般疗程为 1 个月~2 年,一部分患者随着脑血管病情好转而自愈;有少数患者会形成继发性癫痫,且经久不愈,除参考由中华医学会编著的《临床诊疗指南—癫痫病分册》中不同类型的癫痫用药外,我们在临床中总结出治疗癫痫、减少复发的验方—平痫丸,坚持服用 1~2 年,其有效率达

95.2％,其具体方药、制法、用药如下,供同道参考应用。平癫水丸药物组成:天麻 30g、钩藤 20g、僵蚕 30g、全蝎 10g、蜈蚣 2 条、胆南星 18g、蝉蜕 12g、磁石 20g、石膏 20g、琥珀 12g、石菖蒲 10g、白蔻 10g、沉香 6g、海马 6g、人参 8g、紫河车 12g、川芎 8g、薄荷梗 10g。以上药物为 1 个月量,可按其有效成分浓缩提取,其中天麻、全蝎、蜈蚣、胆南星、琥珀、海马、人参、紫河车粉碎,过 120 目筛后,将上药制为浓缩水丸,分为 90 包,每次 1 包,每日 3 次,于三餐后各服 1 份。

第二节 中风病失眠

一、概述

中风病失眠是指中风病后出现的以不得安睡为特征的疾病,为中风病变证之一,该病相当于西医学脑卒中后失眠,病情轻重不一,轻者入寐困难,或寐而易醒,或醒后不能再寐,或时寐时醒,严重者彻夜不寐。据相关研究显示,中风后失眠的患病率达到 56.5％,远高于普通人群的发病率。因失眠往往会影响中风患者的情绪,造成精神紧张,可增加发生其他精神神经症状的风险,进而影响中风病的治疗效果和预后,降低患者的生存质量。因此应引起重视,积极干预和治疗。

二、病因与发病机制

(一)中医病因病机

本病属中医学"不寐"范畴,中风多急性起病,症状重,易导致患者情志失调,肝郁化热,风火上扰,阴阳失交,引起失眠。中风患者多病程长,日久耗气伤血,导致气虚血瘀,阴血亏虚则阴不制阳,阴亏于下,阳浮于上,阴阳失交,故而失眠。中风患者多肢体功能瘫痪,运动减少,导致胃肠传化失常,饮食不节,酿为热痰,痰热上扰,胃气不和,波及脑神,阴阳失交,故而失眠。或久病中风,肾阴耗伤,不能上奉于心,水火不济,则心阳独亢;或五志过极,心火内炽,不能下交于肾,心肾失交,心火亢盛,热扰神明,神志不宁,因而不寐。正如《景岳全书·不寐》所说:"真阴精血不足,阴阳不交,而神有不安其室耳。"或因久病血虚,年迈血少,心血不足,心失所养,心神不安而失眠。中风后失眠与脑、心相关,病理以火、痰、瘀最为密切。病机变化错综复杂,以气血逆乱、阴阳失交为主。

(二)西医发病机制

中风后失眠其发生机制目前尚不清楚,可能与以下因素有关:

1. 脑卒中后直接损害睡眠与觉醒系统,而目前认为该系统的解剖部位相当广泛,至少包括额底部、眶部皮质、视交叉上核、中脑盖部巨细胞区、蓝斑、缝际核、延髓网状结构抑制区以及上行网络系统等。丘脑中交叉上核是人昼夜节律的起搏器,其病损是卒中患者睡眠异常的病理基础,使睡眠觉醒有解体趋势,出现片段化睡眠。

2. 与多巴胺代谢障碍有关,特点是脑 5-羟色胺(5-HT)含量减少及胆碱能系统受损有关。由于脑卒中后脑组织处于水肿、缺血状态,这种持续长期的低灌流,有可能导致调节睡眠-觉醒的 5-HT 和胆碱能等神经元的功能失调,从而阻断、抑制或延长睡眠的发生,导致睡眠障碍。

3. 脑卒中可直接或间接导致与睡眠-觉醒有关的神经递质的合成与代谢以及神经递质

的信息传递障碍。

4. 心因性因素患者度过急性期后常残存各种功能障碍,如偏瘫、失语、情感障碍等,使患者产生躯体和心理上的不适而致睡眠障碍。

三、诊断依据

(一)中医诊断

1. 主症:轻者入寐困难,或寐而易醒,或醒后不能再寐,或时寐时醒,严重者彻夜不寐;

2. 次症:头痛、头昏、心悸、健忘、神疲乏力、心神不宁、多梦;

3. 起病方式:起病缓慢,常因情志波动,气候变化,多饮饱食,劳累过度等原因诱发;

4. 中风病史。

(二)西医诊断

1. 符合中国精神病诊断分类与标准第 2 版修订版(CCMD-2-R)失眠症诊断标准　①存在以下症状之一:入睡困难、睡眠维持障碍、早醒、睡眠质量下降或日常睡眠晨醒后无恢复感(non-restorative sleep);②在有条件睡眠且环境适合睡眠的情况下仍然出现上述症状;③患者主诉至少下述 1 种与睡眠相关的日间功能损害:疲劳或全身不适;注意力、注意维持能力或记忆力减退;学习、工作和(或)社交能力下降;情绪波动或易激惹;日间思睡;兴趣、精力减退;工作或驾驶过程中错误倾向增加;紧张、头痛、头晕,或与睡眠缺失有关的其他躯体症状;对睡眠过度关注。

2. 有脑卒中病史,经头颅 CT 或 MRI 证实,符合第四届全国脑血管病会议制定的脑出血或脑梗死的诊断标准。

四、治疗

(一)中西医结合治疗要点

中风后失眠的干预措施主要包括药物治疗和非药物治疗。对于中风病急性期失眠患者宜早期应用药物治疗。对于中风恢复期失眠患者,在应用药物治疗的同时应当辅助以心理行为治疗。因脑卒中患者大多为高龄,基础病多,镇静催眠药物的选择必须遵循作用机制单纯、半衰期短、不良反应少的原则。

(二)中医辨证论治

1. 风火上扰,神志不宁

【症状】不寐多梦,甚则彻夜不眠,急躁易怒,半身不遂,言语不利,偏身肢体麻木,伴头晕头胀,目赤耳鸣,口干口苦,不思饮食,舌红苔黄,脉弦数。

【治法】清热息风,安神定志。

【方药】天麻钩藤饮合朱砂安神丸加减

天麻 12g、钩藤 9g、生地 15g、茯神 9g、生白芍 9g、栀子 10g、黄芩 15g、朱砂 0.5g^(冲服)、黄连 9g、当归 9g、炙甘草 6g、杜仲 12g、桑寄生 20g、川牛膝 10g、益母草 15g、夜交藤 30g。

2. 痰热腑实,动风扰神

【症状】心烦不寐,胸闷脘痞,泛恶嗳气,半身不遂,口舌歪斜,偏身麻木,言语謇涩,伴有腹胀便干便秘,甚或数日不解,咳痰或痰多色黄,舌质黯红或黯淡,苔黄腻,脉弦滑或偏瘫侧弦滑而大。

【治法】清热化痰,息风宁神。

【方药】星蒌承气汤合生铁落饮加减

全瓜蒌 10g、胆南星 12g、石菖蒲 15g、地龙 10g、丹参 15g、郁金 10g、枳壳 10g、厚朴 10g、大黄 3g、天冬 9g、麦冬 9g、川贝 9g、远志 6g、生铁落 30g^(先煎)、茯神 6g、朱砂 0.4g^(冲服)。

3. 阴虚风动,心肾不交

【症状】心烦不寐,入睡困难,心悸多梦,半身不遂,口角歪斜,言语不利,伴头晕耳鸣,腰膝酸软,潮热盗汗,五心烦热,咽干少津,舌红少苔,脉细数。

【治法】滋阴息风,交通心肾。

【方药】镇肝熄风汤合黄连阿胶汤加减

黄连 6g、黄芩 6g、白芍 9g、阿胶 9g^(烊化)、麦门冬 9g、玄参 6g、生代赭石 30g、怀牛膝 30g、生龙齿 30g、龟板 12g、茵陈 6g、川楝子 6g、甘草 6g。

4. 气虚血瘀,心脾不足

【症状】不易入睡,多梦易醒,心悸健忘,神疲食少,四肢乏力,肢体僵硬麻木,活动不便,口角歪斜,舌强言謇,伴胸闷气短,动则尤甚,倦怠懒言,舌淡黯,苔薄白,脉细无力。

【治法】益气活血,补益心脾。

【方药】补阳还五汤合归脾汤加减

黄芪 30g、白术 30g、茯神 30g、龙眼肉 30g、酸枣仁 15g、党参 15g、当归 15g、远志 6g、川芎 9g、赤芍 9g、红花 9g、桃仁 9g、地龙 6g、炙甘草 6g。

(三)中医特色治疗

文献摘录

1. 王贯民主任医师、赵会山医师通过针刺治疗中风后失眠 32 例,观察针刺治疗中风后失眠症的临床疗效。方法:确诊的 62 例患者随机分为两组,针刺组 32 例,采用针刺治疗,主穴选取照海、申脉,根据辨证选取配穴;对照组 30 例,采用口服艾司唑仑治疗。观察比较两组的临床疗效。结果:针刺组临床痊愈 14 例,显效 10 例,有效 7 例,无效 1 例,总有效率为96.88%;对照组临床痊愈 7 例,显效 3 例,有效 13 例,无效 7 例,总有效率为 76.67%。两组总有效率比较有明显差异($P<0.05$)。王贯民主任医师认为:失眠症病因较多,但均与肝脾肾及阴血不足有关,其病理改变总属阳盛阴衰,阴阳失衡,阴不足则不能制阳,阳浮于外,则心神不能内守,故而失眠。心主神明,脑为元神之府,故本病病位在心脑,与肝脾肾关系最为密切。凡思虑忧愁,操劳太过,损伤心脾,心脾两虚,神失所养;或心胆气虚,神失安宁;或肾虚房劳,肾阴亏耗,阴虚火旺,心肾不交;或抑郁恼怒,肝火上扰,心神不宁;或脾胃不和,痰湿内生,化热上扰心神等均可致心神失养,神不守舍,或心神被扰而失眠。卫气的运行主要是通过阴阳跷脉而散布全身,卫气行于阳则阳跷盛,主目张而不欲睡。卫气行于阴则阴跷盛,主目闭而欲睡。这说明跷脉的功能关系到人的活动与睡眠。阴跷阳跷功能失调,阴不入阳,阳不入阴而生失眠。因此调节跷脉的阴阳盛衰可治疗失眠。照海为八脉交会穴,通于阴跷脉;申脉亦为八脉交会穴,通于阳跷脉,二穴阴阳相应,补泻相宜,从阳引阴,从阴引阳,阴平阳秘,神有所安,而阴阳平衡,失眠自愈。从临床疗效看,调理阴跷、阳跷脉平衡治疗效果优于口服西药的对照组。

2. 林红霞医师等通过中药足浴联合穴位按摩治疗中风后失眠疗效显著,无不良反应,患者乐于接受。中医认为,人体的五脏六腑在足上都有相应的穴位,足三阴经起于足,足三阳经止于足,中药足浴是传统中医外治法,药液浴足利用其热力作用,促进药液透皮入穴,发挥药物的归经功效。根据中风后失眠的症状,选用中药丹参有活血行气、除烦安神的作用,酸枣仁、茯神、合欢皮、龙骨养心安神,夜交藤养心、安神、通络,诸药合用,能使药物的有效成分借助药力和热力直接透皮入穴,作用于穴位达到促进气血运行,舒筋活络,镇静安神,平衡人体阴阳作用。穴位按摩是运用一定手法在人体体表相应穴位上进行按摩,通过手法对穴位刺激使营卫调和,气血通畅,疏通经络,阴阳平衡。脑为阳明之府,诸阳之会,按摩头部穴位,促进头部经络气血循环,心神得安而眠。研究中还选取内关、神门穴可清心火,安神志;三阴交能健脾化痰、协调肝脾肾气机;足三里调和脾胃;涌泉穴有滋肾水而制心火之功效。诸穴并用可达到宁心安神的目的。实践证明中药联合穴位按摩对中风后失眠患者的疗效显著,且操作简便,费用低,无副反应。同时又避免了长期应用镇静安眠类药物产生依赖性等不良反应,患者乐于接受,值得临床推广。

(四)中药成药制剂应用

1. 培元通脑胶囊 组成:制首乌、熟地、天冬、醋龟板、鹿茸、制肉苁蓉、肉桂、赤芍、全蝎、水蛭、地龙、炒山楂、茯苓、炙甘草等。功效:益肾填精,息风通络。口服,一次3粒,一日3次。

2. 枣仁安神胶囊 组成:酸枣仁、丹参、五味子等。功效:养血安神。用于心血不足所致的失眠、健忘、心烦、头晕等。口服,一次5粒,一日1次,临睡前服用。

3. 天王补心丹 组成:生地黄、五味子、当归身、天冬、麦冬、柏子仁、酸枣仁、人参、玄参、丹参、白茯苓、远志、桔梗。功效:滋阴养血,补心安神。口服,一次8丸,一日3次。

4. 柏子养心片 组成:柏子仁、党参、黄芪(蜜炙)、川芎、当归、茯苓、远志(制)、酸枣仁、肉桂、五味子(蒸)、半夏曲、甘草。功效:补气,养血,安神。用于心气虚寒,心悸易惊,失眠多梦,健忘等。口服,一次3~4片,一日3次。

5. 乌灵胶囊 组成:乌灵菌粉。功效:补肾健脑,养心安神。用于心肾不交所致的失眠、健忘、心悸心烦、神疲乏力、腰膝酸软、头晕耳鸣、少气懒言、脉细或沉无力;神经衰弱见上述证候者。口服,一次3粒,一日3次。

(五)西医治疗

参照中华医学会神经病学分会睡眠障碍学组2010年制定的《中国成人失眠诊断与治疗指南》。

1. 总体目标 ①改善睡眠质量和(或)增加有效睡眠时间;②恢复社会功能,提高患者的生活质量;③减少或消除与失眠相关的躯体疾病(中风)或与躯体疾病共病的风险;④避免药物干预带来的负面效应。

2. 药物治疗 目前临床治疗失眠的药物主要包括苯二氮䓬类受体激动剂(BZRAs)、褪黑素受体激动剂和具有催眠效果的抗抑郁药物。抗组胺药物(如苯海拉明)、褪黑素以及缬草提取物虽然具有催眠作用,但是现有的临床研究证据有限,不宜作为失眠常规用药。

(1)BZRAs:分为传统的苯二氮䓬类药物(BzDs)和新型非苯二氮䓬类药物(non-BZDs)。BzDs于20世纪60年代开始使用,可非选择性激动γ氨基丁酸受体A(GABA$_A$)上不同的α亚基,具有镇静、抗焦虑、肌松和抗惊厥作用,如劳拉西泮片、奥沙西泮片等。20世纪80年代开始,以唑吡坦、右佐匹克隆片为代表的non-BZDs先后应用于失眠的临床治疗,它们对GABA$_A$上的α$_1$亚基更具选择性,主要发挥催眠作用。

(2)褪黑素和褪黑素受体激动剂:褪黑素参与调节睡眠-觉醒周期,可以改善时差变化引起的症状、睡眠时相延迟综合征和昼夜节律失调性睡眠障碍,但由于临床应用尚无一致性结论,故不建议将褪黑素作为催眠药物来使用。褪黑素受体激动剂包括雷美尔通、特斯美尔通、阿戈美拉汀等。与 BZDs 药物不同,褪黑素受体激动剂可以作为不能耐受前述催眠药物患者以及已经发生药物依赖患者的替代治疗。

(3)抗抑郁药物:部分抗抑郁药具有催眠镇静作用,在失眠伴随抑郁、焦虑心境时应用,如曲唑酮片、西酞普兰片等。

3. 心理行为治疗

(1)睡眠卫生教育:睡眠卫生教育主要是帮助失眠患者认识不良睡眠习惯在失眠的发生与发展中的重要作用,分析寻找形成不良睡眠习惯的原因,建立良好的睡眠习惯。一般来讲,睡眠卫生教育需要与其他心理行为治疗方法同时进行。不推荐将睡眠卫生教育作为孤立的干预方式进行。睡眠卫生教育的内容包括:①睡前数小时(一般下午 4 点以后)避免使用兴奋性物质(咖啡、浓茶或吸烟等);②睡前不要饮酒,酒精可干扰睡眠;③规律的体育锻炼,但睡前应避免剧烈运动;④睡前不要大吃大喝或进食不易消化的食物;⑤睡前至少 1 小时内不做容易引起兴奋的脑力劳动或观看容易引起兴奋的书籍和影视节目;⑥卧室环境应安静、舒适,光线及温度适宜;⑦保持规律的作息时间。

(2)松弛疗法:卒中后出现的应激、紧张和焦虑是失眠的常见因素。放松治疗可以缓解上述因素带来的不良效应,因此是治疗失眠最常用的非药物疗法。其目的是降低卧床时的警觉性及减少夜间觉醒。减少觉醒和促进夜间睡眠的技巧训练包括渐进性肌肉放松、指导性想象和腹式呼吸训练。患者计划进行松弛训练后应坚持每天练习 2～3 次,环境要求整洁、安静,初期应在专业人员指导下进行。松弛疗法可作为独立的干预措施用于失眠治疗。

(3)刺激控制疗法:刺激控制疗法是一套改善睡眠环境与睡眠倾向(睡意)之间相互作用的行为干预措施,恢复卧床作为诱导睡眠信号的功能,使患者易于入睡,重建睡眠觉醒生物节律。刺激控制疗法可作为独立的干预措施应用(Ⅰ级推荐)。具体内容:①只有在有睡意时才上床;②如果卧床 20 分钟不能入睡,应起床离开卧室,可从事一些简单活动,等有睡意时再返回卧室睡觉;③不要在床上做与睡眠无关的活动,如进食、看电视、听收音机及思考复杂问题等;④不管前晚睡眠时间有多长,保持规律的起床时间;⑤日间避免小睡。

(4)睡眠限制疗法:睡眠限制疗法通过缩短卧床清醒时间,增加入睡的驱动能力以提高睡眠效率。推荐的睡眠限制疗法具体内容如下(Ⅱ级推荐):①减少卧床时间以使其和实际睡眠时间相符,并且只有在 1 周的睡眠效率超过 85% 的情况下才可增加 15～20 分钟的卧床时间;②当睡眠效率低于 80% 时,则减少 15～20 分钟的卧床时间,睡眠效率在 80%～85% 之间则保持卧床时间不变;③避免日间小睡,并且保持起床时间规律。

(5)认知疗法:认知治疗的目的是改变患者对失眠的认知偏差,改变患者对于睡眠问题的非理性信念和态度。认知疗法常与刺激控制疗法和睡眠限制疗法联合使用,组成失眠的CBT-I。认知行为疗法的基本内容:①保持合理的睡眠期望;②不要把所有的问题都归咎于失眠;③保持自然入睡,避免过度主观的入睡意图(强行要求自己入睡);④不要过分关注睡眠;⑤不要因为 1 个晚上没睡好就产生挫败感;⑥培养对失眠影响的耐受性。CBT-I 通常是认知治疗与行为治疗(刺激控制疗法、睡眠限制疗法)的综合,同时还可以叠加松弛疗法以及辅以睡眠卫生教育。CBT-I 是失眠心理行为治疗的核心。

五、典型病例

患者帖某,男,70 岁,以"间断性头晕头痛伴双下肢麻木乏力、眠差 1 周"为主诉来诊。患者近 1 周来劳累后出现间断性头晕头痛伴双下肢麻木、乏力,夜眠差,入睡困难伴多梦早醒,甚则彻夜难眠。现神清,精神差,间断性头晕头痛,双下肢麻木、乏力,站立行走不稳,左侧耳聋,右侧耳鸣,入睡困难伴多梦早醒,夜眠质量欠佳,甚则彻夜不眠,平素性情急躁,焦虑不安,纳差,大便干,2天1次,小便可,舌红苔黄腻,脉弦滑。既往高血压病史26年余,最高血压达220/120mmHg,最近服用硝苯地平控释片(30mg,一日1次,口服)、盐酸贝那普利片(20mg,一日1次,口服),未规律监测血压;双下肢膝关节炎9年余;溃疡性结肠炎、慢性浅表性胃炎8年余,服药治疗(具体不详);真菌性食管炎2年余,平素服用氟康唑分散片及胸腺肽片。专科检查:神志清,精神差,言语清晰,记忆力、计算力、定向力、理解力均可,双侧瞳孔等大等圆,对光反应灵敏,瞳孔直径约2.5mm,无眼震,眼动充分,双侧额纹、鼻唇沟对称,口角不歪,伸舌居中,悬雍垂居中,双侧咽反射对称正常引出,颈软无抵抗,四肢肌力、肌张力正常,腱反射正常,四肢深浅感觉无异常,共济试验稳准,病理征未引出。颅脑MRI示双侧基底节区腔隙性脑梗死,脑白质脱髓鞘改变,脑萎缩(郑州市人民医院,2011.05.07)。中医诊断:①中风病失眠;②眩晕;辨证为痰热腑实,动风扰神证。西医诊断:①脑梗死;②高血压。中医治疗通腑泄热,息风安神为主,方药以星蒌承气汤合生铁落饮加减。处方:全瓜蒌10g、胆南星12g、石菖蒲15g、地龙10g、丹参15g、郁金10g、枳壳10g、厚朴10g、大黄3g、天冬9g、麦冬9g、川贝9g、远志6g、生铁落30g$^{(先煎)}$、茯神6g、朱砂0.4g$^{(冲服)}$。水煎,取汁400ml,分早晚两次温服。西医治疗坚持用有效控制血压的降压药,配合抗血小板聚集、改善微循环、改善脑代谢类药物应用。经综合治疗患者神清,精神可,夜眠明显好转,双下肢仍有麻木、伴困重乏力,站立行走不稳,无头晕,纳可,二便调。

六、中西医结合临床体会

卒中后失眠的治疗效果直接地影响卒中的神经功能恢复,同时对患者以后的生活产生不利影响,因此改善脑卒中患者失眠症状至关重要。失眠是由综合因素导致的疾病,但总属阳盛阴衰,阴阳失交,与心、脾、肝、肾及阴血不足有关。在临床治疗中把握病之根本,辨证参详以何证为主,参以中西,对证下药。中西医结合综合疗法能取得良好的疗效。心理应激因素在本病的发生、发展中也起到重要作用,因此,在药物治疗基础上辅以心理治疗,可取得更佳效果。心理治疗的方法因人而异,其目的主要是帮助患者寻找造成失眠的心理因素,利用心理学的方法进行疏导,消除心理障碍,增强心理适应能力,重建心理平衡。中药用药方面,多在滋养心肾基础上加疏肝解郁之品,往往能够收获良效。多数失眠患者多虚实夹杂,既有心神失养,亦有心神被扰,故常在病邪部分祛除之后选用酸枣仁、夜交藤、茯神等养心安神及龙骨、牡蛎平肝潜阳、镇心安神之品,疗效甚佳。

第三节 中风病多寐

一、概述

多寐又称作"多眠"、"嗜眠"、"多睡"、"嗜卧"、"多卧"、"好卧",其特征是不论昼夜,时时欲睡,或呵欠频频,呼之即醒,醒后复睡。其病情有轻重之分,轻者可见倦怠嗜卧,呵欠频频,食后困顿,精神不振,时时欲睡等;重则昼夜嗜睡,或鼾声如雷,或醒后复睡。多寐与中风病密切相关,把因中风病后继发的多寐患者,称之为中风病多寐。有的是中风病神昏转醒过程缓慢,有的是中风后继发的嗜睡不醒;前者是中风病类证,后者是中风病变证。定位于下丘脑松果体区、中脑与脑桥,因脑血管病变致该部位功能障碍而并发嗜睡,加上原有肥胖或鼾眠,中风后便见多寐。

二、病因与发病机制

(一)中医病因病机

多寐即嗜睡,病位在心、脾,多属本虚标实之证,本虚主要为心脾阳气虚弱,标实主要为痰湿、瘀血等阻滞脉络,蒙蔽心窍。《灵枢·大惑论》曰:"人之多卧者,何气使然……此人肠胃大而皮肤湿,而分肉不解焉。肠胃大则卫气留久,皮肤湿则分肉不解,其行迟……留于阴也久,其气不清,则欲瞑,故多卧矣。"明确指出了阳气受阻、久留阴分是造成嗜睡的主要病机。李杲《脾胃论》谓:"脾胃之虚,怠惰嗜卧。"朱震亨《丹溪心法》亦说:"脾胃受湿,沉困无力,怠惰嗜卧。"指出了脾胃亏虚和脾胃受湿可导致嗜睡,而脾胃亏虚则易生痰湿,痰湿阻滞心窍脉络,则会导致嗜睡。

在古代中医文献中,《内经》最早记载了多寐的临床表现及其病因病理,如《灵枢·口问》说:"阳气尽,阴气盛,则目瞑;阴气尽而阳气盛,则寤矣。"《内经》还谈到多寐与脑有关,如《灵枢·海论》云:"髓海不足,则脑转耳鸣,胫酸眩冒,目无所见,懈怠安卧。"或因思虑过度,劳倦伤脾,脾胃运化无权,化源不足,而致气血亏虚,不能上荣,脑髓失养,精神不振多成嗜睡;或因房劳过度,久病迁延不愈,年老体衰,致使肾精亏虚不足,不能上冲于脑,髓海空虚,导致头昏欲睡;或阴寒内生,脑络失于温养,神明失养,昏昏欲睡;或头部遭受外伤后,血脉瘀阻,气血运行不畅,脑络瘀血不去新血不生,不能濡养脑髓而致嗜睡。中风后多因阳虚气弱,心神不荣,脑失所养,或元神不振、神机迟钝,或痰浊、瘀血蒙蔽清窍而致嗜睡。

中风病其证候分为风证、火证、痰湿、血瘀、气虚、阴虚阳亢六大证候,多寐与中风在病因病机方面有相关之处,脾虚湿盛,湿聚成痰,痰湿阻络;或痰湿化热,火热妄行;或气虚不能行血,而气虚血瘀,闭阻经络。

(二)西医发病机制

西医学认为本症的发病机理可能与卒中后下丘脑(常为后部)、第三脑室(特别是松果体区)或颅后窝(中脑与脑桥)的损害或功能障碍有关。尤其是急性脑血管病发生后,无论是出血或是梗死,均可影响以上脑神经核团或网状结构的生理调节作用,而发生继发性多寐或嗜睡。

三、诊断依据

(一)中医诊断

中风病多寐的诊断必须是中风后发病,且又符合多寐的诊断标准。

1. 中风病的诊断　依据国家中医药管理局"ZY/T001.1-001.9-94"行业标准的有关规定,参照国家中医药管理局脑病急症协作组 1995 年制定的《中风病诊断与疗效评定标准》(试行)。

2. 多寐的诊断　参考国家卫生部1993 年制定的《中药新药临床研究指导原则》中《中药新药治疗多寐的临床研究指导原则》的诊断。

(1)24 小时内睡眠时间比一般明显增多,或时时欲睡;

(2)长期的觉醒程度减退。

（二）西医诊断

符合中华医学会第四次全国脑血管学术会议修订的各类脑血管疾病诊断要点的脑卒中诊断标准者，同时参考赵忠新主编的《临床睡眠障碍诊疗手册》中，创伤后过度睡眠（中枢神经创伤后继发性过度睡眠）的诊断标准。

1. 诊断标准［至少应包括以下第（1）、（2）、（3）项］

（1）患者主诉有过度睡意；

（2）日间常有睡眠发作；

（3）过度睡眠发生暂时与脑创伤有关；

（4）多导睡眠图存在以下表现：

①睡眠的时机、睡眠的质量与睡眠持续时间大致正常；

②多次小睡潜伏期少于 10 分钟；

③多次小睡潜伏期试验中睡眠始发 REM 睡眠现象少于 2 次；

（5）临床症状不能用躯体和精神疾病解释；

（6）临床症状不符合其他类型睡眠障碍的诊断标准，如发作性睡病。

2. 严重程度标准

（1）轻度：白天轻度睡意，对社会与职业功能的损害程度轻微。

（2）中度：白天中度睡意，对社会与职业功能的损害程度中等。

（3）重度：白天重度睡意，对社会与职业功能的损害程度严重。

3. 病程标准

（1）急性：病程≤1 个月；

（2）亚急性：病程＞1 个月，但＜6 个月；

（3）慢性：病程＞6 个月。

四、治疗

（一）中西医结合治疗要点

中风病多寐与中风本身有关，应在治疗中风病的前提下针对患者情况给予个体化治疗，中医药治疗本病多从痰湿、瘀血、郁火出发，辨证论治，可获良效。

（二）中医辨证论治

1. 脾气亏虚，痰湿蒙神

【症状】中风后昏昏欲睡，伴头重如裹，四肢困重，纳食减少，中满胸闷呕恶，口黏不渴，咳吐白痰，舌苔白腻，脉濡缓。

【治法】健脾祛湿，化痰开窍。

【方药】涤痰汤合平胃散加减

陈皮 10g、茯苓 12g、苍术 9g、厚朴 9g、党参 10g、枳实 15g、竹茹 15g、胆南星 15g、石菖蒲 10g、半夏 12g、炙甘草 6g。

2. 瘀血内阻，扰神闭窍

【症状】中风后头痛如刺，神志模糊，时醒时寐，舌质紫黯或有瘀斑、瘀点，脉细涩。

【治法】活血通络，通窍醒神。

【方药】通窍活血汤加减

赤芍 15g、川芎 12g、桃仁 10g、红花 10g、丹参 12g、白芷 9g、石菖蒲 12g、炙甘草 6g。

3. 阳气虚衰，心神失荣

【症状】中风后心神昏浊，偏怠嗜卧，疲乏懒言，畏寒肢冷，面色㿠白，遇事善忘，脉沉细无力，舌淡苔薄白。

【治法】益气温阳，醒神开窍。

【方药】附子理中汤合右归饮加减

附子10g、干姜6g、人参10g、白术12g、肉桂6g、熟地30g、山药12g、山茱萸18g、枸杞12g、杜仲12g、甘草6g。

（三）名医经验

梁忠杰等对多寐的治疗经验：中风由于血脉瘀阻，气机逆乱，复因久病不愈，思虑伤脾，脾失健运，痰浊内生，以致痰瘀互结，蒙蔽清窍，髓海失荣，阴阳失调，阳气痹阻，阴气偏盛，而发此疾。故用通窍活血汤活血化瘀通窍，合温胆汤理气豁痰醒脑，更加石菖蒲理气宣窍，使痰瘀得祛，气血调畅，阳气得复，阴阳和调，其病乃愈。

（四）中药成药制剂应用

1. 参苓白术散　组成：白扁豆、白术、茯苓、甘草、桔梗、莲子、人参、砂仁、山药、薏苡仁。功效：益气健脾。适用于脾气亏虚之多寐。口服，一次6~9g，一日2~3次。

2. 香砂六君子丸　组成：广木香、缩砂仁、炒党参、炒白术、茯苓、炙甘草、炒广皮、制半夏。功效：益气健脾，化痰开胃。适用于脾气亏虚，痰湿蒙神之多寐。口服，每次8粒，每日3次。

3. 右归丸　组成：熟地黄、附子、肉桂、山药、山茱萸、菟丝子、鹿角胶、枸杞子、当归、杜仲(盐炒)。功效：温补肾阳，填精益髓。适用于阳气虚寒之多寐。口服，每次8粒，每日3次。

4. 附子理中丸　组成：附子、党参、白术、干姜、甘草。辅料为蜂蜜。功效：温中健脾。适用于阳气虚衰之多寐。口服，每次8粒，每日3次。

（五）西医治疗

西医对多寐没有特殊的疗法，治疗主要包括原发性的脑血管疾病和促进脑功能恢复两方面。积极治疗原发病，包括血压、血脂、血糖，降低颅内压，减少脑水肿。急性脑出血或脑脊液循环中的血液刺激脑神经细胞，加之颅压升高影响大脑皮层、下丘脑及脑干网状结构，使上述部位释放β-内啡肽或强啡肽增多，作用于中枢内及外周相应的阿片受体，造成中枢抑制及呼吸、循环抑制，使患者均有不同程度的意识障碍，并可出现一系列临床并发症如：肺部感染、泌尿系感染及褥疮等，进一步加剧病情，为患者恢复带来困难。故对于脑出血意识障碍的患者，快速逆转使之清醒是亟待解决的首要问题。国内有报道纳洛酮有明显的改善患者意识障碍的作用。此外，可采用小剂量精神振奋药如哌甲酯、苯丙胺等治疗。

（六）其他治疗

针灸治疗

（1）痰湿困脾可选针灸：四神聪、印堂、脾俞、丰隆、足三里。四神聪针刺时针尖朝向百会穴，余穴常规针刺；脾俞、足三里用补法，丰隆用泻法，余穴平补平泻，脾俞可用灸法。每日针1次，每次留针30分钟，每隔10分钟行针1次，10次为一个疗程。如不愈，间隔3~4天进行下一疗程。

（2）瘀血内阻可选针灸：四神聪、头维、阿是穴、合谷、血海、三阴交。四神聪针刺方向同上，合谷用补法，三阴交用泻法，余穴平补平泻，脾俞可用灸法。每日针1次，每次留针30分钟，每隔10分钟行针1次，10次为一个疗程。如不愈，间隔3~4天进行下一疗程。

(3)脾气虚弱可选针灸:百会、头维、脾俞、胃俞、足三里、血海、气海针用补法,百会、脾俞、气海针后加灸。每日针 1 次,每次留针 30 分钟,每隔 10 分钟行针 1 次,10 次为一个疗程。如不愈,间隔 3~4 天进行下一疗程。

五、典型病例

武某,男,75 岁,退休职工。2004 年因左侧肢体无力住院治疗,查头颅 CT 示:右侧基底节区出血,经治疗未遗留明显后遗症。2013 年 5 月因嗜睡、左侧肢体无力 3 天再次入院,查头颅 MRI＋MRA 示左侧基底节软化灶,右侧基底节区急性脑梗死。发病来,患者意识清楚,精神差,嗜睡,每日约 15 小时睡眠时间。查体:神志清,精神差,双侧瞳孔等大等圆,直径约 2.5mm,对光反射灵敏;双侧额纹对称,左侧鼻唇沟变浅,伸舌偏左,左侧肢体肌力 4 级,肌张力正常,右侧肢体肌力 5 级,肌张力正常;双侧腱反射对称存在。舌质淡苔白,脉细无力。既往有高血压病史。中医诊断:①中风病多寐;②眩晕。西医诊断:①脑梗死;②高血压。辨证属脾气虚弱,髓海失荣。应当应用健脾益气,升举中气之法。处方:黄芪 20g、党参 10g、炙甘草 6g、川芎 15g、白术 12g、茯苓 12g、山药 12g、当归 9g、陈皮 9g、砂仁 9g、升麻 6g、柴胡 6g、红花 10g、地龙 12g、赤芍 12g。7 剂,水煎分 2 次服,每日 1 剂。同时给血栓通注射液、依达拉奉注射液、奥扎格雷钠注射液静滴,并口服阿司匹林片、氯吡格雷片、阿托伐他汀钙片。服药 1 周后,患者诉左侧肢体无力较前好转,睡眠时间较前减少,每日约 10 个小时,二便正常。继续给予上方 14 剂。经治疗,患者可进行日常工作,无嗜睡。

六、中西医结合临床体会

随着社会的发展、环境的变化,人们体质和功能状态也随之改变,临床上出现多寐的病例较以前增多,尤其是形盛体胖的中风病患者,发生创伤后过度嗜睡的几率更高。此病出现将影响正常的工作和生活。多寐的实证多病程短、治疗效果明显。多寐一证,大多责之于脾,以痰湿内阻。湿困于脾,脾气失升,清阳不能上承所致。而脾气虚弱者,如饮食不当或过食滋腻之食,易致脾气更虚,虚实夹杂,造成缠绵难愈的后果;如温燥太过,易致阴虚火旺;痰湿困脾虽是实证,但病程长,需长期治疗,而且过食肥甘厚味可加重病情;肾阳虚衰,可进一步发展为肾阴阳两虚。本病属中风后患者,一般采取综合康复措施,包括药物治疗、食疗、心理调整、体育锻炼等几方面。可鼓励患者多喝茶及咖啡,尤其对病程长,治愈后易复发者,要采取综合治疗。一般可将原用有效方剂制成丸剂,或服用中成药,再配合睡眠调整疗法、音乐舒畅疗法,加强体育锻炼,增强体质,有针对性地进行治疗和康复。

第四节 中风病郁证

一、概述

中风病郁证是指中风病后因脑窍闭阻、神机不运而发生的以情绪低落、兴趣减低、空虚、厌烦、淡漠,认为活着无意义等为主要临床表现的一类病证,是中风的常见并发症之一,相当于西医学卒中后抑郁(post stroke depression,PSD),是生物、心理、社会等因素共同作用的结果。卒中后抑郁的发生率约为 42%,该病不仅降低患者的生存质量,影响认知能力及其神经功能障碍的恢复,而且增加脑卒中的复发、病死及残障风险,同时给患者带来躯体和精神上的痛苦,增加了家庭和社会的负担。

二、病因与发病机制

(一) 中医病因病机

郁证的病名首见于《医学正传》,阐述该病由情志不舒、气机郁滞所致。《丹溪心法·六郁》云:"气血冲和,万病不生,一有怫郁,诸病生焉。故人身诸病,多生于郁。"故认为情志不畅、气机郁滞、气血失和是各种情志内伤疾病的重要原因。《诸病源候论》中有"结气病者,忧思所生也。心有所存,神有所止,气留而不行,故结于内"的论述。中风病郁证是继发于中风之后,故其除具备郁证的一般特点之外,尚有特殊之处,中风病郁证与中风病相关相承,二者有着共同的病理机制,脏腑失调、髓海不足、瘀血痰浊气滞阻蔽元神、神明失聪是中风病郁证的基本病机,中风后髓海空虚,痰瘀阻于脑络,气血不足,又因肢体偏瘫等因素思虑过度,悲忧不解,忧郁伤肝,气机郁滞,肝失条达,久则致瘀致虚,肝肾亏虚,精血暗耗,髓海失养,加之情志不畅,肝郁气滞,气滞血瘀,则元神受扰或失养而致本病。

(二) 西医发病机制

目前有关PSD的发病机制学说众多,可能涉及神经解剖、神经递质、神经内分泌、炎性反应、神经营养因子、神经肽、社会心理等多方面。Robinson等提出大脑损伤部位与PSD的发生密切相关,左侧额叶皮质和左侧基底节区的卒中易发生重度抑郁,损伤前界至额极的距离与PSD程度呈负相关。Kim等认为脑卒中破坏了额叶/颞叶-基底节-腹侧脑干环路相关的化学神经解剖径路,促使了PSD的发生。Hama等发现情感性抑郁的程度与左侧额叶损伤有关,而淡漠性抑郁的程度则与双侧基底节损伤有关。Starkstein等认为,去甲肾上腺素(NE)能和5-羟色胺(5-HT)能神经元胞体位于脑干,其轴突通过丘脑和基底节到达额叶皮质,脑卒中病变累及上述部位可影响5-HT能神经元和NE能神经元及其通路,导致两种递质水平降低而引起抑郁。另外,患者躯体功能丧失、社会或家庭地位的改变等因素也会加重抑郁。总之,目前PSD确切的发病机制尚未明确,其发生发展与多种因素相关。人们已不再将PSD的发生看作是单纯的"内源性反应"或"心理反应",更为人们接受的是PSD的生物-心理-社会因素学说:认为卒中后可以引起神经递质、内分泌、神经营养因子等一系列生物学异常,卒中后的神经功能障碍、日常生活能力降低及突发事件应激等会给患者带来各种心理反应,而这些心理反应又从不同程度上加重了生物学的异常,再有卒中后患者会受到其他社会因素的影响,例如社会支持度降低,尤其是患者对社会支持的利用度下降,以上这些影响因素相互作用,共同促进了PSD的发生。

三、诊断依据

(一) 中医诊断

中风后发病,符合郁病的诊断标准。

1. 中风病的诊断 依据国家中医药管理局"ZY/T001.1-001.9-94"行业标准的有关规定,参照国家中医药管理局脑病急症协作组1995年制定的《中风病诊断与疗效评定标准》(试行)。

2. 郁证的诊断 参照国家中医药管理局1995年公布实施的《中医病证诊断疗效标准·郁病》及中国中西医结合学会精神疾病委员会1991年4月于昆明制定的《情感性(心境)障碍中西医结合辨证分型标准》。以忧郁不畅,情绪不宁,精神不振,胸闷胁胀疼痛,善太息;或不思饮食,失眠多梦,易怒善哭,情绪多变;或者咽中如有物阻为主要临床症状。

(二)西医诊断

符合中华医学会第四次全国脑血管学术会议修订的各类脑血管疾病诊断要点的脑卒中诊断标准者,同时符合《中国精神障碍分类与诊断标准·第3版》(CCMD-3)的抑郁的诊断。

1. 症状标准　以心境低落为主,伴有下列症状中的4项:

(1)兴趣丧失、无愉快感;

(2)精力减退或疲乏感;

(3)精神运动性迟滞或激越;

(4)自我评价过低、自责或有内疚感;

(5)联想困难或自觉思考能力下降;

(6)反复出现想死的念头或有自杀、自伤行为;

(7)睡眠障碍如失眠、早醒或睡眠过多;

(8)食欲降低或体重明显减轻;

(9)性欲减退。

2. 严重标准　社会功能受损,给本人造成痛苦或不良后果。

3. 病程标准

(1)符合症状标准和严重标准,至少持续2周;

(2)可存在某些分裂症状,但不符合分裂症诊断标准。若同时符合分裂症诊断标准,在分裂症缓解后,满足抑郁发作标准至少2周。

(三)鉴别诊断

本病与癫证相鉴别,郁证脏躁多发于青中年女性,多在精神因素的刺激下呈间歇性发作,不发作时可如常人。癫证多发于青壮年,男女发病率无显著差别,病程迁延,心神失常的症状极少自行缓解,属于精神失常的疾患,以沉默寡言、情感淡漠、语无伦次、静而多喜为特征。

四、治疗

(一)中西医结合治疗要点

规范化治疗是改变卒中后抑郁患者预后的关键,卒中后抑郁治疗方法主要包括药物治疗和心理治疗,此外经颅磁刺激、电抽搐治疗、认知疗法、行为疗法、生物反馈疗法和家庭支持治疗等也是治疗PSD的重要手段。抗抑郁药是当前治疗PSD的主要药物,能有效解除抑郁心境及伴随的焦虑、紧张和躯体症状,有效率约60%～80%,由于PSD患者多为高龄且伴有各种躯体疾病,大部分卒中患者都服用其他的药物,而有些药物同抗抑郁剂合用在代谢或药物相互作用上会有一些潜在的风险,抗抑郁药的一些不良反应可能对卒中患者有一些不良影响,因此选择用药时应从药物种类、剂量、疗程统筹考虑,制定出符合患者的治疗方案。中医药治疗应谨守肝郁、气滞、血瘀、痰浊等核心病机,充分考虑其"滞、瘀、痰"特点,在此基础上开展辨证论治,以取得好的疗效。

(二)中医辨证论治

1. 气虚血瘀,肝郁脾虚

【症状】中风后精神抑郁,淡漠少语,思维迟钝,精神恍惚,感觉减退或消失,面色㿠白,气短乏力,胸部闷塞,胁肋胀满,咽中有物梗塞,吞咯不得,心神不宁,多疑易惊,悲忧善哭,喜怒无常,舌质淡,苔白,脉细弱。

【治法】益气活血,解郁安神。

【方药】补阳还五汤合逍遥丸加减

赤芍 15g、川芎 9g、当归 12g、黄芪 30g、地龙 15g、柴胡 8g、白术 20g、茯神 15g、香附 10g、郁金 15g、石菖蒲 10g。

2. 阴虚火旺,扰神动风

【症状】中风后情绪低落,淡漠少语,病久虚烦少寐,烦躁易怒,头晕心悸,颧红,手足心热,口干咽燥,或见盗汗。舌红,苔薄,脉弦细或细数。

【治法】补益肝肾,滋阴潜阳。

【方药】育阴熄风汤合黄连阿胶汤加减

丹皮 10g、熟地黄 10g、酸枣仁 15g、麦门冬 12g、柏子仁 15g、白芍 12g、黄连 9g、阿胶 15g(烊化)、郁金 10g、夜交藤 15g。

3. 风痰瘀阻,情志失调

【症状】中风后精神抑郁,淡漠少语,善太息,夜寐不安,肢体麻木,胸脘满闷,纳呆呕恶。舌苔白腻,脉弦或弦滑。

【治法】化痰息风,解郁安神。

【方药】半夏白术天麻汤合越鞠丸加减

清半夏 12g、白术 30g、天麻 15g、橘红 15g、香附 12g、苍术 9g、川芎 8g、栀子 10g、神曲 12g、郁金 15g、合欢皮 15g、夜交藤 20g。

4. 痰热腑实,扰乱神志

【症状】中风后精神抑郁,淡漠少语,胸胁作胀,或脘痞,嗳气频作,善太息,面红耳赤,口苦,嘈杂泛酸,便结尿黄,舌质红绛,苔多黄腻或黄燥而垢,脉弦大滑数。

【治法】泄热通腑,解郁安神。

【方药】星蒌承气汤合朱砂安神丸加减

胆南星 12g、瓜蒌 15g、大黄 9g、桃仁 9g、朱砂 0.2g(冲服)、当归 15g、黄连 9g、生地 12g、郁金 15g、枳壳 10g、川厚朴 8g。

5. 心脾两虚,脑脉瘀阻

【症状】中风后善思多虑不解,胸闷心悸,失眠健忘,面色萎黄,头晕,神疲倦怠,易汗,纳谷不馨,舌淡,苔薄白,脉弦细或细数。

【治法】疏肝健脾,养心安神。

【方药】归脾汤合四物汤加减

党参 15g、白术 15g、黄芪 15g、当归 12g、茯神 15g、酸枣仁 30g、炙甘草 8g、熟地 15g、川芎 10g、远志 10g、木香 6g、白芍 10g、浮小麦 30g、合欢皮 20g。

(三)中医特色治疗

1. 针刺治疗　取穴:百会、神庭、内关、合谷、太冲、足三里、三阴交。针刺方法:选用 0.30mm×40mm 毫针,穴位常规消毒,先针刺百会、神庭两穴针尖指向前额方向,平补平泻法,再针刺内关、合谷、太冲,行捻转提插泻法,再针刺足三里、三阴交,行提插补法,诸穴得气后留针 30 分钟,每日 1 次,15 天为一个疗程。

2. 艾条温和灸　取穴:百会、大椎、风池、太冲。有痰浊者加丰隆穴,有血瘀者加曲池、膈俞,有气虚者加足三里、气海。温灸 20 分钟,每日 1 次。

(四) 中药成药制剂应用

1. 舒肝解郁胶囊　主要成分为贯叶金丝桃、刺五加。功能主治:舒肝解郁,健脾安神。适用于轻、中度单相抑郁症属肝郁脾虚证者,症见情绪低落、兴趣下降、迟滞、入睡困难、早醒、多梦、紧张不安、急躁易怒、食少纳呆、胸闷、疲乏。用法用量:口服。一次 2 粒,一日 2 次,早晚各一次,疗程为 6 周。

2. 乌灵胶囊　主要成分为乌灵菌粉。功能主治:补肾健脑,养心安神。用于心肾不交所致的失眠、健忘、心悸心烦、神疲乏力、腰膝酸软、头晕耳鸣、少气懒言、脉细或沉无力;神经衰弱见上述证候者。用法用量:口服。一次 3 粒,一日 3 次。

3. 逍遥丸　主要是由柴胡、当归、白芍、白术(炒)、茯苓、薄荷、生姜、炙甘草等有效成分组成的中药制剂。功能主治:疏肝解郁,健脾养血。主治肝郁血虚,脾胃虚弱之证。其证:情志不舒,常无故叹息,胸胁胀闷或疼痛,或头痛目眩,神疲食少,或寒热往来或月经不调,或乳房胀痛。脉弦而虚。本证以胸胁胀满疼痛,情志不畅,神疲食少或月经不调为辨证要点。

(五) 西医治疗

1. 单胺氧化酶抑制剂(MAOI)　吗氯贝胺是目前临床常用的此类药物,主要作用是激活情绪,具有起效快、持续时间短、副反应少、抑酶作用快、停药后 MAO 活性恢复快的特点。该药口服吸收迅速,分布于体液和组织内,在肝内代谢。肝功能不好时,剂量可减至 1/2～1/3,肾功能减退则不必调整。其稳态血药浓度与剂量密切相关,用法为每日 150～300mg,分 2～3 次服用。对精神运动性迟滞和情感抑郁状况的改善最显著,适用于轻度慢性抑郁症的长期治疗。

2. 三环类抗抑郁药(TCAs)　抗抑郁、焦虑作用需在给药 2～3 周后才显现。不同特点的 TCA,可用于不同类型的抑郁症:丙咪嗪和去甲丙咪嗪有较强的振奋作用,可用于迟滞的抑郁症。阿米替林和多虑平具有镇静和抗焦虑作用,用于激越和焦虑症状的抑郁症。氯丙咪嗪用于具强迫症状的抑郁症。此类药品的不良反应主要来自抗胆碱作用以及心血管方面,尤其是老年患者,如体位性低血压、心律失常、房室传导阻滞、心力衰竭、心肌梗死等。

3. 四环类抗抑郁药　此类药物与三环类相比,疗效及作用范围几乎相同,但少有或没有抗胆碱能的副作用,也少有心血管系统的副作用(如体位性低血压等),代表药物为马普替林和米安舍林,缺点是高剂量时有较高的癫痫诱发问题。

4. 选择性 5-羟色胺再摄取抑制剂(SSRIS)　疗效与三环类几乎无差别,但副作用较少,常用的有 5 种,分别为氟西汀、帕罗西汀、舍曲林、西酞普兰和氟伏沙明;其中西酞普兰和氟伏沙明有催眠镇静作用。缺点是起效慢,用药后 4～6 周才产生。

5. 选择性去甲肾上腺素再摄取抑制剂:代表药物为瑞波西汀,与氟西汀疗效相似,改善某些社会功能方面(如工作、家庭关系、财务管理等)优于氟西汀,但抗胆碱的副作用比氟西汀高。

6. 5-羟色胺和去甲肾上腺素再摄取双重抑制剂　代表药物文拉法辛,是 5-HT(5-羟色胺),NA(去甲肾上腺素)再摄取的强抑制药,是 DA(多巴胺)的弱抑制药,对 5-HT 再摄取抑制作用弱于 SSRIs(单一 5-羟色胺再摄取抑制剂)。起始剂量为 75mg/日,分 2～3 次,进餐时服用。最大剂量 375mg/日,分 3 次服用,用药期间禁酒。

7. 去甲肾上腺素和特定 5-羟色胺再摄取抑制剂　代表药物为米氮平,与 SSRIs 相比在抗抑郁、抗焦虑方面起效更快。在治疗幻觉方面较突出,它不产生使用 SSRIs 出现的不良反应,同时口服吸收快,食物对吸收稍有影响,治疗起始剂量为 15mg/日,有效剂量通常为 15～45mg,睡前服用。

8. 去甲肾上腺素和多巴胺再摄取抑制剂 代表药物为安非他酮,对 NE 的再摄取有中度抑制作用,对 DA 的再摄取有较弱抑制作用,但不作用于 5-HT 系统,口服吸收快,为抗抑郁药。

(六) 其他疗法

萨提亚心理治疗模式;萨提亚家庭治疗模式。其他的心理治疗技术如放松技术、行为治疗(脱敏疗法、生物反馈疗法等)、认知治疗、催眠治疗、分析性心理治疗等,微电流脑导入治疗。

五、典型病例

患者王某,女,40 岁,于 3 天前晨起时无明显原因出现头晕、头痛,视物模糊,自觉周围物体晃动,睁眼不能,同时伴有头痛欲裂,发病时未见意识丧失、肢体无力、耳鸣、听力下降等症状,患者自行休息后症状有缓解,未予重视。2 小时前患者上述症状再次发作并加重,出现恶心呕吐,呕吐物为胃内容物。现症见:神志清,精神差,头晕,头痛,恶心呕吐,发病以来纳寐差,情绪低落,心情差,二便调。既往高血压病史,否认其他系统疾病。神经系统检查:神清,轻度构音障碍。记忆力、计算力、理解力、判断力及定向力尚可。双眼裂对称,双侧瞳孔等大等圆,直径约 2.5mm,对光反射灵敏,双眼球运动充分,双眼水平眼震(＋)、垂直眼震(－)。双侧鼻唇沟对称,伸舌居中。四肢肌力、肌张力及腱反射正常,双下肢针刺感觉减退,双上肢指鼻试验及双下肢跟-膝-胫试验欠稳准,Romberg sign(＋)。头颅 MRI 提示右额叶脑梗死较小面积病灶。中医诊断:①中风病郁证;②眩晕。西医诊断:①脑梗死合并抑郁状态;②高血压。辨证属风痰瘀阻,情志失调,当用祛痰息风,调畅情志之法,方选半夏白术天麻汤合越鞠丸加减。处方:清半夏 12g、天麻 15g、白术 30g、泽兰 15g、泽泻 30g、香附 12g、川芎 12g、苍术 12g、神曲 30g、郁金 15g、合欢皮 12g、代赭石 6g^(布包)、穿山甲 6g、牛膝 15g、生龙齿 30g、珍珠粉 2g^(冲服)。取 14 剂,水煎分 2 次服,日一剂。西医治疗给予脑细胞保护剂药物应用,选脑苷肌肽静脉点滴;给予脑循环改善剂药物应用,选用奥拉西坦静脉点滴;给予改善抑郁焦虑状态药物应用,选用氢溴酸西酞普兰片口服。治疗 1 个月后患者神志清,精神可,恶心呕吐缓解,亦未再发眩晕,纳眠可,二便调,继续中药联合西酞普兰及卒中二级预防治疗。

六、中西医结合临床体会

中风病郁证多因患者平素正气亏虚,心肝肾三脏阴阳失调,气血运行失常,加之忧思恼怒、或外邪侵袭等诱因,而致阴亏于下,阳亢于上,血随气逆,挟痰挟火,横窜经隧,蒙蔽清窍而形成郁证。临床多见虚实夹杂,而正气虚为之根本。虚痰瘀既是病理产物又是致病因素,可见于本病的始终。故在治疗上应以益气化痰、疏肝解郁、活血通脉为治疗大法。中西医结合治疗可达到更好的疗效。PSD 的临床表现与内源性抑郁症非常相似,所以治疗方法上也有许多共同点。多数学者认为,PSD 首选药物治疗,在单一药物效果欠佳时可联合治疗。王松龄主任医师经过多年临床观察,采用新型抗抑郁药,如选择性 5-羟色胺再摄取抑制剂(SSRIS)、选择性去甲肾上腺素再摄取抑制剂、5-羟色胺和去甲肾上腺素再摄取双重抑制剂等结合中医中药疗法,治疗中风病郁证取得了较好的临床疗效。又拟定抗郁Ⅰ号(汤剂:香附

12g、郁金 15g、川芎 8g、苍术 8g、栀子 15g、半夏 6g、茯神 15g、川朴 8g、大黄 4g,1 剂/日,汤剂、冲剂均可;胶囊剂:天竺黄 2g、朱砂 0.2g、琥珀 2g、磁石 1.5g,胶囊 12 粒/日,分 3 次口服。适用于肝郁痰结、瘀热扰神证患者)、抗郁Ⅱ号(柴胡 8g、白芍 10g、白术 15g、大枣 5 枚、枣仁 30g、浮小麦 30g、当归 12g、茯神 15g、郁金 12g,1 剂/日,汤剂、冲剂均可;胶囊剂:珍珠粉 0.5g、三七粉 1.5g、琥珀 2g、龙齿 2g,胶囊 12 粒/日,分 3 次口服。适用于肝脾心虚、神志不宁证患者)、抗郁Ⅲ号(汤剂:丹皮 10g、熟地 10g、枣仁 15g、麦冬 12g、柏子仁 15g、白芍 12g、阿胶 15g、郁金 10g、夜交藤 15g,1 剂/日,汤剂、冲剂均可;胶囊剂:五味子 1g、龙齿 1g、黄连 2g、肉桂 1g,胶囊 12 粒/日,分 3 次口服。适用于肝肾阴虚、水不济火证患者)、抗郁Ⅳ号(汤剂:仙灵脾 10g、党参 15g、干姜 6g、石菖蒲 9g、肉桂 3g、大芸 10g、茯神 10g、枣仁 30g、远志 10g,1 剂/日,汤剂、冲剂均可;胶囊剂:鹿茸 1g、红参 2g、琥珀 2g、龙齿 2g,胶囊 12 粒/日,分 3 次口服。适用于脾肾阳虚、心神失养证患者)。以上各证型用药介绍,均为每日处方量,汤剂/饮片、颗粒 每日 1 剂,胶囊剂每日量分 3 次服用。嘱患者服用 3～12 个月,预防中风病及其中风病郁证的复发。

第五节 中风病痴呆

一、概述

中风病痴呆是指中风后以呆傻愚笨为主要临床表现的一种神志疾病。其轻者可见神情淡漠,寡言少语,反应迟钝,善忘;重则表现为终日不语,或闭门独居,或口中喃喃,言辞颠倒,行为失常,忽笑忽哭,或不欲饮食,数日不知饥饿。中风病痴呆相当于西医学的血管性痴呆,发生于典型或不典型中风病病程中均称为中风病痴呆。其发病率有逐年增高的趋势,目前发病率约为 20%。

二、病因与发病机制

(一) 中医病因病机

本病属于中医的"呆病"范畴,虽没有专门的论述,但对本病描述散见于"健忘"、"善忘"、"呆病"等疾病中。中医学认为本病病位在脑,与肾的关系最为密切,发病与心肝脾等脏腑功能失调有关,如《灵枢·海论》曰:"脑为髓之海……髓海有余,则轻劲多力,自过其度,髓海不足,则脑转耳鸣,胫酸眩冒,目无所见,懈怠安卧"。至明《景岳全书》有云:"痴呆症,凡平素无痰,或以郁结,或以不遂,或以思虑,或以惊恐而渐至痴呆。"即明确提出了痴呆这一病名,又对此病的病因病机进行了分析。脑为元神之府,人之灵机、记忆皆出于脑。清·王清任《医林改错》曰:"脑为元神之府,灵机记忆在脑不在心"。故脑病则表现为灵活性、记忆衰退,精神、意识、思维、生活能力下降。由于本病继发于中风之后,中风多为风、火、痰、瘀相互为患,上窜瘀阻于脑络,进而使脑髓受损,则脑气与脏气不能相接,肾之精气不能上输,以致元神失养,发为痴呆。中风后由于脑络瘀阻直接损伤脑髓,气血精气难以上输,导致脑髓缺乏清阳之助,津液之濡;痰瘀浊气杂于脑髓,酿生浊毒,损伤脑络,败坏脑髓,致使元神失养,神机失统,灵机记性皆失,出现神思迟钝、遇事善忘等呆傻症状,以精气亏虚为本,痰热瘀血为标,而浊毒损伤脑络是主要病理环节。

（二）西医发病机制

缺血性卒中、出血性卒中和脑缺血缺氧等原因均可导致脑血管性痴呆，而高龄、低教育水平、吸烟、痴呆家族史、复发性卒中史(特别是左侧半球卒中)、病变脑组织大于 $50\sim100ml$，卒中的临床表现为吞咽困难、步态障碍和小便障碍，卒中并发癫痫、心律失常、吸入性肺炎和低血压者易患血管性痴呆。

1. 胆碱能系统　有研究表明，胆碱能系统与大脑记忆的形成和贮存有着十分密切的相关性。记忆的痕迹即 Ach 是由胆碱能神经通路通过神经及生化方式参与构成的；与大脑的空间识别、工作记忆功能有关的是大脑的隔阂—海马神经传导通路，而与神经的传导通路与大脑的学习过程调制、参照记忆有关的则是大细胞基底核—大脑皮质。大脑的皮质、海马及大细胞基底核细胞的萎缩以及胆碱能传导通路的受损，可以引起胆碱能的缺陷，胆碱能神经通路受损，学习记忆功能障碍，从而造成血管性痴呆记忆功能的障碍。

2. 兴奋性氨基酸　兴奋性氨基酸和抑制性氨基酸是中枢神经系统中作为神经递质的游离氨基酸，正是这两种氨基酸各自受体相互作用，从而维持了正常人体的神经生理活动。脑部损伤如缺氧、缺血时，兴奋性神经递质就会过量释放，而其再摄入机制衰竭，大量谷氨酸堆积于突触间隙内，突触后神经元处于持续去极化状态，大量钙离子内流，介导细胞内一系列依赖钙离子的生化反应以致细胞凋亡。

3. 氧自由基　脑缺血再灌流的急性期可产生大量的自由基，自由基的连锁反应主要攻击灰质的神经元等富含脂质的脑细胞，引起磷脂破坏降解从而发生变性失能，使细胞膜的通透性大大增加了，从而发生了细胞的毒性水肿，兴奋性递质释放。自由基由于连锁反应而发生的急速蓄积，进一步攻击其他细胞的生物膜结构，造成细胞的坏死，使得细胞的死亡数目增加，半暗带区进一步恶化，梗死范围迅速扩展。

4. 神经细胞凋亡　在脑组织缺血早期，由于脑缺血过度激活谷氨酸受体，导致细胞内的 Ca^{2+} 超载、自由基数目增加、细胞内的线粒体损伤，出现神经元和胶质细胞的快速死亡，近期研究显示其可能是凋亡。

5. 炎性机制　急性脑缺血后，在继发性神经损伤中起主要作用的是炎性反应，其中 IL-1β 和炎性细胞因子可引起缺血再灌注中炎性反应，其局部表达最为突出。在脑缺血再灌注时，神经元、内皮细胞局部被激活，释放炎性因子 IL-1β 和 TNF-α 触发炎性反应，导致白细胞迁移至炎症组织的损伤区，出现脑血管再闭塞，引发"无再流"现象。

6. 一氧化氮(NO)　NO 对神经元具有保护作用，可以调节脑血流，在中枢神经系统中起信使和递质样作用。但在脑缺血时，各个阶段的 NO 产生均有增加，参与过氧化物反应，生成过多硝酸盐，造成脂质膜、核酸、蛋白质损伤，从而造成神经毒性。

三、诊断依据

（一）中医诊断

1. 中风病的诊断　依据国家中医药管理局"ZY/T001.1-001.9-94"行业标准的有关规定，参照国家中医药管理局脑病急症协作组 1995 年制定的《中风病诊断与疗效评定标准》(试行)。

2. 痴呆的诊断　根据 1990 年 5 月中华中医药学会老年医学会和内科学会在北京全国老年痴呆专题学术研讨会上提出的《老年呆病的诊断、辨证分型及疗效评定标准(讨论稿)》。

（1）主症

记忆：记忆能力，包括记忆近事及远事的能力减退。

判断：判定认知人物、物品、时间、地点能力减退。

计算：计算数字、倒述数字的能力减退。

识别：识别空间位置和结构能力减退。

语言：口语能力，包括理解别人言语和有条理的回答问题的能力障碍。文化程度较高者阅读、书写能力障碍。

个性：性情孤僻，表情淡漠，语言啰嗦重复，自私狭隘、固执，或无理由的欣快，易于激动和暴怒，或以捡到的破烂为珍品等。

思维：抽象思维能力下降，例如不能解释谚语、区别词语的相同点和不同点、不能给事物下定义等。

人格：性格特征改变，道德伦理缺乏，不知羞耻。

年龄：60 岁以上，亦可在 50～59 岁之间。

病程：起病发展缓慢，病程长。

上述 8 项心理活动中有记忆、判定、计算和另 5 项中的 1 项，在 6 个月内有明显减退或明显缺损者，参考年龄、病程即可诊断。可以结合经神经心理学检测，存在智能障碍级社会生活能力减退，脑电图及头颅 CT、MRI 等影像学及相应辅助检查确定有关疾病存在，作为诊断参考依据。

（2）或有证：近 6 个月内性格、脾气有明显改变者，或有眩晕、消渴、真心痛、胸痹、小中风、中风等病史者。

（二）西医诊断

采用 1993 年美国国立神经系统疾病与卒中研究所和瑞士神经科学研究国际协会（NINDS/AIREN clinical criteria for the diagnosis of vascular dementia，CCDVD）制定的很可能（probable）血管性痴呆诊断标准，作出血管性痴呆的诊断：①有痴呆（通过临床和神经心理学检查有充分证据表明符合痴呆的诊断标准；同时排除了由意识障碍、谵妄、神经症、严重失语及全身性疾病或脑变性疾病所引起的痴呆）。②有脑血管病的证据（临床证明有脑血管病所引起的局灶性体征，如偏瘫、中枢性舌瘫、病理征、偏身失认、构音障碍等；影像学检查如 CT 或 MRI 证实有脑血管病的临床病理，如大血管梗死、重要部位的单个梗死、多发性脑梗死和腔隙性脑梗死、广泛的脑室周围白质病变或上述病变共存等）。③上述两种损害有明显的因果关系（在明确的卒中后 3 个月内出现痴呆；突然出现认知功能衰退，或波动样、阶梯样进行性认知功能损害）。

（三）鉴别诊断

阿尔茨海默病 是一种起病隐匿的进行性发展的神经系统退行性疾病。临床上以记忆障碍、失语、失用、失认、视空间技能损害、执行功能障碍以及人格和行为改变等全面性痴呆表现为特征，病因迄今未明。65 岁以前发病者，称早老性痴呆；65 岁以后发病者称老年性痴呆。头颅影像主要表现为脑萎缩。

四、治疗

（一）中西医结合治疗要点

血管性痴呆治疗的主要目标是提高认知能力，行为障碍改善，卒中后早期识别，在治疗卒中病同时,积极给予高选择性地作用于激活、保护和修复神经细胞药物,能促进学习能力,推迟缺氧性认知障碍的产生。中医理论认为该病基本病机为髓海不足、神机失用,多由风、气、痰、瘀、火诸邪内阻,上扰清窍,或由精、气、血亏损不足,髓海失充,脑失所养所致,属本虚标实之候,故治疗上应标本同治,虚实兼顾。

(二)中医辨证论治

1. 气血郁滞,阻塞脑脉

【症状】半身不遂或偏身麻木,口角歪斜,表情迟钝,言语不利,善忘,易惊恐,或思维异常,行为古怪,伴肌肤甲错,口干不欲饮,舌质黯或者有瘀点瘀斑,脉细涩。

【治法】活血化瘀,开窍醒脑。

【方药】通窍活血汤加减

当归 12g、桃仁 12g、红花 9g、赤芍 6g、川芎 6g、丹参 6g、石菖蒲 12g、郁金 12g、地龙 3g、水蛭 3g、白芥子 6g、葱白 3 根。

2. 风痰瘀阻,蔽塞清空

【症状】半身不遂或偏身麻木,口角歪斜,表情呆钝,智能减退,或哭笑无常,喃喃自语,或终日不语,呆若木鸡,伴不思饮食,脘腹胀满,痞满不适,口多涎沫,头重如裹,舌质淡,苔白腻,脉滑。

【治法】豁痰开窍,健脾化浊。

【方药】涤痰汤合半夏白术天麻汤加减

人参 10g、半夏 12g、陈皮 12g、茯苓 9g、枳实 6g、竹茹 6g、制南星 6g、石菖蒲 12g、郁金 12g、远志 3g、甘草 3g、生姜 3g、白术 20g、天麻 12g。

3. 髓海不足,阴虚风动

【症状】半身不遂或偏身麻木,口角歪斜,表情呆钝,智能减退,词不达意,头晕耳鸣,懈怠思卧,齿枯发焦,腰酸骨软,步履艰难,舌瘦色淡,苔薄白,脉沉细弱。

【治法】补肾益髓,养血生精。

【方药】龟鹿二仙胶合七福饮加减

熟地 12g、鹿角胶 12g、龟板胶 9g、阿胶 6g、紫河车 12g、枸杞 12g、炒枣仁 12g、当归 12g、人参 12g、白术 12g、炙甘草 3g、石菖蒲 12g、远志 15g。

4. 脾肾亏虚,髓海失养

【症状】半身不遂或偏身麻木,口角歪斜,表情呆钝,智能减退,伴腰膝酸软,肌肉萎缩,食少纳呆,气短懒言,口涎外溢,舌质淡白,舌体胖大,苔白,或舌红,苔少或无苔,脉沉细弱。

【治法】补气健脾,补肾生髓。

【方药】还少丹加减

熟地 12g、枸杞子 12g、肉苁蓉 6g、巴戟天 6g、小茴香 6g、杜仲 12g、怀牛膝 12g、党参 15g、白术 12g、茯苓 12g、山药 15g、石菖蒲 12g、远志 12g、川芎 8g、黄芪 20g。

(三)名医经验

1. 张景岳治疗痴呆经验 张景岳认为痴呆的病机为肾气不足、髓海失养,故在《景岳全书·杂病谟·癫狂痴呆》中云"痴呆症,凡平素无痰,而或以郁结,或以不遂,或以思虑,或以疑惑,或以惊恐,而渐至痴呆,言辞颠倒,举动不经,或多汗,或善愁,其证千奇万怪,无所不至,脉弦或数,或大或少,变易不常。此其逆气在心或肝胆二经"。故在临床治疗中,认为"此当扶正气为主",给予七福饮或大补元煎主之,以补肾气,填髓海。

2. 张智龙教授治疗血管性痴呆经验 其病机根本在于本虚标实。本虚在于肾精不足、髓海空虚;标实在于痰浊阻窍、神明失用。血管性痴呆多见于中老年人,且继发于中风之后,患者多以肝肾亏虚,元气不足为其本;其病位在脑,脑为髓海,脊髓上通于脑,髓聚而成脑。而肝藏血,肾藏精,精血充沛,方能壮督生髓,髓海充足,则脑清神明;如肝肾亏虚,精血不足,则髓海空虚,脑神失养。脑为清灵之府,治疗以清养为原则,所谓清养其含义有三:第一,豁痰:久病痰作祟,血管性痴呆患者病程较长,痰湿浊邪,蒙蔽清窍为其病机之一,当取具有祛湿、豁痰之丰隆、阴陵泉。第二,化瘀:久病多瘀,王清任亦有"血乱而神机失常之说,当取血海、地机等活血化瘀之穴"。第三,补肾健脾:中医认为肾主骨生髓,肾中精气充盈则髓海得养,脑的发育才健全,才可发挥其精明之府的生理功能;反之肾中精气不足,则髓海失养,而出现元神失养,发为呆病。患者元气不足,多由脾胃之气受伤而无以充养,所以健脾护胃是补肾的有效途径。

(四) 中药成药制剂应用

1. 乌灵胶囊 组成:乌灵菌粉。功效:补肾健脑,养心安神。口服,一次 3 粒,一日 3 次。

2. 培元通脑胶囊 组成:制首乌、熟地、天冬、醋龟板、鹿茸、制肉苁蓉、肉桂、赤芍、全蝎、水蛭、地龙、炒山楂、茯苓、炙甘草等。功效:益肾固精,息风通络。口服,一次 3 粒,一天 3 次。

3. 银杏蜜环口服液 复方制剂,成分:银杏叶提取物、蜜环粉。扩张冠状动脉及脑血管。增加冠脉血流量及脑血流量。改善心脑组织微循环。可抑制血小板聚集及抗血栓形成。口服,一次 10ml,一天 3 次。

(五) 西医治疗

血管性痴呆病因较明确,如能早期诊断,预后相对较好。治疗主要包括对原发性的脑血管疾病和促进脑功能恢复两方面。

1. 原发性脑血管疾病危险因素的控制及治疗,血管性痴呆目前尚无特殊的治疗方法,预防和治疗脑血管病的危险因素是血管性痴呆治疗的基础。

(1)治疗高血压:使血压维持适当水平可阻止和延缓痴呆的发生,一般认为收缩压控制在 135~150mmHg 可改善认知功能,低于此水平症状恶化。

(2)抗血小板聚集治疗:阿司匹林等抑制血小板的聚集,防止血栓形成,改善脑循环。

(3)控制糖尿病:2 型糖尿病是血管性痴呆的一个重要危险因素,糖尿病患者的降糖治疗对血管性痴呆有一定的预防意义。

(4)降低胆固醇水平:他汀类药物可以降低胆固醇,稳定动脉硬化斑块。对预防脑血管病有积极意义。

2. 认知症状的治疗

(1)一般治疗:维生素 E、维生素 C 和银杏叶制剂等可能有一定的辅助治疗作用。

(2)胆碱酯酶抑制剂:多奈哌齐对血管性痴呆可能有效,但是临床上应注意其副作用。

(3)脑复活剂:如吡拉西坦、奥拉西坦、茴拉西坦、尼麦角林等临床中也较常用。

3. 对症和康复治疗

(1)对症治疗:对出现的精神症状、各种不良的行为、睡眠障碍等,应及时进行相应的药物治疗。

(2)康复治疗:血管性痴呆的智能损害常伴局灶性神经系统体征,康复治疗在康复运动障碍的同时,也有助于改善认知功能。

五、典型病例

石某,男,58岁。以头晕头痛,智能下降,健忘,答非所问等症于2003年3月14日就诊。患者素有头痛眩晕,胸闷呕吐,腰膝酸软,体倦乏力,近一年来,偶有阵发性肢体麻木,一过性失语,不能站立等症状发作。曾在某医院做脑血流图和CT检查,提示为基底动脉梗死,脑供血不足,既往有高血压史8年,平时血压常在150/90mmHg之间,最高可达180/100mmHg,常服降压药(具体药物不详)。查体:BP 150/90mmHg,神志呆板,形体肥胖,语言欠流利,记忆力减退,计算力明显下降,定向不清,舌质黯红,舌苔稍黄腻,脉弦滑而数。中医诊断:①中风病痴呆;②眩晕。西医诊断:①脑梗死并血管性痴呆;②高血压。辨证:髓海不足,阴虚风动。治宜补肾益髓,养血生精。处方:熟地12g、鹿角胶12g、龟板胶9g、阿胶6g、紫河车12g、山萸肉15g、丹参15g、赤芍12g、猪骨髓6g、当归12g、人参12g、白术12g、石菖蒲12g、远志15g。西医治疗配合抗血小板聚集、改善微循环、改善脑代谢、控制血压类药物应用。治疗30天后,患者自感神志清爽,头痛眩晕减轻,问答切题,能分清方向。

六、中西医结合临床体会

根据多年临床经验,中风病痴呆治疗应以治疗原发病为主,即治疗中风为主,在积极治疗的同时,应尽早进行全面康复训练。包括记忆训练、注意力和集中力训练、视觉障碍训练、语言功能训练、智力障碍康复等。早期患者记忆减退,性格变得主观、任性、固执,不善与人交往,喜欢别人恭顺服从,希望得到子女的关怀,也希望得到别人的注意、同情和陪伴,甚至了解和赞扬,这就要求患者家属、陪护能给患者更多关心和鼓励,使患者重拾信心;疾病后期,患者甚至会出现怪异、兴奋、躁动等表现,此时要密切关注患者的意识变化和行为,尽量避免巨大刺激,包括意外的喜悦和打击,或者生活方式的突然变化,尽量满足患者的合理要求,热情、真诚与患者沟通,安抚患者不稳定的情绪,使患者的居住环境保持安静、舒适。

第六节 中风病呃逆

一、概述

中风病呃逆是中风病常见并发症,表现为呃逆声短而频发,连续不断,不能自止为特点,该病相当于西医学卒中后呃逆,由于膈肌痉挛所致。持续性呃逆可加重患者饮食困难,导致疲劳和精神萎靡,引起吸入性肺炎、营养缺乏、水电解质紊乱、体重下降、抑郁和呼吸抑制等,使脑血管病患者的恢复期显著延长,甚至加重原发病。脑卒中急性期合并呃逆又是上消化道出血的信号,因此积极治疗呃逆至关重要。

二、病因与发病机制

(一)中医病因病机

中医学认为,呃逆一证,多由胃失和降,胃气上逆动膈而成,如《景岳全书·杂证谟》:"凡杂证之呃,虽由气逆,然有兼寒者,有兼热者,有因食滞而逆者,有因阴气竭而逆者⋯⋯。"中风病呃逆属中风病变证,可见于中风病中脏腑急性期,也可见于中经络重证向中脏腑转化的过程中,所以此类呃逆患者多处于神识迷蒙或昏迷的状态,呃声急促而不连续,甚至床动身摇,因呃逆不能进饮食,痛苦极大。卒中后呃逆病机复杂,但与中风的发生密切相关,加之中风后患者突然卧床,起居失常,情绪不稳,鼻饲饮食使胃管异物刺激,饮食不节,脱水药耗气伤阴等,致使阴阳偏盛,脏腑气机失调,气血逆乱而出现呃逆。中风后顽固性呃逆多因中风病后血气奔并于上,骤然升降逆乱,风火痰热损伤胃气胃阴,胃之气阴受创致逆气上冲而生呃逆,此属重证,随病势恶化还能导致胃气败绝。还有升降失常之后,痰热壅阻胃肠可发生腑实,胃气难以顺降则折返上越导致频繁呃逆。

(二)西医发病机制

脑血管病变是引起顽固性呃逆的病因之一,包括脑出血、脑梗死、动静脉畸形、动脉瘤等。其中脑梗死较常见,有研究表明基底节区内侧、脑干、小脑、脑室远高于基底节区壳核、外囊、脑叶。随着核磁共振的广泛应用,发现在脑梗死中以小脑后下动脉或椎动脉梗死引起的延髓背外侧综合征并发呃逆最常见,国外报道 Wallenberg 综合征并发呃逆为 14%,国内报道为 13%。研究证实延髓中部的背侧区域与呃逆的发生密切相关,引发呃逆的原病变多位于脑桥和延髓,或累及脑干的后颅窝病变。大面积脑梗死、脑出血、脑干梗死及出血等均可引起应激性溃疡,患者丘脑下部在应激因素作用下,自主神经系统过度兴奋,导致脏器血液循环障碍,胃黏膜缺血、糜烂、溃疡,最终引起消化道出血。出血后胃黏膜受刺激,兴奋沿反射弧传递至延髓中枢引起呃逆。脑卒中后如出现电解质紊乱(低钙、低镁)或酸碱平衡失调(低二氧化碳血症)均可诱发呃逆。钙离子可降低神经肌肉兴奋性,低血钙时,神经纤维和肌肉应激性增高,即阈值降低;镁离子可阻断外周神经肌肉接头,产生松弛平滑肌作用,低镁血症可使钙离子内流,同样使神经肌肉应激性增高。脑卒中患者进食少,长时间卧床,导致胃排空减慢和胃液潴留,迷走神经受到刺激,在阈值降低和刺激增强的情况下易出现呃逆。另外,脑卒中后如并发肺部感染,肺部炎症刺激膈神经,兴奋沿反射弧传递至延髓中枢也可引起呃逆。

三、诊断依据

(一)中医诊断

1.“中风病”诊断根据 1995 年国家中医药管理局颁布《中华人民共和国中医药行业标准·中风病诊断与疗效评定标准(试行)》中的诊断标准。

主症:半身不遂,神识昏蒙,言语塞涩或不语,偏身感觉异常,口舌歪斜;

次症:头痛,眩晕,瞳神变化,饮水发呛,目偏不瞬,共济失调;

起病方式:急性起病,发病前多有诱因,常有先兆症状;

发病年龄:多在 40 岁以上。

具备 2 个主症以上,或 1 个主症 2 个次症,结合起病、诱因、先兆症状、年龄即可确诊;不具备上述条件,结合影像检查结果亦可确诊;

2.“呃逆病”诊断参照中华人民共和国国家标准《中医病症治法术语》第 7 条。

3. 在中风后出现呃逆。

(二)西医诊断

1. 脑卒中诊断标准根据 1995 年中华医学会第四次全国脑血管病学术会议修订的《各类脑血管疾病诊断要点》中的脑卒中(脑梗死、脑栓塞、脑出血)的诊断标准。

2. 呃逆出现在脑血管病发病 2 周内,持续 24 小时以上。

四、治疗

(一) 中西医结合治疗要点

脑卒中后呃逆的治疗法虽然较多,但并无一种特效安全的药物或其他疗法,故应当仔细分析病历,在积极治疗脑卒中原发疾病以及对症治疗呃逆同时,充分分析引起脑卒中的原因及脑卒中后的可能并发症,针对病因选择治疗方法。

(二) 中医辨证论治

1. 气阴不足,胃失和降

【症状】中风后呃声短促不连续,饮水呛咳,唇燥舌干,神昏烦躁,大便干结而难,舌质红或红绛,少苔或无苔,脉细数。

【治法】益气养阴,和胃降逆。

【方药】益胃汤合生脉饮加减

西洋参 6g、粳米 30g、竹茹 20g、麦冬 15g、沙参 15g、生地 15g、玉竹 10g、甘草 6g、五味子 6g、石斛 10g。

2. 痰热腑实,浊气不降

【症状】中风后呃声洪亮有力,口臭烦躁,面红目赤,甚至神昏谵语,便秘尿赤,腹胀,舌红苔黄燥起芒刺,脉滑数或弦滑而大。

【治法】通腑泻热,降逆止呃。

【方药】星蒌承气汤加减

生大黄 15g、芒硝 10g[冲服]、厚朴 10g、枳实 10g、沉香粉 2g[冲服]、代赭石 30g、旋覆花 12g[包煎]、胆南星 6g、全瓜蒌 30g。

3. 胃络瘀阻,气机不畅

【症状】中风后呃逆频作,呃声低钝,入夜尤甚,吞咽困难,面色晦暗,时有胃脘刺痛,偶见大便色黑,舌质黯,苔白,脉涩。

【治法】活血化瘀,降逆止呕。

【方药】失笑散加减

蒲黄 10g[包煎]、五灵脂 10g、三七粉 6g、白及 10g、旋覆花 12g、当归 12g、白芍 12g。

4. 脾失健运,湿阻气机

【症状】中风后呃逆频作,饮水呛咳,伴有脘闷纳呆,面色萎黄或晦暗,大便稀溏,舌黯或淡,苔腻,脉滑。

【治法】健脾化湿,理气降逆。

【方药】香砂六君子汤合旋覆代赭汤加减

党参 15g、白术 20g、半夏 10g、石菖蒲 15g、大枣 5 枚、生姜 3 片、甘草 6g、陈皮 12g、代赭石 30g、旋覆花 10g[布包]、木香 6g、砂仁 6g、茯苓 15g。

(三) 中医特色治疗

1. 名医经验

(1)王国英:该病多因平素气恼劳碌,阴阳失调,肝失调达,气机不畅,肝气郁结,久郁化火,复因情志刺激,易于肝阳上亢,风火相煽,气血逆乱,上冲犯脑,发为中风。进而肝风横逆犯胃,胃失和降,胃气上逆动膈即生呃逆。现代研究认为,肝阳上亢证患者存在着自主神经功能紊乱的病理变化,可引起内脏功能失调,出现呃逆。根据中风后呃逆乃风阳夹痰火上扰清窍、引动胃气、上逆动膈之机理,遵《素问》"高者抑之"之旨,参照清代医家李用粹《证治汇补·胸膈门·呃逆》"治当降气化痰和胃为主,随其所感而用药……热郁者,清下之"之法,故以功能镇肝降逆、清热化痰、和胃止呃之自拟镇肝降逆汤治之。生赭石30g(先煎)、竹茹10g、钩藤15g(后下)、胆星6g、柿蒂10g、瓜蒌20g、大黄10g(后下)、枳壳10g、陈皮10g。方中重用生赭石,其质重坠,又善镇逆气,降痰涎,止呕吐,通燥结,用之得当,能建奇效。且性甚和平,虽降逆气而不伤正气,用竹茹清热化痰,除烦止呕,二者合用共为君药。臣以清肝息风之钩藤,以助生赭石平肝息风,使肝阳下潜,胃气顺降;并以胆星、瓜蒌、柿蒂清热化痰,降胃止呃。佐以生大黄、枳壳通腑泻热、荡涤肠胃、调和胃气以止呃。使以陈皮理气调中,使气顺痰消,并助大黄推荡积滞。诸药相配,共成镇肝降逆、清热化痰、和胃止呃之剂。

(2)黄春华:中医学认为,中风患者出现呃逆,多由气郁血逆,脾失健运,聚湿生痰,胃失和降,气不顺行而动膈所致。即《素问·宝命全形论》篇说:"病深者,其声哕"。故在治疗原发病的基础上,应以理气化痰,和胃降逆为治疗法则。在积极治疗原发病的基础上给予温胆汤加味辨证治疗,方药如下:法半夏10g、陈皮15g、茯苓15g、枳实10g、竹茹10g、旋覆花12g、代赭石10g、炙甘草10g。伴腹胀,大便不通者加生大黄10g、槟榔15g;气虚明显者加生黄芪30g、党参30g;胃寒者加干姜、吴茱萸各6g;胃阴虚者加玄参、沙参、麦冬各15g。方中法半夏、陈皮、枳实、竹茹理气燥湿化痰,使气顺则痰自消;代赭石重镇降逆,助旋覆花降逆化痰而止呃;茯苓健脾利湿,湿去则痰不生,甘草缓急止痉。如此共奏化痰降逆止呃之功。运用本方治疗中风后呃逆,不失为一种有效的手段。另外,值得注意的是,临床上发现少数患者出现顽固性呃逆,各种方法治疗皆不奏效,这常是病情加重或其他并发症出现的先兆。故临床医师对中风患者并发顽固性呃逆应提高必要的警惕。

2. 文献摘录

(1)陈建强等用丹芪柿蒂汤治疗中风后呃逆36例,治疗组给予丹芪柿蒂汤,处方:太子参15g,丹参、黄芪、赭石(先煎)各30g,丁香、柿蒂、白及各10g。伴腹满便秘者,加大黄10g、厚朴6g;发热加竹叶10g、生地黄10g、石膏20g;痰多加瓜蒌仁15g、竹茹10g;胃阴虚加沙参10g、石斛10g、麦冬15g;胃寒加高良姜、吴茱萸各10g;阳亢加天麻10g、钩藤20g。日1剂,浓煎取汁100ml,予口服或鼻饲,每次50ml,早晚各1次。5天后观察疗效,治疗组优于口服或鼻饲阿托品的对照组。

(2)卢正海等用加减旋覆代赭汤治疗中风后呃逆22例,治疗组口服加减旋覆代赭汤(旋覆花12g、赭石20g、丁香6g、柿蒂9g、白芍15g、竹茹10g、黄连6g、半夏10g、白术12g、生姜3片、大枣10枚,甘草6g),每日1剂,水煎取汁分2次温服。对照组给予甲氧氯普胺10mg肌内注射,一日1～2次。均7天为一个疗程。结果治疗组总有效率75%,两组疗效有显著性差异(P<0.05)。

(四)中药成药制剂应用

1. 利膈丸　组成:制野军、槟榔、莱菔、木香、茅术、陈皮、厚朴、果仁、枳壳、砂仁、山楂、神曲、麦芽、桔梗、青皮、藿香、甘草。宽胸利膈,消积止痛。用于气滞不舒,胸膈胀满,脘腹疼痛,停饮。一次1丸,一日2～3次,口服。

2. 香砂养胃丸　组成:木香、砂仁、白术、陈皮、茯苓、半夏、香附、枳实、豆蔻、厚朴、广藿香、甘草、生姜、大枣。温中和胃。用于胃阳不足、湿阻气滞所致的胃痛、痞满。一次9g,一日2次,口服。

（五）西医治疗

缓解呃逆的对症治疗包括非药物治疗和药物治疗。

1. 非药物治疗　包括：①刺激鼻咽部以干扰呃逆反射弧的迷走传入，如用力伸舌、用勺刺激悬雍垂或咽部、含水漱口、吸饮冰水、吞咽粗砂糖、咀嚼柠檬、吸入刺激气体（如氨类化合物）以及倒喝水等；②刺激迷走神经以终止呃逆发作，如 Valsalva 动作（堵鼻鼓气法）、颈动脉按摩、眶上按压、刺激鼓膜和直肠按摩；③干扰膈神经传导；如有节律叩击第 5 颈椎、在膈神经经过的皮肤表面放置冰块、电刺激膈神经、局部注射普鲁卡因以及捻压或横断膈神经。

2. 药物治疗　①硝苯地平为钙离子拮抗剂，能够阻滞钙离子进入细胞，阻断肌细胞的兴奋—收缩耦联，可缓解或解除膈肌痉挛，从而达到治疗目的。予 10mg 舌下含化，必要时 10 分钟后重复应用 1 次；②多虑平有类似阿托品的周围抗胆碱作用，可阻断毒蕈碱受体，解除平滑肌、隔肌痉挛，亦有中枢抗胆碱、中枢镇静作用。25～50mg/次，2～3 次/日；③盐酸哌甲酯片具有中枢神经内调节作用，使膈神经兴奋过度而抑制顽固性呃逆，适用于危重患者。20mg/次，2 小时后可重复应用；④麻黄碱可抑制迷走神经受刺激而引起的兴奋性，适用于手术中或术后发生的顽固性呃逆。5～20mg/次，静脉注射，最大剂量为 30mg，一般一次可以奏效，重复使用应在 6～8 小时以后；⑤氟哌啶醇为丁酰苯类抗精神病药物，具有显著的中枢抑制作用，特点为作用强、疗效高、见效快。2mg/次，2～3 次/日；⑥氯丙嗪主要是通过阻断中枢神经系统上行性网状激活系统，抑制膈神经的兴奋性有关，25～50mg 肌内注射，或25～50mg 口服，3 次/日；⑦阿托品 0.3mg，山莨菪碱 10mg 或甲氧氯普胺 10mg 等副交感神经调节性药物肌注；⑧苯妥英钠 100mg，3 次/日，口服，或丙戊酸钠 0.2mg，3 次/日，口服；⑨利多卡因 50～100mg 静脉点滴，可持续 1～7 日，可调节自主神经或反馈影响中枢神经系统而抑制隔神经，应注意心律的监护。

（六）其他疗法

1. 神阙穴拔罐法　神阙定位，腹中部，脐窝中央。具体操作：患者仰卧位，选用 5 号玻璃罐，用镊子夹 95％的乙醇棉球，点燃后在罐内绕 1～3 圈再抽出，并迅速将罐扣在神阙穴上，罐子吸住后，立即取下再依上法操作迅速拔住，如此反复吸拔多次，至穴位局部皮肤潮红或症状减轻为度，一般为 10～30 分钟。呃逆初发时，可按上述操作至临床症状减轻为止，往往一次即愈；病程较长者闪罐与留罐隔天交替，一般需 5～10 次方可获得良效。

2. 电针夹脊穴疗法　取双侧颈 3～5 夹脊穴。选用 0.35mm×40 mm 毫针，局部常规消毒后，快速刺入直达颈椎横突处，强刺激提插捻转，得气后接 KWD-808Ⅱ型全能脉冲电疗仪，采用正、负极左右连接，并将正、负极交叉通电，选用疏波，电流量以局部肌肉出现轻度节律性收缩，且患者能耐受为度，留针 30 分钟。每日 1 次，严重者每日 2 次，治疗 10 天。

五、验案举例

王某，男，72 岁，因"眩晕伴恶心、呕吐 3 天"于 2012 年 12 月 1 日就诊于开封市中医院，急诊入院，入院 1 天后患者出现呃逆，伴气不得续，面色苍白，舌质黯淡，苔白腻，脉滑。神经系统检查：指鼻试验、跟-膝-胫试验欠稳准。头颅 CT：小脑梗死。中医诊断：中风病呃逆，证属脾失健运，湿阻气机。西医诊断：急性小脑梗死。治以健脾化湿，理气降逆。方药：党参 15g、白术 20g、半夏 10g、石菖蒲 15g、桂枝 15g、赤白芍各 20g、僵蚕 15g、川牛膝 15g、青陈皮各 12g、太子参 20g、全瓜蒌 30g、佛手 15g、藿香 10g、麦芽 30g。西医治疗予降颅压、抗血小板聚集、改善脑供血等治疗，服 1 剂后呃逆明显减少，3 剂后呃逆停止。

六、中西医结合临床体会

脑卒中后呃逆多因气阴不足,肝阳暴亢,气血逆乱,风痰瘀血内阻,气机升降失调,胃气上逆动膈发病,治疗以益气养阴、化痰通腑、活血化瘀为治疗大法。胃气阴两伤证多见于中风病急性期,是阳闭证的并发证候,应在平肝清肝、息风化痰、凉血开窍治疗阳闭的同时,配以益气养阴、和胃止呃,如呃逆可止,胃气得以顺降,则中风病阳闭亦能改善。若重视阳闭证的治疗,其阳闭病情得以好转,一般呃逆也较易得到控制。痰热腑实,浊气不降证多见于阳闭重证属痰热内闭心窍者,若予星蒌承气汤,可望呃逆能止,腑气畅通,则中风病情也相继好转。肝脾不和,肝木伐土以及脾虚湿阻证多见于中风病恢复期,久病正气耗伤,或攻邪导致脾胃受损,中焦气虚,肝木克伐导致呃逆的发生,治疗以疏肝和胃或健脾化湿,理气降逆为主,方用疏肝和胃汤或六君子汤加减治疗。

第七节　中风病泄泻与中风病大便失禁

一、概述

中风病泄泻是以中风病后排便次数增多,且粪质稀溏,甚则泻出水样便为临床特征的一种病证,但大便尚能自控,多由脾胃运化功能失职,湿邪内盛所致。中风病大便失禁是指中风后肛门丧失正常功能,造成固体或液体的大便不自主地从肛门漏出,多因中风病脑窍闭塞,神机失用所致。虽然泄泻、大便失禁并不造成生命危险,但它会严重的造成患者生理、心理或社交障碍,影响自尊,甚者影响患者神经功能恢复。本病可见于西医学中的多种疾病,如中风后出现的除中风病主次证以外的急慢性肠炎、糖尿病胃肠功能紊乱、肠易激综合征等肠道疾病,当这些疾病出现泄泻的表现时,统称为中风病泄泻,均可参考本节辨证论治。

二、病因与发病机制

(一)中医病因病机

中风病泄泻是中风病发生当时或之后出现的一种常见症状,多因中风后气血运行不畅,脾虚湿盛,脾失健运,大小肠传化失常,升降失调,清浊不分,而成泄泻。该病的发生多与肝脾肾相关,病位在脑、肠。或因年老正气不足,气血虚弱,运行不畅,脑失所养,四肢筋脉失养,脉络瘀阻,致使脏腑阴阳失调,气血逆乱,发为中风,复感受湿邪,湿邪粘滞不行,致脾胃运化功能失司,水湿不化,留滞肠胃,脾喜燥恶湿,感受湿邪,困阻脾土,致升降失调,清浊不分,水谷杂下而发为泄泻。或因素体痰湿壅盛,肝肾亏虚,痰湿上蒙清窍,则见神昏、谵语,昏迷不醒,喉有痰声,舌强不语;肝肾不足,命门火衰,肾阳受损,致脾失温煦,运化失职,水谷不化,升降失调,清浊不分,而成泄泻。且肾为胃之关,主司二便,若肾气不足,关门不利,则可发生大便滑泄、洞泄。或因风痰瘀阻脑络,每遇情志失调烦恼郁怒而发,肝气不舒,横逆克脾,脾失健运,升降失调;或忧郁思虑,脾气不运,土虚木乘,升降失职,引起脾失健运,升降失调,清浊不分,而成泄泻。或因外感湿邪,郁久化热,灼伤肾阴,肾阴亏虚风动,引动内风,致使脏腑功能失调,气血逆乱,发为中风;另一方面,湿热蕴脾,致脾胃升降失司,清浊不分,混杂而下,遂成泄泻。

（二）西医发病机制

西医认为中风病泄泻的病因与病后情绪因素、饮食、药物等造成胃肠道功能紊乱的因素相关。有些患者有焦虑症，尤其是恐惧症，成年抑郁症和躯体化障碍也是引起本病的常见因素。

1. 胃肠动力学异常　对于长期卧床的脑卒中病患者，由于其日常生活能力下降，生活不能自理，日常活动减少，其胃肠活动与常人相比，频率较慢，胃肠功能减弱，稍进生冷、油腻即可引起泄泻。

2. 内脏感知异常　中风病泄泻的患者其内脏功能活动低于常人，其充气疼痛阈低于常人，饮食伤胃，稍进生冷、油腻即可发病。

3. 精神因素　脑卒中后，部分患者由于长期卧床、或遗留有不同程度的后遗症，致使患者出现心烦易怒，抑郁寡欢的抑郁焦虑状态，而心理应激对胃肠运动有明显影响。

4. 其他　约1/3患者对某些食物不耐受而诱发症状加重。部分患者的症状发生于肠道感染治愈之后。该病可能与肠黏膜的低度炎症有关，如肥大细胞脱颗粒，炎症介质高表达等等。

三、诊断依据

（一）中医诊断

本病属中医中风、泄泻范畴。

依据国家中医药管理局"ZY/T001.1-001.9-94"行业标准的有关规定，参照国家中医药管理局脑病急症协作组 1995 年制定的《中风病诊断与疗效评定标准》（试行）；并参照中华人民共和国中医药行业标准《中医内科病证诊断疗效标准》（ZY/T001.1-9）中有关泄泻的诊断依据、证候分类、疗效评定，可知该病的诊断依据如下：

1. 病史：急性或亚急性起病，发病前多有诱因，常有先兆症状。

2. 主症：偏瘫，神识昏蒙，言语謇涩或不语，偏身感觉异常，口舌歪斜。

3. 次症：头痛，眩晕，瞳神变化，饮水发呛，目偏不瞬，共济失调。

4. 发病年龄多在 40 岁以上。

具备 2 个主症以上，或 1 个主症 2 个次症，伴见腹痛、大便粪质清稀，或大便次数增多，粪质清稀，甚则如水样，或泻下完谷不化。结合起病、诱因、先兆症状、年龄即可确诊；不具备上述条件，结合影像学检查结果亦可确诊。

（二）西医诊断

符合中华医学会第四次全国脑血管学术会议修订的各类脑血管疾病诊断要点的脑卒中诊断标准，同时参照中华医学会消化病学分会胃肠动力学组肠易激综合征诊断和治疗的共识意见（2008 年）。

反复发作的腹痛或不适，最近 3 个月内每个月至少有 3 天出现症状，合并以下 2 条或多条：

1. 排便后症状缓解；

2. 发作时伴有排便频率改变；

3. 发作时伴有大便性状（外观）改变。

（三）鉴别诊断

细菌性痢疾：细菌性痢疾是常见的一种肠道传染病，由痢疾杆菌所致。临床上以发热、腹痛、腹泻、里急后重及排含黏液、脓血的稀便为其主要症状,患者病前一周内常有不洁饮食史、接触史。

四、治疗

(一)中西医结合治疗要点

中风病泄泻是中风病常见变证,重症泄泻直接危及患者生命,即使轻度泄泻也会影响患者生活质量,不利于神经功能康复,必须给以及时治疗,西医治疗以对症治疗为主,中医治疗以健脾补肾、祛湿止泻为治疗原则。

(二)中医辨证论治

1. 气虚血瘀,脾虚湿盛

【症状】半身不遂,肢体偏枯不用,肢软无力,舌歪语謇,面色萎黄,气短乏力伴见腹泻,大便时溏时泻,餐后即泻,腹痛隐隐,绵绵不休,劳累或受凉后发作或加重,四肢倦怠,舌质淡黯或有瘀斑,苔白,脉弦细。

【治法】益气活血,健脾渗湿。

【方药】补阳还五汤合参苓白术散加减

黄芪 20g、红花 10g、赤芍 12g、川芎 15g、地龙 20g、人参 20g、炒白术 30g、茯苓 30g、砂仁 6g、山药 30g、陈皮 10g、薏苡仁 30g、莲子肉 10g、炙甘草 6g。

2. 风痰瘀阻,土壅木郁

【症状】半身不遂,偏身麻木,头晕目眩,口舌歪斜,伴见心烦善太息,口苦咽干,小便稍黄,伴见情志不遂,胸胁胀闷,嗳气食少,腹痛泄泻,舌质淡红,苔白腻或薄黄,脉弦滑。

【治法】化痰通络,抑肝扶脾。

【方药】半夏白术天麻汤合痛泻要方加减

法半夏 12g、炒白术 15g、天麻 15g、陈皮 12g、茯苓 30g、炙甘草 6g、炒白芍 12g、防风 12g、鸡血藤 15g。

3. 湿热伤中,内闭清窍

【症状】突然神昏,半身不遂,项背身热,躁扰不宁,伴见泻下急迫,或泻而不爽,粪色黄褐,气味臭秽,烦热口渴,小便短黄,舌质红绛,苔黄腻,脉滑数。

【治法】清热利湿,醒神开窍。

【方药】羚羊角汤合葛根芩连汤加减

羚羊角 6g、珍珠母 30g、竹茹 15g、石菖蒲 12g、远志 12g、夏枯草 30g、炒白芍 15g、葛根 15g、黄芩 20g、黄连 6g、甘草 6g。

4. 下元虚衰,肾虚失固

【症状】半身不遂,口舌歪斜,舌强不能言,口干不欲饮,伴见黎明之前脐腹作痛,肠鸣而泻,完谷不化,泻后则安,形寒肢冷,腰膝酸软,舌淡苔白,脉沉细。

【治法】补肾开窍,固涩止泻。

【方药】地黄饮子合四神丸加减

干地黄 20g、山药 30g、山茱萸 20g、茯苓 15g、炮附子 6g、吴茱萸 3g、五味子 12g、补骨脂 12g、肉豆蔻 10g、石斛 10g、巴戟天 12g、肉桂 6g、石菖蒲 12g、远志 10g、生姜 3 片、大枣 5 枚。

（三）中医特色治疗

1. 名医经验

（1）路广晁治疗中风病泄泻经验：路广晁在治疗该病时，在辨证论治的基础上，注重时时顾护脾胃，临证常在主方的基础上加用山药、薏米、扁豆、莲子肉四药。此四药出自《太平惠民和剂局方》参苓白术散，四者甘味，皆能健脾补中，脾健，则运化水湿的功能恢复正常，水湿得化，则泄泻自痊；且四者性味甘淡，兼具渗湿之功；另莲子肉性涩，具有一定收敛止泻的功效。四者合用共具健脾、渗湿、涩肠之能。

（2）邱志济妙用巴豆炭等治疗中风病泄泻经验：巴豆炭止泻，古有记载：王好古之《汤液本草》云："炒去烟，令紫黑用，可以通肠，可以止泻，世所不知也"；李时珍在《本草纲目》巴豆条下，赞其发千古之秘；李杲在《脾胃论》"饮酒过伤节"中"神应丸"下亦言及合杏仁同炒至黑烟尽。邱志济取《世医得效方》"针头丸"之意，用巴豆炭、杏仁共研细，蜜蜡熔合，手功制成加味针头丸如黄豆大用于治疗中风病泄泻，效果颇佳。

2. 文献摘录

房士建足反射疗法：遵循全足施术，重点加强，基本反射区必做的原则，重点加强肾、输尿管、膀胱、胃、脾、肝、胆、横结肠、降结肠、乙状结肠、升结肠、小肠、胰、十二指肠、扁桃体、胸腺、上下身淋巴腺、腹股沟等反射区；施术力度按照"实者泻之、虚者补之"的原则，施术力度均匀、柔和、具渗透力，使患者足部反射区内有酸胀感为度。治疗时间 40～50 分钟，10 天一个疗程，施术后嘱患者尽量饮用温开水 300～500ml，以补充流失的水分及利于体内毒素的排出。足反射疗法结束后，加按揉足阳明胃经合穴足三里，按揉时间 5～10 分钟，以得气（酸、麻、胀、痛、重）为度。

（四）中药成药制剂应用

1. 四神片 组成：补骨脂，吴茱萸，肉豆蔻，五味子。功效：助肾散寒，止泻消胀。用于肾虚受寒，肠鸣肚胀，五更溏泻，食物不化等。口服，一次 4 片，一日 2 次。

2. 培元通脑胶囊 组成：制首乌、熟地、天冬、醋龟板、鹿茸、制肉苁蓉、肉桂、赤芍、全蝎、水蛭、地龙、炒山楂、茯苓、炙甘草等。功效：益肾固精，息风通络。一次 3 粒，一日 3 次，口服。

3. 参苓白术胶囊 组成：人参、茯苓、白术（炒）、山药、白扁豆（炒）、莲子、薏苡仁（炒）、砂仁、桔梗、甘草。功效：健脾、益气。口服，一次 3 粒，一日 3 次。

（五）西医治疗

治疗该病主要针对其症状，采取对症治疗。针对中风病泄泻所出现的偏瘫、神识昏蒙、言语謇涩或不语、偏身感觉异常、口舌歪斜、头痛、眩晕、饮水发呛、共济失调等主次症状，在一般内科治疗的基础上，可酌情对症给予抗脑水肿、降低颅内压、调控血压、改善脑循环、降纤治疗、抗凝治疗、抗血小板聚集、外科治疗、血管内介入治疗等疗法。除此之外，泄泻一证，还应该注重饮食疗法及补液治疗，纠正水、电解质及酸碱平衡。①常用口服补液（ORS）与静脉补液法。②止泻药常用的有口服活性炭，3～4 次/日；口服蒙脱石散 1 袋（3g/袋），每日 3 次，口服。③应用微生态调节剂，如双歧杆菌。

（六）其他疗法

1. 中药灌肠

（1）葛根、黄连、黄芩、木香、马齿苋：上药水煎 2 次，取药汁混合浓煎，每 100ml 加入 3%～5%苯甲酸钠 1ml 备用。取药液适量保留灌肠，每日 2 次，至愈为度。

（2）青皮、陈皮、白芍、防风、柴胡、茯苓、薏苡仁、白术：浓煎以药汁灌肠，至愈为度。

2. 针刺　上巨虚（双）、天枢（双）、关元、足三里（双），适用急性中风病泄泻。

3. 艾灸　上脘、天枢（双）、关元、足三里（双），适用于慢性中风病泄泻。

4. 拔火罐　用直径 6cm 中型火罐，于肚脐窝处（相当于神阙穴，包括天枢穴处），拔一罐，隔一天或隔四天一次，往往 1～3 次即可减轻或痊愈。适用于大便溏薄次数多，或为清冷之灰白色稀便，或为完谷不化之食物残渣。

五、典型病例

宋某，男，68 岁，因"左侧肢体无力呈进行性加重 5 天，伴饮水呛咳、嗜睡 1 天"于 2012 年 3 月 29 日入院。入院症见：左上肢抬举困难，左下肢抬举不能，饮水呛咳，吞咽困难，喉间痰涎壅盛，声音嘶哑，嗜睡，二便正常，舌质黯红，苔薄白，脉弦滑。既往糖尿病史 15 年，高血压病史 6 年余，间断服药；半年前出现双足麻木，左侧较重；抽烟史 20 余年，已戒断 10 年。查体：BP 140/90mmHg，心率 78 次/分，律齐，两肺呼吸音清，未闻及干、湿啰音。专科检查：神清，言语欠流畅，声嘶，语音尚清晰，记忆力差，计算、定向、理解能力正常，双侧咽反射未引出。左上肢肌力 0 级，左下肢肌力 2 级，肌张力正常，腱反射活跃，左侧巴宾斯基征阳性。右侧肌力、肌张力正常，腱反射活跃，病理征未引出。左侧痛温觉减退，深感觉无异常，左肢共济试验欠稳准。颅脑 CT 提示多发脑梗死。据症状体征及辅助检查，诊断为"进展性脑梗死-球麻痹"，入院后给予对症治疗，配合稳定血压、血糖，改善循环，改善脑代谢及支持类药物应用。为防止饮食物误入气道，经家属同意签署知情同意书后，于 2012 年 04 月 02 日 09 时局麻状态下行气管切开术，手术顺利，术后患者生命体征平稳；给予鼻饲饮食，中医辨证治以化痰祛湿，活瘀通络，方以化痰通络汤加减应用。4 月 17 日，患者出现腹泻，大便时泄时溏，甚则 1 日十余次。中医诊断为中风病泄泻，辨证脾虚湿盛，治以健脾益气、渗湿止泻为主，方予参苓白术散加减应用，并配合艾灸中脘穴；口服蒙脱石散、金双歧等，腹泻控制不佳，黎明前尤甚，泻下完谷，形寒肢冷，舌淡苔白，脉沉细弱。主任医师查房后指示：中医辨证属脾肾阳虚，治以涩肠固脱，温补脾肾，方以四神丸合真人养脏汤加减应用，服用 5 剂后泄泻症状消失。同时给予仪器平衡功能训练，等速肌力训练以加强肢体功能训练，加速肢体功能恢复。经 117 天综合治疗，患者于 7 月 24 日好转出院。

六、中西医结合临床体会

临床上，中风病的发生，主要由于患者脏腑功能失调，气血素虚或痰浊、瘀血内生，加之劳倦内伤、忧思恼怒、饮酒饱食、用力过度、气候骤变等诱因，而致瘀血阻滞、痰热内蕴，或阳化风动、血随气逆，导致脑脉痹阻或血溢脉外，引起昏仆不遂。其病机有虚、火、风、痰、气、瘀六端，多在一定条件下相互影响，相互作用。病性多为本虚标实，上盛下虚。在本为肝肾阴虚，气血衰少，在标为风火相煽，痰湿壅盛，瘀血阻滞，气血逆乱。而中风病泄泻多见于中风病后气血亏虚、肾阳衰微及脾胃虚弱的患者，临床治疗中，常常采用补虚泻实，利水渗湿之法，在化痰息风通络的同时，佐以健脾渗湿，常常选用法半夏 30g、橘红 15g、竹茹 10g、郁金 15g、石菖蒲 10g、胆南星 12g、砂仁 10g、枳壳 12g、白术 30g、党参 30g、茯苓 20g、山药 30g、薏苡仁 30g、莲肉 30g 等中药治疗。对于久泻及大便失禁的患者多加补骨脂、肉豆蔻、吴茱萸、五味子、诃子、罂粟壳等收敛止泻，配合针灸神阙、关元、足三里等穴，疗效肯定。

第八节　中风病遗尿、小便失禁

一、概述

中风病遗尿、小便失禁是指发生于中风后的排尿异常。遗尿,是指睡眠中不自主排尿;小便失禁,是指清醒时小便自出不觉或小便频数难以自制,本病多见于中、重度脑卒中患者,是中风病常见变证之一。《内经》已有关于"遗溺"的记载,如《素问·宣明五气论》记"膀胱不利为癃,不约为遗溺"。西医学认为中风病遗尿、小便失禁多因卒中后神经功能障碍而出现排尿自控能力丧失,继而尿液自遗或不自主流出。中风病遗尿、小便失禁发病率波动在32%～79%,严重影响患者的生活质量,亦给家属带来诸多不便。

二、病因与发病机制

(一)中医病因病机

中风病遗尿、小便失禁在中风病后发生,与中风病直接相关。脑者,神明之府也,是人体一切生命活动的物质基础,脑的功能依赖于五脏,五脏功能旺盛,精髓充盈,清阳升发,窍系通畅,才能发挥其生理功能。肾主水液而司二便,与膀胱相为表里,体内水液分布与排泄,赖肾脏气化正常,膀胱开阖有度,水液通过胃的受纳,脾的转输,肺的肃降,下达于肾,再通过肾的气化、肝的疏泄使清者上归于肺而散布周身,浊者下输膀胱而排出体外。或因风痰上扰,填塞清空,脑脉痹阻,神机失用,窍系不畅,膀胱失主而影响膀胱气化,则发为遗尿、小便失禁。或因久嗜醇酒、肥甘、辛辣之品,导致脾胃运化功能失常,内湿自生,聚湿生痰,痰瘀化热,引动肝风,夹痰上扰清窍,可见半身不遂;酿湿生热,阻滞于中,湿热下注膀胱,可致气化不利,则小便失禁;或饮食不足,饥饱失调,脾胃气虚,中气下陷,气机失调,气虚无力运行使血行瘀滞,痹阻脉络,无以气化则发为遗尿、小便失禁。或因年老体弱,肾精亏虚,髓海不足而变生诸症,心肾不济,神明失养,膀胱气化不利而发遗尿、小便失禁;或因久病、热病,耗损津液,以致阴血暗耗,导致肾阴不足,所谓"无阴则阳无以化",水亏于下,火旺于上,扰动清窍,同时肾气虚弱致传送失度,而遗尿失禁,故发为本病。

(二)西医发病机制

膀胱正常排尿活动由排尿中枢控制,通过神经反射来完成。排尿初级中枢位于骶髓、腰髓内,与支配膀胱的交感、副交感神经及阴部神经形成反射弧;排尿高位中枢位于大脑中央旁小叶及额叶前部,对初级中枢施加易化或抑制性影响,以控制排尿反射活动。脑卒中后患者产生排尿异常可能有以下机制:①排尿初级中枢与大脑皮层联系通路遭受一定程度损害,支配尿道外括约肌收缩的阴部神经失去控制;②排尿高位中枢、额叶前部结构遭受破坏,功能受到损害,使患者缺乏主动性或忽略自己存在的环境;③脑组织缺血缺氧,脑内β-内啡肽含量明显增加,影响患者正常的觉醒及神经调节。

三、诊断依据

(一)中医诊断

有中风病史,在中风病后出现的遗尿或小便失禁,不包括中风急性期因神昏所致的遗尿。

（二）西医诊断

1. 脑卒中后出现遗尿、小便失禁。

2. 排除：①脑卒中因失语（不能表达便意）、肢体活动障碍（影响如厕的速度）、认知障碍（痴呆）、意识障碍等等单独作用引起的尿失禁；②脑卒中前即存在尿失禁或尿失禁易感因素，如糖尿病性周围神经病变、良性或恶性前列腺肥大、脊髓病变；③应用影响排尿功能的三环类抗抑郁剂、抗胆碱能剂等，可引起排尿无力、继发尿潴留、充盈性尿失禁。

（三）鉴别诊断

前列腺增生症：是男性老年人常见疾病之一，以尿频、排尿困难、血尿等为主要表现，彩超可发现前列腺体积增大。

四、治疗

（一）中西医结合治疗要点

中风病遗尿、小便失禁是中风病最常见的变证，属神经源性膀胱范畴，长期遗尿、小便失禁是诱发中风患者尿路感染及褥疮的重要原因，也是影响患者康复的主要因素，对该病治疗应以药物结合康复治疗为主，在神经保护基础上给予膀胱松弛剂、胆碱酯酶抑制剂等药物可相应缓解小便失禁，但缺乏长期疗效。生物电刺激盆底肌、间断导尿、触发排尿及传统疗法如艾灸、针刺及中药口服等方法可有效改善尿失禁症状，有利于病情恢复。中风后遗尿、小便失禁病机责之有三：①髓海空虚，脑脉闭阻，心肾不济，膀胱气化不利，治疗当以填精生髓、化瘀通窍、温阳化气为大法。②风痰火亢，上扰神明，痰火流窜，耗阴伤津，膀胱不利，治疗当以息风清热、养阴生津为大法。③气虚血瘀，脑脉闭阻，神明失用，不能制约水道，治疗当以补气健脾、通络醒脑为大法。

（二）中医辨证论治

1. 风痰火亢，耗阴伤津

【症状】半身不遂或偏身麻木，口眼㖞斜，舌强语謇，小便频数，尿热，时有尿自遗，溲赤而臭，或有腰酸低热，或尿短涩淋沥，苔薄腻，舌质偏红，脉细滑而数。

【治法】息风清热，养阴生津。

【方药】黄连温胆汤合大补阴丸加减

黄连8g、竹茹12g、半夏6g、枳实6g、橘红6g、茯苓10g、炒黄柏6g、知母10g、熟地黄15g、炙龟板12g、泽泻12g、甘草6g、生姜6g。

2. 心肾亏损，阴虚风动

【症状】半身不遂或偏身麻木，口眼㖞斜，舌强语謇，睡中遗尿而无梦或尿失禁，精神不振，形体消瘦，夜寐不佳，心烦而溲频淋沥，苔黄，舌尖有红刺，脉细沉而数。

【治法】调补心肾，滋阴息风。

【方药】育阴熄风汤合寇氏桑螵蛸散加减

白芍15g、麦门冬12g、知母12g、黄柏6g、玄参12g、巴戟天15g、丹参12g、钩藤15g、全蝎12g、葛根12g、人参12g、茯神15g、石菖蒲10g、龙骨12g、桑螵蛸12g、炙龟板12g。

3. 肺脾气虚，脑脉瘀阻

【症状】半身不遂或偏身麻木，口眼㖞斜，舌强语謇，尿意频急，时有溺自遗或失禁，面白气短，甚则咳嗽，谈笑即可出现尿失禁，小腹时有坠胀，舌质淡红，脉虚软无力。

【治法】补气健脾，益气通络。

【方药】补中益气汤合补阳还五汤加减

黄芪30g、当归15g、川芎15g、冬葵子20g、党参20g、茯苓12g、桃仁12g、地龙12g、赤芍12g、红花12g、白术10g、柴胡6g、升麻6g、肉桂6g、通草3g、甘草3g。

(三) 文献摘录

1. 乔文辉体针取双足运感区治疗卒中后尿失禁,以患者得气最强为度,然后行提插捻转手法,使针感趋向病所,期间行针3次,每次间隔10分钟,隔日1次,10次为一个疗程,总有效率为100%。

2. 吴修玉采用合募配穴针灸治疗卒中后尿失禁,取中极、委中,得气后施提插捻转手法,留针30分钟,期间行针2~3次,每日1次,2周为一个疗程。总有效率为95%。

3. 吕祺美取百会、四神聪、太溪,治疗卒中后尿失禁,先针百会、四神聪,四神聪向百会方向斜刺,太溪以局部酸胀为度,每日1次,每次30分钟,10次为一个疗程。

4. 王红军以腕踝针为主治疗卒中后尿失禁,取双侧下1区。皮肤常规无菌操作,针尖向上,与皮肤成30°角快速刺入皮下,针体贴近皮肤表面,沿皮下浅皮层刺入约1.3寸,以针下无阻力、无酸麻、无胀痛为度;针柄以胶布固定,留针12小时,每日1次,10次为一个疗程,连续4个疗程。

5. 艾灸具有温经散寒、扶阳固脱、调和气血、消瘀散结等作用,并且具有验、便、廉的特点。其燃烧时的物理因子和药化因子,与腧穴的特殊作用、经络的特殊途径相结合,产生"综合效应"。故在治疗中风后尿失禁方面应用广泛,疗效显著。刘慧林等将75例中风后排尿功能障碍的患者分为治疗组(39例)和对照组(36例)。2组都进行针对卒中的常规针刺治疗,对于排尿障碍不予特殊针刺治疗。治疗组隔姜隔盐灸神阙穴,连续灸2壮,1次/日,每周治疗5次,连续治疗3周。结果显示,治疗组在对排尿障碍症状的改善、对尿失禁等级的改善作用上都明显优于对照组。

6. 杨泉鱼等以百会穴为主治疗脑卒中后尿失禁100例。针刺百会、合谷、三阴交、气海、关元、阴陵泉,停止运针后,温和灸以上穴位,每穴10分钟,留针30分钟。再针刺命门、次髎穴并用艾条行温和灸,每穴20分钟,留针30分钟。上述治疗1次/日,10次为一个疗程。3个疗程后评价疗效。结果显示总有效率为96.0%。

7. 周瑞祥等将106例脑卒中后尿失禁患者随机分为治疗组(59例)和对照组(47例)。对照组采用脑卒中常规治疗。治疗组在此基础上,给予针刺、艾灸及微波配合盆底肌锻炼等综合治疗。艾灸方法为肺俞、肾俞、膀胱俞直接灸,到患者有灼热疼痛感为止,每穴5壮。针刺、艾灸均1次/日,10次为一个疗程。疗程间休息3日,3个疗程后观察疗效。结果显示与对照组相比,针灸、微波配合盆底肌锻炼治疗脑卒中后尿失禁疗效显著。

(四) 中药成药制剂应用

培元通脑胶囊:组成:制何首乌、熟地黄、天冬、龟甲(醋制)、鹿茸、肉苁蓉(酒制)、肉桂、赤芍、全蝎、水蛭(烫)、地龙、山楂(炒)、茯苓、炙甘草。功效:益肾填精,息风通络。用于缺血性中风中经络恢复期肾元亏虚,瘀血阻络证。每次3粒,每天3次,口服。

(五) 西医治疗

西药治疗中风后尿失禁,最常用的有膀胱松弛剂,包括抗胆碱能药物,如普鲁本辛;钙通道阻滞剂,如维拉帕米;胆碱酯酶抑制剂,如石杉碱甲。普鲁本辛能阻断M受体的传导,抑制膀胱逼尿肌收缩,增加膀胱容量,对防止膀胱挛缩变小有重要作用。维拉帕米对逼尿肌有强大的抑制作用,且对抗胆碱能药物无效者也有一定作用。但由于普鲁本辛可产生不可接受的副作用,如口眼干燥、便秘、意识模糊,易促成青光眼和尿潴留;维拉帕米可抑制心肌收缩力和减慢心电的传导而禁用于心力衰竭和传导阻滞患者,故临床使用受到局限,难以长期坚持。石杉碱甲是一种对真性胆碱酯酶具有高度选择性的可逆性胆碱酯酶抑制剂,能增强神经元的兴奋传导,改善皮质功能低下,提高患者认知、记忆功能,从而改善脑卒中后尿失禁症状,且无明显不良反应。

中风患者尿失禁按膀胱功能障碍进行分类,对逼尿肌、括约肌反射亢进者采用间断导尿、触发排尿、留置导尿等方法治疗,对逼尿肌、括约肌反射减弱或无反射者采用外尿道集尿装置、膀胱按压法治疗,并认为间断导尿有利排空膀胱、避免膀胱过度膨胀、减少残余尿量、预防泌尿系感染有积极作用,定期触发排尿能恢复对反射性膀胱的控制;外尿道集尿器使小便管理更方便;膀胱按压能促进膀胱排尿,这些方法较传统的留置导尿管有明显改进,但存在操作繁琐、需要较多的人力,膀胱按压还会引起膀胱压力增高,尿液向前列腺和精囊腺流入以及其他并发症等缺点。生物电刺激盆底肌可使尿道张力逐渐提高并超过逼尿肌的张力,从而抑制尿液的外溢,而利用超声波对骶骨后的骶神经进行调节治疗,可使高张力的逼尿肌逐渐松弛,更符合储尿功能的要求。此外还有包括生物反馈技术、膀胱训练等方法在内的行为治疗,均有一定效果。

（六）其他疗法

1. 家韭子丸　遗尿、不禁者可长期服用,男女老少均宜,主要适用于下焦虚冷者。炒家韭子180g、炙酥鹿茸20g、酒浸肉苁蓉60g、酒浸牛膝60g、熟地黄60g、当归身60g、菟丝子120g、巴戟肉45g、盐炒杜仲120g、去苗石斛30g、桂心15g、干姜15g。以上为末,酒糊丸,如梧桐子大。每次5g,每日2～3次,口服。餐前盐汤或温酒送服。

2. 蜂房焙干研末　每服3～5g,加白糖少许,开水冲服,每日两次,用于肾阳不足的遗尿。

五、典型病例

患者王某,男,56岁,因"左侧肢体活动不利伴小便失禁1月余"门诊。症见左侧肢体活动不利,小便失禁,尿黄量少,面赤唇红,心烦失眠,烦躁易怒,纳可,寐欠安,夜梦纷扰,大便干,小便黄,舌质红,苔薄黄,脉弦。头颅MRI示:右侧额叶脑梗死。中医诊断:中风病小便失禁;西医诊断:动脉粥样硬化性血栓性脑梗死合并小便失禁。证属风痰瘀阻,脑脉不通,肝经郁热,蕴伏下焦。治拟涤痰化瘀,疏通脑脉,清肝泄热,清利膀胱,方选半夏白术天麻汤合龙胆泻肝汤加减。处方:半夏12g、生白术15g、天麻12g、川芎6g、龙胆草6g、黄芩9g、栀子9g、泽泻12g、通草9g、车前子9g、当归9g、柴胡9g、生甘草6g、黄柏9g、川牛膝9g、生大黄6g。日1剂水煎分2次服。本方服用7剂后遗尿次数减少,尿色清,量较前增多。服14剂后,能自主排尿,尿量可,尿色淡黄,情绪稳定,夜寐安,大便畅,嗣后用生蒲黄粉3g、琥珀粉2g,每日2次吞服,以资巩固。

六、中西医结合临床体会

中风后尿失禁与五脏有着密切关系,心者,五脏六腑之大主。中风患者,主不明则十二官危,心神受扰,无以主宰,膀胱失司,故见小便失禁。《素问·灵兰秘典论》曰:"肝者,将军之官,谋虑出焉。"肝为刚脏,主疏泄,若肝经郁热,疏泄失常,肝脉环于阴器,湿热迫注膀胱,而导致尿失禁。《素问·经脉别论》云:"脾气散精,上归于肺,通调水道,下输膀胱。"肺脾气虚,治节不行,气虚下陷,不能固摄,决渎失司,膀胱无权约束水道,则小便自出。"肾者水藏,主津液"(《素问·逆调论》),肾主闭藏,开窍于前后二阴,司通调水道,与膀胱互为表里,若肾阳气受损,膀胱虚冷,失其温养,不能制约,小便自遗。中风后体内多有瘀血,瘀血阻于下焦,膀胱受扰而失司。中风后尿失禁患者初期多君相之火旺盛,中后期多瘀血阻滞和肺、脾、肾三脏气虚。中医针灸治疗对中风后尿失禁取得了一定的疗效,临床观察例数和治疗方法较多,有效率达到70%～100%;单纯中药治疗方面研究极少,局限于健脑、补肾、固摄法。两者目前存在着理论和实验研究缺乏,而临床研究缺乏前瞻性和随机对照。西药治疗由于存在副作用大、远期疗效差、难以长期坚持等不足,故临床使用受到局限。康复治疗目前限于对症治疗较多,对因治疗不足,治疗方法上存在操作繁琐、需要较多的人力、治疗时间和疗程较长等问题。笔者认为,早期采取功能康复配合针刺、艾灸、中药汤剂辨证用药等治疗手段可促使神经源性膀胱较快恢复,有效缓解遗尿、小便失禁。

第九节　中风病淋证

一、概述

中风病淋证是指中风后出现的以小便频数短涩,淋沥刺痛,小腹拘急引痛为主症的病证,为中风病常见并发症,该病相当于西医学卒中后尿路感染(urinary tract infection,UTI),属卒中后感染(post-stroke infection,PSI)范畴,该病多发生卒中亚急性期和康复期,不同研究的UTI发生率亦存在较大差异,从3%～44%不等,直接影响卒中后功能恢复以及存活率,研究显示,UTI会延长住院时间、增加医疗成本、增高静脉抗生素应用以及菌血症风险,通过增加静脉抗生素的应用和留置尿管从而限制卒中患者进行早期积极康复锻炼,间接延长了住院时间和增高了残疾率。

二、病因与发病机制

(一)中医病因病机

正气不足与湿热瘀毒蕴结下焦是淋证发病的关键,本虚与标实共见,各有侧重,其病位在下焦,以肾、膀胱为主。巢元方《诸病源候论》言:"凡诸有淋者,由肾虚而膀胱热故也",提出了"肾虚、膀胱热"是本病发病的内在因素,也是其发展的最后结局。在淋证的发生发展过程中,正气虚损是不可忽视的,其中尤以肾虚为主。此即"正气存内,邪不可干;邪之所凑,其气必虚"之意。且疾病之进退亦取决于邪正双方力量的对比,随着邪气久羁,则正气日渐消残,致使疾病向因实致虚,虚多实少的方向发展。"湿邪为盛"是本病发病的主要因素,湿性重浊、下趋,故"伤于湿者,下先受之",极易损及肾与膀胱,素有"无湿不成淋"之说。湿邪致病有内、外之分。另外,饮食不洁、嗜食肥甘厚腻之品、过劳、伤及诸脏等,皆可使水湿自生。湿性黏腻,日久易蕴而化热,以致湿热互阻,两者搏结,阻滞气机,进而影响膀胱气化功能,使水道不利,湿邪又生,从而出现恶性循环,故淋证迁延难愈。

中风病淋证的发生以湿热与正虚为主因。或因人老年迈,正气不足;或因饮食失调,湿热内蕴;或因情志不调,气机郁结,膀胱气化不利。湿热毒邪蕴结下焦,膀胱气化失司,水道不利,甚则灼伤血络,迫血妄行;倘若病久不愈或因失治,湿热毒邪稽留日久,耗伤气阴,则小腹胀满,小便艰涩疼痛,尿后余淋不尽。

（二）西医发病机制

卒中诱导的免疫抑制、卒中后膀胱功能障碍、留置导尿及高龄、糖尿病、病情危重等在卒中后尿路感染发病中起到重要作用，其中卒中诱导的免疫抑制、卒中后膀胱功能障碍、留置导尿是卒中后尿路感染最为关键因素。

卒中诱导的免疫抑制（stroke-induced immunodepression，SII）可在一定程度上抑制机体炎症反应和过度免疫应答，一些炎症反应还具有神经保护和促进神经再生的作用；另一方面，SII 增高了 PSI 风险。促炎与抗炎因子的平衡不仅决定了免疫反应的强度，而且也决定了脑组织受损程度以及相关并发症阈值的高低（如 PSI）。然而，在"卒中"这一特殊病理生理条件下，这一平衡遭到了破坏。SII 的具体过程包括了单核巨噬细胞和自然杀伤细胞功能减退、抗炎细胞因子的诱导表达、淋巴细胞凋亡以及 T 淋巴细胞功能改变。在该过程中，肾上腺轴和交感神经系统被激活，免疫系统内环境被破坏，严重的炎症反应进一步促发了全身炎症反应以及抗炎反应，从而最终失去了对抗病原菌的能力。另外，血清镁过低、白细胞介素-1ra（interleukin-1ra，IL-1ra）水平增高进一步加重了免疫抑制，从而增高了 PSI 机会，影响功能转归。梗死体积则决定了淋巴细胞减少以及单核细胞功能障碍的程度，是继发性感染的主要预测因素。

Aslanyan 等对 1455 例卒中患者进行的研究显示，UTI 发生率为 17%，其中女性、高龄和卒中严重程度是发生 UTI 的独立危险因素。随着留置尿管的普及应用，在 UTI 的诸多危险因素中，导管相关性尿路感染（catheter-associated urinary tract infection，CAUTI）在 UTI 中的作用越来越受到关注，50% 的留置尿管插入术发生于急性卒中单元内。CAUTI 约占全因感染的 40% 左右。在普通病房中，留置尿管患者 CAUTI 发生率每天增加 3%～10%，如果留置尿管时间超过 30 天，则 CAUTI 发生率接近 100%。Stott 等对 412 例卒中患者进行的研究显示，排尿困难与 UTI 发生显著相关，作为 UTI 的预测指标，其特异性高，但敏感性较低；高龄和留置尿管为发生 UTI 的高危因素，避免不必要的留置尿管是最有效的 CAUTI 预防手段。Poisson 等同样认为，29%～58% 的卒中患者可出现膀胱功能障碍（尿失禁和尿潴留），而膀胱功能障碍本身便可引起 UTI 膀胱，残余尿量＞50 ml 为 UTI 的危险因素，因此需充分评估留置尿管的必要性和风险，避免无选择性留置尿管。临床上亦有原患风湿性心脏瓣膜病合并心房纤颤，突然发生脑栓塞（属于中风病·怔忡并病），若发病过程中，骤然出现肉眼血尿，伴小腹坠胀、尿急、尿痛等症状，考虑为急性肾栓塞。此类患者可因肾栓塞导致组织损坏，继发渗血，且易发生膀胱刺激征，可形成中风病血淋。

三、诊断依据

（一）中医诊断

1. 病史：急性起病；
2. 主症：偏瘫，神识昏蒙，言语謇涩或不语，偏身感觉异常，口舌歪斜。

次症：头痛，眩晕，瞳神变化，饮水发呛，目偏不瞬，共济失调。

具备 2 个主症以上，或 1 个主症 2 个次症，加上小便频数，淋沥涩痛，小腹拘急引痛，结合起病、诱因、先兆症状、年龄即可确诊。

（二）西医诊断

参照《中国急性缺血性脑卒中诊治指南 2010》和《中国泌尿外科疾病诊断治疗指南》，在确诊脑卒中基础下合并下列情况：

症状体征:尿痛、尿频、尿急、血尿。背部疼痛和肋脊角压痛。

尿常规检查:尿液外观混浊对诊断症状性菌尿敏感性为 90.4%;亚硝酸盐在尿液细菌数>10^5/ml 时,多数呈阳性反应,白细胞呈阳性。治疗前的中段尿标本培养是诊断尿路感染最可靠指标。

(三) 鉴别诊断

前列腺增生症:是男性老年人常见疾病之一,以尿频、排尿困难、血尿等为主要表现,彩超可发现前列腺体积增大。

四、治疗

(一) 中西医结合治疗要点

尿路感染是卒中患者常见并发症,死于卒中的患者 40% 存在尿路感染。而卒中急性期尿路感染诱导的机体炎症反应和体温升高可能会增高缺血半暗带脑组织易损性,增加炎性细胞因子释放和影响骨骼肌生成,从而导致神经功能恢复不良。对于该病的治疗应尽早据病情有针对性的应用抗生素,如喹诺酮类、复方磺胺甲噁唑、氨基酸苷类抗生素、头孢菌素类等均能达到上述目的。中风病合并淋证常见湿热淋及气虚淋。湿热淋其病多急骤,小便赤热,溲时灼痛,或伴有发热,腰痛拒按。气淋小腹胀满较明显,小便艰涩疼痛,尿后余淋不尽。实则清利,虚则补益,为淋症的基本治则。具体而言,实证以膀胱湿热为主者,治以清热利湿;以热灼血络为主者,治以凉血止血;虚证以脾虚为主者,治以健脾益气通淋。

(二) 中医辨证论治

1. 痰热腑实,浊毒下迫

【症状】半身不遂,口舌歪斜,腹胀便干或便秘,伴小便频数短涩,灼热刺痛,溺色黄赤,少腹拘急胀痛,口苦,苔黄腻,脉滑数。

【治法】化痰通腑,利湿通淋。

【方药】星蒌承气汤合八正散加减

全瓜蒌 12g、胆南星 10g、地龙 12g、郁金 15g、枳壳 12g、厚朴 12g、大黄 10g、车前子 15g、瞿麦 15g、萹蓄 12g、滑石 12g、山栀子 12g、甘草 10g、木通 9g。

2. 气虚血瘀,毒伤阴络

【症状】半身不遂,口舌歪斜,面色㿠白,气短乏力,伴小便刺痛,少腹坠胀或疼痛,尿呈淡红色,舌淡红,脉细。

【治法】益气活血,化瘀通淋。

【方药】补阳还五汤合补中益气汤加减

黄芪 45g、白术 25g、升麻 6g、当归尾 12g、赤芍 15g、地龙 12g、川芎 15g、红花 25g、桃仁 12g、生地黄 15g、柴胡 10g、淡竹叶 15g、栀子 12g、生甘草 6g。

3. 风痰瘀阻,郁热下移

【症状】半身不遂,口舌歪斜,伴有小便涩滞,淋沥不尽,少腹满痛,苔薄白,脉沉弦。

【治法】活血化瘀,利气通淋。

【方药】半夏白术天麻汤合沉香散加减

半夏 12g、茯苓 20g、白术 15g、胆南星 12g、沉香 3g、石韦 15g、当归 12g、滑石 15g、柴胡 12g、冬葵子 20g、赤芍 12g、泽泻 15g、甘草 3g。

（三）中医特色治疗

名医经验

（1）张宗礼治疗淋证经验：张宗礼认为湿热与肾虚为淋证的主因。湿热蕴结下焦，肾与膀胱气化不利是其基本病机。初起多邪实，湿热毒邪蕴结下焦，膀胱气化失司，水道不利，甚则灼伤血络，迫血妄行；倘若病久不愈或因失治，湿热毒邪稽留日久，耗伤气阴，病情由实转虚，形成虚实夹杂，正虚邪恋之病证。临证首要明辨证候虚实、标本缓急，以免贻误病情，"急则治其标，缓则治其本"是也。针对此病本虚与标实共见，各有侧重，亦或兼有其他证候的特点，治疗则采用不同治法。清热利湿，此法针对淋证的急性发作期，症以小便频数，淋沥涩痛为甚，方以八正散为主，常加败酱草、红藤、白花蛇舌草等清利下焦湿热之品；兼有热灼血络，症见血尿者，加用生地黄、大蓟、小蓟、地榆、旱莲草等凉血通络之品；兼见沙石结聚者，治以金钱草、海金沙、王不留行等通淋排石之品；气滞不利，少腹胀满者，治以川楝子、香附、郁金等理气疏导之品；见小便混浊者，方用程氏萆薢分清饮清利湿热，分清泌浊。

（2）吴滇治疗淋证经验：吴滇认为淋证急性期治疗并不困难，困难的是如何预防复发，其关键在于巩固阶段疗程宜长，患者反复发作尿频尿急已多年，证属本虚标实，其病理改变是肾虚膀胱热，脾肾亏虚为其本，膀胱湿热为其标。本虚是导致其反复发作的主要原因，但起初时下焦湿热比较突出，此时治疗当急则治其标，清化膀胱湿热为主，兼顾脾肾。后湿热之邪基本已除，缓则治其本，以补益脾肾为主，适当佐以清利下焦湿热之品，故可以六味地黄丸合缩泉丸化裁，并常加入黄芪、补骨脂等，以补益脾肾，扶正祛邪。同时要注意适当休息，养成良好的卫生习惯。

（3）姜良铎治疗淋证经验：一般认为，淋证病机为湿热蕴于下焦导致气化不利所致，其治疗多从肾与膀胱立论。临床宗此观点施治，虽疗效尚可，但乏效者亦不少。姜良铎临证以三焦为切入点，运用通利三焦、扶正达邪，调理人体表里和内外状态的平衡。以柴胡剂通利三焦为其重要思路。水液的正常代谢有赖于气机调畅和气化有司。肺的气化功能不利，宣降失职，水液向下输布失常，水之上源不清，浊邪下流，肾与膀胱气化不利而患淋证。肝气郁结，气失条达，疏泄不及州都，膀胱气化失司而致淋；日久气血瘀滞，阻于脉络，或瘀血败精阻滞溺道，影响膀胱气化功能，尿液不能畅下而致淋。故而调畅气机在治疗淋证中有重要意义。临床上，肝郁气滞致淋，证见小便涩滞刺痛，淋沥不畅，常随情志变化增剧或减轻，少腹胀痛，胁肋作胀，舌苔薄白，脉弦。治以疏肝理气、导涩通淋。药如赤芍、当归、桂枝、益母草、滑石、乌药、琥珀、车前子、石韦等。气为血帅，气阻易血瘀，故后期或复发阶段，瘀血成为病理产物，气滞血瘀，进一步阻碍三焦气化和水道通达，故治疗又须加用活血化瘀之品，以达到三焦气血宣通。

（四）中药成药制剂应用

三金片：由金樱根、金刚刺、金沙藤等药材组方而成，具有清热解毒、抗菌消炎、利湿通淋、补虚益肾的作用。一次 3 片，一日 3～4 次，口服。

（五）西医治疗

欧洲卒中指南 2008 指出，多数院内获得性尿路感染与留置尿管有关，间断导尿亦并不能降低感染危险，而结构学评估、膀胱功能锻炼可能减少尿失禁状况。推荐由专科医师对尿失禁患者进行全面评估和干预，但是，为防止细菌耐药，最好避免预防性使用抗生素。ASA2007 强调尽可能缩短导尿管留置时间，提出酸化尿液可能降低感染的风险，抗胆碱能药物可能帮助膀胱功能恢复。2005 年 ASA 急性脑梗死康复指南则明确指出：留置尿管＞

48小时增加感染风险,推荐留置导尿时间尽量<48小时,如需要延长,也应尽早拔除;尽可能使用镀银合金的导尿管;训练膀胱功能和鼓励自行排尿;全面评估膀胱功能,包括排尿困难、尿潴留、排尿控制、尿频、尿量、尿失禁。一旦诊断尿路感染,应选择适当的抗生素,脑卒中患者泌尿系感染以革兰氏阴性菌为主,其中大肠埃希菌、肺炎克雷伯菌最为常见,而奇异变形杆菌和阴沟肠杆菌也占有一定比例。革兰氏阳性球菌中,粪肠球菌比例最高,其次是金黄色葡萄球菌和表皮葡萄球菌。早期采集尿液标本送尿常规和细菌培养、药物敏感试验等,应根据细菌培养和药物敏感试验结果,选用高效、低毒、不良反应少,价格相对低廉的抗菌药物,并应严格掌握适当的剂量和疗程,若一种抗菌药可以控制的感染不可任意应用多种,抗菌药中可用窄谱而非广谱抗菌药。

五、典型病例

患者王某,女,43岁。因"头痛,神志不清半小时"为代主诉,于2010年1月7日入院。入院症见:神志不清,呼吸急促,小便失禁。查体:BP 220/126mmHg,心率89次/分,呼吸29次/分,血氧饱和度95%,心律齐,心脏各瓣膜听诊区未闻及杂音,两肺呼吸音粗,闻及痰鸣音。神经系统查体:深昏迷,双侧瞳孔散大,直径约4.0mm,对光反射消失,四肢肌力无法查,双侧巴宾斯基征(+)。头颅CT:右侧小脑半球出血破入脑室系统,脑室铸型。既往高血压病史6年,平素血压最高160/100mmHg左右,未正规服用降压药。中医诊断:中风病淋证 风痰火亢,热迫膀胱;西医诊断:①脑出血(小脑出血破入脑室系统);②高血压(3级,极高危)。入院后给予西医治疗急行双侧侧脑室前角钻孔伴脑室外引流术,右侧小脑半球血肿微创清除术以清除血肿,减轻占位效应,降颅压,气管切开术畅通气道,插入尿管,留置导尿。药物予甘露醇、甘油果糖脱水降颅压,白蛋白脱水,氨甲环酸止血,奥拉西坦营养脑细胞,改善脑代谢,氨溴索化痰,维持电解质平衡等治疗应用,中医治疗予醒脑静以醒脑开窍。7天后患者意识转清,又出现血尿,检查:T39.6℃,呼吸22次/分,血压170/95mmHg,心率86次/分,痛苦面容,双肾俞、膀胱俞叩痛,舌质红,苔黄腻,脉数。血常规:WBC 15.2×10^{9}g/L,N 0.85×10^9/L,尿常规:尿蛋白+,白细胞++,红细胞++,脓球++,中段尿细菌培养:大肠杆菌生长,菌落计数密集生长>10万/ml。补充诊断:中风病淋证。除上述治疗脑出血药物外,治疗淋证给予清热息风,利湿通淋,处方:羚羊角粉4g$^{(冲服)}$、钩藤15g、栀子9g、蒲公英30g、土茯苓30g、金银花20g、黄连10g、金钱草30g、桃仁10g、滑石30g、甘草10g、旱莲草30g,每日1剂,水煎服,第2天体温正常,症状明显好转,4剂后诸症消失,血尿常规复查正常,中段尿细菌培养阴性,后服知柏地黄汤加减调理1周,再连续2次尿培养阴性,尿常规正常。

六、中西医结合临床体会

尿路感染是卒中患者常见并发症,死于卒中的患者40%存在尿路感染。卒中后尿失禁常见,特别是老年人、残疾程度重和认知损害的患者。急性卒中期间尿失禁可高达40%～60%,其中25%在出院时依然存在,15%可持续至1年后。对尿失禁患者应尽可能予以阴茎套导尿管或裤垫,尽量避免导尿,需要导尿的患者给予间歇导尿联合针刺疗法有助于膀胱功能恢复,减少卒中后尿路感染的发生。对于已诊断的卒中后尿路感染患者要积极给予药物干预,根据细菌培养和药物敏感试验结果选用抗生素有助于病情恢复。无论是湿热淋还是气虚淋,中医药均可发挥作用,特别是久淋不愈患者,中医辨证多属气虚淋,抗生素治疗效果不佳,容易反复发作,补气通淋药物能够起到调整免疫、提高抵抗力、促进尿路感染康复的作用。

第十节 中风病发热

一、概述

中风病发热是指中风后出现的体温升高,是中风病最常见的一种临床现象,该病相当于西医学的卒中后发热,大量试验及临床研究显示,体温改变对卒中的神经损伤及预后有显著影响,发热被认为可能是脑卒中患者不良预后的独立危险因素之一。发热是脑卒中患者早期常见并发症,约 1/4 卒中患者出现发热,积极治疗卒中后发热将有助于卒中的恢复。

二、病因与发病机制

(一)中医病因病机

中风发热病机复杂,中风病继之高热,多以火热痰瘀,诸邪炽盛为主,邪正交争,阴阳失调,其病位最深,病情尤重。若发热渐起于数日之后,常为外邪侵袭,内外合邪。若因病或救治不当伤阴,阴虚阳浮,或阴竭阳脱而发热,最为危重。中风发热实乃正邪相争,阴阳失衡的外在表现,高热鸱张,往往预后不良。故中风发热尤其是高热不退,常是邪正盛衰转化的重要标志,中风病一旦出现发热,不但要祛邪退热,尤须注意护正补虚防脱。

因此中风病发热的病因主要在于虚实两端,以虚者居多,也可以因虚实夹杂引起发热。虚者多以气虚、血虚、阴虚,实者多为痰、热、瘀、火或由内风欲动。病变脏腑多与肝、脾、肾三脏有关。

(二)西医发病机制

脑卒中发热的病因可归为感染性发热与非感染性发热两类。

1. 感染性发热 卒中后并发感染者较常见,特别是延髓性麻痹和有意识障碍的患者发病率很高,以肺内感染最常见,其次为泌尿道感染,特别是在留置导尿管的患者,泌尿道感染很常见,若护理不当可发生口腔感染或褥疮,多在急性脑血管病发病数日后转渐出现体温升高,呼吸急促,心率增快,热型多不规则,白细胞总数及中性粒细胞分类均升高。

2. 非感染性发热

(1)中枢性高热:临床上多见于脑室出血或脑出血破入脑室以及上丘脑出血或脑桥梗死或出血患者,其特点为:①突然高热,体温可迅速上升,达 39~40℃ 以上,躯干温度高,肢体温度次之,双侧温度可不对称,相差可超过 0.5℃;②无感染证据,一般不伴有白细胞增高,或白细胞总数增高,分类无明显变化;③体温虽然很高,但中毒症状不明显,不伴寒战;④体温易随外界温度的变化而波动;⑤高热时应用抗生素无效,解热剂无明显效果,但用氯丙嗪及冷敷有效。当脑出血波及下丘脑下部及前部时,散热机制被破坏,可引起持续高热,体温常达 40℃ 以上,并可伴有无汗、肢体发冷、心动过速、呼吸增快等症状,但白细胞多不增高。

(2)中枢性低热:体温一般在 37.3~37.8℃,昼间温度差在 1℃ 以内,晨间午前较下午晚间高,活动后体温不升或有时反而下降,低热程度可持续数周、数月乃至数年不等,血象一般无明显变化,患者可长期发热,但对身体无甚影响。

(3)变温症(体温维持不能):下丘脑后部后部核团破坏可引起体温维持障碍,体温易变化不定;此外,脑血管病引起下丘脑后侧部病变时机体产热机制减弱或消失,可引起体温过低,可低于35℃以下。

3. 吸收热 部分脑出血患者可有吸收热,多见于中等量以上的脑出血,原发或继发的脑室及蛛网膜下腔出血,是由于红细胞溶解吸收引起发热,多在发病后3~10天,体温在38℃左右,无感染及丘脑损害的症状。

4. 脱水热 由于大量应用脱水剂或水分补充不足,血浆渗透压明显升高,脑组织严重脱水,使体温调节中枢功能障碍而导致脱水热。这种发热较少见,但应有所警惕,对于发热而无其他原因的解释,而且有水负平衡史,意识障碍逐渐加重,皮肤干燥皱缩,尿量少而比重高,以及血细胞比容增大的脑血管病患者,应考虑有脱水热的可能。

5. 药物热 少数患者因药物应用不当而引起发热。如抗生素的应用或滥用,不仅可使患者产生耐药性、双重感染,还可发生药物热。

三、诊断依据

(一)中医诊断

中风病后出现的体温升高,口腔温度在37.3℃以上,或腋下温度在37℃以上,直肠温度在37.6℃以上,并持续数小时以上不退者,或体温下降后,又逐渐升高。外感发热多伴有身热、面红、舌红、脉数等临床特征;内伤发热多伴有形体消瘦,面色少华,短气乏力,倦怠纳差,舌质淡,脉数无力等临床特征。

(二)西医诊断

参照1995年全国第四届脑血管病学术会议通过的《各类脑血管疾病诊断要点》,符合急性脑卒中相关疾病的诊断依据,急剧发病,症状可持续24小时以上或导致死亡的局部脑血管病。安静状态下口温(舌下)超过37.3℃,或肛温超过37.7℃,或腋温超过37℃,或一日体温升高超过1.2℃。

四、治疗

(一)中西医结合治疗要点

卒中后发热是常见临床现象,治疗该病的关键是能够识别感染性发热和非感染性发热,感染性发热多因呼吸道感染、尿路感染所致,非感染性发热多为中枢性发热,其次为药物性及其他原因引起的发热,但临床上应首先除外各种感染性发热。感染性发热可根据药敏试验选用敏感的抗生素治疗,非感染发热治疗则较为困难,积极治疗原发病有助于帮助控制发热,退热处理则应以物理降温为主。感染性发热中医药治疗应以清热解毒化痰、通腑泄浊等为治疗大法,非感染性发热治疗应以益气养阴等为治疗大法。

(二)中医辨证论治

1. 火热毒盛,热极动风

【症状】半身不遂,口舌歪斜,或舌强言謇或不语,偏身麻木,大热烦躁,口燥咽干,手足抽搐,甚至神昏,舌质红绛而干,脉弦数或滑。

【治法】息风化痰,清热解毒。

【方药】羚羊钩藤汤合黄连解毒汤加减

羚羊角粉3g、钩藤15g、黄芩12g、牡丹皮12g、桑叶10g、川贝10g、竹茹15g、黄连6g、生地15g、菊花10g、白芍12g、黄柏6g、栀子10g、甘草6g。

2. 痰热腑实,阳明热盛

【症状】半身不遂,口舌歪斜,或舌强言謇或不语,偏身麻木,高热,口渴,面红目赤,大汗出,大便干结,小便短赤,口干口臭,舌红苔黄或黄燥,脉滑数。

【治法】化痰通腑,泻火解毒。

【方药】星蒌承气汤合白虎汤加减

胆南星 6g、全瓜蒌 12g、大黄 12g、芒硝 8g、黄连 10g、知母 12g、生石膏 30g、甘草 6g。

3. 热迫血溢,耗伤营阴

【症状】半身不遂,口舌歪斜,或舌强言謇或不语,身热谵语,发斑,吐血,衄血,神烦少寐,口渴,便秘,舌红绛,苔黄干,脉弦数。

【治法】清营凉血,透热养阴。

【方药】清营汤合犀角地黄汤加减

犀角粉(水牛角粉代)6g、生地黄 15g、牡丹皮 15g、赤芍 12g、栀子 12g、黄连 10g、竹叶 15g、麦冬 12g、北沙参 30g、连翘 12g、玄参 15g、二花 15g、丹参 15g。

4. 余热未清,气津两伤

【症状】半身不遂,口舌歪斜,或舌强言謇或不语,身热多汗,气逆欲呕,烦渴喜饮,自汗,盗汗,口燥咽干,舌红,苔少,脉虚数。

【治法】清热生津,益气和胃。

【方药】竹叶石膏汤合生脉饮加减

天花粉 12g、知母 12g、半夏 9g、麦冬 12g、五味子 9g、西洋参 12g、竹叶 15g、石膏 8g、甘草 6g。

(三) 中医特色治疗

1. 针刺法　可选用大椎、曲池、合谷、风池等穴,用毫针刺法或十宣放血法降温。

2. 刮痧法　中风高热患者,可在两胁部、夹脊部、肘窝等部位进行刮痧。

3. 中药灌肠法　根据病情可给予中药煎汤灌肠通便,也能够降温退热。

(四) 中药成药制剂应用

1. 醒脑静注射液　主要成分为麝香、冰片、栀子、郁金等。对各种病因引起的意识障碍以及高热等具有显著疗效。10～20ml 加入等渗葡萄糖注射液 500ml 中静脉滴注,每日 2 次。

2. 痰热清注射液　主要成分为黄芩、熊胆粉、金银花、连翘等。适用于外感、中枢性高热。30ml 加入 0.9%氯化钠注射液 250ml 静滴,每日 2 次。

3. 清开灵注射液　主要成分为板蓝根、水牛角、珍珠母、金银花、栀子、黄芩苷、胆酸,猪去氧胆酸等。用于热病神昏,中风偏瘫,神志不清。30ml 加入等渗葡萄糖注射液 250ml 静滴,每日 1 次。

4. 鱼腥草注射液　主要成分为鲜鱼腥草。清热,解毒,利湿。用于痰热咳嗽,尿路感染等。80ml 加入 5%葡萄糖注射液 250ml 静滴,每日 1 次。

5. 双黄连注射液　主要成分为金银花、黄芩、连翘。清热解毒,清宣风热。用于外感风热引起的发热、咳嗽、咽痛等。按每次 1ml/kg 体重计算,以 5%或 10%葡萄糖 250～500ml 稀释后静滴,每日 1 次。

6. 穿琥宁注射液　主要成分为穿琥宁。用于病毒性肺炎,病毒性上呼吸道感染等。400mg 加入等渗葡萄糖注射液 500ml 稀释后静滴,每日 1 次。

（五）西医治疗

1. 物理降温作用迅速，安全，尤适用于过高热。

（1）冷湿敷法：用冷水浸湿毛巾或纱布后敷于前额、后颈部、双侧腹股沟、双侧腋下及腘窝（膝关节后面），每3～5分钟更换一次。

（2）酒精擦浴（醇浴）：用30%～50%酒精（或95%酒精1份加温水1～2份）重点擦抹上述冷湿敷部位及四肢皮肤，但不擦胸腹部。

（3）冰袋冰帽降温：冰袋或冰帽降温，将冰块放在塑料袋内，扎紧口，放置在大血管处，即两侧腋下，大腿根部，颈部及头部，1小时更换1次。还可采用头戴冰帽进行降温治疗。而在应用冰袋或冰帽进行治疗时，应注意用纱布保护耳朵，以防冻伤。

在行物理降温时应注意：每隔20～30分钟量一次体温；注意呼吸、脉搏及皮肤颜色。

2. 药物降温　可口服阿司匹林、对乙酰氨基酚、布洛芬等，或复方氨基比林肌注，吲哚美辛栓纳肛。

五、典型病例

李某，男，54岁。2012年09月18日入院。因突发昏仆、右侧肢体瘫痪1小时送我院，急查头颅CT显示左侧内囊大面积出血，量约40ml。采用脱水降颅压、对症治疗等方法。次日患者身发高热，体温40.0℃，采用解热镇痛药退热、物理降温等方法，身热不退。症见高热神昏，鼻鼾痰鸣，舌质红、苔黄厚腻，脉弦滑。中医诊断为中风病发热，西医诊为脑出血合并出血后吸收热。辨证为风火痰瘀、扰动清窍证，治宜清化痰热，化瘀开窍。给予醒脑静注射液40ml静脉滴注，汤药用柴胡15g、黄芩10g、青蒿10g、大黄8g、石膏15g、金银花10g、连翘10g、丹皮20g、赤芍15g、石菖蒲15g、栀子10g、水牛角粉3g(冲服)，水煎鼻饲，次日体温渐降至39℃以下，服药3剂后体温38.5℃。因患者5天未大便，口气臭秽，舌苔转黄燥，改用大承气汤合白虎汤加减。用生石膏30g，知母、粳米各15g，生大黄、枳实、厚朴各10g，甘草6g。水煎灌肠1次，排出大便，2天后体温降至37.4℃。后结合原发病综合调养，热退病稳，逐步好转。

六、中西医结合临床体会

急性卒中后最常见的发热是感染性发热，最常见感染部位是呼吸道，泌尿系统感染和皮肤感染比较少见。急性卒中后发热的危险因素有高龄、既往卒中史、吞咽障碍、侵入性操作、出血性卒中、意识障碍和累及脑室等，高龄、吞咽功能障碍、脑出血和侵入性操作患者出现的发热多为感染性发热，非感染性发热多为中枢性发热、吸收热、脱水热。感染性发热治疗抗生素多能取得较好疗效，非感染发热除治疗原发病、物理降温外积极应用中药参与可缩短病程，安宫牛黄丸是中医名方，具有清热解毒、醒脑开窍作用，无论感染性发热还是非感染性发热，均能取得明显效果，并对脑神经细胞确有明显的保护作用。

第十一节　中风病咳嗽

一、概述

中风病咳嗽即指中风病后，由外感或内伤等因素，导致肺失宣降而肺气上逆，以咳嗽或咯痰为主要表现的病证。本病相当于西医学卒中后相关性肺炎,属中风病变证。脑卒中后肺和呼吸道血管功能紊乱,肺水肿、瘀血,或较长时间不翻身,导致肺部分泌物坠积,以及呕吐物、食物误入气管等,导致气道高敏状态而发生的以排除呼吸道内的分泌物或进入气道的异物为主要目的的保护性呼吸反射动作。发生于卒中后的咳嗽,无论外感引发或肺部感染所致,均称中风病咳嗽。

二、病因与发病机制

(一)中医病因病机

《丹溪治法心要》载"半身不遂,大率多痰",《丹溪心法附余·中风》载"予尝见中风之证,多是老年因怒而成……火载痰上,所以舌强不语,口眼㖞斜,痰涎壅盛也。"指出痰为中风的重要病理因素。《医宗金鉴》载:"肥人多中风者,以其气盛于外,而歉于内也,肺为气出入之道。人肥则气急,急则肺邪盛……故痰涎壅盛。"亦指出痰是导致中风后"气急"、"肺邪盛"的重要致病因素。中风后或因长期卧床,"久卧伤气",导致肺脾气虚,肺气虚不能通调水道,脾气虚不能运化水谷精微,则津聚为痰,痰阻于肺,致肺气壅塞,气机不利,发为咳嗽;或因忧思恼怒,肝气郁结,化火生风,横逆犯脾,脾失健运,痰浊内生,风火夹痰窜于脏腑经络,上犯于肺则咳嗽;或因中风后肝失疏泄,腑气不畅,浊气上逆,痰热内盛,壅阻于肺,影响肺之宣肃而发咳嗽。

(二)西医发病机制

卒中后咳嗽主要机制有三个方面:

1. 卒中后由于交感神经兴奋,肺血管收缩,肺血管流水静压增高,血管活性物质大量释放,肺毛细血管内皮细胞和肺泡上皮细胞损伤;肺内细胞释放细胞因子(肿瘤坏死因子、白细胞介素)和趋化因子,使外周循环中的炎细胞集聚于肺泡或黏附于肺毛细血管内皮细胞表面,并释放炎性介质,直接损伤肺内皮细胞,增加肺毛细血管通透性。在上述多因素作用下气道分泌物增多而发生咳嗽。

2. 卒中后因球麻痹导致咳嗽、吞咽反射减弱,食物、反流的胃肠液和含有大量细菌的口腔分泌物进入下呼吸道,这些物质均可作为致炎因素导致呼吸道黏膜损伤而发生咳嗽。

3. 长期卧床后活动受限制,肺循环瘀血,呼吸道分泌物增多,不易排出呼吸道而随重力流向肺底部,同时患者因脑血管疾病而处于意识不清的状态,存在吞咽功能障碍,部分患者家属拒绝鼻饲,以及饮食方法不当造成食物误吸入肺而发咳嗽。

三、诊断依据

(一)中医诊断

1. 参照国家中医药管理局脑病急证协作组制定的《中风病诊断与疗效评定标准》(试行)。

2. 参照国家中医药管理局1994年发布的中华人民共和国中医药行业标准《中医病证诊断疗效标准》中咳嗽的诊断标准:①咳逆有声,或伴咽痒咳痰;②外感咳嗽,起病急,可伴有寒热等表证;③内伤咳嗽,每因外感反复发作,病程较长,可咳而伴喘;④急性期查血白细胞总数和中性粒细胞增高;⑤两肺听诊可闻及呼吸音增粗,或伴散在干湿性啰音;⑥肺部X线摄片检查,正常或肺纹理增粗。

（二）西医诊断

参照卒中后肺炎诊断标准：卒中后胸部影像学发现新的或进展性病变，同时合并两个或以上临床症状：①体温≥38℃；②咳嗽、咯痰，原呼吸道疾病加重，或伴胸痛；③肺实变体征和（或）湿啰音；④白细胞计数≥10×10^9/L 或≤4×10^9/L，伴或不伴核左移。

（三）鉴别诊断

药源性咳嗽，部分卒中患者因服用 ACEI 类药物可导致刺激性干咳，应与本病相鉴别，前者停药后咳嗽可缓解，胸片等检查多正常，后者常伴有发热、咳痰等症状，胸片提示肺部炎症。

四、治疗

（一）中西医结合治疗要点

中风病咳嗽治疗关键是积极治疗原发病，积极予化痰及痰液引流，定时翻身、拍背、变换体位和吸痰，如有感染性因素存在，积极给予抗生素治疗，中医辨证本病关键在于抓住中风病咳嗽"痰"的基本病机，辨证施治。

（二）中医辨证论治

1. 痰热腑实，邪热壅肺

【症状】半身不遂，偏身麻木，言语謇涩或不语，口舌歪斜，咳嗽，痰多，或气喘，胸闷，发热，恶热，汗多，口干，口渴，烦躁，不大便，腹部痞满，甚者疼痛拒按，按之有块，小便黄少，舌红体胖苔黄燥厚腻，脉沉实滑，或数，或迟。

【治法】清热通腑，化痰止咳。

【方药】星蒌承气汤合麻杏石甘汤加减

胆南星 12g、全瓜蒌 30g、大黄 12g（后下）、芒硝 12g（冲服）、厚朴 20g、枳实 15g、炙麻黄 10g、杏仁 12g、生石膏 30g、桔梗 12g、紫苏子 12g、百部 10g、紫菀 10g、甘草 10g。

2. 风痰火亢，肺热阴伤

【症状】半身不遂，偏身麻木，言语謇涩或不语，口舌歪斜，咳嗽，痰少而黏，或伴有呼吸困难，胸闷，发热，恶热，汗多，口干咽燥，口渴，烦躁，小便黄赤而少，大便偏干，形体逐渐消瘦，舌红瘦而少苔，或光亮无苔，脉细数而弦滑。

【治法】息风化痰，清肺养阴。

【方药】羚角钩藤汤合二冬二母汤加减

羚羊角粉 2g（冲服）、钩藤 15g、菊花 12g、桑白皮 10g、竹茹 15g、茯苓 18g、白芍 12g、生地 12g、天冬 12g、知母 10g、百合 20g、川贝母 15g、全瓜蒌 30g、麦冬 15g、北沙参 12g、甘草 10g。

3. 气虚血瘀，湿痰阻肺

【症状】半身不遂，偏身麻木，言语謇涩或不语，口舌歪斜，咳嗽，痰多，或气喘，胸脘痞满，精神疲惫，气短声低，乏力懒言，食少便溏，舌淡黯甚则青紫色，苔白润而滑腻，舌下脉络偏淡有瘀滞，脉弦细而虚，或滑，或涩。

【治法】益气活血，燥湿化痰。

【方药】补阳还五汤合二陈汤加减

黄芪 30g、茯苓 30g、姜半夏 15g、陈皮 15g、当归 10g、红花 10g、赤芍 10g、川芎 10g、地龙 10g、枳壳 12g、桔梗 15g、炙甘草 10g。

（三）中医特色治疗

1. 名医经验

（1）王会仍辨治感染后咳嗽经验：王老认为本病虚实夹杂，其基本病机为阴伤气耗、痰阻气逆。故治应宣肃并用，标本兼治。"宣"既有宣扬肺气之利，又有疏散表邪之功；"肃"主要以肃降肺气为主。同时，本病感染后咳嗽缠绵难愈，遇邪加重，气阴内伤，兼有余邪未清，治疗应标本兼顾，酌用补气养阴药以祛邪外出。临证多以麻杏石甘汤为主方进行化裁。多选用杏仁、甘草、桔梗、桑白皮、浙贝母、麻黄、黄芩、野荞麦根、三叶青、金银花、鱼腥草等清肺或宣肺化痰类药；辅以太子参、党参、黄芪、当归、合欢皮等益气养阴之品以防化燥伤阴；并适当配伍辛夷、地肤子、防风、蝉蜕等祛风解痉、利咽通窍类药物，疗效显著。另外，王师特别强调用药的基础上注重生活调护，劝告患者戒烟戒酒，早睡早起，忌辛辣刺激、油腻、腌制、海鲜等损肺伤阴劫液之品，特别对合并胃食道反流患者，膳食宜高蛋白低脂食物，睡时头部抬高，并要忌甜食、咖啡、浓茶及巧克力等，其治疗效果才能更好。《素问·咳论》中有"五藏六府皆令人咳"之说，对这类感染后咳嗽患者，王老认为在于痰邪不化而咳。在治痰方面，王老认为"治咳必治痰，治痰必调气"，临证时常用杏仁、浙贝母、竹沥、半夏、陈皮、甘草等，诸药相合，宣降得法，则利肺气，化痰饮而咳喘平；此外，王老在临证时善用二陈汤以健脾化痰，认为此方能使痰无所生，痰除则咳嗽自愈。

（2）王新华辨治感染后咳嗽的经验：感染后咳嗽在中医古代文献中并无此病名，多归类于"久咳"、"顽咳"等范畴。顽咳、久咳的产生与邪气留恋，正气亏虚，脏腑功能失调有关。《景岳全书》所说"咳证虽多，无非肺病"，说明咳嗽的病变主要在肺，但《素问·咳论》曰"五藏六府皆令人咳，非独肺也"，也说明引起咳嗽的病因繁多，因此需仔细辨别其病因病机特点、所累及的脏腑、传变规律等，丝丝入扣，整体调治，扶正祛邪方可治愈。王教授将感染后咳嗽分为风痰内阻、痰热郁肺、肝火犯肺、肺阴亏虚等证型，并针对不同证型采用相应的治疗，即辨证论治。风痰内阻证多为经过治疗，热邪大部分已清，风邪独恋所致，部分患者正气已伤，驱邪无力，影响肺之宣肃，引起咳嗽，治当疏风宣肺，化痰止咳，方用止嗽散加减或二陈汤合三子养亲汤加减。因病在上，"治上焦如羽，非轻不举"（清·吴塘《温病条辨》），病邪为余邪，其势已弱，药力不必过大，恐大则过矣，故药量宜轻，助以宣肺祛邪。痰热郁肺证多为素体脾虚失运，痰湿内生，郁而化热，外邪引动，肺失宣降而咳嗽。治以清热肃肺，豁痰止咳，方用自拟清肺化痰汤加减。肝火犯肺证素体肝热内炽，情志不遂，肝失条达，气郁化火，气火循经犯肺，木火刑金，炼液成痰而咳嗽。治以平肝肃肺，顺气降火，方用泻白散加减。肺阴亏虚证咳嗽日久，阴伤气耗，虚热内灼，肺失润降作咳。治以滋阴润肺，止咳化痰，方用沙参麦冬汤。

2. 文献摘录

（1）廖隽苗，李明懋等运用自拟润肺止咳汤（天冬、麦冬、射干、百合、银花、牛蒡子、鱼腥草、桔梗、黄精、紫菀）治疗感染后咳嗽。将符合标准的 171 例患者随机分为中药组 87 例和西药组 84 例。中药组予以自拟润肺止咳汤口服，西药组予以泼尼松 10～20mg/日，持续 5天，复方可待因溶液 10ml，1 日 3 次。经治疗，中药组积分改善优于西药组，差异有统计学意义（$P < 0.05$）。在治疗感染后咳嗽，自拟润肺止咳汤比西药的疗效好、见效快。

（2）程芳，李琼运用蝉衣桔梗二陈汤（蝉衣 9g；僵蚕 6g；法半夏 9g；陈皮 9g；茯苓 9g；甘草 10g；桔梗 9g）治疗感染后咳嗽。50 例感染后咳嗽患者随机分为两组，治疗组 25 例以蝉衣桔梗二陈汤治疗，对照组 25 例用泼尼松治疗，疗程均为 12 日。治疗组与对照组的总有效率分别为 96.0％和 64.0％，统计显示治疗组疗效优于对照组（$P < 0.05$）。蝉衣桔梗二陈汤治疗

感染后咳嗽疗效良好。

（四）中药成药制剂应用

1. 痰热清注射液 组成：黄芩、熊胆粉、山羊角、金银花、连翘，辅料为丙二醇。功效：清热，解毒，化痰。用于风温肺热病属痰热阻肺证，症见：发热、咳嗽、咯痰不爽、口渴、舌红、苔黄等。可用于急性支气管炎、急性肺炎（早期）出现的上述症状。成人一般一次20ml，重症患者一次可用40ml，加入5%葡萄糖注射液或0.9%氯化钠注射液250～500ml，静脉滴注，控制滴数每分钟不超过60滴，一日1次；儿童按体重0.3～0.5ml/kg，最高剂量不超过20ml，加入5%葡萄糖注射液或0.9%氯化钠注射液100～200ml，静脉滴注，控制滴数每分钟30～60滴，一日1次。

2. 穿心莲注射液 组成：穿心莲提取物，辅料为聚山梨酯80、苯甲醇。功效：清热解毒。用于咽喉肿痛，肺热咳嗽，热痢，亦可用于上呼吸道感染。肌内注射，一次2ml，一日2次。

3. 双黄连注射液 组成：金银花、黄芩、连翘。功效：清热解毒，清宣风热。用于外感风热引起的发热、咳嗽、咽痛，亦可用于病毒及细菌感染的上呼吸道感染、肺炎、扁桃体炎、咽炎等。静脉注射，一次10～20ml，一日1～2次。静脉滴注，每次每公斤体重1ml，加入0.9%氯化钠注射液或5%～10%葡萄糖注射液中。肌注，一次2～4ml，一日2次。

（五）西医治疗

无论是感染性因素或非感染性因素所致的卒中后咳嗽治疗均应把卒中的治疗放在首位，在神经保护的同时，采取合理的喂养方法、积极的吞咽功能康复、选择性消化道净化治疗等可减少炎性物质刺激气道，对于感染性因素所致的咳嗽参照《卒中相关性肺炎诊治中国专家共识》（2010）要点：①积极治疗原发病；②化痰及痰液引流：应用氨溴索；定时翻身、拍背、变换体位和吸痰；必要时用支气管镜吸引；③营养支持：给予易消化、营养丰富的食物或营养液，维持水电解质平衡，不能肠内营养者可以进行肠外营养；④治疗低氧血症：给予持续低流量吸氧，必要时行机械通气；动态监测血气分析，最好使氧分压保持在60mmHg以上；⑤对症治疗：体温＞38℃给予退热（药物或物理降温），补充液体，止咳、平喘；⑥卒中相关性肺炎的抗生素治疗—初始经验性抗生素治疗有推荐初始治疗用药：阿莫西林-克拉维酸、哌啦西林-他唑巴坦、第三代头孢、碳青霉烯类。也有推荐单药治疗选用哌拉西林-他唑巴坦、氨苄西林-舒巴坦或碳青霉烯类，联合用药建议头孢曲松＋阿奇霉素、氨苄西林-舒巴坦＋阿奇霉素。还有推荐用药选择β内酰胺类或β内酰胺酶抑制剂的复合制剂（哌拉西林-他唑巴坦、替卡西林-克拉维酸等），重症感染或耐药菌感染者可选用碳青霉烯类抗生素。久病体衰或昏迷日久患者，多有误吸，乃致肠道致病菌或霉菌引发肺部感染，一定做细菌培养药敏试验，合理选择抗生素。

（六）其他疗法

1. 针灸 主穴为肺俞、天突、定喘、合谷、列缺等，配穴丰隆、膏肓、内关、膻中。每次选主穴1～2个，备穴2～3个，一般平补平泻，必要时可配用灸法。

2. 单方验方

(1)萝卜汁、梨汁、姜汁各1匙，加蜜半盏，调服，1次/日。

(2)乌梅8个、红枣2个、杏仁7个，共捣烂后用黄酒20ml，加水适量煎服，2次/日。

(3)紫菀15g，百部6g，研为细末，每服0.3～0.6g，2～3次/日。

(4)白蜜（微炼）100g，川贝（研末）50g，调匀，分10次服，3次/日。

(5)川贝母10g，茶叶3g，冰糖15g，共为细末，开水冲服，1剂/日。

（6）苏叶 10g、枇杷叶 10g、杏仁 10g，水煎服。

（7）桑叶 10g、银花 20g、黄芩 10g，水煎服。

（8）川贝母 3g、梨 2 个、冰糖适量，水煎服。

五、典型病例

马某，女，61 岁，因"突发半身不遂，言语謇涩，口舌歪斜 2 月余"于 2012 年 12 月 15 日入院。入院时症见：半身不遂，言语謇涩，口舌歪斜，咳剧，痰色黄质黏，咳痰不畅，咽痒，口干，烦躁，大便 5 日未解，腹部痞满，纳眠差，舌红苔黄腻，脉滑。双肺听诊湿啰音，胸部 CT 示双下肺散在点片状影。头颅 MRI：右侧基底节区新发梗死灶。专科检查：神清、言语欠流畅，记忆力差，计算、定向、理解能力正常，左上肢肌力 4 级，左下肢肌力 3 级，肌张力正常，腱反射活跃，左侧巴宾斯基征阳性。右侧肌力、肌张力正常，腱反射活跃，病理征未引出。左侧痛温觉减退，深感觉无异常。既往高血压病史 8 年，未规律用药治疗。中医诊断：①中风病咳嗽；②眩晕。西医诊断：①脑梗死；②高血压；③支气管肺炎。中医辨证证属痰热腑实，邪热壅肺，治拟清热通腑，化痰止咳。选方星蒌承气汤合麻杏石甘汤加减。药物：胆南星 12g、全瓜蒌 30g、大黄 10g[后下]、厚朴 20g、枳实 15g、桑白皮 10g、杏仁 12g、生石膏 30g、桔梗 12g、紫苏子 12g、百部 10g、紫菀 10g、鱼腥草 30g、金荞麦 30g、浙贝母 15g。7 剂，水煎服，1 剂/日。西医治疗予痰热清 30ml，加入生理盐水 250ml，静脉滴注；疏血通 6ml，加入生理盐水 250ml，静脉滴注；依达拉奉 30mg，加入生理盐水 100ml，静脉滴注，1 日 2 次。7 天后咳嗽明显减轻，痰色白易咳出，咽不痒，舌红苔薄黄，脉滑，原方去鱼腥草、桔梗，加太子参 15g、白术 12g。7 剂，水煎服，1 剂/日。患者咳嗽咳痰及咽痒症状完全消失。

六、中西医结合临床体会

卒中患者咳嗽反射、吞咽反射和呕吐反射的异常及喉头功能障碍是其并发咳嗽的主要原因。脑干损害引起呼吸肌无力，意识障碍，营养不良或原发肺部疾患均可加重脑卒中后肺炎的发生。同时脑卒中应激反应所致的血糖水平增高，大量应用制酸剂、H_2 受体拮抗剂和质子泵抑制剂是脑卒中后容易并发感染的重要因素，临床必须针对上述因素采取综合措施，权衡利弊应用制酸剂、H_2 受体拮抗剂和质子泵抑制剂，以减少卒中后咳嗽发生。我们认为本病多因"痰"发，且"痰"也是中风病的主要病机，治疗以化痰为治疗大法，勿见咳止咳。临床多见中风病初发阶段，或因外感，或因误吸并发咳嗽，细菌培养多为链球菌、葡萄球菌感染肺部。多见风火痰热蕴毒伤肺，常用麻杏石甘汤或清气化痰丸加减，选择药敏试验阳性的抗生素，收效较快；若久病卧床，中风伴有吞咽困难，饮水发呛，容易呕吐或误吸的患者，多见肺脾双亏、气虚血瘀或痰湿蒙神，常选用参苓白术散合补阳还五汤、玉屏风散化裁，若查到肠道杆菌因呕吐误吸使肺部感染，甚或霉菌感染，可选用高档抗耐药的抗生素，或应用抗霉菌药物，中药二陈汤、涤痰汤等也可辨证选择，中西医结合会取得较好的临床效果。

第十二节　中风后褥疮

一、概述

中风后褥疮指中风后由于意识障碍、偏瘫、长期卧床、被动体位等造成身体局部组织长期受压,血液循环障碍,组织营养缺乏,致使皮肤失去正常功能而引起的组织破损和坏死。褥疮的发生率,美国住院患者为 3％～6％,护理之家患者为 3％～24％,住院老年患者为 10％～25％,昏迷瘫痪患者为 24％～48.5％。褥疮如不及时治疗及护理,坏死可发展到深层组织,侵害肌肉、肌腱和骨骼,造成严重感染,危及生命。

二、病因与发病机制

(一)中医病因病机

中风病褥疮的发生,多因中风后患者行动不便,长期卧床,气血亏虚,复因受压部位气血失于流通,不能营养肌肤,以致引起局部坏死。若破损后,则易于染毒。其病多以虚为主,也可见于因久病卧床,嗜食肥甘,脾失健运,聚湿生痰,痰瘀化热,阻滞经络,蕴毒而发;或因日久卧床,血瘀日久而发。若病延日久,由实转虚,而见虚实夹杂。其病因主要以气虚血瘀为主,病位在脾、脑。

(二)西医发病机制

西医学认为中风患者行动不便,长期卧床,体表局部组织长期受压,使受压组织缺血、缺氧及无氧代谢产物乳酸堆积,使局部酸中毒致细胞变形、坏死,皮肤变色发硬形成水泡或表皮脱落;受压软组织在解除压力后,静脉瘀滞,因缺氧致使血管的通透性增高,血浆大量渗出,组织细胞含水量增多,引起局部组织变性、坏死;长期卧床,致使全身营养障碍,能量摄入不足,负氮平衡、蛋白质合成减少而发生褥疮;皮肤抵抗能力差,当皮肤组织破溃后,继发细菌感染形成褥疮。

三、诊断依据

(一)中医诊断

患者卒然昏仆,不省人事,伴口舌歪斜,半身不遂,言语不利或不经昏仆而仅以喎僻不遂为主症;且伴有局部皮肤不规则、界限不清的肿胀,硬结及红肿、水疱、溃烂等现象。

(二)西医诊断

患者脑卒中后并发褥疮,其特点为:

褥疮多发生于骨骼突起受压部位,根据其皮肤表层到深层的组织损伤程度进行分类,分为红斑期、水疱期、溃疡期和坏死期四期,Ⅰ期(红斑期):皮肤完整,局部皮肤(通常在骨突部位)颜色变红,压之不变色。Ⅰ期压疮与邻近组织相比,局部可有疼痛、坚硬、变热等症状。Ⅱ期(水疱期):真皮层部分破损,表现为水肿或者干燥的浅表溃疡,没有坏死组织或青肿;有的表现为有着粉红色创口基部的表浅伤口或一个完整的或者破裂的浆液性水疱。Ⅲ期(浅度溃疡期):全层皮肤损伤,皮下脂肪组织暴露,但未见骨骼、肌腱或肌肉;可能存在坏死组织潜行。因解剖部位不同,深浅表现也不同:耳郭、枕部和髁部等皮下组织薄,可表现为浅溃疡;而皮下脂肪厚的部位可形成比较深的溃疡。Ⅳ期(深度溃疡期):全层皮肤损毁,深及骨骼、肌腱或肌肉;在创面床上可存在坏死组织或结痂,通常有潜行和窦道;可累及肌肉及皮肤支持性结构(如筋膜、肌腱或关节囊),可见暴露的骨头或肌腱,可发生骨髓炎。

四、治疗

(一)中西医结合治疗要点

中风病褥疮是一个可以避免的并发症,我们应加强护理,早期预防和早期治疗。发生褥疮后积极干预,解除局部压迫、避免继续受压、保护创面是促进愈合最为有效手段,局部给予高浓度抗生素有助于预防和控制创面感染,防止病情恶化,中医辨证施治以气虚血瘀、痰浊阻脉者居多。

(二)中医辨证论治

1. 气虚血瘀,湿毒浸淫

【症状】半身不遂,口舌歪斜,或舌强言謇或不语,偏身麻木,且伴有受压部位皮肤发红、紫黯,痛或不痛,周围皮肤肿势平坦散漫,少有渍水,舌质淡黯,苔黄腻,脉沉细涩。

【治法】益气活瘀,清利湿热。

【方药】补阳还五汤合三妙散加减

当归 15g、黄芪 30g、川芎 6g、赤芍 10g、甘草 6g、炒苍术 12g 、黄柏 10g、川牛膝 15g 、黄连 9g、生白术 30g、白茯苓 20g、蒲公英 30g。

2. 瘀血凝滞,肌肤失养

【症状】半身不遂,口舌歪斜,或舌强言謇或不语,偏身麻木,且伴有受压部位皮肤黑腐蔓延不止,形成溃疡,肿势继续发展,皮肤、舌质淡黯,苔白腻,脉沉涩无力。

【治法】补气活血,托毒透脓。

【方药】桃红四物汤合透脓散加减

桃仁 10g、红花 10g、赤芍 10g、川芎 10g、当归 15g、焦熟地 12g、穿山甲 3g、黄芪 20g、鸡血藤 30g、二花 15g、连翘 12g、黄连 9g、皂刺 5g、炙甘草 6g。

3. 气血两虚,阳虚水泛

【症状】半身不遂,口舌歪斜,或舌强言謇或不语,偏身麻木,且伴有受压部位溃疡日渐深大,溃出浓臭稀薄,或如粉浆污水。舌质淡黯,苔白滑,脉沉伏无力。

【治法】益气养血,温阳治水。

【方药】八珍汤合阳和汤加减

红参 12g[另炖]、焦白术 30g、茯苓 20g、当归 15g、黄芪 30g、炒白芍 12g、川芎 6g、鹿角胶 9g、肉桂 12g、黑附片 6g、白芥子 6g、白芷 6g、麻黄 6g、熟地 30g、炙甘草 6g。

(三)中医特色治疗

1. 名医经验

李振宏教授经验:李振宏运用补阳还五汤加减治疗褥疮患者 36 例,方用黄芪 50g、当归 15g、地龙 10g、川芎 15g、赤芍 20g、桃仁 10g、红花 10g、皂角 10g、马齿苋 10g、毛诃子 10g、甘草 5g、炮山甲 6g、马勃 15g、黄药子 15g、败酱草 15g,疗效满意。其认为此方诸药合用,使气旺血行,瘀祛络通,可以起到"标本"兼治之效。方以黄芪为君药,以当归、红花等为臣药,共同促进机体的调节功能,马齿苋等为佐药消肿排脓,加快创口愈合。

2. 文献摘录

火针疗法:阎翠兰等报道使用火针治疗褥疮取得了满意的临床疗效。其法首先充分暴露褥疮病灶,用 5 号或 10 号一次性注射器针头在酒精灯火上烧,令其通红,迅速刺入病灶,深度约 5～10mm,迅速拔针,均匀焯刺疮面数针,脓液渗出少者可不用纱布覆盖。火针为高温工具,是针和灸的结合体,具备针刺的机械性刺激和艾灸火热灼伤的温暖性刺激,使病灶逐渐变性、坏死、脱落,新生肉芽,形成瘢痕,以起到化腐生新、温通气血、消散固结、疏通经络等作用,最后达到愈合目的。对褥疮较深、开口小、形如烧瓶口者,不便直接使用此法。

（四）中药成药制剂应用

1. 七厘散 由血竭、麝香、冰片、乳香、没药、红花、朱砂、儿茶等组成,具有活血祛瘀、消肿止痛功效。对褥疮可在清洁创面后撒适量药物,外用无菌敷料包被,每日换药 1 次,Ⅱ度以内褥疮 10 天左右可愈。

2. 双料喉风散:由牛黄、珍珠、梅片、黄连、青黛等中药精制而成,具清热解毒、收敛止痛作用。对Ⅰ度、Ⅱ度褥疮局部用酒精、双氧水消毒后,喷撒本品,每日两次,两周内见效,Ⅰ度褥疮 1 周内即可痊愈。

3. 如意金黄散:由天花粉、姜黄、大黄、黄柏、白芷、天南星、陈皮、苍术等药物组成,具有消肿、解毒、止痛诸功效。对重度褥疮每次用 10g,加入猪胆汁 100ml 中调成糊状,清创后外敷(厚度 0.4mm 左右),每日 1 次,效果显著。

（五）西医治疗

褥疮的形成和发展是一个慢性损害的过程。开始皮肤形成红斑和充血,皮肤发红或肿或硬,继而皮下组织发生紫绀,再逐步发生坏死,出现水疱、渗血,形成溃疡。此过程中如有感染,则会形成脓腔,脓腔破溃和炎症急性期过后,创面也形成溃疡。溃疡期可能会很长。在慢性溃疡期,如组织继续受压、破坏或反复感染,病灶会向周围或深部发展,从皮肤脂肪层经筋膜、肌肉、滑膜,甚至可侵入到骨和关节,造成骨和关节破坏和感染。期间或会形成大面积溃疡,或形成深度空腔,或形成窦道、瘘管。

褥疮分期处理:

1. 红斑期处理 一旦发现皮肤变红、发硬的褥疮早期症状出现,应立即解除压迫。骶骨部位褥疮不再仰卧,或用海绵垫垫在周围,使发红局部悬空;坐骨部位褥疮避免再坐位,卧床睡平。局部涂以 2.5％碘酒,每日 2 次;或用 50％乙醇作局部按摩,以促进局部血液循环。若用红花酒外涂按摩效果会更好,制法是将中药红花、当归、赤芍、紫草各 10g 浸在 60％乙醇 500ml,4～5 天后即可。局部用乙醇或红花酒按摩后再涂上滑石粉保持干燥,减少与被单的摩擦力。此期若按以上方法处理,一般 3～7 天可使红斑吸收消除。对于此期病证的防治主要是解除压迫,如不解除压迫,单纯用药或按摩等都不能避免褥疮的发生。此期不主张局部加热,因加热可使新陈代谢增加,反使组织缺氧,不利于恢复。

2. 水疱期处理 此期毛细血管通透性增加,表皮水疱形成或脱落,皮下组织肿胀,硬结明显。处理一是要解除压迫,如上文所述;二是在无菌条件下,用注射器抽出疱内渗液,涂适当消毒剂。如 0.1％氯己定(洗必泰)、0.02％呋喃西林、2.5％碘酒、0.1％苯扎溴铵(新洁尔灭)、0.1％利凡诺等均可,然后盖以无菌敷料。同时可用红外线照射,改善血运,使创面干燥。水疱期不主张涂甲紫(龙胆紫),因甲紫是一种弱的涂料型抑菌剂,局部使用后形成一层厚的痂膜,会大大降低局部透气、透水性,使痂下潮湿缺氧,利于细菌繁殖,反使感染向深部发展。水疱期在解除压迫前提下经此处理,一般 7～14 天可愈。

3. 浅度溃疡治疗原则 ①解除压迫,使溃疡面不再受破坏。为创面修复生长创造条件,这是首先必须要做到的;②清洁创面,积极换药,这是治疗的主要方法;③防止感染,若创面有脓性分泌物,创缘周围发红、发硬、皮温升高,则同时要适当使用抗生素;④避免尿便污染,发现有污染情况,及时换药清洁创面;⑤适当进行物理疗法,辅助治疗。浅表溃疡期换药可使用多抗甲素:这是近年用于临床的一种新型免疫增强剂。它能刺激机体的免疫细胞增强免疫功能,促进创面组织修复。对创面较大者,先用无菌生理盐水清洗,然后用红外线灯照射 20 分钟,创面干燥后用多抗甲素液湿敷。再用红外线照射 10 分钟,最后用灭菌紫草油纱布覆盖;磺胺嘧啶银:国内一些部队医院将该药用于肉芽生长不佳、久经不愈的褥疮面,效果良好。方法是按外科常规法对创面彻底清创。除去坏死组织,创面用过氧化氢(双氧水)冲洗至有渗血再涂磺胺嘧啶银,通常用后3日,新鲜肉芽组织即开始生长。另有其他报道介绍用藻酸钙、胃溃疡药物外用及蛋黄油等治疗褥疮,效果也较好。

4. 深度溃疡治疗原则 ①解除压迫;②修整疮面,清除坏死组织、边缘结缔组织,促进创面肉芽组织生长;③保持引流畅通,控制感染;④换药时在伤口内填塞纱布,以避免出现腔大口小的状态。深部溃疡、大面积或多发褥疮、褥疮面积较大而不愈合时期超过半年的,则必须应用营养疗法。因为长期不愈的大面积褥疮每天大量渗出渗出液,随之丢失大量蛋白质,会造成低蛋白血症,使全身体质下降,免疫力降低,这就造成恶性循环,使褥疮更难愈合。

5. 手术治疗 手术治疗褥疮具有时间快、效果好、治愈后不易复发的特点。如一些数年不愈的褥疮,经手术治疗一期可以修复,前后不到1个月。用肌皮瓣转移修复后的褥疮创面,皮肤完善无瘢痕,皮下有较厚的组织(肌瓣)有弹性,能承受一定的压力,不易复发。但手术治疗有一定风险,尤其是年老体弱者,手术本身会造成新的创伤,手术也有失败的可能,手术还会带来感染、贫血等并发症、麻醉存在一定危险性等等,这是非手术治疗不用担心的问题。Ⅰ、Ⅱ度褥疮用非手术方法治疗。Ⅲ、Ⅳ度褥疮若发展快、创面大、死腔深或久治不愈,应选用手术方法治疗。有的中度褥疮虽经非手术方法治疗可以治愈,但需时间很久(6~12个月或更长),这也可以考虑用手术方法治疗。

外科手术治疗褥疮主要有以下几种方法:①切开引流:"闭合性"褥疮已形成脓肿,有全身感染症状者或褥疮因换药不当形成口小腔深引流不畅者,需切开引流,以控制感染。②清创术:切除一切坏死组织,为组织健康生长创造条件。③清创缝合术:在清创的基础上,对创面进行一期缝合,这只适用于较小较浅、周围皮肤较松的创面,应用范围较小。④传统植皮术:用全层皮片游离移植覆盖创面,虽可使褥疮愈合,但愈合后的创面皮肤较薄,无法承受压力,容易复发,移植皮片面积若过大,坏死可能也较大。⑤皮瓣修复法:清创以后,用有活力带血供的皮瓣或肌皮瓣填塞空腔,一期闭合创面。带血供皮瓣又分吻合血管游离皮瓣和带血管蒂转移皮瓣两种。前者对吻合血管技术要求高、手术时间长;后者不需特殊设备,操作较简便,成功率高。⑥埋入植皮法:在褥疮肉芽内移植超薄皮片,可促进创面愈合,但需多次植入。此手术适用于不宜接受创伤较大的皮瓣转移术的年老体弱患者。⑦感觉功能重建术:在转移皮瓣修复的同时,将邻近的正常感觉神经植入所移植的皮瓣中,使修复后的皮肤有感觉,可有效防止褥疮复发。这一手术因受可用神经的限制,尚在探索之中,目前未能广泛应用。

(六) 其他疗法

1. 中草药治疗 双花30g、蒲公英15g、防风6g、当归12g、白芷15g、天花粉12g、乳香6g、没药6g、儿茶10g、芒硝30g,水煎后外洗,洗后用浸此药的纱布敷在疮面上,每日更换2次。用药后坏死组织很快脱落,肉芽组织生长快,疮面很快愈合。

2. 褥疮散治疗 换药时疮面周围用75%酒精消毒,疮面用双氧水及生理盐水洗净,开始尽量将坏死组织清洗干净,撒上褥疮散(黄柏、大黄、炉甘石、樟脑等)一般2~3次可愈。感染化脓坏死期用上方加五倍子、珍珠粉等撒上薄薄的一层,然后用干棉球沾药粉后,手指弹镊子使药粉均匀撒落疮面,一日内可多次用药,脓液渐变少,肉芽组织及新皮生长机能旺盛后将五倍子、珍珠粉去掉。

3. 艾灸 《别录》:"灸百病,利阴气,生肌肉,辟风寒。"《本草纲目》:"温中,逐冷,除湿。"

艾灸可发挥药物与热力的协同作用,具有通经活络、调整脏腑的作用。西医学已证实:艾灸可使局部组织血行旺盛,血供充足,促进肉芽组织的增生。西医学研究发现,灸法可使白细胞、红细胞数量显著增加,对增强机体的免疫功能有明显作用。艾叶烟熏对细菌、真菌有较明显的抗菌作用,对腺病毒、疱疹病毒等有抑制作用,可使烧伤创面脓性分泌物减少,控制感染,去除臭味,加快愈合。

五、典型病例

陈某,女,82岁,4月前突发言语不能,肢体活动不利,后因长期卧床出现骶尾部溃破,自行治疗后效果不明显,疮面逐渐扩大,渗液明显,遂来诊。现症见:神志不清,嗜睡,精神差,不能言语,听力丧失,视力丧失,骶尾部大面积溃破渗液明显,发热,颜面及双足水肿,纳少,大小便失禁。既往高血压、冠心病病史,未规律服药。神经系统检查:嗜睡,失语。记忆力、计算力、理解力、判断力及定向力差。双眼裂对称,双侧瞳孔等大等圆,直径约2mm,视力丧失。双侧鼻唇沟对称,伸舌居中。左侧肢体肌力3级、肌张力增高,腱反射活跃,右侧肢体肌力、肌张力、腱反射正常。中医诊断:①中风病褥疮Ⅲ期;②眩晕;③胸痹。西医诊断:①脑梗死;②高血压;③冠心病。辨证为气血双亏,阳虚水泛。中医治疗以补益气血,温阳通络为主,方药以八珍汤合阳和汤加减,处方:当归12g、川芎6g、白芍12g、熟地黄15g、党参6g、炒白术15g、茯苓12g、泽兰15g、泽泻30g、肉桂6g、鹿角胶15g、白芥子6g、炒麦芽30g。水煎,取汁400ml,分早晚两次温服。成药静滴疏血通以活血化瘀通络。给予中医外科换药处理,消炎、抗感染类药物应用,并以营养支持疗法,留置导尿,定时翻身。经治疗患者神清,偶有嗜睡,精神可,自发言语增多,含糊不清,面色较前荣润,颜面及双足水肿好转,无胸闷喘促发作,骶尾部疮面渗液较前减轻,双下肢蜷缩,纳眠可。

六、中西医结合临床体会

褥疮具有发病率高,病程发展快,难以治愈,治愈后易复发的特点。久治不愈的褥疮还会并发骨髓炎、败血症和低蛋白血症。这些并发症发生后不仅使治疗更加困难,有的患者甚至因此而死亡。褥疮虽只是一个小小溃疡,若治疗不当,危害极大。

本病应以预防为主,若出现褥疮,应及早进行积极治疗,以防止继发感染。对于中风行动不便的患者,我们应告知其家属及护理人员,要做好褥疮的预防护理工作。褥疮规范化护理措施:患者垫海绵床,每2小时翻身一次,翻身时,取左斜或右斜45°,上臂前伸与腋成30°,屈髋屈膝,两腿分开,两膝之间垫软枕,防止骨隆突处皮肤相互受压,分别在患者枕部、双侧肩胛骨、腰部、双膝、双侧足下垫软枕,每2小时分别移开软枕,原位按摩后翻身,对已发红的局部组织禁止按摩,以免加重组织损伤,局部红肿处垫凉液垫。注意调整瘫痪侧肢体的正确姿势,使其处于功能位。为患者翻身或移动时,避免拖、拉、推等增加皮肤和床单之间摩擦力的动作,应将患者抬起来以后再移动。大小便失禁者,根据情况予接尿袋,必要时留置尿管并及时清理、勤换床单,保持皮肤、床单干燥清洁;排汗过多者,及时擦干皮肤,更换汗湿的衣被,加强饮食,补充营养可明显减少褥疮发生的危险。总之,褥疮是一个可以避免的并发症,我们应加强护理,措施得力,早期预防和早期治疗,可以避免其发生。

该类患者多体虚,辨证以气虚血瘀、痰浊阻脉者居多,为此,我们除参照中风病诊断标准,结合上述辨证治疗选用中药煎剂口服外,还配置了浓缩水丸,以供该类患者坚持服用3～6个月,对继续防治中风后褥疮的效果显著可行。处方如下:西洋参180g、地骨皮180g、制山甲 180g、紫草 60g、天麻 180g、僵蚕 180g、当归 180g、地龙 180g、川芎 90g、三七 180g、浙贝 180g、瓦楞 180g、黄芪 180g、血竭 90g。制作及用法：上药除西洋参、制山甲、三七、血竭粉碎过 120 目筛外，其他各药分别用现代工艺提取有效成分，上药掺均匀后装入 0 号胶囊，每日 3 次，每次 3～5 粒，于三餐后用开水送服。

第十三节　中风后手胀

一、概述

中风后手胀是中风后患手浮肿疼痛及肩关节疼痛，并使手功能受限，相当于西医学卒中后肩手综合征。肩-手综合征（shoulder-hand syndrome，SHS）属于反射性交感神经营养不良综合征，症状表现为患侧肩、指、腕关节疼痛，关节活动受限、皮肤发红、温度增高，严重者可出现关节僵直、肌肉萎缩或痉挛。其发生率在 12.5%～70.0%，常在中风后 1～3 个月发生，是脑血管病偏瘫患者最常见的并发症，卒中后一旦发生肩手综合征，若诊断治疗不及时，将严重影响卒中患者肢体功能康复和生活质量。

二、病因与发病机制

（一）中医病因病机

中医学虽然没有肩手综合征的病名，但对本病的临床表现、治疗很早就有记载，如《灵枢·经脉》中描述："不可以顾，肩似拔，臑似折……颈颔肩臑肘臂外后廉痛"及"臂厥"是类似本病的表现。中医理论认为气血瘀滞、脉络闭阻是导致本病发生的基本病机。卒中后肩手综合征是由于气血不能流通、津液不能输布而产生瘀浊，郁滞则肿；有形之邪阻于脉络，不通则痛，属本虚标实之证。若病情迁延，瘀阻日久，气血津液不能濡养肢体关节，可出现肢体萎软、关节挛缩。

（二）西医发病机制

肩手综合征的病机尚未完全阐明，目前认为可能的发病机制是脑血管病影响运动中枢前方的血管运动中枢，致使患肢交感神经兴奋性增加及血管痉挛性反应，产生局部组织营养障碍，最终导致肩胛周围和手腕部水肿疼痛。同时由于卒中偏瘫，患肢运动功能丧失或减退，而手部血液回流的主要动力是肌肉的收缩活动，即"肌肉泵"的作用。偏瘫致使肌肉泵作用减退，上肢血液回流机制严重受损而引起水肿，在手背疏松组织尤为明显。体位不当、对手关节的过度牵拉、手部小的损伤、长时间输液等是其常见的诱发因素。

三、诊断依据

（一）中医诊断

中风偏瘫患者，常在病后半个月至半年内，出现偏瘫上肢及关节处潮红、水肿、皮温改变及活动受限等症状，排除虫、毒、金刃伤及其他外邪引起者即可诊断。

（二）西医诊断

1. 脑卒中导致上肢肌瘫痪；

2. 单侧肩手痛，皮肤潮红，皮温上升；

3. 手指屈曲受限；

4. 局部无外伤、感染及周围血管病。

肩手综合征分期标准参照《神经康复学》标准：临床分为 3 期，第 1 期以患侧肩部疼痛、运动障碍和手部肿胀疼痛、发红发绀为主要临床表现，此期可持续 3～6 个月。如治疗不当则进入第 2 期，肩手疼痛和肿胀消失，肩关节功能障碍加重，手指出现屈曲性挛缩僵直、肌肉萎缩。第 3 期皮肤、肌肉萎缩更加明显，手指诸关节完全挛缩，运动功能丧失，肩部成冻结肩。

四、治疗

(一) 中西医结合治疗要点

手法康复是治疗本病的重点，偏瘫患手肿胀如不及时处理和控制，长期的制动和组织的相对缺氧引起骨间肌和蚓状肌的萎缩，和手部关节，特别是掌指关节囊的挛缩，加上渗出物将纤维化引起粘连，和滑膜囊的增厚，并有相应关节骨质的改变，将造成不可逆的残疾。发现患者存在患手肿胀时，应及早治疗，治疗越早，关节挛缩的机会就越少。本病多为痰瘀阻络、脉络不遂、血行不畅所致，用药多活血化瘀、祛风通络、行气消肿，适时扩张血管，促使组织细胞及血管壁的通透性增高，增强血管的弹性及供血，改善微循环，加快血流，以促进神经功能的恢复。另外熏洗疗法，可促进腠理疏通、脉络调和、气血通畅，从而达到治疗中风后手足肿胀的目的。

(二) 中医辨证论治

1. 气虚血瘀，经络不通

【症状】半身不遂，口舌歪斜，或舌强语謇或不语，口角流涎，偏身麻木，兼见肩痛，手背部肿胀色苍白等症，舌质淡嫩或淡紫或有瘀斑，苔薄白，脉细涩或细弱。

【治法】益气活血，温阳利水。

【方药】补阳还五汤合五苓散加减

当归 15g、黄芪 30g、川芎 9g、红花 12g、土元 12g、桂枝 9g、炒桑枝 30g、鸡血藤 30g、地龙 12g、茯苓 20g、猪苓 15g、炒白术 12g、泽泻 12g、炙甘草 6g。

2. 寒凝血瘀，经脉闭阻

【症状】半身不遂，口舌歪斜，或舌强语謇或不语，偏身麻木，冷痛重着，兼见手足拘挛，掌指关节疼痛，手背部肿胀色紫黯等症，舌质淡或有瘀斑，舌下脉络青紫，苔白腻，脉沉涩而迟缓。

【治法】散寒化瘀，温经通络。

【方药】阳和汤加减

熟地 30g、桂枝 12g、麻黄 2g、鹿角胶 9g^(烊化)、白芥子 6g、干姜炭 2g、红参 10g、制山甲 8g、黄芪 18g、炙甘草 6g、大枣 10 枚。

3. 痰湿瘀阻，经筋阻滞

【症状】半身不遂，口舌歪斜，或舌强语謇或不语，痰涎壅盛，偏身麻木，兼见手足拘挛，掌指关节活动不利，手背部肿胀苍白略黯，舌黯紫，苔滑腻，脉弦滑。

【治法】行气利湿，化瘀通络。

【方药】半夏白术天麻汤合当归四逆汤加减

法半夏 12g、生白术 20g、天麻 15g、川芎 9g、当归 12g、桂枝 9g、白芍 12g、细辛 2g、通草 6g、姜黄 10g、防己 10g、三棱 10g、莪术 10g、鸡血藤 30g、炙甘草 6g。

4. 肝肾亏损,筋骨失养

【症状】肢体偏枯不用,拘挛变形,舌强不语,或僵硬,肢体肌肉萎缩,兼见手掌屈伸不利,掌指肌肉萎缩,舌红脉细,或舌淡红,脉沉细。

【治法】滋养肝肾,强筋壮骨。

【方药】育阴熄风汤加减

焦生地 12g、山萸肉 12g、炒白芍 12g、当归 12g、龟板 15g、天麻 10g、杜仲 20g、山萸肉 18g、白芍 15g、全蝎 10g、紫河车 12g、三七粉 6g^(冲服)。

(三)中医特色治疗

1. 名医经验

王永炎经验:手胀病位在远端,以气虚为本,瘀血、痰浊阻滞为标。病本之气虚为脾气之虚,为运化无力,是全身性的因素。而局部的病变,以瘀血、痰浊阻滞为主。病在远端,口服药力难达病所,所以在口服药物的基础上,配合外洗药物直接作用在局部,直达病所,祛瘀活血化痰以通经,改善局部症状。中药局部熏洗治疗手胀为手胀治疗的重要方法,选择自拟方"复方通络液"进行治疗。药物组成有红花、川乌、草乌、当归、川芎、桑枝等。以上药物煎汤取 1000~2000ml,煎煮后乘热以其蒸气熏蒸病侧手部,待药水略温后,洗、敷胀大的手部及病侧肢体。可明显减轻手胀症状,对患者肢体功能的恢复,也有较好的疗效。草乌辛温大热,温经通络,搜风胜湿,消肿开痰,走而不守,通经脉,逐痰湿。因选择外洗治法,所以应用川乌、草乌辛温大热之品,温通经脉,助阳化浊。药物不必内服,所以既可获温经通络之效,又可无辛温燥热、助火生风之弊,用之无虑。方中红花味辛性温,走窜通行,活血通经,祛瘀止痛。辛温走窜,配川乌、草乌活血温经,助其通行之力。当归甘辛性温,补血和血,通经活络。助川乌、草乌温经活血。再配桑枝,味苦性平,祛风湿,利关节,行水气。用以通经逐水,消肿利湿,消除阻在手部之痰湿,与川乌、草乌、红花、当归等共同使用,既可温经化瘀,又可逐痰通脉。诸药相配,活血通经,逐痰消胀,通利关节,以消手胀。根据患者病情的不同,还可在此基础上进行加减。可在基本方的基础上加用海风藤、络石藤等藤类药物以搜风通络,威灵仙以通经活络。手部色紫黯、指甲无华而黯者,瘀血较重,加用川牛膝、桃仁、鸡血藤等加重活血之力,以活血通经。若手部胀大紧绷,皮色光亮,痰湿之象较重者,可加用狼毒、芒硝等燥湿化痰,以消除在手部之湿痰。

2. 文献摘录

(1)李伟华在治疗中风病的基础上加用康复消胀液熏洗,药物组成:黄芪 60g、草乌 20g、威灵仙 30g、红花 10g、没药 6g、当归 10g、芒硝 10g、桑枝 30g。以上药物煎汤取 1000~2000ml,先乘热熏病侧手部或足部,待药水略温后,洗敷胀大的病侧肢体,1 日 1 次,10 天为一个疗程,连续进行 3 个疗程,观察疗效。治愈 14 例(46.7%),有效 12 例(40.0%),无效 4 例(13.3%),总有效率为 86.7%。

(2)曹忠义,高项予中药煎液熏洗。中药由黄芪、白术、茯苓、薏苡仁、桂枝、细辛、川乌、桑枝等组成,水煎取液适量,先熏蒸患手,之后待药液温度适宜时,将患手置入药液中进行温浴,每次 30 分钟,每日 1 次,直到患手痊愈。60 例患者均愈。熏洗 7 次以内痊愈者 35 例,8~15 次痊愈者 19 例,>15 次痊愈者 6 例。

(四)中药成药制剂应用

1. 疏血通注射液 组成:水蛭、地龙。本品有活血化瘀,通经活络的功效。疏血通注射液 6ml 加于 5% 葡萄糖注射液(或 0.9% 氯化钠注射液)250~500ml 中,缓慢静脉滴注,每日一次。

2. 脉络宁注射液　组成：金银花、牛膝、石斛、玄参。本品具有养阴清热，活血祛瘀的功效。静脉滴注。一次 10～20ml 加入 5％葡萄糖注射液或氯化钠注射液 250～500ml 中滴注，一日 1 次，10～14 天为一个疗程，重症患者可连续使用 2～3 个疗程。

3. 马栗种子提取物（威利坦）　组成：马栗种子的干燥提取物。用于治疗腿部因静脉功能障碍导致的不适。体外试验表明，马栗种子提取物片可增加前列腺素 F2α 的合成和释放；可抑制溶酶体酶、透明质酸酶的活性；可使毛细血管通透性和脆性降低。一次服用 1～2 片，一天两次，或遵医嘱。

（五）西医治疗

至今没有特异性的治疗方法，目前主要采用综合性治疗方法。

1. 药物治疗

(1)类固醇激素和非甾体消炎药物：类固醇激素以低剂量口服为主，多口服强的松，30mg/日，持续 2～3 周或更长时间，少部分患者需重复用药。

(2)兴奋性谷氨酸受体拮抗剂（NMDA）和 γ-氨基丁酸（GABA）受体兴奋剂：NMDA 受体参与中枢性致敏环节引起疼痛，GABA 受体对其有拮抗作用，故平衡两者的作用能产生治疗作用。代表药物有氯胺酮、美沙酮及巴氯芬，日本铃木太和小川节郎教授推广的氯胺酮的静点疗法为：氯胺酮 1mg/kg＋氟哌啶 0.1mg/kg＋咪达唑仑 0.15mg/kg，效果良好。

(3)其他：主要包括 α-神经节阻滞剂、抗惊厥药物，降钙素等。

2. 物理治疗

(1)电刺激疗法：在脑卒中早期，将功能性电刺激应用于肩痛及半脱位患者，获得肯定作用。

(2)电子生物反馈：是应用肌电的刺激使患关节和肌肉进行被动运动，促进关节活动、肌肉紧缩，有利于消除肿胀，防止关节痉挛。

(3)压迫性向心缠指法：用 1 个直径 1～2mm 的线绳先压迫好游离端，逐一由手指远端向近端快速而有力地缠绕，缠至指根部时，迅速从指端拉开线绳，每天 1～2 次，此方法是简单、安全、有效减轻患肢水肿的治疗方法。

(4)冰疗：碎冰与水的比例为 2：1，患手浸入冰水中的时间为 1～2 分钟，然后每间隔 30 秒～1 分钟后再次浸泡，共浸泡 3 次。

(5)运动想象法：让患者注意力集中于患肢，尽力活动患肢，即使不能产生运动也需要患者有运动瘫痪部位的意识，要求患者静静地、认真地体会各种运动感觉，反复强化这一意念。20 分/次，2 次/日，持续 10～14 天。

(6)冷热水交替法：先把患肢浸泡在冷水中 5～10 分钟，然后再浸泡在温水中 5～10 分钟，每日 3 次，以促进血管的收缩和舒张。

（六）其他疗法

1. 中医外治法

组成：生川乌 10g、防风 10g、桂枝 8g、桑枝 30g、乌梢蛇 15g、寻骨风 30g、花椒 6g、红花 15g、当归 15g、黄芪 30g、透骨草 30g、伸筋草 30g、威灵仙 10g。

功能：祛风除湿、温经通络、活血止痛、益气养血。

用法：取煎煮液 500ml，兑开水至 2000ml 或于电动足浴盆内，水温 50℃左右，将病侧手(足)熏蒸后浴洗 15～30 分钟，2 次/日，15 日为一个疗程。也可用纱布湿敷于病侧肢体，外用离子透入法促进药液吸收。

2. 针灸治疗

治则：疏通经络，调整阴阳。

取穴：肩髃、肩髎、肩贞、天宗、曲池、手三里、偏历、八邪。

方义：治疗以手三阳经为主，肩髃、肩髎、肩贞局部取穴用于肩痛，血脉凝结，筋脉挛缩；手臂痹痛、上肢不遂取曲池、手三里；偏历能缓解手臂酸痛，又能利水消肿；八邪能消肿，治疗手掌麻木，为经验效穴。

3. 肩关节注射治疗　在早期阶段，如患者疼痛较剧烈时可考虑行局部注射以缓解疼痛，可行肩关节腔内注射，注射药物主要成分为复方倍他米松、利多卡因、维生素 B_{12} 注射液。

4. 功能训练　功能训练使大脑接受外周传入的信息和向外周传出的冲动增多，整个大脑皮质的功能都增强。功能训练一方面可以增加对梗死侧皮质的输入刺激而维持和调节皮质对外周的"最高中枢"的功能；另一方面可以通过刺激对侧相应皮质而促进其代偿功能。上肢被动运动和主动运动，可保持上肢各关节的正常活动度，增加肌肉和韧带的弹性和力量，防止关节脱位、肌肉萎缩、关节挛缩以及骨质疏松。通过运动训练还可以增强患者的自信心，使之自觉进行主动运动，促进疾病的恢复。

5. 星状神经节阻滞(stellate ganglion block，SGB)　对中枢性的作用是通过调理下丘脑维护内环境稳定，使自主神经失调性疾病得到纠正。所采用的药物为1%利多卡因5ml，采用前方入路，经 C_6 给药法，患者于0.5～3.0分钟出现 Horner 征为成功标志。SGB隔日1次，2周为一个疗程。

五、典型病例

郝某，女，68岁，患者于2013年10月12日10时在家看书时突然出现身体向左倾斜，随即出现左上肢抬举费力，左下肢走路稍欠稳，时意识清楚，无心慌胸闷，无恶心呕吐，无耳鸣听力下降，无四肢抽搐、口吐白沫等，患者在当地诊所治疗，治疗期间病情恶化，1小时前肢体无力症状进行性加重，且伴有双颞侧搏动样头痛，头欲破裂感。来我院就诊症见：神志清，精神差，左侧肢体无力，头痛，纳寐差，左手肿胀疼痛，小便可，大便干，舌质红，苔黄腻，脉弦滑。既往脑梗死、高血压、心脏病病史。神经系统查体：神清，语利。近事记忆力差，计算力、理解力、判断力及定向力尚可。双眼裂对称，双侧瞳孔等大等圆，直径约2.5mm，对光反射灵敏，双眼球运动充分，双眼水平及垂直眼震(－)。左侧鼻唇沟浅，伸舌左偏。左上下肢肌力3级，肌张力低，腱反射低，左侧 Babinski sign(＋)。左半身针刺痛觉减退。脑膜刺激征(－)。头颅 MRI 结果提示：右侧内囊膝部及内囊下肢有梗死灶。中医诊断：①中风病手胀；②眩晕；③胸痹。西医诊断：①脑梗死；②高血压；③冠心病。辨证为风痰瘀阻，湿淫经筋。中医治疗以化痰息风，祛湿通络为主，方药以半夏白术天麻汤合当归四逆汤加减，处方：清半夏12g、炒白术30g、天麻15g、泽兰15g、泽泻30g、茯神20g、黄芪15g、怀牛膝30g、穿山甲6g、当归12g、桂枝9g、通草6g、炙甘草6g、炒麦芽30g。水煎，取汁400ml，分早晚两次温服。西医治疗：给予抗血小板聚集药物应用，防止血栓进一步形成，选阿司匹林口服，给予抗炎稳定斑块药物应用，选阿托伐他汀钙片口服；给予缓解血管痉挛药物应用，选用天麻素静脉点滴；给予营养神经药物应用，选用甲钴胺静脉点滴；积极对症处理。经治疗，患者神志清，精神可，左手肿胀消退，无力感减轻，无头痛，纳寐可，二便调。

六、中西医结合临床体会

肩手综合征作为卒中后最常见的并发症，多发生于卒中后1～3个月，以偏瘫侧肩周进行性疼痛和运动受限、伴有手指、手背肿胀为主要特征。卒中后发生肩手综合征应早期积极治疗,若病情迁延,进入下一期,则疗效欠佳。肩手综合征不但严重妨碍上肢功能的恢复,还能使其残存的功能或已恢复的功能再次丧失。所以积极治疗 1 期肩手综合征对卒中患者意义重大。穴位注射、针刺运动疗法配合功能训练均能较快缓解疼痛、瘀肿、关节不利等症状,在临床中应积极配合应用。此外该病病程长,很难速愈,为此我们拟定瘫痹痿胶囊处方配合治疗,从而提高疗效。半年量处方如下:人参 180g、紫河车 180g、鹿角胶 90g、龟板胶 180g、三七 180g、白花蛇 6 条、制山甲 180g、全蝎 180g、土元 180g、白芍 180g、桂枝 60g、制马钱子 54g。粉碎后过 120 目筛,装 0 号胶囊,每次 10 粒,每日 3 次,分别于三餐时用面汤送服。调护方面要注意良肢位的摆放,避免瘫痪肢体静脉输液和手的小损伤以及不适当的牵拉。

第十四节 中风病股肿

一、概述

中风病股肿是指因中风病导致瘀血阻于阴脉,痹着不通,营血运行受阻,水津外溢,以下肢肿痛,皮肤青紫为特征的疾病。本病属中医学"肿胀"、"脉痹"、"瘀证"、"恶脉"、"瘀血流注"等范畴。1994 年国家中医药管理局发布的《中医病症诊断疗效标准》将该病明确命名为"股肿",相当于下肢血栓性深静脉炎、下肢深静脉血栓形成。急性脑卒中患者为下肢深静脉血栓形成(DVT)高发人群,特别是合并严重瘫痪者,应引起重视。据报道 DVT 可发生于 30%~40% 的卒中患者,在合并严重偏瘫的患者中发病率可高达 60%~75%。下肢深静脉血栓形成后影响原发病的恢复,甚者形成肺栓塞(PTE)危及患者生命。预防脑卒中患者静脉血栓形成发生是降低脑卒中患者致残率和病死率的关键。

二、病因与发病机制

(一)中医病因病机

关于下肢深静脉血栓形成中医学典籍尚未见其病名的记载,根据其症状和体征,属于中医学"脉痹"、"肿胀"、"瘀血流注"、"股肿"等范畴。《素问·平人气象论》曰:"脉涩曰痹",《素问·痹论》曰:"痹,在于骨则重,在于脉则血凝而不流",指出本病脉道不通的特点。又有"脉道以通,血气乃行""疏其血气,令其条达"的论述。这可能是对本病最早的认识。《千金备急要方》云"久劳、热气盛,为湿热所折,气结筋中;气血瘀滞则痛,脉道阻塞则肿,久瘀而生热"。《血证论》认为"瘀血流注,四肢疼痛肿胀,宜化去瘀血,消利肿胀"。由此可见中医学认为"气为血帅",气伤则血行不畅,气不畅则血行缓慢,以致瘀血阻于脉中,脉络滞塞不通,营血回流受阻,水津外溢,聚而为湿,而发为本病;或因饮食不节,素食膏粱厚味,湿热内生,流注于血脉,湿热与瘀血互结,阻于脉络所致。病理变化以瘀、湿为主,脉络血瘀湿阻为本。中风病股肿多因中风后肢体瘫痪、长期卧床,以致久卧伤气,气伤则不能帅血畅行,以致瘀血阻于脉中,脉络滞塞不通,不通则痛;营血回流受阻,水津外溢,聚而为湿,停滞于肌肤则肿。总之,络脉血瘀湿阻是本病的主要病机。湿、热、瘀相互为患,是中风后股肿早期的主要病理特点,而瘀血阻络贯穿于疾病的始终,是病机之关键。

（二）西医发病机制

已有研究认为下肢深静脉血栓形成与以下因素密切相关：高龄、吸烟、肥胖、高血压、高脂血症、糖尿病、重度肢体瘫痪。

1. 高龄 生理情况下人体静脉压随年龄的增长而降低，静脉回流减慢。流行病学调查资料显示 DVT 多发生在高龄人群，其发生率随着年龄的增长而升高，Hnassno 的报告也证实男性 50 岁 DVT 的发病率为 0.5%，80 岁则高达 3.8%。近年法国 Oger E 等人统计 75 岁人群每年 DVT 的发病率达 0.05%。

2. 肢体瘫痪和卧床 患者长时间卧床是非常重要的 DVT 危险因素，Gibbs 研究发现卧床与 DVT 相关，15%DVT 患者临终前卧床 1 周，而 80% 为卧床时间较长者。原因是卧床造成的血流瘀滞可导致凝血因子的堆积，一方面激活凝血系统，并在自身催化下进一步加重高凝状态；一方面血液瘀滞导致静脉扩张，可引起血管内皮损伤。脑卒中后肢体瘫痪，缺乏肌肉泵对静脉的挤压，使血液尤其在静脉瓣处容易瘀滞和发生涡流，有利于血小板的沉积、黏附和聚集，加重血管壁的损伤，促使血栓的形成和发展。

3. 高脂血症 高脂血症不仅是缺血性脑血管疾病的主要危险因素，同样也是促使 DVT 发生的主要诱因。据统计，DVT 患者中 60% 伴有高脂血症。Macrucci 的实验显示对获得性 DVT 患者研究中发现血脂水平高于正常对照组，血脂异常是 DVT 的独立危险因素，当 α 脂蛋白>300mmol/L 时更易发生 DVT。

4. 其他 如高血压可导致血管内皮的机械性损伤，增加自由基的生成，使白细胞黏附增加；长期糖尿病可引起细胞内皮功能受损；吸烟可导致血小板聚集性增加及纤维蛋白原水平增高。

总之，卒中后深静脉血栓形成主要是因为有较严重的偏瘫或有意识障碍的患者卧床时间较长，静脉血流减慢，组织可因缺氧导致细胞代谢障碍，并随着细胞的破坏而释出血清素和组胺，使内皮细胞收缩及其下方的基底膜裸露，血流中的血小板黏附其上，引起凝血物质的释放和激活，最终形成大部分由红细胞伴有少量纤维蛋白和血小板组成的血栓。静脉血栓形成后可产生肢体静脉回流障碍，远端的静脉压增高和组织缺氧，导致毛细血管内静水压和血管壁通透性增加，出现浅表静脉曲张和肢体肿胀，同时可伴有一定程度的动脉痉挛，在动脉搏动减弱的情况下可引起淋巴瘀滞和回流障碍，从而加重肢体肿胀、疼痛。下肢深静脉血栓形成可发生在下肢深静脉的任何部位，临床分为周围型、中央型和混合型，而以混合型最为常见。

三、诊断依据

（一）中医诊断

参照中华全国中医学会脉管炎专业委员会所制定的深静脉血栓形成的中医诊断标准。

1. 中风病昏迷或长期卧床的患者，常见于单侧下肢；

2. 主症：①肿胀，多为凹陷性；②疼痛（或重或轻）；③皮肤温度升高；④皮色暗红或发白或青紫；⑤色素沉着或瘀积性皮炎，或湿疹，或溃疡；

3. ①舌象：舌质淡紫或淡红；②脉象：滑数或沉涩或沉缓。

具备主症①、②条，再加③、④、⑤其中 1 条，结合 1、3 即可初步诊断。

（二）西医诊断

脑梗死诊断参照 1995 年全国第四次脑血管疾病学术会议研究的诊断标准；急性深静脉

血栓形成的诊断参照中国中西医结合学会周围血管疾病专业委员会1995年制定的诊断标准。

1. 急性期 ①发病急骤,患肢胀痛或剧痛,股三角区或小腿有明显压痛;②患肢广泛肿胀;③患肢皮色呈暗红色,温度升高;④患肢广泛性浅静脉怒张;⑤Homans征阳性。

2. 慢性期(深静脉血栓形成综合征) 慢性期具有下肢静脉回流障碍和后期静脉血液逆流,浅静脉怒张或曲张,活动后肢体凹陷性肿胀、胀痛,出现营养障碍改变:皮肤色素沉着、瘀血样皮炎、瘀血性溃疡等。

3. 排除急性动脉栓塞、急性淋巴管炎、丹毒、原发性盆腔肿瘤、小腿损伤性血肿、小腿肌纤维组织炎等疾病。

4. 超声多普勒、静脉血流图和静脉造影可确定诊断。静脉造影:静脉充盈缺损,全下肢(或节段)深静脉阻塞或狭窄;静脉再通,呈扩张状,管壁毛糙,管壁不规则狭窄,瓣膜阴影消失,侧支循环形成,呈扩张扭曲状。

(三)鉴别诊断

1. 急性动脉栓塞 本病也常表现为单侧下肢的突发疼痛,与下肢静脉血栓有相似之处。但急性动脉栓塞时肢体无肿胀,主要表现为足及小腿皮温厥冷剧痛麻木,自主运动及皮肤感觉丧失,足背动脉、胫后动脉搏动消失,有时股腘动脉搏动也消失,根据以上特点鉴别较易。

2. 急性下肢弥散性淋巴管炎 本病发病较快,肢体肿胀常伴有寒战高热,皮肤发红,皮温升高,浅静脉不曲张,根据以上特点可与下肢静脉血栓相鉴别。

3. 淋巴水肿 本病与下肢静脉血栓慢性期有相似之处,淋巴水肿早期表现为凹陷性水肿,足背部肿胀较明显,组织张力较静脉血栓引起的下肢肿胀小,皮温正常,中晚期淋巴水肿由于皮下组织纤维化,皮肤粗糙,变厚,组织变硬呈团块状,一般不会出现下肢静脉血栓后遗症的临床表现,如色素沉着,溃疡等。

4. 其他疾病 凡因脑卒中后长期卧床患者,突然觉小腿深部疼痛有压痛,Homans征阳性,首先应考虑小腿深静脉血栓形成,但需与下列疾病作鉴别:急性小腿肌炎,急性小腿纤维组织炎,小腿肌劳损,小腿深静脉破裂出血。

四、治疗

(一)中西医结合治疗要点

卒中后深静脉血栓形成是指血液在下肢深静脉腔内不正常地凝结,阻塞该静脉管腔,导致下肢静脉血回流障碍的周围血管性疾病,血液高凝状态是其形成深静脉血栓的核心因素,提高对本病的认识及早期诊断、早期治疗直接影响该病的治疗及预后。对于突然出现的下肢肿胀疼痛,应警惕深静脉血栓的发生,首选下肢深静脉彩色多普勒超声影像学检查。对偏瘫的患者应及早预防发生深静脉血栓,加强患肢的被动锻炼,避免患肢输液,适当抬高患肢,增加静脉回流,同时消除或治疗血管病的危险因素。一旦发现深静脉血栓形成,对于缺血性卒中可采取溶栓、抗凝治疗,抗凝药物一般选用低分子肝素,该药能激发血管内皮细胞释放纤维蛋白溶酶原,促进纤溶而增强血管内皮细胞抗栓作用,但不延长PT、APTT,出血不良反应极少。对于出血性卒中可酌情选取介入导管溶栓或机械取栓,取栓术前最好经颈内静脉置下腔静脉滤器,以防止术中血栓脱落引起肺栓塞。中医学将中风后股肿归为血瘀性疾病,活血化瘀为其治疗总纲,贯穿于治疗的始终,灵活运用并通过临床辨证制方,取得了明显的临床效果,拓展了治疗股肿的思路。临床研究证明中西医结合治疗可提高疗效,缩短病程,减少后遗症的发生。

(二) 中医辨证论治

1. 气滞血瘀,湿热蕴毒

【症状】多见于发病初期,整个下肢肿胀疼痛,皮肤苍白或紫绀,扪之烘热,舌质黯或有瘀斑,脉数。

【治法】行气化瘀,清热利湿。

【方药】血府逐瘀汤合四妙散加减

生地 10g、当归 10g、桃仁 12g、红花 10g、赤芍 15g、川牛膝 12g、皂角刺 10g、木通 10g、金银花 30g、苍术 12g、黄柏 10g、薏苡仁 30g、甘草 6g。

2. 气虚血瘀,湿停脉阻

【症状】多见于慢性期,患肢肿胀不甚,活动后可见肢体凹陷肿胀,按之不硬而无明显凹陷,沉重疼痛或肢体麻木,皮肤发凉,颜色苍白,青筋显露,倦怠乏力,舌淡而有齿痕、瘀斑,苔薄白,脉沉而涩。

【治法】益气活血,温阳利水。

【方药】补阳还五汤合真武汤加减

黄芪 30g、党参 12g、川芎 12g、红花 10g、地龙 15g、当归 15g、附子 10g、白芍 12g、白术 15g、茯苓 15g、生姜 12g。

3. 阴虚风动,湿毒瘀滞

【症状】多见于慢性期,患肢肿胀不甚,按之不硬而无明显凹陷,沉重疼痛或肢体麻木,舌黯红,苔少,脉弦细而涩。

【治法】滋阴息风,利水通脉。

【方药】育阴熄风汤合四妙勇安汤加减

怀牛膝 30g、生龙牡各 25g、龟板 12g、山茱萸 12g、天麻 12g、麦冬 12g、当归 10g、金银花 30g、玄参 12g、白芍 12g、甘草 6g。

(三) 中医特色治疗

1. 名医经验

(1)奚九一教授经验:奚老依据王清任《医林改错》中"血热则煎熬成块"等理论,提出"因虚致邪、因邪致瘀",认为正虚是本病根源,同时风热寒湿等邪趁虚侵入络脉,郁而化热,血热壅盛,营血成瘀。其中气虚是本,热邪是标,血瘀是变。所以"血热壅滞、络脉瘀阻"是本病病机关键。急性深静脉血栓临床症见肢体肿胀疼痛明显、皮肤颜色发红、发斑、皮肤灼热、甚至全身发热等"血热壅滞、络脉瘀阻、热入营血"征象。根据"急则治其标"和"缓则治其本"的原则,奚老在治疗上也提出了以"因邪致瘀、祛邪为先"为法则的清营泄瘀法,应用水牛角片清热、解毒、凉血,生地清热凉血、养阴清营,紫草、丹皮、赤芍等凉血活血、清营散瘀,益母草清热活血、散瘀消肿,生大黄泄热通腑、凉血解毒、逐瘀通经,通过清营、凉血、泄热、化瘀的方法,使热邪清、血瘀散、肿自消,达到使血栓机化,侧支循环丰富,肿胀消退的目的。

(2)杜家经教授经验:杜老认为湿热、瘀血虽为本病形成之关键,然亦不可忽视营卫不和、气血亏虚之重要发病因素。盖营行脉中,卫行脉外,阴阳相贯,则气调血畅,邪无稽留,而脉不为痹。若营卫失调,营不循脉,卫不御外,邪乘虚而袭,以致虚处留邪,瘀阻脉道而为病。故本病多以正虚邪实、虚实兼挟为特点。治疗本病虽以活血通络为要,然应兼顾补益气血,调和营卫,使气旺则血行,营卫调和,正复则邪自去,以达事半功倍之效。遣方用药,善用古方神效托里散加味化裁,方以黄芪、当归益气养血、调和营卫,银花、甘草清热解毒,加鸡血藤、丹参助当归活血通络,加茯苓、泽泻、薏苡仁、赤小豆利水消肿。诸药共奏益气养血、清热通络、利湿消肿之功。分期论治,初期,外邪尚未深入,辅以通散之法,酌加祛风舒筋活络之品,如威灵仙、寻骨风、海风藤、伸筋草等;后期反复迁延,多为顽痰瘀血内阻,酌加化痰祛瘀之品,如陈皮、胆南星、法半夏、莪术、红花等;热甚者酌加生地、丹皮、寒水石等,以清热凉血;湿热下注,肢肿犹甚者,酌加萆薢、瞿麦、木通、牛膝等清热利湿以消肿。

2. 文献摘录

(1)陈秀玲提出外用药配合治疗下肢深静脉血栓。外敷冰消散:冰片 10g,芒硝 2000g。研为粗末,搅匀,装入缝制有条格的布袋内,均匀摊平,外敷于患肢,待药袋湿后即解下晾干,揉搓数次后再敷 2 日后,更换药物。一般外敷 5～7 日,适用于急性期肿痛较重的患者。大黄糊剂:生大黄粉 500g,玉枢丹 10g,面粉适量,用温水、稀醋调匀如糊,涂敷患肢并包裹,换药 1 次/日,一般外敷 3～5 次,适用于急性期患者,如局部出现皮疹停敷。

(2)本病后期采用熏洗疗法,方用活血止痛散:透骨草、元胡、当归、姜黄、川椒、海桐皮、威灵仙、川牛膝、乳香、没药、羌活、白芷、苏木、五加皮、红花、土茯苓各 10g。将药物用纱布包扎,加水煎煮,趁热熏洗或渍渍患肢,1～2 次/日,30～60 分钟/次。荆淑红运用活血消肿散(刘寄奴 10g、海桐皮 10g、苏木 10g、羌活 10g、大黄 10g、当归 10g、红花 10g、丹参 10g、延胡索 10g、白芷 10g)熏洗辅助治疗下肢深静脉血栓患者 52 例,治愈 32 例,显效 16 例,有效 4 例。

(四)中药成药制剂应用

1. 疏血通注射液　组成:地龙、水蛭。本品有活血化瘀,通经活络的功效。用于气滞血瘀和气虚血瘀所致的缺血性中风后肢肿,症见半身不遂,下肢肿痛,皮色发白,肢体增粗等。疏血通注射液 6ml 加于 5％葡萄糖注射液(或 0.9％氯化钠注射液)250～500ml 中,缓慢静脉滴注,每日一次。

2. 脉络宁注射液　组成:金银花、牛膝、石斛、玄参。本品具有养阴清热,活血祛瘀的功效。用于阴虚内热、血脉瘀阻所致的脱疽,症见患肢红肿热痛、破溃、持续性静止痛、夜间为甚,兼见腰膝酸软、口干欲饮;血栓闭塞性脉管炎、动脉硬化性闭塞症见上述证候者。静脉滴注。一次 10～20ml,加入 5％葡萄糖注射液或氯化钠注射液 250～500ml 中静滴,一日 1 次,10～14 天为一个疗程,重症患者可连续使用 2～3 个疗程。

(五)西医治疗

1. 制动　主要为卧床休息和抬高患肢,卧床休息以制动,防止血栓脱落继发肺栓塞而危及生命。抬高患肢,使患肢位置高于心脏平面 20～30cm,膝关节放置 5°～10°微屈曲位,时间一般为 10 天左右,开始下床时均穿弹力袜或应用弹力绷带。

2. 抗凝治疗　美国卫生机构推荐,CT 扫描排除脑出血的缺血性卒中患者都应接受低剂量肝素治疗,snadeerock 等总结 10 个试验约 1000 多患者中风后给予 FuH 或低分子肝素治疗,显示下肢深静脉血栓发生率降低了 80％,众多试验显示低分子肝素治疗下肢深静脉血栓降低死亡率具有与普通肝素相同的效果,但对于无症状远端下肢深静脉血栓的治疗仍存在争论。

3. 溶栓治疗　主要是激活纤维蛋白溶解系统,溶解已形成的血栓。随着溶栓药物的问世,对于急性下肢深静脉血栓,尿激酶(UK)是首选而有效的溶栓治疗手段,使各种类型的血栓得到有效治疗。1980年,美国国立卫生研究院共识会议指出:溶栓治疗代表了急性下肢深静脉血栓治疗的一个重大进展,这种治疗可能成为各种急性下肢深静脉血栓和PE的起始治疗;但20年后,溶栓治疗极少用于下肢深静脉血栓,与单独运用肝素相比,严重出血并发症增加4倍,且仅40％的血栓被完全溶解。近来有学者提出,经皮导管灌注溶栓术,可将高浓度的溶栓药物直接注入血栓内,明显提高溶栓率,大大降低出血并发症。常用溶栓药物有:链激酶、重组链激酶、尿激酶、重组组织型纤溶酶原激活剂等。溶栓期间要监测凝血酶原时间、活化部分凝血活酶时间、血小板、凝血酶时间和纤维蛋白原水平。

4. 手术治疗 20世纪30年代,法国学者报道血栓摘除术并得到广泛应用;1957年,方作平等在国内首先报道,对于3天以内形成的新鲜血栓者,疗效是肯定的,但手术取栓后常会有取栓不完全或术后再发,静脉很少能恢复至正常,且下肢深静脉功能不全的发病率不会减少。

5. 介入治疗 机械血栓消融术、超声血栓消融术、血栓消融术、人造血管内血栓的再通、经溶栓导管直接灌注溶栓、下腔静脉滤网植入术等以及其他方法,如弹性长筒袜常用,研究显示其可显著降低术后患者DVT的发生率,但因纳入研究的卒中患者较少,疗效还不确切,很少单独应用,还有待进一步研究。

总之,随着对下肢深静脉血栓的认识加深,临床诊断及治疗技术的提高,下肢深静脉血栓的治疗得到较大的进步。但是,脑卒中后下肢深静脉血栓仍是威胁患者生命的最危险因素,应采取综合防范措施,最大限度地减少下肢深静脉血栓的形成。

五、典型病例

患者陈某,男,69岁,因"右侧肢体活动不利伴言语不利2月余"于2013年2月24日入院。患者2月余前在住院期间无明显诱因突发意识模糊,言语不能,右侧肢体偏瘫等症,急查头颅CT示:左侧额颞顶叶脑梗死。给予抗血小板聚集、改善循环、改善脑代谢等药物治疗2月,患者意识转清,仍坐站不能,生活不能自理。为求进一步康复治疗,收入我科。入院症见:神志清,精神差,言语不利,反应迟钝,右侧肢体活动不能,右下肢肿胀,纳眠一般,二便尚可。舌质淡而有齿痕、瘀斑,苔薄白,脉沉而涩。查体:右侧肢体肌张力低,右侧上下肢肌力0级,腱反射稍亢进。右侧霍夫曼征(＋),巴宾斯基征(＋)。ADL:10分。既往高血压病史10年,服用硝苯地平缓释片,血压控制欠佳。冠心病病史4年余。入院后彩超检查示:右下肢股深静脉血栓形成。中医诊断:中风病股肿。西医诊断:①脑梗死(右侧偏瘫 言语障碍 认知障碍);②右下肢深静脉血栓形成;③高血压;④冠心病。证属气虚血瘀证,治疗经过:于2月26日行下腔静脉滤网植入术,给予尿激酶经皮导管灌注溶栓治疗,并配合降脂稳定斑块、控制血压等药物应用,中成药予消栓肠溶胶囊口服以益气活血、通经活络。术后配合运动疗法、作业疗法、手功能训练、肌力训练、中频治疗、功能性电刺激等综合康复治疗。避免久站、久坐及局部按摩,卧位时抬高患肢。针对患侧肢体,应用芒硝、冰片、硼砂等行中药塌渍治疗,应用黄柏、苦参、赤芍、路路通、木瓜、伸筋草、桃仁、红花、海桐皮等行中药熏洗治疗,选取血海、三阴交、足三里、涌泉等穴位行灸法治疗。中药汤剂予益气活血、温阳利水之法,方以补阳还五汤合真武汤加减:黄芪30g、人参12g、川芎10g、红花10g、地龙15g、当归15g、附子10g、桂枝10g、白芍12g、白术12g、茯苓15g、生姜12g、通草6g。经治1周患者右下肢肿胀渐消失,康复训练2个月患者可在辅助下室内步行。

六、中西医结合临床体会

缺血性脑卒中的致残率很高,瘫痪肢体深静脉血栓形成和继发性肺栓塞是导致脑卒中患者病情加重和死亡的重要因素,预防卒中患者DVT的发生是降低缺血性脑卒中致残率及死亡率的关键。因此,我们强调对卒中后下肢深静脉血栓的预防,预防措施应在发病后4天内即开始实施。主要包括:①给予适当的药物治疗,纠正缺血性卒中的高凝状态;②对能下地者,尽量减少卧床时间,进行有规律的走动;③对无法下地者,应在床上做一些下肢的主动或被动运动。早期床边被动活动、良肢位的摆放及翻身训练等康复治疗有利于预防下肢深静脉血栓,且风险较小,因此脑卒中后偏瘫患者尽早床边康复非常重要;④对于瘫痪肢体,除及时进行康复治疗外,也可根据病情采取循序减压弹力袜、空气压力波或足底泵等机械手段,以阻止下肢深静脉扩张,促进静脉血液循环;⑤应用针灸等疗法短期内提高患者肌力以达到预防的目的;⑥中医益气温经通络的疗法可起到很好的改善下肢血液循环的作用,如应用温针灸、中药泡洗、中药热敷等疗法均可改善患者下肢血流障碍起到预防的作用;⑦尽量避免对下肢尤其是患肢静脉的损伤。静脉输液如放在瘫痪侧,不仅进一步减少了瘫痪肢体的活动,还会由于静脉壁损伤及可能的药物影响而增加下肢深静脉血栓发生的几率,对此应给予注意。一旦发现深静脉血栓形成,应立即开展治疗,针对不同的卒中类型选择合适的治疗方案是取得疗效的关键。

参 考 文 献

[1] 郭铁,郭洪明.中医药治疗中风后失眠[J].中国中医急症,2011,20(12):1981-1982.

[2] 高振忠,宋立公.柴胡龙牡胶囊治疗急性中风后失眠[J].中医临床研究,2010,2(23):91-92.

[3] 赵忠新.中国成人失眠诊断与治疗指南[J].中华神经科杂志,2012,45(7):534-535.

[4] 王贯民,赵会山.针刺治疗中风后失眠32例临床观察[J].山西中医,2012,28(5):33.

[5] 林红霞,陈汝文,钟志国.中药足浴联合穴位按摩治疗中风后失眠的效果观察[J].中华现代护理杂志,2013,19(7):805-806.

[6] 张怀亮.多寐证治五法[J].辽宁中医杂志,2009,36(11):1889.

[7] 梁忠杰,张明亚.多寐治验[J].吉林中医药,2008,28(4):245.

[8] 丁舟,孙珊玲,于晓刚.安神解郁汤治疗脑卒中后抑郁症[J].中国临床康复,2005,9(17):187.

[9] 厉秀云,鲍继奎,李振民.中医辨证论治治疗脑卒中后抑郁50例[J].华北煤炭医学院学报,2011,12(6):840-841.

[10] 张剑.李辅仁治疗老年抑郁症经验[J].中医杂志,2000,41(4):208-209.

[11] 谢英姿,陈世宏.涤痰开窍法治疗老年脑卒中后抑郁临床观察[J].天津中医药,2007,24(4):296-297.

[12] 于涛.从肝瘀论治卒中后抑郁疗效观察[J].医药论坛杂志,2009,30(9):80-81.

[13] 栾晓文,宁亚功.从痰瘀论治老年期抑郁症46例疗效观察[J].云南中医中药杂志,2008,29(11):13-14.

[14] 米建平,余焯燊,赵晓红."醒脑开窍"法治疗卒中后抑郁症的探讨[J].辽宁中医药大学学报,2009,11(8):30-31.

[15] 张滨斌,唐启盛.脑卒中后抑郁症与中医肾脏的关系[J].中国临床康复,2005,9(12):166-168.

[16] 刘峘,田金洲,燕莉,等.血管性痴呆患者证候学研究[J].北京中医药大学学报,2006,29(1):4.

[17] 王四平.活血化痰法治疗血管性痴呆的机理研究[D].北京:北京中医药大学,2005.

[18] 杨辰华,王永炎.血管性痴呆的中医病机及辨治思路[J].中医研究,2005,18(5):2.

[19] 郭明冬.周文泉教授对血管性痴呆的认识与研究[J].北京中医药大学学报,2006,29(1):4.

[20] 姚龙华.血管性痴呆辨治心法[J].四川中医,2008,26(3):2.

[21] 邓永军.血管性痴呆辨治体会[J].中外健康文摘(临床医药版),2007,7(9):59.

[22] 韦云,周文泉,郭明冬.络病理论与血管性痴呆相关探讨[J].中医杂志,2010,7(51):2.

[23] 中华神经科学会.各类脑血管疾病诊断要点[J].中华神经科杂志,1996,29(6):379.

[24] 高颖.中风病的病因病机与辨证论治[J].中国临床医生,2001,29(3):9-11.

[25] 倪红梅,万盛泉.《内经》"泄泻"病因病机及辨证治疗之探析及发挥[J].四川中医,2008,26(7):34-35.

[26] 邱江东,邱江峰.邱志济妙用巴豆炭等治疗慢性腹泻的经验[J].辽宁中医杂志,1999,26(12):539.

[27] 王永炎.中风病防治要览[M],人民卫生出版社,2009:66-67.

[28] 王庆琪.内经临床医学[M].北京:人民卫生出版社,2010:520-521.

[29] 全国第4次脑血管病学术会议.各类脑血管疾病诊断要点[J].中国实用内科杂志,1997,17(5):312.

[30] 李中梓.医宗必读[M].北京:中国中医药出版社,1998.

[31] 巢元方.诸病源候论[M].北京:人民卫生出版社,1955.

[32] 张仲景.伤寒论[M].北京:中国中医药出版社,2004.

[33] 史玉泉.实用神经病学[M].上海:上海科学技术出版社,1994:378.

[34] 周衍椒,张镜如.生理学[M].北京:人民卫生出版社,1993:335.

[35] 乔文辉.15例难治性中风后尿失禁的针灸治疗观察[J].陕西中医学院学报,1996,19(1):18.

[36] 吴修玉,马正军,苏金鹏,等.合募配穴针灸治疗中风后尿失禁疗效观察[J].中国医药研究,2004,2(5):14-15.

[37] 吕祺美.上下配穴治疗中风后尿失禁56例[J].上海针灸杂志,2006,9(25):36.

[38] 王红军.电针配合腕踝针治疗中风后尿失禁128例[J].针灸临床杂志,2004,20(11):29.

[39] 刘慧林,王麟鹏.隔姜隔盐灸治疗中风后排尿功能障碍对照研究[J].中国针灸,2006,26(9):621-624.

[40] 杨泉鱼,孙建峰.百会穴为主针灸治疗脑卒中后尿失禁100例[J].中国针灸,2007,27(5):394.

[41] 周瑞祥,严骏.针灸、微波配合盆底肌锻炼治疗脑卒中后尿失禁106例分析[J].中国临床康复,2006,10(47):155-157.

[42] 张力,宋晓红.淋证的分型及治疗体会[J].中医临床研究,2012,17(4):83.

[43] 薛雪.孙伟教授治疗淋证临床经验撷菁[J].新中医,2011(10):150-151.

[44] 詹程胹.吴滇医案三则[J].浙江中医杂志,2007,42(10):608.

[45] 窦莉莉,安培坤.王自立教授一源三歧论治湿邪病症经验简介[J].新中医,2012,44(2):148.

[46] 齐少明.张宗礼治疗淋证经验[J].河南中医,2012,32(5):562.

[47] 马元.姜良铎通利三焦治疗淋证经验总结[J].中国中医药信息杂志,2006,13(10):84.

[48] 涂晋文,洪亨惠,董梦久,等.热必宁治疗外感高热急症的临床观察[J].中国中医急症,1995,4(6):252-256.

[49] 董梦久,涂晋文.热必宁颗粒剂解热及抗菌、抗病毒作用研究[J].中国中医急症,1996,5(1):31-36.

[50] 谢景峰,俞军,赵剑华,等.醒脑静注射液治疗病毒性发热的实验研究[J].中国中医急症,2000,9(2):78-80.

[51] 黄登鹏,潘速跃,邓虹,等.痰热清注射液治疗中枢性高热的疗效和机制探讨[J].中国中医急症,2006,15(3):237-238.

[52] 鲁红,夏青.清开灵注射液对高热窍闭的临床观察[J].中华实用中西医杂志,2003,3(16):2101.

[53] 雷文刚,房延兵,赵恒刚.双黄连注射液治疗外感高热60例疗效观察[J].陕西中医学院学报,2002,25(5):28-29.

[54] 雷奕详,尹克春,梅广源.穿琥宁注射液治疗外感高热症139例[J].新中医,33(9):62.

[55] 杨震坤译.静脉溶栓治疗深静脉血栓形成[J].美国医学会杂志中文版,2000(5):233.

[56] 尚德俊.周围静脉疾病学[M].北京:人民军医出版社,2001:25-26,30.

［57］陈秀玲.中西医结合治疗下肢深静脉血栓形成48例［J］.中国中西医结合外科杂志,2007,13(4)：399-400.

［58］荆淑红.活血消肿散辅助治疗下肢深静脉血栓形成52例［J］.山东中医杂志,2004,23(6)：346-347.

［59］向前,曾云,黄屏.奚氏清营泄瘀法配合西药治疗急性下肢深静脉血栓40例临床观察.［J］.云南中医中药杂志.2010,31(8)：37.

［60］庞嶷,李红.黄春林治疗静脉血栓形成的临床经验［J］.甘肃中医学院学报.1999;16(4):14.

第四章　中风病坏病

引　言

　　"坏病"一词,出自《伤寒论》,属病证名,指伤寒病重症,是说伤寒病一再误用汗、吐、下或温针等治疗,使阴阳错杂,证候变化,向坏处发展。如《伤寒论·辨太阳病脉证并治》:"太阳病三日,已发汗,若吐若下若温针,仍不解者,此为坏病"。

　　"坏"字,《辞海》云:坏(形容词),表示身体或精神受到某种影响而达到极不舒服的程度,有时只表示程度深。

　　"中风病坏病",是指典型或不典型中风,因病情加重而突然出现的中风病主、次症以外的危急重笃证候,且来势凶险,症状复杂者(即中风病变证中突发的重危证候),定名为坏病(败证)。临床常见的中风病坏病有如下八个病证。

　　中风病呕血　指中风发生即刻(或首先发生呕血)或中风之后出现的呕血(血色暗红或咖啡色),常夹杂胃内容物的一组证候。西医丘脑为主的大量出血或大量蛛网膜下腔出血,均可引发应激性溃疡,而发生较大量的胃出血(即脑胃综合征)。亦有久病体弱,或久服抗栓药及非甾体消炎药时,也可引发上消化道出血。

　　中风病高热　指中风后(多为中脏腑患者)出现壮热、烦躁、神识不清,或伴有肺热腑实,或见肺热动血,或见热陷心包,或见内闭外脱等危重证候者。相当于急性重症脑血管病,损伤了下丘脑体温调节中枢后引发的中枢性高热。多定位定性于大量脑出血破入脑室或原发性脑室出血、丘脑出血、脑干出血(梗死)患者。

　　中风病抽搐　指中风病发生后出现的全身骨骼肌异常的不自主抽动,与西医的广泛脑血管病损引发的去皮质状态,重度脑干血管病损引发的去大脑强直状态相吻合;另有重症脑卒中引发的抗利尿激素异常综合征以及其他原因导致的钙、镁、磷、钠、氯代谢异常,亦可发生抽搐。

　　中风病喘脱　指中风病发生当时(或为首发症状)或发生后,卒然发作的喘息,以呼吸急促、张口抬肩、不能平卧,或痰涎上涌,经口鼻溢出白色或粉红色泡沫痰液,汗冷肢厥,甚者出现喘促不解,烦躁不安或神识昏迷,口开目合,六脉欲绝的先病暴喘,而后厥脱之象,故名为中风病喘脱。与西医的大量脑出血或蛛网膜下腔出血损害下丘脑,引发神经源性肺水肿(即脑肺综合征)相吻合。患者常形成肺功能不全与高碳酸血症,若病情继续发展,促使肺、心、脑功能衰竭,继发呼吸窘迫综合征。

　　中风病厥逆(附:中风病戴阳)　指中风病发生后,或因风火上扰,风痰火亢,痰热腑实致邪实热甚,腑实燥结发生热厥;或因痰湿蒙神,元神败脱致阴盛阳衰,阴盛格阳发生寒厥;也有阴竭阳脱,浮阳上越的戴阳证。与西医的急性重症脑血管病出现的中枢性高热,广泛大脑损害,丘脑与脑干血管病损有关,尤其是脑疝形成,影响呼吸、循环中枢后更易发生厥逆或戴阳。

中风病心悸　指中风病发生后,患者心悸不安,或胸闷气短甚或短暂胸痹心痛等表现,以中风发病72小时内最明显,发病一周后多恢复正常。与西医的急性重症脑血管病合并心脏损伤有关(即脑心综合征),主要定位于下丘脑、脑干及边缘系统,临床心电图除心律失常外,还有心肌缺血及损伤图形,部分患者出现心肌梗死或类似心梗变化,一周内心肌酶先升高后恢复正常,心悸、胸闷多逐渐缓解。

中风病关格　指中风病发生后可并发或诱发急性肾功能不全。主要表现为少尿或无尿,肉眼或镜下血尿,全身水肿等症状(即脑肾综合征)。主要定位于丘脑下部、脑干等部位血管病损,促进或加重了肾损害,如果原有高血压或糖尿病引发的肾损害的老年患者,在诊疗过程中过量应用甘露醇,或补液不当,均可促进肾损害,甚至形成急性肾衰竭。因少尿或无尿属小便乏源,或兼呕吐上逆,故名关格。

中风病脱疽　在中风病发生后,突发一侧或两侧肢体远端趾(指)间怕冷、麻木,皮肤苍白,继而疼痛剧烈,不久患趾(指)坏死变黑,甚至趾(指)脱落者,称为脱疽。西医的脑卒中后合并急性肢体动脉栓塞,无论是栓塞或急性肢体动脉血栓形成,均与急性脑血管病有共同的病理基础。两者可先后发生,多在脑卒中基础上并发,属于中风病变证中的重危证候,称之为中风病坏病。

第一节　中风病呕血

一、概述

中风病呕血是指因中风病导致血由胃而来,经呕吐而出,血色暗红或紫黯,常夹有食物残渣。该病相当于西医学的脑卒中后上消化道出血,该病发病率约为2.84%,死亡率高达80%以上。上消化道出血是急性卒中患者常见的并发症,也是病情凶险、预后不良的一种征兆,必须引起临床工作者的足够重视。

二、病因与发病机制

(一)中医病因病机

中风后风火痰热损伤胃气,胃络受损,失于和降,气逆冲上,复加痰热瘀毒蒙神、元气衰败,阴阳离决,阳气大衰,失于固摄,血随气逆,而发骤然呕吐大量暗咖啡色血液,或因中风病肝阳妄亢,横逆犯胃,挟胃气冲逆,胃络受伤而发呕血。临床表现为吐出暗咖啡色血或鲜血,每次50~200ml,神识迷蒙或昏迷,面红目赤,烦躁不安,便干尿赤,舌质红苔薄黄,或少苔、无苔,脉细弦数。或因中风久病不愈,饮食不节,脾气受损,脾不统血,气不摄血,出现呕血。

(二)西医发病机制

急性脑卒中并发的应激性溃疡以消化道出血为主,为应激状态时食管、胃或十二指肠等部位黏膜发生的急性糜烂、溃疡。其发病机制有:①基底节及丘脑、丘脑下部及脑室等受损,导致神经体液调节障碍,垂体激素分泌增多,自主神经功能出现紊乱;②下丘脑-垂体-肾上腺皮质轴受损,引起内分泌紊乱,肾上腺皮质激素分泌增加,生长抑素对胃泌素调节发生紊乱,胃泌素明显增多,通过鸟苷酸结合蛋白途径,促进胃酸分泌及胃蛋白酶的分泌,促进胃黏膜壁细胞生长;并具有神经介质功能,使胃肠道的氧自由基大量产生,破坏胃黏膜细胞的完整性,使之失去对 H^+ 及胃蛋白酶的抵抗力;③内源性脂质介质 PAF 以及 IL-6 有促溃疡形成的作用;④交感神经兴奋,炎性介质儿茶酚胺、血小板活化因子和其他炎性介质如氧自由基、内皮素及血栓素(TXA_2)等代谢产物增加,而具有胃黏膜保护功能的前列腺素分泌减少,共同作用引起胃黏膜血管收缩、血小板聚集,胃黏膜局部缺血,胃壁血流量减少,黏液分泌减少,黏膜屏障功能受损下降,刺激胃壁 G 细胞分泌胃泌素,使酸分泌增高,H^+ 反弥散,胃黏膜抗酸能力降低,进而使胃黏膜糜烂。并且因胃酸分泌的增多,酸性物质进入小肠内,一过性抑制胃蠕动,使排空能力降低,食物在胃肠道内滞留时间长,促进胃泌素的释放更进一步增加胃酸分泌。另外抗栓药,非甾体消炎药,肝病凝血机制差均可导致呕血。

应激性溃疡的发生与脑卒中类型、部位有关,一般认为,脑血管病波及下丘脑前部的自主神经中枢至脑迷走神经核通路时,易诱发消化道出血;额叶眶面、海马回、边缘系统受损时也可发生消化道溃疡出血;脑血管病时的脑水肿及颅内压增高,可直接作用于下丘脑及其下行通路,或使脑干移位,或使脑灌注压降低,下丘脑、脑干血流量减少,均可引起消化道出血。有的患者虽有消化道出血,但其胃肠黏膜并无溃疡或出血性糜烂,这可能与胃肠黏膜血管通透性增高后血液渗出有关。最近研究表明,脑神经肽和应激性胃肠黏膜病变的发生有密切关系,急性出血性脑卒中明显高于急性缺血性脑卒中;病灶越接近中枢部位越易发生,以脑基底节区及丘脑部位为最多,消化道出血时间多集中发生于原发疾病后 3 天以内,尤其集中在发病 48 小时内,男性多于女性,而且随着年龄增加,原发疾病越严重,病情越凶险,发生率越高,二者成正相关。

三、诊断依据

(一)中医诊断

参照国家中医药管理局脑病急症协作组 1995 年制定的中风病中医诊断标准:

1. 病史:急性起病;

2. 主症:偏瘫、神识昏蒙,言语謇涩或不语,偏身感觉异常,口舌歪斜。次症:头痛,眩晕,瞳神变化,饮水发呛,目偏不瞬,共济失调。

具备 2 个主症以上,或 1 个主症 2 个次症,或不具备典型中风而同时发生吐血色红或紫黯或拉出柏油样便,结合起病、诱因、先兆症状、年龄以及头颅影像有相关责任病灶,即可确诊,称之为中风病呕血。

(二)西医诊断

参照 1995 年全国第四届脑血管病会议脑出血、脑梗死、蛛网膜下腔出血的诊断标准。

1. 病史:急性起病;

2. 症状、体征:肢体运动障碍、言语不利、口角歪斜、昏迷;眩晕、肢体麻木;共济失调;吐血色红或紫黯;锥体束征阳性;

3. 影像学检查提示颅内脑血管病变;呕吐物隐血试验(+)。

(三)鉴别诊断

需与咳血相鉴别,二者均经口而出,咳血之血色鲜红,常混有泡沫痰涎,咳血之前多有咳嗽、咽痒、胸闷等症状,大量的咳血之后,可见痰中带血数天。而吐血之血色则紫黯,常夹有食物残渣,吐血之前多有胃脘不适或胃痛、恶心等症状,吐血之后无痰中带血,但大便多呈黑色。

四、治疗

(一) 中西医结合治疗要点

中风病呕血是病情危重,预后不良的信号,应积极抢救,治疗原则第一是积极治疗脑卒中,监护各主要器官,防止多器官衰竭。第二是采取中西医综合措施防治消化道出血,保护胃黏膜,降低与中和胃酸、止血剂预防再出血,必要时给予中药鼻饲、灌肠等综合治疗以挽救生命。第三是重视全身支持治疗,水电解质平衡、营养支持、防止出血后感染等。

(二) 中医辨证论治

1. 气随血脱,阴阳离决

【症状】中风后骤然呕吐大量暗咖啡色血液,旋即昏愦,目珠固定或上翻,或斜视,舌卷囊缩,口唇爪甲青紫,四肢厥冷,面色晦暗,脉由洪大滑数转为沉细或沉微欲绝。

【治法】益气固脱,回阳救逆。

【方药】生脉散合参附汤加味

人参 30g、附子 9g、五味子 12g、三七 6g(冲服)、麦冬 15g、黄芪 30g、炙甘草 10g。

2. 肝阳妄亢,胃气冲逆

【症状】中风后出现吐出暗咖啡色血或鲜血,每次 50～200ml,神识迷蒙或昏迷,面红目赤,烦躁不安,便干尿赤,舌质红苔薄黄,少苔或无苔,脉细弦数。

【治法】凉血止血,平肝潜阳。

【方药】天麻钩藤饮、龙胆泻肝汤合泻肝降胃汤化裁

天麻 15g、钩藤 15g、龙胆草 12g、当归 12g、生地 12g、代赭石 12g、白芍 12g、川牛膝 20g、石决明 12g、瓜蒌仁 12g、黄芩 10g、栀子 10g、甘草 6g。

3. 气虚血瘀,脾亏失统

【症状】中风恢复期呕血突然发作,量多,色淡红,夹有食物残渣,便溏而黑,胃痛绵绵,时作时止,痛时喜按,气短神疲,舌淡红或淡黯,苔薄白,脉虚弱或沉细。

【治法】健脾益气,摄血和络。

【方药】补中益气汤合黄土汤加减

党参 20g、炒白术 15g、炙升麻 9g、当归 12g、黄芪 30g、陈皮 12g、炙甘草 6g、灶心黄土 30g、三七 6g、焦生地 15g、黄芩炭 10g、阿胶 10g(烊化)。

(三) 中医特色治疗

1. 名医经验

(1)张景岳治疗呕血经验:张景岳对血证的病机虽概括为火盛、气伤两方面,但其同时在《景岳全书·杂证谟·血证·吐血论治》中对吐血的治疗提出"然火有虚实,或宜兼补,或宜兼清,所当酌也。若以假火作真火,则害不旋踵矣。"在实际临床中,张氏认为"忧思过度,损伤心脾以致吐血咯血者,其病多非火证"而常予六味回阳饮加白术主之,"切不可用清寒等药"。六味回阳饮中强调附子的应用,认为附子之性虽云有毒,而实无大毒,但制得其法,用得其宜,"何毒之有?"

(2)张锡纯治疗呕血经验:张锡纯论吐血衄血治法指出:盖吐血之证,多由于胃气挟冲气上逆;衄血之证,多由于胃气、冲气上逆,并迫肺气上逆。《素问·厥论》认为"阳明厥逆,喘咳

身热,善惊,衄、呕血。"因此治吐衄血者,应当以降阳明之厥逆为主。无论其证之或虚或实,或凉或热,治之者,皆当以降胃之品为主,而降胃之最有力者,代赭石也。他认为代赭石最善降胃止血,且又能生血分而不伤气,对于因胃气上逆所致的呕哕、呃逆、吐衄等具有重要的治疗意义,他认为欲治此证,非重用代赭石不能达到疗效也,他把生赭石作为治吐衄血常用之药。张锡纯认为,治疗吐衄之证,方中重用代赭石,再细审其胃气不降之所以然,而各以相应之药品辅之。张锡纯认为对于治疗吐衄血,仅止其吐衄血并非难也,而止吐衄血又不使转生他病是也。他认为在临床上,或以为血热妄行,而投以极凉之品;或以为黑能胜红,而投以药炒之炭。殊不知当其胃气上逆、冲气上冲之时,而骤以凉药及药炭止之,则血管充塞之血将半凝结其中,而不能流通,此所以血之后,始则发作痞闷食减,继则劳嗽也。张锡纯认为,见其胸闷脘痞而投以理气之药,见其食少而投以健胃之品,见其劳嗽而投以滋阴补肺之药,如此治法百中实难愈一也。在治疗上,张锡纯推崇仲景之泻心汤,他认为仲景泻心汤为治吐衄血之主方,但芩、连虽凉以清热,而必倍用大黄以降胃破血,则上焦、中焦血脉之血不受排挤,不患凝结,是以虽凉可用也。同时他又将葛乾孙的十灰散作比较研究,认为葛乾孙的十灰散也有大黄,且又烧之存性,不至过强为灰,止血之中仍寓降胃破血之意也,但是它毕竟不如血余炭存性之疗效,用之治吐衄血,既善止血又能化瘀血、生新血,胜于十灰散。他指出凉药、炭药非不可用,但不可仅用凉药、炭药强止其血,应该注意化瘀生新、善为变通。他所拟的泻心汤去大黄,加三七以化瘀血,加赭石以降胃平冲等方剂均体现了他的这一学术思想,其经验对于血证的证治及其善后治疗均具有一定的指导价值。

(3)王永炎运用通腑化痰法治疗痰热腑实,毒伤胃络致呕血经验:王永炎认为痰热腑实,风痰上扰证是中经和中腑的移行型,在治疗上可用通腑化痰为先导,一旦大便得通,继之可用清化痰热活络之法,等到痰热渐化的时候,给予重剂活血化瘀,以促进诸症的改善。痰热病邪,既可伤阴又可耗气,所以在中风病恢复期以后,其证候的归宿,多转变为气虚血瘀,也有部分病例为阴虚血瘀证。无论是气虚血瘀还是阴虚血瘀都属本虚标实而侧重在本虚,此时治疗或益气或育阴兼活血络。属气虚血瘀证者,则仿照补阳还五汤加减运用;属阴虚血瘀证可以用增液汤加活血通络药物。若本证病势循证发展演变属顺境,预后较好。如果痰热实邪重者,痰热随风阳上攻清窍必见神志不清。若气血逆乱,痰热闭邪也可逆转为中脏腑闭证。痰热阻滞中焦,势必耗伤胃气,如患者频频呃逆不止,是胃气衰败,病情恶化的危险证候,救治及时、得当,尚有好转的可能,一般预后不好。其选用三化汤以通腑化痰,方中有生大黄、芒硝、枳实、羌活、全瓜蒌、胆南星六味。方中生大黄、芒硝通腑泄热,辅以枳实行气导滞,全瓜蒌、胆南星清化痰热,唯有羌活性温善通督脉,督脉总辖一身之阳气,所以羌活有利于气血运行布达。通过通腑化痰,使浊邪得以通下,能改善呃逆、呕血等证候。

2. 文献摘录

(1)昆明医学院一附院内科消化组用云南白药等口服治疗急性上消化道出血92例,其中云南白药组52例,止血率为84.6%,大多数患者用药一周内活动性出血止,大便潜血转阴,少数转为弱阳性。

(2)王英权报道,用云南白药与去甲肾上腺素合剂口服治疗消化性溃疡并发上消化道大出血患者40例,均取得较好的疗效。

（四）中药成药制剂应用

1. 中风病呕血来势较急时，先用中成药止血。如云南白药，组成：蒲黄、白及等，每次1g，每日3次，口服或鼻饲；三七粉，每次3g，每日3次，口服或鼻饲；血宁冲剂，花生衣经提取制成的冲剂，每次7.5g，每日3次，口服或鼻饲；大黄醇提片，组成：大黄，每次2～4片，每日3次，口服或鼻饲；生大黄、白及粉各1.5g，口服或鼻饲；或乌贼骨、白及各等份，共研细末，用冰水送服。

2. 气衰血脱时，应积极救脱。立即输血、补液。用独参汤送服上述止血药；亦可服用生脉口服液、参附口服液，或用参麦注射液、参附注射液加入生理盐水中静滴。

（五）西医治疗

积极治疗原发病，包括降颅压，减轻脑水肿。降低引起消化道出血的中枢因素，对于减少这一并发症的发生有重要意义；尽早使用H_2受体拮抗剂（如甲氰咪胍等）和质子泵抑制剂（如奥美拉唑、泮托拉唑钠等）进行预防性用药；病后尽早恢复胃肠饮食，昏迷不能进食者，应尽早（一般病后1～2天）开始下胃管鼻饲，可另外用碱性抗酸剂氢氧化铝凝胶等以保护胃黏膜；尽量避免使用非类固醇类抗炎药，及时停用可能诱发或加重消化道出血的药物；一旦发生消化道出血，除给予以上药物外，可同时给予止血剂，如注射用血凝酶、氨甲环酸等，胃内给予去甲肾上腺素盐水灌注、云南白药、氢氧化铝凝胶等。如上述措施仍不能止血，应及早行内窥镜下止血或行外科手术。以下对止血药、抗酸药、修复药及物理疗法、手术治疗等简要介绍：

止血药常用的有以下几种：①孟氏液：为一碱性硫酸亚铁$Fe_4(OH)_2(SO_4)_5$，常用5%溶液作为收敛止血药局部应用，能迅速形成血痂。多内镜下注射，不能口服；②去甲肾上腺素：血管收缩剂，常以4～8mg加入生理盐水250ml或500ml中，口服、鼻饲或内镜下注入；③凝血酶：使纤维蛋白原转变为纤维蛋白，促进凝血过程，口服、鼻饲或内镜下注入；④酚磺乙胺：降低毛细血管通透性，增强血小板凝聚性和黏附性，使血管收缩；⑤氨甲苯酸：抗纤溶作用，有血栓形成倾向者慎用；⑥维生素K_1：为肝脏合成凝血因子Ⅱ、Ⅶ、Ⅸ、Ⅹ所必需的物质。

抑酸药：使用抑酸药以提高胃内pH值至6以上，从而促进凝血。常用药物有H_2受体拮抗剂如西咪替丁（泰为美）、雷尼替丁、法莫替丁（高舒达）；质子泵抑制剂（PPI）如奥美拉唑（洛赛克、奥克、奥西康）、兰索拉唑（达克普隆）、泮托拉唑、雷贝拉唑、埃索美拉唑（耐信）。

修复药：用胃黏膜保护剂修复和保护胃黏膜，这类药物以硫糖铝为代表，在上消化道出血停止后2天，可经胃管注入。

物理治疗：常用的方法有气囊压迫治疗法、内镜治疗法、介入疗法三种。

气囊压迫治疗法主要适用于食管、胃底静脉曲张破裂出血。即时止血效果明显，但必须严格遵守技术操作规程以保证止血效果，并防止窒息、吸入性肺炎等并发症发生。气囊压迫治疗法宜用在药物不能控制出血时暂时止血用，为准备其他更有效的治疗措施赢得时间。

内镜治疗法是经内镜作高频电凝止血或激光止血，成功率可达90%以上，适用于不宜手术的高危患者。特别是血管硬化不宜止血的老年患者。如果患者出现休克、大量出血时不宜进行内镜疗法。

介入疗法适用于无法进行内镜治疗，又不能耐受手术治疗的患者。这种治疗方法有创伤少、适应证广、并发症少、疗效确切的特点,常应用于严重上消化道出血。

手术治疗:经上述处理后,大多数上消化道大出血可停止。以下几种情况适宜采用手术治疗:经以上治疗仍无效果甚至危急患者生命的;出血症状复发或血压稳定后又出现休克的;老年患者或合并其他严重疾病以及身体条件差对失血耐受性差的患者;并发溃疡穿孔、幽门梗阻或疑有恶变的患者都应及时采用手术治疗。手术方式根据病因来选择,如食管、胃底静脉曲张破裂可考虑脾肾静脉吻合等手术。胃、十二指肠溃疡大出血患者,采用胃部切除手术。胃癌引起的大出血则可根据局部、全身情况及肿瘤进展程度进行根治性切除或姑息性切除或血管结扎术。

五、典型病例

患者李某,男,52 岁,以"头痛,呕吐 1 小时,神志不清半小时"为代主诉,于 2012 年 10 月 7 日入院。入院症见:神志不清,呼吸急促,呕吐,呕吐物为咖啡色胃内容物,小便失禁。查体:血压 220/125mmHg,心率 89 次/分,呼吸 29 次/分,血氧饱和度 95%,心律齐,心脏各瓣膜听诊区未闻及杂音,两肺呼吸音粗,可闻及痰鸣音。神经系统查体:深昏迷,双侧瞳孔散大,直径约 4.0mm,对光反射消失,四肢肌力无法查,双侧巴宾斯基征(+)。头颅 CT:右侧小脑半球出血破入脑室系统,脑室铸型。急查呕吐物隐血试验(+)。既往高血压病史 6 年,平素血压最高 160/100mmHg 左右,未正规服用降压药。中医诊断:中风病呕血,辨证属风痰火亢、肝火犯胃证。西医诊断:①脑出血-小脑出血破入脑室系统;②高血压(3 级,极高危);③应激性溃疡-上消化道出血。西医治疗急行双侧侧脑室前角钻孔伴脑室外引流术,右侧小脑半球血肿微创清除术以清除血肿,减轻占位效应,降颅压,气管切开术畅通气道;药物予甘露醇、甘油果糖脱水降颅压,白蛋白脱水,氨甲环酸止血,奥拉西坦营养脑细胞,改善脑代谢,氨溴索化痰,奥美拉唑保护胃黏膜,防止再出血及预防感染、维持电解质平衡等治疗;中医治疗予醒脑静以醒脑开窍。嘱 24 小时禁食水,予及时抽吸鼻腔、口腔呕吐物,患者呕血停止。发病第 3 天时患者再次出现呕吐,呕吐物为大量咖啡色胃内容物,考虑应激性溃疡、消化道出血,予及时抽吸呕吐物,并予氨甲环酸 1g 静滴,去甲肾上腺素 4mg 加入生理盐水 500ml 中,分次胃管内注入以止血。并予龙胆泻肝汤合补中益气汤加减。党参 20g、炒白术 15g、茯苓 15g、炙升麻 9g、龙胆草 12g、泽泻 15g、木通 12g、当归 12g、生地 12g、代赭石 12g、白芍 12g、蒲黄炭 12g、三七粉 4g、炙甘草 6g。1 剂,水煎,分两次鼻饲。患者出血停止,之后未再出现呕血。待病情稳定后继以息风宁血消瘀的天麻钩藤饮合黛蛤散、茜根散化裁治疗,后加上综合康复方法,治疗 2 月余神志清醒,病情稳定出院。

六、中西医结合临床体会

中风病呕血为中风病并发症出现的危急重笃之症,其来势凶险,病情复杂,为中风病坏病,死亡率极高,临床中对于中风重症患者,要及早预防其发生并及时有效的治疗原发病,中药辨证治疗时,常参照唐宗海的止血三法,即塞流、澄源及复旧。塞流即是止血救急之意,以达"急则治其标"的目的,此法宜在出血较多的时期应用。澄源就是求因,即澄本求源之意,乃治疗呕血的重要一环,"缓则治其本"之意,用于出血将止或明显减少之后,此时重在辨证审因,从因而治。不管属哪型出血,往往在出血后引起气阴两虚、阴虚内热或余热未尽等症状,所以除从因治疗外,还要清热固冲以治其本。复旧即是固本,为调理善后之法。恢复体质,以巩固疗效、防其复发为目的。我们针对中风后合并呕血、呃逆等急重并发症,常采用血肿消合剂治疗出血性中风,主要成分为三七、大黄、茯苓、蒲黄、莪术、川芎、黄芩,体现了"破瘀消肿"、"泄浊通腑"、"清热解毒"诸法合一之效,早期治疗属风热痰火瘀血,浊毒攻脑的中风重证,不但收益快,并能预防中风病变证或坏病之呕血、神昏、发热、呃逆等证发生,体现了"离经之血即是瘀血"、"死血",因"瘀血"、"脑中蓄血"又可致痰生、热结、蕴毒、化水而加重病情,所以祛除"瘀血"是治疗的第一要务。

第二节 中风病高热

一、概述

中风病高热指中风病(多为中脏腑)发生后出现壮热、烦躁、神识不清等症状,属重危证候,病死率高,预后差,该病相当于卒中后中枢性高热。其特点为突然高热、体温速达 39～40℃,可伴有无汗、肢冷、心动过速、呼吸增快。持续高热、超高热会迅速增加脑耗氧量,加重脑缺氧、脑水肿、脑细胞变性及凋亡,增加致残率、死亡率及其他并发症的发生,中枢性发热预后多数不良,该病系中风病变证中的危笃证候,故称之为中风病坏病。

二、病因与发病机制

(一)中医病因病机

中医典籍中没有"中枢性发热"一名,属"发热"、"里热"、"热闭"等内容,为脑窍受损等一些脑部疾病的严重并发症,大多数属中风病中脏腑范畴,其基本病机为平素气血亏虚,心肝肾三脏功能失调,阴虚阳亢,肝阳暴涨,阳升风动,血随气逆,夹痰夹火,横窜经隧,上冲犯脑,蒙闭清窍,内生邪毒;或热入心包、热入血分等,即"热病神昏"。

(二)西医发病机制

体温调节中枢主要位于下丘脑的前部和视前区(preoptic and anterior hypothalamic areas,POAH)。POAH 有两种温度敏感神经元,即热敏神经元和冷敏神经元,并以热敏神经元为主。这些神经元能感受其周围血液温度的变化和接受来自皮肤及内脏感受器的信息。其他部位如下丘脑后部、延髓和中脑网状结构及脊髓也有少量温度敏感神经元,并向 POAH 传递信息。POAH 也具有体温信息整合的作用,建立调定点,并通过产热和散热机制实现体温调节。产热由寒战和非寒战机制而实现,散热则由皮肤血管扩张和出汗而完成。POAH 受刺激时产生出汗、皮肤血管扩张,损坏时则引起高热。下丘脑后部受刺激时产生皮肤血管收缩、立毛和寒战,损坏时则引起体温降低或变温性征象。近年来研究证实,去甲肾上腺素、5-羟色胺和乙酰胆碱为 POAH 的神经介质;精氨酸加压素、促甲状腺素释放激素、促肾上腺皮质激素和 α-黑色素细胞刺激素(α-MSH)为内源性散热物质。此外,也有报道其他神经肽,如神经降压素、血管活性肠肽、胆囊收缩素-8(CCK-8)和生长抑素等内源性神经肽也影响体温调节。双侧下丘脑前部病变,特别是视前区体温敏感神经元的病变,引起体温整合功能障碍,使躯体的血管扩张和汗腺分泌等散热机制障碍,从而导致中枢性高热。由于散热机制障碍,所以在发热时不伴有出汗、呼吸快、脉搏增快以及皮肤血管扩张等生理性散热反应。

脑血管病引起的中枢性发热多见于出血性卒中,特别以内侧型出血破入侧脑室及第三脑室、原发性脑室出血、桥脑出血和蛛网膜下腔出血患者较常见;前交通动脉瘤破裂损害下丘脑前区也易引起中枢性高热。出血性脑血管病引起中枢性高热是由于出血和周围水肿直接影响体温调节中枢,以及蛛网膜下腔和脑室内的血小板释放 5-羟色胺等物质刺激下丘脑体温调节中枢所致。缺血性卒中引起中枢性发热者较少见,但可发生在大面积脑梗死和桥脑梗死患者,可能为大面积梗死灶周围水肿影响下丘脑、桥脑病灶影响了下丘脑的传出径路所致。

三、诊断依据

(一)中医诊断

中风病后出现高热,伴有神昏谵语、躁动不安、颜面潮红、呼吸气粗、失语、肢体活动障碍、大便秘结、小便失禁、舌红苔黄腻、脉弦滑数等症状。

(二)西医诊断

参照贝政平主编《3200 个内科疾病诊断标准》拟定诊断标准。中枢性疾病患者体温升高达 38.5℃以上(含 38.5℃),同时兼有:

1. 全身皮肤干燥,发汗减少,四肢发凉;

2. 不伴有随体温升高而出现的脉搏数和呼吸数增高;

3. 末梢血中白细胞不出现相应的增多;

4. 解热剂如阿司匹林等完全没有退热效果。

(三)鉴别诊断

1. 感染性发热　卒中后因免疫力低下导致细菌、病毒、真菌等作用于体温调节中枢、体温调节中枢功能紊乱或各种原因引起的产热过多、散热减少,导致体温升高超过正常范围的情形。

2. 不明原因发热　发热持续 3 周以上,体温在 38.5℃以上,经详细询问病史、体格检查和常规实验室检查仍不能明确诊断者。

四、治疗

(一)中西医结合治疗要点

中枢性发热的预后多数不良,卒中伴有高热时多为危重病证。判定中枢性发热抑或炎症性发热大部分比较困难,对于中枢性发热的诊断应特别强调指出应严格除外全身性或局部性炎症所致的发热。中枢性发热治疗极为困难,目前常用的治疗方法是使患者从体表将高热发散出去使高温下降,临床上常用全身冷敷、酒精擦浴以及用电风扇等方法使高热下退,这种简单处理对有些患者可获效,但降温效果缺乏持续性。中医药治疗中枢性发热具有疗效确切、不良反应少等优势,合理应用中药可以起到退热、醒脑的作用。

(二)中医辨证论治

1. 风痰火亢,肺热腑实

【症状】多见于中风大便不通者。证见高热,神昏,腹部胀满,大便秘结不通,口气秽恶,舌质红,苔黄燥,脉沉滑有力。

【治法】通腑降浊,解毒开窍。

【方药】宣白承气汤或星蒌承气汤加减

生大黄 15g$^{(后下)}$、芒硝 10g、全瓜蒌 15g、胆南星 12g、地鳖虫 12g、竹沥水 30g、生石膏 30g、知母 15g、杏仁 10g,郁金 12g。

2. 风火痰瘀,毒闭清窍

【症状】多见于大量脑出血而致中枢性高热,证见神昏,高热,或骤然腹背灼热而四肢厥冷,鼻鼾息粗,面赤油垢,口气臭秽,口噤拳握,舌质红,苔黄腻或黄褐,脉弦滑有力。

【治法】清化痰热,化瘀开窍。

【方药】清营汤合黄连解毒汤加减

水牛角 30g、连翘 15g、银花 15g、黄连 12g、竹叶 12g、生地 15g、麦冬 15g、竹沥 30g、石菖蒲 15g、丹参 30g、丹皮 15g、黄芩 12g、栀子 12g、玄参 15g。

(三)中医特色治疗

1. 名医经验

(1)张琪:高热为临床急症,张老认为急则治其标,退热为第一要务,以大剂量峻剂迎头痛击,截断其病势发展,方有取效之可能。与西医不同的是,中医治疗高热并非简单地应用清热解毒之品,而是审证求因,全面考虑,辨证治疗。张老认为生石膏性凉而能散,解肌清热,除烦止渴,清中有宣透的作用,为退热之圣药,无论外感内伤用之皆获良效,临床用于热病壮热不退,表里俱热,谵语神昏,心烦发狂,热毒壅盛,发斑发疹,肺热喘急,中暑自汗,口舌生疮均获良效,其退热效果远远胜过犀角、羚羊角以及其他诸药。张老临床体会到,凡热病见洪滑脉象,唇红,舌红,苔白腻,口略渴而恶寒不甚重者,即可放胆应用生石膏,不必拘泥阳明经证之必备与否,也不必拘泥于温病学家的热在气分之说,若有轻微恶寒,恶风表证,也不必顾及,可酌加解表药;若有出血发斑等热入营血症状出现,可酌加清热凉血药。因为生石膏为金石之品,性辛甘大寒而无毒,辛能解肌,甘能缓热,大寒而兼辛甘,故能除大热,在对生石膏的用量上取法《医学衷中参西录》"用生石膏治外感实热,轻证也必至两许,又实热炽盛,又恒用至四五两"。张老用治疗高热,生石膏用量至少为 50g,最多曾用至 200g,指出生石膏为辛甘大寒之品,过量则易导致腹泻,但停药后腹泻即可停止;过量生石膏对胃气的损伤远远低于清热燥湿药黄芩、黄连、黄柏。对于由于各种原因引起体温调节中枢功能失常所导致的中枢性高热,临床上往往由于颅内感染、脑出血、硬膜下出血、脑梗死、颅脑外伤、中暑以及各种药物中毒所引起。临床表现为体温持续 39℃以上,患者体表无汗,且双侧程度不对称,可以出现相对缓脉,或血常规白细胞正常,这时应用常规物理降温,以及一般解热药和糖皮质激素类药大多无效,冬眠疗法又有诸多副作用。张老认为这时应用大剂量生石膏、生大黄,迎头痛击,清热解毒通腑泻热不仅可以有效退热,而且能够充分减少并发症,提高患者生存质量,有效改善预后。

(2)黄保中:黄保中主任医师在临床上推崇仲景之方,在中医内科急症中,善用仲景之方治疗,如用调胃承气汤治疗急性出血性中风之高热,并取得了显著的疗效。调胃承气汤为仲景治疗阳明病胃肠燥热之方,与大承气汤一样均能通腑泄热,但此方重在针对燥热,而痞满不甚。黄老取其通腑泄热,常将其广泛用于诸多急症,如高热、昏迷、上消化道出血、急性胰腺炎、急性或亚急性重症肝炎等,这是基于中医"脏病泻腑"、"六经之热急清阳明"、"上病下取"及"急下存阴"等理论。患者单某,女,58 岁。素有高血压病史十余年。饮酒后突然出现头痛,呕吐,吐出物为咖啡色,继之昏迷,急诊入某医院。入院查口角歪斜,喉间痰鸣,深昏迷,肢体强硬拘急,面赤身热。T 39.6℃,BP 28.5/16kPa,CT 示丘脑出血,约 12ml,已扩展至内囊。急诊开颅清除血肿并行外减压术。术后仍深昏迷,高热,去大脑强直。经抗感染、脱水、头部置冰帽、输血及支持、对症处理一周后仍高热不退,遂请黄老会诊。根据患者神识昏迷,面赤身热,喉中痰鸣,大便不通,舌质红、苔黄燥,脉弦滑,诊断为中风阳闭,证属风火痰内闭清窍,阳明腑实。治宜通腑泄热,化痰开窍,平肝息风,方以调胃承气汤加生石决明、瓜蒌、胆南星、钩藤、黄芩。2 剂,急煎 1 剂,中药 4 小时服 1 次,每次约 100ml,1 日服 2 剂。并首先鼻饲安宫牛黄丸 1 丸,以后 2 次/日。由于患者并有上消化道出血。故又以云南白药 1g 鼻饲,3 次/日。并辅以清开灵注射液 60ml 加入液体中静点,2 次/日,以清热开窍,化痰通络。患者服药当晚解出大便,体温随之降到 38℃,继服上方 2 剂后体温降至 37.6℃,且上消化道出血停止,遂停服安宫牛黄丸及云南白药。汤药为上方去芒硝,加怀牛膝 25g。继服 3 剂后,患者体温降至正常,神识已清。

2. 文献摘录

吕少起辨证施治中风高热神昏 60 例。邪热内陷 35 例,选清宫汤加减,配安宫牛黄丸,鼻饲给药。水牛角 30g$^{(先煎)}$、连翘 30g、玄参 15g、竹叶 9g、莲子心 9g、生石膏 30g、赤芍 15g、黄连 6g、胆南星 12g、全蝎 6g。水煎药液 300ml,分两次鼻饲给药。安宫牛黄丸 1 粒研碎鼻饲,每日两丸。加减:抽风者加羚羊角粉 3g$^{(冲服)}$、钩藤 30g$^{(后下)}$;大便燥结加大黄 12g$^{(后下)}$、芒硝 15g$^{(冲服)}$。痰热阻肺、肠腑热结 20 例,选宣白承气汤加味:生石膏 30g、生大黄 12g$^{(后下)}$、苦杏仁 10g、全瓜蒌 12g、金银花 30g、青连翘 15g、败酱草 15g、川贝母 12g、天竺黄 12g、地龙 12g。水煎药液 300ml,分 2 次口服给药。热邪内陷、正虚外脱(高热转虚脱症)5 例,方选生脉散加味:人参 12g$^{(另炖)}$、麦冬 30g、五味子 12g、黄芪 30g、山萸肉 30g、附子 12g$^{(先煎)}$。水煎药液 300ml,鼻饲给药。以服药 3~7 天对高热神昏等症状的近期效果作为判定疗效的指标。显效:神志由神昏转为完全清醒,体温下降至 37℃上下,共 30 例(50%)。进步:由深昏迷转为浅昏迷、体温下降(仍处发热状态)共 20 例(33%)。无效:高热神昏无改变或死亡共 10 例(17%)。60 例高热神昏患者,高热昏迷 1~3 天 20 例,治疗后显效 10 例,进步 5 例。高热神志模糊 1~3 天 20 例,治疗后显效 20 例。高热昏迷 4~7 天 15 例,治疗后进步 5 例,无效 10 例。高热神志模糊 4~7 天 10 例,治疗后进步 10 例。疗效以高热神昏时间短,神昏轻者为高。

(四) 中药成药制剂应用

1. 安宫牛黄丸 组成:牛黄、水牛角粉、麝香、珍珠、朱砂、雄黄、黄连、黄芩、栀子、郁金、冰片。清热解毒、镇惊开窍。可用于热病、邪入心包、高热惊厥、神昏谵语;中风昏迷及脑炎、脑膜炎、中毒性脑病、脑出血、败血症见上述证候者。一次 1 丸,一日 1 次;小儿三岁以内一次 1/4 丸,四岁至六岁一次 1/2 丸,一日 1 次;或遵医嘱。口服。

2. 痰热清注射液 组成:黄芩、熊胆粉、山羊角、金银花、连翘。清热,解毒,化痰。静脉滴注。每次 20ml 加入 5% 葡萄糖注射液 500ml,滴速 60 滴/分,一日 1 次。

3. 热毒宁注射液 组成:青蒿,金银花,栀子。清热、疏风、解毒。静脉滴注。成人剂量:一次 20ml,以 5% 葡萄糖注射液或 0.9% 氯化钠注射液 250ml 稀释后使用,滴速为每分钟 30~60 滴,一日 1 次。上呼吸道感染患者疗程为三日,急性气管一支气管炎患者疗程为五日;或遵医嘱。

4. 醒脑静注射液 组成:麝香、栀子、郁金、冰片。清热泻火,凉血解毒,开窍醒脑。肌内注射。一次 2~4ml,一日 1~2 次。静脉滴注一次 10~20ml,用 5% 或 10% 葡萄糖注射液或氯化钠注射液 250～500ml 稀释后滴注,或遵医嘱。

（五）西医治疗

1. 物理降温　作用迅速,安全,尤适用于过高热。

(1)冷湿敷法:用冷水浸湿毛巾或纱布后敷于前额、后颈部、双侧腹股沟、双侧腋下及腘窝(膝关节后面),每 3～5 分钟换一次。

(2)酒精擦浴(醇浴):用 30％～50％酒精(或 95％酒精 1 份加温水 1～2 份)重点擦抹上述冷湿敷部位及四肢皮肤,但不擦胸腹部。在行物理降温时应注意:每隔 20～30 分钟量一次体温;注意呼吸、脉搏及皮肤颜色变化。

(3)冰水静脉滴注:将 0.9％氯化钠注射液、5％葡萄糖注射液等置入冰箱,降温至 0～10℃时取出液体用棉套保温。静脉输液,把低温液体输入患者体内,40～60 滴/分,液量为 500～1500ml。输液开始即行特护及床边 T、P、R、BP 及 ECG、CBA(脑血流动力学)监护。

(4)冰帽或冰毯、亚低温治疗仪的应用:颅脑损伤后,因颅内出血的刺激或体温中枢的损害,往往引起中枢性高热,体温常可高达 40℃或以上,而中枢性高热用普通的物理降温或药物降温均不能达到很好的效果。亚低温对脑血流有调节作用、降低脑氧代谢率和改善细胞能量代谢、减少兴奋性氨基酸的释放、减少氧自由基的生成、减少细胞内钙超载、增加神经元泛素的合成、减少神经元坏死和凋亡、促进细胞间信号传导的恢复、减少脑梗死的面积、减轻脑水肿和降低颅内压等。研究还发现低温对血压、血氧分压、二氧化碳分压、血 pH 值和血糖无影响,并不增加其他组织器官的损害。

2. 药物降温　可口服阿司匹林、对乙酰氨基酚、布洛芬等,或复方氨基比林肌注、或复方吲哚美辛栓外用。

（六）其他疗法

1. 针刺法　可选用大椎、曲池、合谷、风池等穴,用毫针刺法或十宣放血法降温。

2. 中药灌肠法　通腑清脑合剂(瓜蒌、胆星、大黄、芒硝、枳实、郁金、石菖蒲、栀子、生石膏、冰片加水煎取 400ml)保留灌肠。

五、典型病例

王某,男,42 岁。因"高热、神志不清、四肢瘫痪 2 天"于 2013 年 10 月 13 日入院。患者于 10 月 13 日晚劳累后头痛、四肢活动不灵、呕吐咖啡样物约 30ml,继则昏迷、呼吸急促而入院。查体:血压 180/100mmHg,心率 105 次/分,四肢肌力 0 级,体温 39.0℃。头颅 CT 示左侧底节区及丘脑出血破入脑室。按重症脑出血立即给予 20％甘露醇静滴及对症治疗,第 2 日患者仍高热烦躁,口眼㖞斜,颜面潮红,呼吸气粗,喉中痰鸣,小便失禁,脉象弦滑数,舌质红绛、苔黄燥。急予通腑解毒方(生大黄 15g、芒硝 10g、全瓜蒌 15g、胆南星 12g、地龙 12g、竹沥水 30g),灌肠后约 2 小时大便通,第 2 天体温降至 38℃,连续治疗 3 天后体温正常,神志转清,痰声消失,言语清楚,未再呕吐,右侧偏瘫,已知饥饿,嘱半流质饮食。随后配合口服汤药以平肝息风、祛瘀止血、活血通络,并佐以补益气血,同时配合针刺,3 个月后右侧上肢肌力 4 级,生活能自理。

六、中西医结合临床体会

中枢性发热的预后多数不良,有人报道大脑半球发生中枢性发热者多数病例 7 天内死亡。发生中枢性发热的患者其生存能超过 3 个月者非常罕见,卒中伴有高热时多为危重病例。判定中枢性发热抑或炎症性发热较困难,对于中枢性发热的诊断应特别强调指出应严格除外全身性或局部性炎症所致的发热。对于有些病例一时查不出感染源或感染的原因,亦不应草率将其发热认为是中枢性发热,应反复寻找全身性或局部性感染以除外之。对不能排除的炎症性发热治疗要两者兼顾,以抗感染为主,辅以对中枢性发热的处理。中枢性发热治疗极为困难,目前常用的治疗方法是使患者从体表将高热发散出去使高温下降,现在临床上常用全身冷敷、酒精擦浴以及用电风扇等方法退热,这种简单处理对有些患者可获效,但降温效果缺乏持续性,而中医药治疗中枢性发热具有疗效确切、不良反应少等优势。已有较多的文献报道,根据中枢性发热病位在脑,属里、实、闭、热、痰、风、瘀等特点,临床上治疗中枢性高热以清热开窍、清热化痰、清热泻火、平肝息风、通腑泄热等治法较为常用。

第三节　中风病抽搐

一、概述

抽搐又称抽搦、抽筋,病名见于清·何梦瑶《医碥》:"抽搐者,手足频频伸缩。"《伤寒明理论》:"或缩或伸,动而不止者,名曰瘛疭,俗谓之搐者是也。"清·张璐《张氏医通·瘛疭》:"瘛者,筋脉拘急也;疭者,筋脉驰纵也,俗谓之抽。"抽搐与痉证、痫病最易混淆,结合古典医籍与临床体会区分如下:吴瑭《温病条辨·痉病瘛疭总论》曰"痉者、强直之谓,后人所谓角弓反张,古人所谓痉也。疭者,蠕动引缩之谓,后人所谓抽掣、抽搦,古人亦称瘛也。"由此可以看出疭即抽搐,为痉症的症状之一。

本节指中风(脑卒中)病后出现的肢体、面部不自主的抽动,甚则颈项强直,角弓反张,属于中风病变证中的危重证候,故中风病抽搐属中风病坏病范畴。

脑卒中后,若病变影响大脑半球与间脑或上位脑干时,出现去皮质状态或去大脑强直状态等(多为昏迷患者)应判为抽搐;若病变影响下丘脑时所致的水、电解质紊乱及中枢性高热诱发的抽搐可参考本节诊治;若脑叶或间脑血管病损引发的癫痫或偶发的痫性发作(经脑电图证实)应参照中风病痫病诊治。

中风病抽搐发作时可引发血压、颅内压升高诱发脑疝,同时,其发病可伴发感染、高热、电解质紊乱、肝、肾衰竭等,使原有疾病进一步加重,进而增加脑卒中患者致残率及死亡率。因此,早期预防、识别、积极治疗中风病抽搐是十分重要的。

二、病因与发病机制

(一)中医病因病机

本病多由内伤积损,复因劳逸失度、情志所伤、饮食失调等致阴阳失调,气血逆乱而发。气为血之帅,而气虚不能行血,可造成血行迟滞、脑络绌急、脑脉瘀滞;气不统血、摄血可致气血逆乱、血溢络破而成离经之血,亦为瘀血。因此,瘀血既为中风之病理基础,又为中风之病理产物。瘀血不除,则变证丛生:"瘀血不去,新血不生",脑髓、筋脉失养;"血不利则为水",血停则水停,津液外渗,成痰成饮,气水化热,伤津耗液,筋脉失濡而发抽搐;血瘀、痰浊蒙蔽清窍,则神志迷蒙或昏愦,亦可发生抽搐。肝肾阴虚,阳化风动也是中风病抽搐发生的重要因素。

抽搐,病位在肝,与肾、脾、肺关系密切,多属本虚标实。本虚主要为肝肾阴(血)虚;标实则为风、火等。清·何梦瑶《医碥》卷四:"抽搐者……证属风火。风火为阳邪,主动而不宁,其不为躁扰而为抽搦者,血枯筋急也。"认为风火、血虚是抽搐发病的重要因素。或因素体阴血亏虚,阳盛火旺;或年老积损,肝肾阴虚,肝阳偏亢,导致阴虚阳亢,气血逆乱而发为中风病抽搐;或因过食肥甘生冷,或饮酒过度,脾胃受损,运化失健,聚湿成痰,阻碍气血运行;痰湿生热,热极生风,终致风火痰热内盛,进而筋脉失养,神机失用而发为中风病抽搐;或因劳倦过度,耗气伤阴(血),筋脉失荣,阳气暴张,内风旋动,而致中风病抽搐;或因平素忧郁或精神紧张,肝郁化火,内耗阴精,久而肝肾阴虚,阳亢风动或气郁化火,炼津成痰,痰瘀互阻致筋脉、脑络不畅,终致中风病抽搐。

总之,中风病抽搐的病机是肝肾阴(血)虚,风火(阳)内动或痰浊瘀血痹阻脉络,气血不畅,津失输布,筋脉失濡。

(二)西医发病机制

脑卒中抽搐的发病机制因脑血管病类型、发病时间的不同而有所差异。在脑缺血早期,由于缺血致细胞去极化阈值的降低、谷氨酸活性增高,加之大脑低灌注和再灌注损伤,导致膜内 Na^+、Ca^{2+} 浓度增高,使膜的去极化进一步增强,神经元兴奋阈值降低而发病。在脑出血早期,抽搐的发作主要与出血及其代谢产物的刺激以及颅内压的急剧增高所致的神经元异常放电有关。抽搐频繁发作,可进一步加重脑细胞的缺血缺氧,使昏迷加深。此属脑卒中早期严重并发症,须及时控制。在脑卒中晚期,抽搐发作主要与细胞变性坏死,神经胶质增生,神经元的兴奋性持续性改变密切关联。脑卒中后形成的"胶质瘢痕"是其发病的"扳机点"。脑卒中抽搐除与因脑血管病类型、发病时间有关外,同时也受病变部位、病情严重程度、发热、水、电解质紊乱等多因素影响。

1. 病变部位　脑卒中后,若脑叶如颞叶、额叶或间脑血管病损引发的抽搐,若经脑电监测无痫样波改变,则归属本节范畴;若经脑电监测证实为癫痫或偶发的痫性发作则属脑卒中继发癫痫范畴。若病变影响大脑半球与间脑或上位脑干时,出现去皮质状态或去大脑强直状态(多为昏迷患者)应判为抽搐。若病变影响下丘脑时所致的水、电解质紊乱及中枢性高热诱发的抽搐亦属中风病抽搐。

2. 病情严重程度　临床研究发现缺血性脑血管病梗死面积较大或昏迷程度较深者易发生抽搐。出血性脑血管病病灶靠近皮质或伴有蛛网膜出血者抽搐发生率较高。

3. 其他　脑卒中后发热如下丘脑病变所致的中枢性高热、继发于肺部、泌尿系等感染所致的高热均可导致抽搐发生。脑卒中后水、电解质紊乱亦可发生抽搐。

总之,脑卒中抽搐是神经元异常放电导致的大脑功能紊乱的结果。同时受脑血管病类型、发病时间、病情严重程度、病变部位、发热、水、电解质紊乱等多因素影响。

三、诊断依据

(一)中医诊断

本病属中医癫疾、痉症范畴。参考《中医内科学》(第七版)中"中风"、"痉症"的诊断。

1. 发病年龄及性别:多中老年发病,男女无明显差别;

2. 发病形式:中风病发病当时或后遗症期突然起病;

3. 发病特点:反复发作,动作刻板,发无定时;

4. 主症:半身不遂、偏身麻木,四肢、面部不自主的抽动,甚则颈项强直,角弓反张,或神昏,或神清;

5. 次症:头痛,眩晕,言语不利,口眼㖞斜,饮水发呛等。

(二)西医诊断

1. 发病急骤;

2. 四肢、面部不自主的抽动,甚则颈项强直,角弓反张;

3. 一般意识清楚或有意识障碍,可伴有精神症状;

4. 可伴有脑神经及偏瘫等局灶体征;

5. 影像已证实为脑卒中者或有脑卒中病史者;

6. 脑电图正常或轻度异常而不足以诊断为癫痫者;

7. 排除其他如低血糖等因素所致者。

(三)鉴别诊断

1. **癫痫**　癫痫是不同原因引起,脑部神经元高度同步化异常放电而出现发作性、短暂性、刻板的"抽搐"样发作,但脑电图多提示有痫样波改变,可资鉴别。

2. **短暂性脑缺血(TIA)**　TIA多见于老年人,既往有高血压、糖尿病、动脉硬化等病史。TIA可出现发作性肢体抖动,常可在其对侧脑动脉(尤以颈内动脉系统颅外段常见)发生短暂性脑缺血,发作形式刻板,发作时间短暂(数秒到几分钟,也有更长时间者),不经治疗,多可自行缓解。

3. **假性发作**　因精神因素导致的大脑功能失调,其特点是突然发作抽搐,不伴有意识障碍,无尿失禁及舌咬伤。临床症状复杂多变,查体一般无器质性损害体征,多带有浓厚的感情色彩,暗示治疗有效。

4. **其他**　需与糖尿病、低血糖、颅内占位性病变等引起的抽搐发作相鉴别。

四、治疗

(一)中西医结合治疗要点

中风病抽搐的发生,可加重原有疾病,使脑卒中患者致残率及死亡率急剧上升,因此,其发作期治疗应遵循"急则治其标"的原则,可选用西药或中西结合方法快速终止其发作;缓解期应主要针对脑血管病因及其危险因素的治疗。

(二)中医辨证论治

1. 风火上扰,肝阳上亢

【症状】中风后神昏半身不遂,偏身麻木,面红如赤,口苦咽干,目眩,头痛,肢体不自主的抽动,甚则颈项强直,角弓反张,尿赤便干,或二便失禁,舌红苔黄,脉弦数。

【治法】凉肝息风,清热止痉。

【方药】羚角钩藤汤合止痉散加减配服安宫牛黄丸

羚羊角粉3g、钩藤30g、茯苓15g、菊花10g、桑叶10g、竹茹15g、川贝10g、白芍15g、全蝎10g、蜈蚣10g、僵蚕10g、生地15g、蝉蜕10g、胆南星6g、天竺黄10g。

2. 风痰火亢,扰动筋脉

【症状】中风后半身不遂,偏身麻木,四肢、面部不自主的抽动,甚则颈项强直,角弓反张,眩晕,脘闷痰多,喉中痰鸣,失眠多梦,舌质红或红绛,舌苔厚腻黄,脉弦滑。

【治法】平肝息风,清热化痰。

【方药】天麻钩藤饮合黄连温胆汤加减配服琥珀惊风片

天麻 12g、钩藤 30g、石决明 30g、黄芩 10g、杜仲 12g、桑寄生 30g、怀牛膝 15g、茯神 15g、夜交藤 10g、竹茹 15g、天竺黄 10g、黄连 6g、陈皮 10g、半夏 12g、枳实 12g、胆南星 10g。

3. 阴虚风动,筋脉拘急

【症状】中风后半身不遂,四肢、面部不自主的抽动,甚则颈项强直,角弓反张,烦躁失眠,眩晕耳鸣,手足心热,舌质红绛或黯红,少苔或无苔,脉细弦或细弦数。

【治法】益肾化浊,活瘀息风。

【方药】育阴熄风汤合大定风珠配服牛黄惊风片

生地 20g、玄参 15g、麦冬 15g、山萸肉 30g、龟甲 15g、鳖甲 15g、牡蛎 20g、熟地 15g、当归 15g、丹参 15g、白芍 15g、阿胶 12g、五味子 6g、麻仁 15g。

(三)中医特色治疗

1. 名医经验

王新志教授经验:王新志教授认为中风病抽搐的发生多是由内伤积损,劳逸失度、情志所伤、饮食不调、外邪侵袭等多因素综合作用的结果。因此,治疗本病时遵循"急则治其标,缓则治其本"的原则,分急性发作期和缓解期进行治疗。抽搐发作急性期多采用西药治疗,氯硝西泮 1~2mg,口服或研粉兑水鼻饲,或地西泮 10~20mg,缓慢静脉注射,中医药治疗或平肝潜阳止痉、或化痰开窍止痉或滋阴养血息风、或化痰通腑,增液止痉等诸法并参。缓解期或中风病后遗症期,则强调对其发病病因及危险因素的治疗,同时嘱患者及其家属保持心情舒畅,避免劳逸失度、饮酒饱食等。

2. 文献摘录

(1)杨万章论述出血性中风抽搐:杨氏认为该病多表现局限性的双上肢或下肢抽动,或表现全身性的运动发作。发时伴口唇紫绀,静止时肢体僵痉,或躁扰不宁。乃阳化风动,痰浊瘀血阻塞脑窍后,筋脉失濡的征象;或在高热同时出现四肢频繁抽搐,则属阴津亏耗,筋脉失养,热盛动风的主证。频繁抽搐易加重神昏窍闭,甚至阴阳离决而危及生命。从病理生理角度看,抽搐是脑出血后的破坏性病灶致局部脑细胞的异常放电,根据部位及范围的不同形成局限性或全身性大发作。抽搐频繁发作,可进一步加重脑细胞的缺血缺氧,使昏迷加深。此属脑出血早期严重并发症,须及时控制。息风止痉是当务之急,可用羚羊角粉 3~5g,1次调汁灌服,或用羚羊角磨汁频饮。但如手头不便,缓不济急,须用地西泮肌注或静注,或水合氯醛灌肠,可迅速阻止抽搐发作,而后视病情轻重,间断使用 2~3 次,或改口服。同时治疗原发病、脱水、降压、抗炎,从根本上控制症状。

(2)孙中林论述中风病抽搐:孙氏认为中风病常有情志刺激、饮食不节或气候骤变等诱因触动使患者抽搐发作,其抽搐可为全身性也可仅限于一侧肢体,抽搐时可伴神昏,也可神志清楚,舌苔薄白,脉细弦滑。本证由内风挟痰浊瘀血窜扰脉络或心窍而成。孙氏将中风病抽搐分为发作期与间歇期进行论治:1)天麻 10g、全蝎 10g、僵蚕 10g、菖蒲 10g、胆南星 6g、半夏 10g、远志 10g、茯神 10g、竹沥水 30g^(分兑)、琥珀粉 2g^(分冲)。一日内煎服 2 次。功效:息风化痰,宣窍定痫。适应证:中风病抽搐发作期。2)天麻 30g、川贝 30g、胆星 15g、半夏 30g、陈皮 20g、茯苓 30g、茯神 30g、丹参 100g、麦冬 60g、菖蒲 20g、远志 20g、全蝎 20g、僵蚕 15g、琥珀 15g、朱砂 10g、焦三仙各 30g,共研细末,炼蜜为丸,每丸重 6g。每服 1 丸,每日服 3 次。功效:息风化痰,安神定痫。适应证:在中风继发抽搐的间歇期。

（四）中药成药制剂应用

1. 醒脑静注射液　组成：人工麝香、栀子、郁金、冰片。辅料为聚山梨酯80，氯化钠。功效：清热解毒，凉血活血，开窍醒脑。每次10～20ml，用5％葡萄糖注射液或0.9％氯化钠注射液250～500ml稀释后静脉滴注，一日1次。

2. 培元通脑胶囊　组成：制首乌、熟地、天冬、醋龟板、鹿茸、制肉苁蓉、肉桂、赤芍、全蝎、水蛭、地龙、炒山楂、茯苓、炙甘草等。功效：益肾固精，息风通络。一次3粒，一日3次，口服。

（五）西医治疗

1. 脑卒中急性期继发抽搐的治疗

（1）保持生命体征稳定：有条件应争取心电、脑电监护治疗，密切监测生命体征和神经系统体征的变化；保持气道通畅，维持稳定的呼吸、循环系统功能。

（2）针对脑卒中病因及危险因素进行治疗：脑卒中的一般治疗如降低颅内压，纠正水、电解质平衡紊乱。若伴发的脑内血肿体积较大时，应尽早手术清除血肿，降低颅内压以抢救生命。

（3）对症治疗：如去大脑强直、去皮层状态发作时可给予氯硝西泮、地西泮、水合氯醛、氟哌啶醇、巴氯芬等对症治疗；若抽搐由高热、水、电解质紊乱引起者应在上述对症治疗基础上积极调控体温、控制感染，纠正水、电解质紊乱；若经脑电监测提示痫性发作者应参照中风病痫病治疗。氯硝西泮：1～2mg，口服或研粉兑水鼻饲；地西泮：10～20mg，缓慢静脉注射，速度每分钟不超过2mg，总量<100mg/d，地西泮偶可引起呼吸抑制，如有此现象发生，应立即停止注射，必要时加用呼吸兴奋剂；10％水合氯醛：15～20ml/kg，加入等量植物油保留灌肠，8～12小时一次，适用于肝功能不全者。

（4）加强护理：卧床休息，减少探视，避免声光刺激。意识障碍者可插入鼻胃管，小心鼻饲，慎防窒息和吸入性肺炎。尿潴留者留置导尿，注意预防尿路感染。采取勤翻身、肢体被动活动、气垫床等措施预防褥疮、深静脉血栓形成等并发症。

2. 脑卒中恢复期继发抽搐的治疗　主要是针对脑血管病因及其危险因素的治疗，如脑梗死、脑出血、高血压、糖尿病、吸烟、饮酒等，同时给予卡马西平、丙戊酸钠、氯硝西泮等进行对症处理。

（六）其他疗法

1. 穴位埋线　选取大椎、丰隆（双）、心俞（双）、肝俞（双）、鸠尾、阳陵泉（双）等常规消毒后，将消毒后的羊肠线剪成1cm长的线段，穿入埋线针的针头内，快速刺入穴位，到达皮下得气后，将羊肠线埋入穴位皮下，拔出埋线针，伤口贴上创可贴，防止感染。1个月埋线1次，连续治疗3个月。

2. 针刺　急性期选用水沟、百会、四神聪、鸠尾、内关等醒神开窍止抽，水沟、内关强刺激1～2分钟，余穴泻法，每次留针约20分钟，连续治疗3～5天。

五、典型病例

王某，男，50岁，于2012年09月31日门诊，患者劳累后自觉头晕，无视物模糊或旋转，无发热、恶心，无头痛、耳鸣、肢体无力等不适，遂至社区医院诊治，测BP 170/100mmHg，行头颅CT未见明显异常，按"高血压"给予左旋氨氯地平片每晨口服1片治疗。2012年10月05日患者晨起安静状态下出现头晕伴视物模糊、言语不清，无肢体无力等不适，遂至郑州市某医院诊治,测血压:142/98mmHg,行头颅CT示脑干低密度影,头颅MR(平扫＋弥散＋血管成像)提示脑桥急性梗死,椎动脉阶段性狭窄、基底动脉重度狭窄。遂按"急性脑梗死"给予脱水降颅压、抗血小板聚集、抗自由基、调脂稳定斑块等治疗。患者逐渐出现言语不能、四肢痉挛性瘫、意识不清,急行头颅MRI提示病灶较入院时扩大,考虑"进展性卒中"。于2012年10月9日转至ICU治疗,经治(具体不详)病情稳定,但出现呃逆一症,难以控制。经熟人介绍延请王新志教授会诊,王新志详细查体后给予丁香柿蒂汤加减,3天后呃逆症除。家属出于对王新志教授的信任,于2012年10月16日转入我院进一步治疗。查体:心肺腹部检查未见异常。双下肢无水肿。留置胃管、尿管。神经系统:患者神志清,精神差,言语不能,仅以眨眼示意。高级智能检查不能配合。双侧瞳孔等大等圆约2.5mm,眼球运动尚可,余颅神检查不配合。项软,颏下0指。四肢瘫痪,疼痛刺激肢体有躲避反应,肌张力高,腱反射活跃,共济运动等不能配合,双巴宾斯基征(＋),脑膜刺激征(－)。结合患者病史、症状、体征及辅助检查,中医诊断:中风病抽搐。西医诊断:脑桥梗死,闭锁状态。入院后给予心、脑电监护,同时给予抗血小板聚集、抗自由基、调脂稳定斑块及针灸、电子生物反馈疗法等治疗,患者病情稳定。但入院后第6天患者无明显诱因出现双上臂内收,前臂伸直,过度旋前,双下肢伸展,双足跖屈。脑电监测未见明显痫样波,判定为去大脑强直发作,遂给予氯硝西泮片1片,研粉兑水鼻饲,每天1次。连用2天,上述症状未再发作,嘱其家属氯硝西泮片每天减1/4片,减至1/4片时,维持治疗。1周后上述症状仍未发作,由于经济原因,患者家属要求出院。

六、中西医结合临床体会

中风病抽搐是神经元异常放电导致的大脑功能紊乱的结果,并受脑血管病类型、发病时间、病情严重程度、病变部位、发热、水、电解质紊乱等多因素影响。同时,临床观察发现中风病抽搐多发生于中风病急性期,抽搐发作时可引发血压、颅内压升高从而诱发脑疝,同时,其发病可伴发感染、高热、电解质紊乱、肝、肾衰竭等,使原有疾病进一步加重,进而增加脑卒中患者致残率及死亡率。因此,早期识别、积极治疗急性期脑卒中抽搐是十分重要的。中风病抽搐发作时,急则治其标,息风止痉是当务之急,可用羚羊角粉3~5g/次,调汁灌服(或鼻饲)。若缓不济急可选用地西泮肌注或静注,或10%水合氯醛灌肠,迅速控制抽搐发作,而后视病情轻重,间断使用2~3次,或改口服。同时治疗原发病,脱水、降压、抗炎、抗感染,从根本上控制症状。

关于中风病抽搐证型,我们临床发现部分患者中风后出现半身不遂,偏身麻木,伴见四肢、面部不自主的抽动,甚则颈项强直,角弓反张,腹胀便干便秘,咯痰或痰多,舌质黯红或黯淡,苔黄或黄腻,脉弦滑而大,多为痰热腑实,风痰上扰证,治以化痰通腑,增液止痉,方选星蒌承气汤合增液汤加减,具体药物如下:生大黄15g、芒硝15g、瓜蒌15g、胆南星15g、石膏20g、知母12g、玄参15g、生地20g、麦冬15g、石斛15g、丹参15g。疗效较为显著。现代研究显示通腑法可使大便通畅,肠道蠕动功能恢复正常,腹压下降,颅内压亦下降,有利于保护脑组织;同时通腑法有利于改善肠黏膜,对肠道中的细菌构成屏障作用,降低脑卒中后应激状态下的机会感染。

总之,中风病抽搐的治疗应坚持整体观念,辨证论治,有是证,用是药;坚持综合治疗,诸法合参,方能收到满意疗效。

第四节 中风病喘脱

一、概述

中风病喘脱是临床上的危重证。清代以前无喘脱病名,古代医家多从临床表现及脉象来认识喘脱,喘脱为喘证的严重阶段,病情凶险,以起病急促,呼吸困难,张口抬肩,烦躁不安,面唇青紫,大汗淋漓,甚则神昏抽搐为特点的一组危重证候。

西医学认为,喘脱指以呼吸急促为特征的一种病症。简称喘,亦称"喘逆","喘促",是以呼吸急促,甚至张口耸肩,鼻翼煽动为主要特征。相当于西医学的慢性喘息型支气管炎,肺气肿,肺心病,急性呼吸窘迫综合征,神经源性肺水肿等。在急性脑血管病的一系列并发症中,急性肺损伤/急性呼吸窘迫综合征、神经源性肺水肿是严重且较常见的并发症,一方面可直接导致患者的死亡,另一方面又可导致多器官障碍综合征。

急性呼吸窘迫综合征(acute respiratory distress syndrome,ARDS)是指肺内、外严重疾病导致以肺毛细血管弥漫性损伤、通透性增强为基础,以肺水肿、透明膜形成和肺不张为主要病理变化,以进行性呼吸窘迫和难治性低氧血症为临床特征的急性呼吸衰竭综合征。ARDS是急性肺损伤发展到后期的典型表现,该病起病急骤,发展迅猛,预后极差,死亡率高达50%以上。

神经源性肺水肿(neurogenic pulmonary edema,NPE),由Nothnagel于1874年首次报道,是指患者并无原发心、肺、肾疾病,而是由各种中枢神经系统疾病所致的颅内压增高引发急性肺水肿,故又称为中枢性肺水肿。引起NPE的原因众多,如颅脑损伤、脑炎、脑出血等。临床表现起病急,早期出现呼吸困难,伴有大量血性泡沫痰,两肺湿啰音及血压升高,病程进展迅速,治疗困难,病死率高。急性脑血管病并发NPE在神经内科的发生率比肺部感染、消化道出血及脑疝少见,但有学者认为,轻度肺水肿在脑血管病尸检中的检出率高达60%~70%。脑卒中时,NPE多发生于蛛网膜下腔出血、脑出血,偶见于大面积脑梗死。

二、病因与发病机制

(一)中医病因病机

中风病的发生,是由于患者脏腑功能失调,气血亏虚或阴阳失调,体内痰浊瘀血内生,加之劳倦内伤、忧思恼怒、气候变化等诱因,而致风、火、痰、瘀等痹阻脑脉或血溢于脑脉之外,引起脑之神明失用,发为昏仆、偏侧肢体活动不利等情况。脑为元神之府,主管全身机能活动,中风之重症,患者昏愦,元神失于主宰,全身机能紊乱,肺之升降气机逆乱,出现呼吸困难,而至喘脱。中风病喘脱病机有三:心阴耗伤,脾肺气虚;心阳衰竭,痰气上逆;阴阳俱脱,精气欲绝。总之,中风重症合并喘脱,主要病机为元神失用,肺气将竭,心肾阴阳衰而欲脱。

(二)西医发病机制

1. 与儿茶酚胺类物质及其受体活性变化有关。中枢神经系统损伤后机体发生过度应激,交感神经过度兴奋引起儿茶酚胺类物质大量释放,导致NPE产生;

2. 与内皮素释放增加有关。内皮素是一种长效血管收缩因子。脑损伤后,血浆、脑脊

液的内皮素浓度显著增高,内皮素激活其受体,通过神经反射引起交感神经过度兴奋,导致NPE产生;

3. 与兴奋氨基酸过量释放有关。颅脑损伤后,人体内脑组织、脑脊液兴奋性氨基酸释放增多,致使细胞内 Ca^{2+} 超载,最后引发肺水肿;

4. 肺脏的自主神经传入纤维可能在 NPE 发生过程中起决定作用。由此可知,NPE 的发病机制尚不能单纯归因脑的某一解剖部位损害,而应看做是继发于全脑病变的一系列复杂的病理过程;

5. 颅内高压引起频繁呕吐,患者在昏迷状态,误吸酸性胃液,可使肺组织发生损伤,从而导致肺水肿的形成;

6. 脑心综合征、心功能不全、低氧血症、酸中毒等均可加重肺水肿;

7. 急性脑血管病后炎症反应的激活、球麻痹所致的误吸、NEP、肺部感染、代谢紊乱、呼吸衰竭、脑心综合征所致的血流动力学改变都可导致 ALI/ARDS。

三、诊断依据

(一) 中医诊断

参考国家中医药管理局脑病急诊科研协作组制定的《中风病诊断疗效评定标准》,并突然出现呼吸困难,张口抬肩,烦躁不安等喘脱表现。

(二) 西医诊断

1. 符合急性脑血管病的诊断标准,包括蛛网膜下出血、脑出血及大面积脑梗死。

2. 符合急性肺损伤/急性呼吸窘迫综合征(ALI/ARDS)诊断标准

(1)有可导致 ALI/ARDS 的基础病;

(2)急性起病,呼吸频数;

(3)氧合指数≤300mmHg;

(4)X 线见两肺浸润影;

(5)肺动脉楔压(PAWP)≤18mmHg,或临床上无心房压增高的证据。

3. 符合神经源性肺水肿标准

(1)已确诊为急性脑卒中;

(2)无原发性心、肺、肾疾病;

(3)突发呼吸困难,出现三凹征及咳粉红色泡沫样痰,咳嗽,发绀;

(4)血压多升高;

(5)双肺广泛性湿啰音或哮鸣音;

(6)胸部 X 线片示肺纹理增多、增粗、模糊,典型蝴蝶状和肺内斑片状阴影;

(7)血气分析存在不同程度 PO_2 降低,PCO_2 升高;

(8)排除过量、过速输液导致左心衰。

(三) 鉴别诊断

急性脑血管病合并神经源性肺水肿、急性呼吸窘迫综合征需与大片肺不张、自发性气胸、上呼吸道阻塞、急性肺栓塞和心源性肺水肿相鉴别,通过询问病史、体检和胸部 X 线检查等可作出鉴别。心源性肺水肿患者卧位时呼吸困难加重,咳粉红色泡沫样痰,双肺底有湿啰音,对强心、利尿等治疗效果较好;若有困难,可通过测定肺动脉楔压、超声心动图检查来鉴别。

四、治疗

(一)中西医结合治疗要点

中风病喘脱多发生于重症卒中患者,在积极治疗卒中的基础上调整机械通气策略,控制液体出入量等可预防和降低中风病喘脱的发生。中风病喘脱的治疗原则为积极处理脑损伤,纠正缺氧,提高氧输送,维持组织灌注,防止脑组织进一步损伤,强调器官及功能的支持治疗,等待肺损伤的缓解。中药通过辨证论治对于上述病理过程也有改善作用。

(二)中医辨证论治

1. 心阴耗伤,脾肺气虚

【症状】中风病,突发神志昏蒙,呼吸低微急促,咳出泡沫痰,全身汗出,舌红苔少,脉细数。

【治疗】益气养阴,降逆化痰。

【方药】生脉饮合苏子降气汤加减

红参10g、麦冬15g、五味子10g、苏子10g、当归15g、炙甘草10g、山茱萸20g、茯苓30g、丹参20g、橘红10g、肉桂3g、半夏12g、前胡10g、厚朴10g。

2. 心阳虚竭,痰气上逆

【症状】中风病,突发昏仆,肢体活动不利,面红口噤,肢体强痉,气喘息短,频频咳嗽,咯出大量泡沫痰,头部冷汗如珠,舌淡苔白,脉滑数无力。

【治疗】温通心阳,降逆化痰平喘。

【方药】保元汤、三子养亲汤合小青龙汤化裁

黄芪30g、红参10g、肉桂3g、炙甘草8g、苏子10g、白芥子6g、干姜6g、桂枝10g、生白芍12g、葶苈子20g、大枣10g、细辛3g、半夏10g、五味子8g。

3. 阴阳俱脱,精气欲绝

【症状】中风偏瘫或神昏后突然出现病情加剧,神志昏愦,面色青灰,口唇发绀,手足厥逆,冷汗淋漓,气喘难续,咳吐泡沫痰,苔白质淡,脉沉细欲绝。

【治疗】回阳救逆,敛阴固脱。

【方药】以四逆汤合生脉饮送服黑锡丹

沉香3g、附子8g、葫芦巴10g、茴香8g、补骨脂15g、肉豆蔻10g、金铃子10g、肉桂3g、红参10g、麦冬12g、五味子8g。

(三)中医特色治疗

1. 参附注射液　组成:红参、附片。回阳救逆,益气固脱。主要用于阳虚所致的惊悸、怔忡、喘咳等。40~80ml用5%~10%葡萄糖注射液250~500ml稀释后静滴。

2. 生脉注射液　组成:红参、麦冬、五味子。益气养阴,复脉固脱。用于气阴两亏,脉虚欲脱的心悸、气短等病证者。40~80ml用5%~10%葡萄糖注射液250~500ml稀释后静滴。

(四)西医治疗

1. 原发病(病因)治疗　迅速有效降低颅内压,快速静滴20%甘露醇、呋塞米。对有手术指征者可经微创术清除颅内血肿。有条件可以给予亚低温治疗,可降低颅内压,减轻毛细血管通透性。

2. NPE 和 ALI/ARDS 的治疗　①限制过量液体输入；②清除呼吸道分泌物，保持气道通畅；③均应给予高流量吸氧，疗效不佳者气管插管或气管切开，呼吸机辅助通气。主要采取辅助/控制通气(A/C)＋呼气末正压通气(PEEP)；④糖皮质激素能减低毛细血管的通透性，从而减轻肺水肿的程度。可给予甲强龙 15～20mg/(kg·d)；⑤降低心脏负荷，维持正常循环；⑥保持水电解质和酸碱平衡；⑦有效抗生素防止肺部感染。

五、典型病例

陈某，女，58 岁。于 2006 年 3 月 21 日入院。患者剧烈头痛，神志昏蒙 1 天，既往否认高血压、糖尿病史、心脏病史及肺部疾患，查颅脑 CT 提示蛛网膜下腔出血。中医诊断为中风真头痛(风火上扰)；西医诊断为蛛网膜下腔出血。入院第 3 日病情突然加重，神志昏愦，头痛呕吐，肢体抽搐，呼吸困难，口唇紫绀，口中涌出泡沫痰，考虑中风病喘脱，蛛网膜下腔出血加重，急性颅内压升高，神经源性肺水肿；急予微创侧脑室置管脑脊液引流，并加强脱水降颅压药物应用，并给予激素、呋塞米等应用，中药给予静滴参附注射液，汤剂以羚角钩藤汤合葶苈大枣泻肺汤加减鼻饲治疗(羚羊角 4g、钩藤 20g、茯苓 30g、怀菊花 15g、贝母 10g、甘草 8g、丹参 20g、赤芍 12g、生地黄 15g、葶苈子 20g、大枣 10g、地龙 10g、车前子 15g、制附子 8g)。患者病情缓解，呼吸平稳，后意识逐渐转清，择期给予造影动脉瘤手术。

六、中西医结合临床体会

神经源性肺水肿一旦发生，死亡率较高，因此应予综合救治，一方面治疗原发病，降低颅内压，一方面治疗急性肺损伤，必要时给予呼吸机正压通气，维持呼吸功能，进一步降低病死率。中风病喘脱虽然发生突然，进展迅速，但经及时恰当处理，仍可治愈及不同程度症状好转。我们认为，脱水降颅压以及控制周围血管收缩，减少回心血量是治疗的关键；保持呼吸道通畅，吸氧不容忽视，必要时给予呼吸机正压通气；糖皮质激素短程大剂量应用至关重要，它既能降低颅内压又能减少肺毛细血管通透性，减少渗出，减轻肺水肿；抗炎治疗不可缺少，同时要注意水电解质、酸碱平衡。中风病合并喘脱主要表现为发病危重，口中涌出泡沫痰，口唇青紫，发病机理以阳虚水泛，凌心射肺为主，瘀血内阻也是其中的重要病理因素，故治疗上要给予益气温阳、利水活血之法。

第五节　中风病厥逆(附中风病戴阳)

一、概述

中风病厥逆是指因中风所致的以不省人事、四肢厥冷、重则手冷过肘、足冷过膝为主要表现的一种病症，是中风病危证。《类经·厥逆》指出"厥者，逆也，气逆则乱，故忽为眩仆脱绝，是名为厥……轻则渐苏，重则即死，最为急候。"仲景在《伤寒论·辨厥阴病脉证并治》第 337 条中说："凡厥者，阴阳气不相顺接，便为厥，厥者，手足逆冷者是也。"在中风病过程中出现的突然昏厥，四肢逆冷为特征的危急重证，即中风病厥逆，临床表现为四肢逆冷，手足不温等症状。中医学的"厥逆"与西医学中急性重症脑血管病出现的中枢性高热、广泛大脑损害，丘脑及脑干病损有关，尤其是脑疝形成，影响呼吸、循环中枢后更易发生上述病证。脑出血后血肿及继发性水肿的占位效应等因素导致神经元缺血缺氧，进一步损伤神经元，影响到脑及脑干功能的不同阶段从而表现出中风闭、脱证的相关证型。

中医学的"厥"和"厥逆"是一种重要的征象。仲景厥论在《伤寒论》及《金匮要略》中大量出现，其常用的提法有"厥"、"厥逆"、"手足厥冷"、"手足逆冷"等说法，仲景认为"厥"、"厥逆"、"手足厥冷"、"手足逆冷"等皆属相同的证候，即指患者手足寒冷。仲景以后，医学界近两千年来，都沿袭仲景的厥和厥逆理论。

二、病因与发病机制

（一）中医病因病机

中医学认为，中风与风、火、痰、气、血、毒等关系密切，尤以肝风为主。其病理基础是机体衰老，脏腑功能减弱，气血阴阳失衡。因此，忧思愤怒，饮食不节，寒温失调，或操劳过度等，均可致阴陷于下，肝阳暴亢，阳亢风动，气血逆乱的病理状态。中风中脏腑的病机为本虚标实，本虚为肝肾阴虚，气血不足，标实为风、火、痰、瘀相因为患，一旦发病来势凶险，《素问·调经论》说："血之与气并走于上，则为大厥，厥则暴死；气复反则生，不反则死。"张锡纯说："盖血不自升，必随气而上升，上升之极必至脑中充血，是所谓气反则生、气不反则死，盖气反而下行，血即随之下行，故其人可生；若其气上行不反，血必随之充而益充，不至血管破裂不止，犹能望其复苏乎!"张锡纯曰："薄厥者，言其脑中所菀之血，激薄其脑部，以至于昏厥也……至此内中风之理明，脑充血之理亦明矣!"说明气血逆乱是中风的主要病理机制。气血逆乱，阴阳失衡，毒损脑络，故病势变化迅速。中风病变证无不由于气血逆乱之势严重，升降出入失常，酿生浊毒，动血生风，耗伤阳气而发生，甚而导致阴阳格拒离决危候。中风病厥逆属中风后并发症之重危症，即中风病坏病，可见于中风病中脏腑危重期。中脏腑发病机理是在人体心肝肾阴阳失调，气血逆乱的基础上，加之各种刺激因素，致使人体阴液耗伤，阳气偏亢，若病情进一步发展，终致肝阳暴涨，阳亢风动，脏腑气机逆乱，经脉气血失调，气血闭阻脑络而发病。总之，中风病厥逆是中风病发生当时出现的一种严重并发症，即中风病变证中的重危症。发生厥逆的中风病常见证型为痰热腑实、风火上扰、痰湿蒙神、元神败脱等证型。厥证的发病机理主要是气机突然逆乱，升降乖戾，气血运行失常，附加各种因素刺激，影响气机运行，气机上冲逆乱，清窍壅塞使之昏倒而厥。正如《景岳全书·厥逆》所说："厥者尽也，逆者乱也，即气血败乱之谓也"。

（二）西医发病机制

西医学认为，脑是维持人体生命活动的高级中枢，特别是脑干中有维持内脏活动的重要中枢，如心血管运动中枢、呼吸中枢等，当脑组织受到广泛和严重的损害，如脑出血压迫脑干时，将使这些重要中枢受损，心血管系统、呼吸系统功能就会受到影响，出现功能失常甚至衰竭表现。脑干是管理调节体温、呼吸、心跳、血压等生命体征的中枢，脑干出血可在短时间内引起呼吸、心跳停止，死亡率极高。在急性重症脑卒中时，由于脑水肿，颅内压升高，中线结构移位，影响到下丘脑，或病灶直接刺激下丘脑或脑干功能障碍，使神经体液调节功能紊乱，出现一系列应激反应。脑组织必须有脑血管系统的连续供血才能保持意识清醒，由于供应脑部的血管出现病变或受压，导致血流不畅或阻塞，可引起脑血流量减少，而脑缺血、缺氧等可引起神经递质传递障碍，如中枢神经系统兴奋性递质-去甲肾上腺素的合成停止或减少，使脑干网状结构上行激活系统向大脑皮质的投射功能被阻断,大脑皮质兴奋性降低,从而导致昏迷。由于各种原因所致的局限性或弥漫性颅内压增高,导致脑组织向阻力较小的地方移位,使部分脑组织挤入硬脑膜间隙或生理性颅骨孔道内,从而压迫脑干、脑神经和血管及阻塞脑脊液循环,当脑干受到极为严重的损害时,生理调节失效,代偿功能耗尽,患者则表现为呼吸及循环功能衰竭,深度昏迷,血压剧烈波动并逐渐下降,体温下降,瞳孔两侧散大而固定,四肢肌张力消失等症状。

三、诊断依据

(一) 中医诊断

1. 主症:突然昏仆,不省人事,或伴四肢逆冷,偏瘫或四肢瘫;
2. 次症:瞳神变化、饮水发呛、共济失调等;
3. 起病方式:急性起病,发病前多有诱因,常有先兆症状;
4. 发病年龄:多见中年以上。

具备 2 个主症以上,或 1 个主症 2 个次症,急性起病,结合起病、诱因、先兆症状、年龄即可确诊。不具备上述条件,结合影像检查结果亦可确诊。

(二) 西医诊断

参照 1994 年全国第四届脑血管病学术会议通过的《各类脑血管疾病诊断要点》。

1. 急性起病;
2. 发作时常有反复呕吐、头痛和血压升高;
3. 病情进展迅速,常出现意识障碍,偏瘫和其他神经系统局灶症状;
4. 多有高血压病史;
5. CT 或 MRI 检查发现脑出血或脑梗死部位;
6. 腰穿脑脊液多含血和(或)压力增高(其中 20% 左右可不含血)。

四、治疗

(一) 中西医结合治疗要点

中风病所致的厥逆在临床上属于急危重症、坏病,西医重在寻找有无低灌注、低血压、高颅压、脑疝形成、低血糖、血管闭塞等病理变化,还要查找出血或缺血病灶,对原发病给予积极治疗,如微创穿刺,进行侧脑室引流;血管内溶栓、取栓等,可有效挽救生命。中风病厥证乃危急之候,当及时救治为要,醒神回厥是主要的治疗原则,但具体治疗其虚、实证时又有所不同。实证当开窍、化痰、辟秽而醒神。开窍法是救治急症的独特疗法之一,适用于邪实窍闭之神昏证,以辛香走窜的药物为主,具有通关开窍的作用。主要是通过开泄痰浊闭阻,温通辟秽化浊,宣窍通利气机而达到苏醒神志的目的。虚证当益气、回阳、救逆以醒神。

(二) 中医辨证论治

1. 痰热腑实,阳盛格阴

【症状】起病急骤,神昏,鼻鼾痰鸣,半身不遂而肢体强痉拘急,项强身热,躁扰不宁,甚则手足厥冷,频繁抽搐,腹胀便秘,痰多,舌质红绛,舌苔黄腻,脉滑数。

【治法】通腑泄热,息风化痰。

【方药】星蒌承气汤送服安宫牛黄丸

全瓜蒌 30g、胆南星 6g、生大黄 9g^(后下)、芒硝 9g^(冲服)、丹参 15g。

2. 风火上扰,逐阴于外

【症状】突然昏仆,不省人事,牙关紧闭,口噤不开,四肢厥冷,面赤身热,或见呕血,尿赤便干,苔黄燥,脉弦滑而数。

【治法】凉肝息风,泻火开窍。

【方药】羚角钩藤汤送服紫雪丹

羚羊角片 4.5g、霜桑叶 6g、京川贝 12g、生地 15g、双钩藤 9g、滁菊花 9g、茯神 9g、生白芍 9g、竹茹 15g、甘草 3g。

3. 痰湿蒙神,阳虚不煦

【症状】素体阳虚,湿痰内蕴,病发神昏,半身不遂而肢体松懈,瘫软不温,甚则四肢逆冷,面白唇黯,痰涎壅盛,舌质黯淡,舌苔白腻,脉沉滑或沉缓。

【治法】温阳化痰,开窍醒神。

【方药】涤痰汤灌服苏合香丸

人参 10g、胆南星 12g、竹茹 15g、半夏 12g、陈皮 9g、茯苓 15g、石菖蒲 9g、桂枝 12g、枳实 10g。

4. 元神败脱,阳衰欲绝

【症状】突然神昏,昏愦,肢体瘫软,手撒,肢冷汗多,重则周身湿冷,二便自遗,舌痿,舌质紫黯,苔白腻,脉沉缓沉微。

【治法】益气固脱,回阳救逆。

【方药】通脉四逆加猪胆汁汤并注射参附注射液

甘草 6g、附子 20g^(先煎)、干姜 9g、猪胆汁 5ml。

(三)中医特色治疗

1. 名医经验

(1)王永炎教授治疗厥证经验:王教授在长期从事中风病临床研究中发现中风存在五大常见变证:呃逆、抽搐、厥逆、吐血呕血、戴阳。他指出神志的变化是辨别病势顺逆的重要标准,在临床上尤其要重视神志的检查。王教授在中风病治疗中始终重视调畅气机的升降出入,重视保护人身元阳之气、维护阴阳合和。中风病变证是在气血逆乱、酿生浊毒、动血生风、耗伤阳气基础上发生的升降出入失常,甚至阴阳格拒、阴阳离决之危候。王教授重视痰火、火毒对中风病患者元气的危害,针对中风治疗提出了清热化痰通腑乃至清热解毒、凉血通络法,并发明应用清开灵注射液治疗中风病,体现了从祛邪角度对一身阳气维护的深刻含义。

(2)颜亦鲁教授治疗厥证经验:颜教授认为厥证总因气机逆乱、升降乖戾而引起,情志不遂多为诱因,治疗厥证多启上与导下并重。启上药如菖蒲、茯神等。石菖蒲为芳香开窍之品,其辛香流散,气薄芬芳,辟秽恶而利清阳,化湿浊而开心窍,且其清香馨远,入心透脑,为开窍之要药,尤以鲜品入药为良;抱茯神乃松科植物赤松或马尾松的土内寄生物,以中间有细松根穿过者为茯神,具有醒脑开窍、宁心安神之功。导下多用消食导滞、通腑泻下之品,使邪有出路,从下窍而走,常药用六神曲、檀香、炒麦芽运脾和胃助消化,生大黄清热通腑以祛邪。

2. 文献摘录

(1)张鉴梅、徐丽等取涌泉、神阙、三阴交、足三里、大椎采用重灸法,对上述穴位依次悬灸,双侧交替进行,每穴总灸量大约 15～20 分钟。每日灸涌泉、神阙、足三里时间达到 30 分钟时,患者呼吸可明显改善,上述穴位总灸量达到 120 分钟时,患者呼吸可基本恢复正常。连续施灸三日后,可彻底纠正中风脱证。

(2)王晓琴,吴潇采用醒脑静注射液治疗 70 例中风痰热内闭证的患者,在采用复方丹参注射液静脉滴注的基础上,加用醒脑静注射液滴注,每天一次。可以降低毛细血管渗透性,防止离子、兴奋性氨基酸的异常变化,清除自由基等作用,临床观察表明,醒脑静注射液治疗中风痰热内闭证,能促进患者意识障碍的改善和神经功能的修复,对中风痰热内闭证有明显醒脑开窍的作用。

(3)芦仁杰用自拟固汗温阳养阴方治疗中风脱证 1 例,组方:浮小麦、麻黄根、煅牡蛎、煅龙骨、红参、制附片、生黄芪,煎汤代茶。另用煅牡蛎、煅龙骨、乌梅烧灰研末外擦周身,2 日后精神明显好转,四肢转温。服 12 剂后,改用归脾汤加减调理 2 个月而愈。

(四)中药成药制剂应用

1. 醒脑静注射液　由麝香、郁金、冰片、栀子组成。辅料为聚山梨酯 80、注射用氯化钠。适用于痰热腑实证、风火上扰证。静脉滴注,一次 10～20ml,用 5%～10% 葡萄糖注射液或氯化钠注射液 250～500ml 稀释后滴注,每日 1～2 次。

2. 痰热清注射液　黄芩、熊胆粉、山羊角、金银花、连翘。辅料为丙二醇。适用于痰热腑实证。静脉滴注一次 20～30ml,用 5%～10% 葡萄糖注射液或氯化钠注射液 250～500ml 稀释后滴注,每日 1 次。

3. 参麦注射液　红参、麦冬。辅料为聚山梨酯 80、亚硫酸氢钠。适用于元神败脱证。静脉滴注,一次 50～100ml,用 5%～10% 葡萄糖注射液或氯化钠注射液 100～250ml 稀释后滴注,每日 1 次。

4. 参附注射液　红参、附片。回阳救逆,益气固脱。适用于元神败脱证。肌内注射:一次 2～4ml,一日 1～2 次。静脉滴注:一次 20～100ml,用 5%～10% 葡萄糖注射液 250～500ml 稀释后使用。静脉推注:一次 5～20ml,用 5%～10% 葡萄糖注射液 20ml 稀释后使用。

(五)西医治疗

在面对急性重症脑血管病患者时,救治的成功与否在于是否能够挽救患者生命,所以首先应积极采取措施控制颅内压并处理系统并发症,其次才可考虑具体针对脑血管病的治疗,如溶栓、抗凝等。

1. 紧急处理　应迅速转入 ICU 病房或 NICU 病房,立即对患者给予畅通呼吸道处理,如清理口咽部异物以及呼吸道分泌物、吸氧等,病情较重者可采取气管插管、人工辅助呼吸等措施;其次进行心电监护,动态监测患者心率、血压以及血氧饱和度等指标,同时开通静脉通道,必要时进行适当镇静、留置导尿管或者胃管等治疗。在进行应急处理的同时,医师应对患者的生命体征、意识水平、瞳孔、心、肺、肝肾等功能进行监测,尽快完善颅脑影像、血常规、血生化、凝血功能以及心电图等辅助检查,以协助诊断。

2. 降低颅内高压　常用的脱水降颅压药物有甘露醇、呋塞米、甘油果糖以及白蛋白等。其中甘露醇最为常用,且效果较为显著,主要通过静脉注射后,引起渗透性脱水,缩小脑容积降低颅内压。甘露醇输入体内后可以使血浆容量扩增,降低红细胞比容和血黏度,增加脑血流量和脑氧释放。若患者出现脑疝形成迹象时,可改静脉滴注为静脉加压推注。甘露醇应静脉快速滴注,要求 250ml 溶液在 30～60 分钟内滴完,太慢则达不到血液高渗目的。一次剂量的甘露醇 1～5 分钟起效,20～60 分钟作用达高峰,可持续 1.5～6 小时,取决于脑部的临床病况。为了持续降低颅高压,应该 4～6 小时重复滴注,也可采取在两次点滴之间,辅以其他降颅压药或利尿药。一般用量按 0.25～1g/kg 计算,紧急情况下可给到 1.4g/kg 的大剂量。用药期间应该密切注意水及电解质的平衡,及时补液及钾、钠等电解质。应严密记录出入水量,一旦发现尿量减少,则提示需要减药或停药,不宜长期使用,何时停药视临床症状改善情况而定,连续用药最好不超过 1 周。

3. 积极抗感染和抗休克治疗 预防各种感染,及时纠正缺氧,预防应激性溃疡和保护心肾功能,重点防治肺部感染、肠道感染、泌尿系感染,争取及早发现感染灶并选择有效的抗生素控制感染。防止因感染的扩散或休克导致器官功能进一步受损。

4. 积极治疗脑部原发病 脑卒中所致的大脑、脑干、下丘脑等结构的原发或继发的其他器官功能受损。

五、典型病例

刘某,女,75 岁,于 2011 年 11 月 25 日因"左侧肢体活动不利 20 余天"由急诊收入院。患者 20 余天前无明显诱因出现左手麻木、左侧肢体无力,于门诊查头颅 CT 示:右侧基底节区脑梗死。口服硝苯地平、抗栓丸等治疗,病情逐渐加重,左侧肢体活动不能。于 2 月 25 日出现头痛、恶心,呕吐 1 次,伴发热,于我院急诊就诊,查:血压 190/90mmHg,双眼左侧凝视障碍,左侧上下肢肌力 0 级,左侧巴宾斯基征(＋)。血常规:白细胞 $17×10^9/L$,中性粒细胞比例 85%。予甘露醇脱水降颅压、抗感染、清开灵清热解毒等治疗,病情无明显改善,为求进一步治疗转入我科。发病以来:左侧偏瘫,前额头痛,饮水呛咳,发热,纳差,大便 3 日未行,小便频数。既往高血压病史 40 年,未规律服药。房颤病史 10 余年,口服地高辛治疗。查体:嗜睡,言语流利,查体欠合作,双肺呼吸音略粗,未闻及干湿啰音,心律不齐,脉搏短绌。神经系统检查:双眼向右侧凝视,左侧鼻唇沟变浅,肢体深浅感觉均不能配合,左侧肢体肌力 0 级,肌张力减弱,左侧腱反射活跃,双侧巴宾斯基征(＋)。舌红中有裂纹,无苔,脉沉弦结代。中医诊断:中风病,证属风痰上扰,腑实内结,治疗予清热通腑法,活瘀化痰进行治疗。5 日后病情恶化,突然昏仆,面色苍白,神识淡漠,目合口张,肢冷汗多,喉间痰鸣,BP 130/80mmHg,中医诊断为中风病厥逆,认为阳热盛,邪热深入,使阳气郁伏于里,高热上亢,影响神明,热深厥深。中医治疗以通腑泄热,息风化痰,方药以星蒌承气汤合白虎汤送服安宫牛黄丸进行治疗。药后患者当晚通便 2 次,神志逐步清朗,脉亦略起。

六、中西医结合临床体会

临床上,中风病是由于脏腑亏损,精血不足,脑脉虚损为病机之本,风火、痰热、腑实、瘀血相互为患系发病之标,在疾病发展过程中演化出厥逆之症。其病机的关键是气机突然逆乱,升降乖戾,气血运行失常,阴阳偏盛偏衰不相维系,阴阳之气不相顺接。王永炎教授指出,中风病由于气血逆乱在脑而发,中风后,神逆不能导气,可进一步使气血瘀滞逆乱态势加重。针对中风病坏病无不由于气血逆乱之势严重,升降出入失常,酿生浊毒、动血生风耗伤阳气而发生,甚而导致阴阳格拒离决危候。因此,在治疗中应始终重视调畅气机的升降出入,重视保护人身元阳之气,维护阴阳合和。重症脑血管病对患者生命的威胁首先表现在脑血管病变本身对于呼吸循环系统的直接累及,当脑组织局部出现出血或者梗死等病变时,其病变组织及伴随的水肿可对周围组织形成压迫或损害,如大脑半球以及小脑半球的病变可对脑干直接造成压迫,另外小脑半球的病变还可引起枕骨大孔对延髓的压迫;其次脑血管病变引发的严重系统感染亦可对患者生命构成严重威胁,脑卒中发病后,由于自主神经中枢受损,神经—体液调节功能紊乱,可导致一种或多种脑—内脏联合病变,诸如肺部感染、脑—心综合征、脑—胃肠综合征、脑—肾综合征、高渗性昏迷、酸碱平衡失调及电解质紊乱等。脑血管病变越重,就越容易引发系统并发症,系统并发症反过来又会加重神经功能的损害,二者呈现互为因果的关系。

附 中风病戴阳

在中医日趋发展的进程中,中医专业术语的规范越来越重要,而目前中医界对戴阳的认识,尚无确切的定义。《中医名词术语精华词典》认为戴阳有两个含义:"戴阳,证名。指以面颧色淡红如妆,游移不定为特征,下真寒而上假热的危重病证。多因下元虚衰,真阳浮越所致……参之阴盛格阳条。亦可由阳气怫郁在表所致"。《中华医学大辞典》则认为戴阳是"阳气上越而面赤也"。由此可见,目前中医界对戴阳没有明确的界定,而在临床上,大多都以阳气虚衰,阴寒内盛,逼迫虚阳浮游于上的病机来进行鉴别诊断。

中风病戴阳是指患者出现面红颧赤的征象,常兼见下利清谷、四肢手足厥冷、里寒外热、脉微欲绝、烦躁等阳虚阴盛的症状,是中风病最危险的病证,它是在喘脱、厥逆、神昏基础上,又出现阴盛阳衰过甚,使虚浮之阳上浮头面的回光返照现象。对于此类患者,我们在治疗时,应积极采取中西医综合抢救措施。

1. 中医病因病机

中医学认为,戴阳是下真寒而上假热的危重病证。戴阳的病因病机有两种:一是阴寒内盛导致虚阳外越,即阴盛格于上,多为阳气素虚之人,复受外寒而致,往往起病急,病程较短,有受寒病史;二是因精气大亏,阴阳俱虚,虚阳不能内守而浮越于外所致,即临床上所谓的"回光返照"、"残灯复明",多见于内伤重症久病之人。而这里所指的中风病戴阳,其病机是由于阴阳俱虚,虚阳不能内守而浮越于外所致。首先,阳气之浮越是因在下的阴液失去阳气的蒸腾。即《伤寒论·辨少阴病脉证并治》所谓"下焦虚有寒,不能制水"之故。

气机升降理论实际上反映了阴阳五行学说的实质,因此也可以说,升降理论是阴阳矛盾运动理论的延伸与升华。气机升降学说认为,外、上为阳,内、下为阴。人体要构成统一整体,必须阴升阳降、阴出阳入。但阴欲升,而不能自升,必随阳而升,阳欲降,而不能自降,必随阴而降。反之,亦然。正如《内经》所说,虽然"天为阳,地为阴"(《素问·六节藏象论》),但"天有阴阳,地亦有阴阳"(《素问·天元纪大论》),故王冰注曰:"天有阴故能下降,地有阳故能上腾,是以各有阴阳也。阴阳交泰,故化变由之成也"(《重广补注黄帝内经素问》)。今阳气衰微于下,则在下的阴液就不能被阳气蒸腾于上,即《伤寒论·辨少阴病脉证并治》所谓"下焦虚有寒,不能制水"之故。于是,在上的阳气不仅失去了阴液的携带而不能达于下,反而因阴液的渐趋枯竭而更加升浮甚至离散于上,使人体的上部出现某些热象,并最终导致阳脱而亡的严重后果。

脑在人体的上部,位于巅顶之上,根据脏腑的阴阳特性,脑为奇恒之府,"藏于阴而象于地","阳者为天,阴者为地","阳主升,阴主降",故脑亦以降为主。"升已而降,降者为天",因此脑的气机升降的特点是以降为主,降中有升。脑以降为主,一则脑之浊阴下降,以保持脑之脉络通畅,不致阻闭;二则"脑为元神之府",脑气下降,以统五脏神。中风病戴阳则是气机升降失常,阴气不上升反竭于下,阳气不降反脱于上,阴阳相离,最终导致严重后果。

以六经辨证戴阳应是邪入少阴,阴阳平衡失调的一种特殊的病变类型。在《伤寒论》中论及虚阳外越之证,尚数少阴寒化证为甚。《素问·上古天真论》曰:"肾者主水,受五藏六府之精而藏之"。说明人体精气,均藏于肾。即可概括为肾阴和肾阳两方面,是集各脏腑阴阳之本。二者之间,相互依存,相互为用。因"阴阳互为其根",因风寒之邪深入少阴,先伤肾之真阳,真阳受伤则真阴无以化生,而致真阴化源无继,同时机体本身的真阴又要不断的对机体各脏腑组织器官起着滋养、濡润的作用,最后则必将导致阴精耗竭,继又因欲涵之阴难涵纳虚阳,以致虚阳浮越于上。

2. 中医诊断

(1)主症:面红颧赤、偏瘫、神志昏蒙,不语。

(2)次症:下利清谷、四肢手足厥冷、脉微欲绝、烦躁等。

(3)起病方式:起病缓慢,病程长,一般提示阴阳离决,难以救治。

3. 中医治疗

疾病发展至此阶段戴阳与格阳常可互见,不可截然分开,若切中要害,详加辨证尚回天有术。因二者均由少阴阳气大衰,阴盛格阳所致,同属里真寒外假热之证。其中虚阳被阴寒格拒于外者称为格阳证,格拒于上者则为戴阳证。其主要脉证,二者均有手足厥逆、下利清谷,脉微欲绝等里真寒之象。不同之处在于前者表现为身反不恶寒,后者则有面色赤,干呕,心烦,咽痛等证。格阳、戴阳虽然有别,但基于二证阴盛格阳的病理相同,故治疗皆以破阴回阳为原则,均用附子、干姜。若表现为格阳证时,则在破阴回阳的基础上通达内外阳气,方用通脉四逆汤。本方即四逆汤倍干姜增附子用量而成。取其大辛大热之品,速破在内之阴寒,急回在外之阳气。如兼利止脉不出者加人参,益气生脉;兼汗出、四肢拘急者加猪胆汁益阴以和阳,并有反佐之效(即通脉四逆加猪胆汁汤)。若表现为戴阳症状时,则可在破阴回阳的同时,通达上下之阳气,方用白通汤。白通汤即四逆汤去甘草,减少干姜用量,再加葱白而成,方药组成如下:附子15g,干姜6g,葱白4根。

4. 中医特色刺灸

(1)针刺:取神阙、关元二穴,重灸有回阳固脱复脉的作用;素髎采用强刺激泻法,能醒脑开窍、振奋阳气;百会穴重灸能补益、升提人体阳气,防止虚脱。

(2)灸法:取神阙、关元、足三里、百会。用艾条悬灸30分钟～60分钟;或重灸"五心"穴(百会、双劳宫、双涌泉),至神醒脉复。

(3)穴位注射:取关元、足三里。用参麦注射液或参附注射液,每穴1ml。

第六节　中风病心悸

一、概述

中风病心悸是指中风后发生的心中悸动,惊惕不安,甚则不能自主的一种病症,常常被中风病的典型症状所掩盖。该病相当于西医学的脑心综合征,即急性脑卒中引起的继发性心脏损害,其主要表现为心律失常,心律失常可表现为窦性心动过速、窦性心动过缓、各种类型的传导阻滞、心房纤颤、室性早搏、房性早搏、阵发性室性心动过速等。据文献报道，急性脑血管病时心电图变化可高达 65％～75％，且脑出血明显高于脑梗死。在出血性脑血管病中，蛛网膜下腔出血的心电图异常又较脑出血多见和显著。

二、病因与发病机制

（一）中医病因病机

中医学虽无"脑心综合征"的病名，但心脑之间生理功能密切相关，经脉相互络属，决定了心脑之间在病理方面也必然是相互影响。中风病虽然病位在脑，但由于阴阳气血失常、脏腑功能失调既是中风病发病之因，又是其果，并进一步影响其病机演变，因此脑出血后心脏受到影响而出现脑心综合征也是必然的。中风病其始动因素是风、痰、火、虚、瘀，导致气血逆乱，上冲犯脑，阻滞脑络，壅塞清窍，气血津液输布失常，血不利则为水、津不行则为痰，痰郁而化热，则痰热水瘀互结，进一步损伤脑络，在此基础上，产生多种毒性物质，表现为瘀毒、痰毒、热毒等，作用于心脏，扰乱心神、阻滞心脉，即出现心中悸动，惊惕不安。

（二）西医发病机制

1. 脑对心脏活动调节作用的紊乱　心脏活动受到交感、副交感神经的双重支配，而支配心脏活动的高级自主神经中枢位于下丘脑、脑干及边缘系统。神经解剖学和电生理学研究显示：岛叶是心血管和自主神经功能调节的高级中枢，刺激岛叶可引起心率、血压、心功能及自主神经功能紊乱。Tokgozoglu 提出处于大脑中动脉供血区的岛叶皮质是控制交感和副交感神经调节心血管功能最重要的皮质区，因为缺血性卒中最常见的是大脑中动脉的阻塞，所以脑卒中常累及岛叶，这能解释临床上脑卒中常出现心脏损害的原因。这些研究提示脑源性心脏损害中岛叶起了重要作用，大脑半球岛叶或其邻近结构病变对心脏自主神经活性的影响是导致心脏病变的主要病理生理机制，也是导致心脏异常和脑部病变患者猝死的主要原因；目前推测，介导卒中后心脏损害效应的部位可能起源于或途经以上区域。

2. 神经体液调节作用的紊乱　急性脑部病变时，机体处于应激状态，交感神经活性增加，副交感神经活性降低，肾上腺髓质儿茶酚胺分泌增加，进一步引起冠状动脉痉挛与收缩，造成心脏缺血。

3. 心脏自主神经系统的作用　Cheung 等认为脑源性心血管功能紊乱的外周机制除了肾上腺儿茶胺分泌的增多外，还包括交感神经递质释放的增加。蛛网膜下腔出血患者尸解发现心肌细胞的灶性溶解围绕心内神经末梢分布，在心内膜下神经末梢处最明显，离心内神经末梢越远病变越轻。这也证明了 Cheung 的观点。最近的研究表明，支配心脏的自主神经也存在不对称分布，交感神经的分布主要影响室性心肌的活动，而副交感神经分布突出影响窦房结和房室结，右侧迷走神经主要影响窦房结，左侧迷走神经主要影响房室结。此外，左侧颈胸神经节或左侧交感活动较右侧有较强的促进心脏心律失常的潜力。有证据表明，心脏神经支配的不对称以及交感和副交感神经的不平衡在脑源性猝死中起重要作用。还有研究发现脑卒中患者的心脏自主神经活性失去了昼夜节律，以上这些心脏自主神经功能紊乱是急性脑卒中并发心律失常和其他心血管并发症的重要环节。

4. 脑、心血管病变　存在着共同的病理基础高血压、动脉硬化，为脑、心血管疾病共同的常见病因。一个发生脑卒中的患者实际上可能已经发生了冠状动脉的硬化及心脏供血不足(尤其是高龄患者)。脑部病变的发生,无疑给原已存在病变的心脏又增添了新的负担,诱发心脏病变的加重。因此,在临床上脑心同时发生病变的情况是很常见的。

三、诊断依据

(一)中医诊断

1. 中风诊断标准

依据国家中医药管理局"ZY/T001.1—001.9—94"行业标准的有关规定,参照国家中医药管理局脑病急症协作组 1995 年制定的《中风病诊断与疗效评定标准》(试行),(国家中医药管理局脑病急症协作组·中风病诊断与疗效评定标准)。

主症:半身不遂,神识昏蒙,言语謇涩或不语,偏身感觉异常,口舌歪斜;

次症:头痛,眩晕,瞳神变化,饮水发呛,目偏不瞬,共济失调;

急性起病,发病前多有诱因,常有先兆症状;

发病年龄:多在 40 岁以上。

说明:具备 2 个主症以上,或 1 个主症 2 个次症,结合起病、诱因、先兆症状、年龄即可确诊;不具备上述条件,结合影像学检查结果亦可确诊。

2. 心悸中医诊断标准

参照《中医内科常见病诊疗指南》。

自觉心搏异常,或快速或缓慢,或跳动过重,或忽跳忽止。呈阵发性或持续不解,神情紧张,心悸不安。伴胸闷不适,心烦寐差,颤抖乏力,头晕等。可伴有心胸疼痛,甚则喘促,汗出肢冷,或见晕厥。可见数、促、结、代、缓、迟等脉象。

(二)西医诊断

1. 参照 2006 年 12 月中华医学会编著的《临床诊疗指南·神经病学分册》(第 1 版)中脑梗死、脑出血的诊断标准。

2. 心律失常诊断标准参照陈文斌、潘祥林主编的《诊断学》(第六版)中"心电图"章节诊断标准。主要见于各种原因引起的心律失常,如心动过缓、心动过速、心律不齐及异位心律。如窦性心动过速、窦性心动过缓、室上性心动过速、房性早搏、房颤、室性早搏等。

(三)鉴别诊断

1. 冠状动脉粥样硬化性心脏病所致心律失常 原发病为冠心病,冠心病可表现为心绞痛型、心肌梗死型、心律失常型及猝死型。

2. 慢性心功能不全所致心律失常 最常见的原发病为冠心病、高血压性心脏病、瓣膜病、心肌病和肺源性心脏病,后期形成慢性心功能不全。

3. 病毒性心肌炎所致心律失常 原发病为病毒性心肌炎。其心律失常极常见,各种心律失常都可出现,以房性与室性早搏最常见,其次为房室传导阻滞,此外,心房颤动、病态窦房结综合征均可出现,心律失常是造成猝死的原因之一。

四、治疗

(一)中西医结合治疗要点

脑心综合征由脑部原发病引起,故对于其心脏方面的并发症来说,消除病因是最根本的治疗,所有处理都必须根据原发病的具体情况来决定,即治疗要点是优先原发病的治疗,兼顾合并症的处理。中医治疗以清热化痰、活血化瘀、通腑醒神法为治疗原则。

(二)中医辨证论治

1. 风痰上扰,热毒扰心

【症状】半身不遂,偏身感觉异常,言语謇涩或不语,口舌歪斜,痰多,心悸,心烦眠差,眩晕,恶心呕吐,身热,口渴,大便偏干,小便黄,舌红苔黄厚腻,脉弦滑数。

【治法】清热化痰,解毒安神。

【方药】羚角钩藤汤合黄连解毒汤加减

羚羊角粉 3g^(冲服)、钩藤 15g、川贝母 12g、茯苓 30g、清半夏 12g、陈皮 10g、枳实 10g、生地黄 12g、竹茹 15g、黄连 10g、黄芩 10g、栀子 10g、炙甘草 6g。

2. 风痰瘀阻,阻遏心脉

【症状】神志昏蒙,半身不遂,偏身感觉异常,言语謇涩或不语,口舌歪斜,心悸,胸闷,胸痛,痰多,或恶心呕吐,舌质黯红,或有瘀斑,苔白厚腻,脉弦滑,或涩,或结。

【治法】息风祛痰,祛瘀通脉。

【方药】半夏白术天麻汤合瓜蒌薤白半夏汤加减

清半夏 12g、白术 30g、天麻 15g、茯苓 15g、川芎 10g、川贝母 12g、全瓜蒌 30g、薤白 10g、桂枝 6g、全虫 8g、陈皮 10g、炙甘草 6g。

3. 阴虚风动,扰心阻脉

【症状】神志昏蒙,半身不遂,偏身感觉异常,言语謇涩或不语,口舌歪斜,心悸,胸闷,或胸痛,形体消瘦,口干,心烦,梦多,小便少黄,大便偏干,舌黯红少苔,脉弦细,或涩。

【治法】育阴息风,祛瘀安神。

【方药】育阴熄风汤合血府逐瘀汤加减

生地黄 20g、麦冬 15g、玄参 15g、天麻 12g、桃仁 10g、赤芍 10g、川芎 10g、当归 12g、桔梗 10g、枳壳 10g、柴胡 6g、酸枣仁 30g、茯苓 15g、川牛膝 10g、桔梗 6g、炙甘草 6g。

4. 气虚血瘀,心虚胆怯

【症状】半身不遂,偏身感觉异常,言语謇涩或不语,口舌歪斜,心悸,动则加重,梦多,气短乏力,精神疲惫,声低懒言,舌质淡黯,或有瘀斑,舌下脉络瘀滞,脉细而无力,或涩。

【治法】补气祛瘀,宁心安神。

【方药】补阳还五汤合安神定志丸加减

黄芪 30~120g、当归 10g、桃仁 10g、红花 10g、赤芍 10g、川芎 10g、地龙 10g、生龙齿 30g、茯苓 15g、酸枣仁 30g、远志 10g、石菖蒲 10g、茯神 15g、党参 10g、炙甘草 6g。

(三)名医经验

张伯臾教授经验:心律失常临床表现以心悸、怔忡、脉来数(促)、迟(结、代)为主症。中医学将其归于心动悸,脉结代一类病症,多宗仲景炙甘草汤为主方。张老认为对于它的辨治提出要注意以下几个方面:1)要善于识脉。数脉在心律失常中多见于阴虚火旺者,治疗当以养阴清心为主,即便欲用复脉汤,亦多去桂、姜、酒,而重用养阴清热之味。这种情况在心肌炎中见到最多,热盛者甚至可用犀角地黄汤类。但是,临床亦可见脉数而兼促、沉细或微细,伴面浮肢肿,动则气短,形寒舌淡,切不可因其脉数而作热看,而应四诊合参,辨为心气心阳虚衰,守温补法,以益气温阳之剂治疗,如桂、附、参、芪之类,而对于寒热错杂、阴阳互损之证,每取附子、川连,或附子、麦冬、生地同用,常可取效。以迟脉(结、代)而论,"阴盛则结",

"迟而无力定虚寒",临床常用麻黄附子细辛汤类方治疗,确实有效。对于病程迁延日久者,要考虑到阴阳互损之变,同样需要阴阳并调。2)要善养心神。心律失常每有心悸心慌、易惊、失眠,多为心神虚所致,故在治疗中必须注意护养心神。心气虚者选用归脾丸、钱氏养心汤;心阴亏者分别选用甘麦大枣汤、酸枣仁汤、琥珀多寐丸、天王补心丹、朱砂安神丸、黄连阿胶鸡子黄汤等,心之阴阳气血亏虚则常用复脉汤。3)要善治兼证。心律失常者,每因兼证而发作加重。如老年多心肺同病,常因痰饮内阻而久治不愈,种种不一。故在治疗中要注意并治兼证。

(四)中药成药制剂应用

1. 生脉饮口服液　组成:人参、麦冬、五味子。功效:益气复脉,养阴生津。用于气阴两亏,心悸气短,脉微自汗。一次 10ml,一日 3 次,口服。

2. 稳心颗粒　组成:党参、黄精、三七、琥珀、甘松。功效:益气养阴,活血化瘀。用于气阴两虚,心脉瘀阻所致的心悸不宁、气短乏力、胸闷胸痛。一次 1 袋,一日 3 次,口服。

3. 参松养心胶囊　组成:人参、麦冬、山茱萸、丹参、酸枣仁、桑寄生、赤芍、土鳖虫、甘松、黄连、南五味子、龙骨。功效:益气养阴,化瘀安神。适用于气阴两虚,心血瘀阻证。一次 4 粒,一日 3 次,口服。

4. 心宝丸　组成:洋金花、人参、肉桂、附子、鹿茸、冰片、人工麝香、三七、蟾酥。功效:温补心肾,化瘀复脉。适用于心肾阳虚,心脉瘀阻证。一次 2 丸,一日 3 次,口服。

5. 宁心宝胶囊　组成:虫草头孢菌粉。功效:滋养心肾,化瘀安神。适用于心肾阴虚,心脉瘀阻证。一次 2 丸,一日 3 次,口服。

(五)西医治疗

本病的西医治疗均以治疗脑血管病为主,分脑梗死与脑出血两种治疗方案;结合具体情况,必要时配合抗心律失常、改善冠脉循环、营养心肌、改善心功能等药物应用;大多数情况下,随着脑中风急性期的安全度过,心律失常会逐渐趋于好转或缓解。脑梗死引起心律失常,多是大面积的脑梗死或特殊部位的脑梗死(如脑干、丘脑等),在一般内科支持治疗的基础上,应积极抗脑水肿、降颅压、抗血小板、改善脑循环、脑代谢、脑保护等措施,在小于 6 小时的时间窗内且有适应证者,可行溶栓治疗。另外,要控制好血压、血糖,注意并发症的预防和治疗。脑出血引起的心律失常,与出血部位或出血量的多少有关,常见于丘脑、脑干出血、蛛网膜下腔出血,其他部位的出血量较大者引起机械压迫也可导致心律失常。在一般内科支持治疗的基础上,应积极抗脑水肿、降颅压、控制血压;自发性脑出血者可根据出血部位及出血量的多少,行微创颅内血肿清除术或外科手术治疗;蛛网膜下腔出血者,需应用抗纤溶药物及预防和治疗脑血管痉挛药物(钙离子拮抗剂),由动脉瘤引起者行外科手术或介入治疗。

五、典型病例

陈某,女,78 岁,以"意识不清伴四肢无力 8 小时"为代主诉于 2012 年 2 月 5 日 0 时 28 分经急诊收入我院脑二病区。现病史:患者 8 小时前无明显诱因出现意识不清,四肢无力,汗出;家人发现立即拨打 120,入急诊科留观。时见神昏,呼之不应,疼痛刺激消失,角膜反射存在。急查血糖 1.1mmol/L,立即对症治疗后,患者意识障碍改善,昏睡,右侧肢体可屈曲,左侧肢体不遂,但心率波动在 35～40 次/分,血氧约 80%,为进一步治疗,遂收入我科。急查头颅 CT:右侧额颞顶叶脑梗死;脑萎缩。胸部 CT:左肺上叶感染;右侧胸膜肥厚;左心房稍增大。入院时症见：嗜睡，精神差，面色黯淡，左侧肢体偏瘫，四肢厥冷，汗出，无咳嗽咯痰，无恶心呕吐，小便失禁，大便未行，舌体后坠，舌淡白，苔薄白，脉沉弱。既往有冠心病、房颤、高血压病史10余年，血压波动在130～170/80～100mmHg。糖尿病3年余，心源性脑栓塞病史2年余，遗留不全运动性失语、左肢不遂。体格检查：T 35.0℃，P 40次/分，R 15次/分，BP 150/65mmHg，SpO₂ 80%。神经系统：查体不合作，昏睡，构音障碍，双侧瞳孔等大，直径约2.5mm，光反应存在。左侧鼻唇沟变浅，左肢肌力0级，肌张力低，腱反射活跃；右侧肢体肌力4级，双侧Babinski sign（＋）。颈软，无抵抗。感觉、共济运动未查。辅助检查：心电图：窦性心动过缓，多导联ST-T改变。心肌酶：肌酸激酶730U/L、肌酸激酶同工酶42U/L、乳酸脱氢酶681 U/L、羟丁酸脱氢酶142U/L、cTnI0.98ng/L。电解质：钠119mmol/L、氯105mmol/L、钙2.07mmol/L。血常规：白细胞16.41×10⁹/L、中性粒细胞14.52×10⁹/L、血小板：350×10⁹/L；凝血六项：ATPP 42.50s，FDP 4.5μg/L、D-二聚体2.30μg/mL。中医诊断：中风病心悸，证属阳气亏虚，瘀血阻络。西医诊断：①脑梗死；②急性冠脉综合征（心房纤颤、广泛心肌缺血、心动过缓）；③高血压3级（极高危）；④2型糖尿病。治疗：中医予益气温阳，活血通络之法，给予参附汤合补阳还五汤加减，处方：红参10g、制附子9g、麦冬15g、五味子12、山萸肉20、生龙骨30g、生牡蛎30g、黄芪15g、当归15g、赤芍12g、桃仁12g、红花15g、石菖蒲15g、郁金15g、肉苁蓉15g。浓煎200ml。灌服3剂，患者意识完全转清，汗出减少，时有心慌，大便解出。继服6剂，精神明显好转，汗出停止，心慌明显好转，而后补阳还五汤继续巩固治疗。西药予提高心率、抗凝、扩冠、调脂、调整血糖、改善循环、改善脑代谢、纠正电解质失衡及对症处理，经21天治疗患者意识转清，心室率升至73次/分左右，律不齐，左侧肢体肌力2级，右侧肢体肌力5级，血糖、血压稳定，病情稳定出院。

六、中西医结合临床体会

中风病心悸多发生在中风病急性期，心电图变化最为敏感，最为常见。ECG主要改变有如下几个方面：①冠状动脉供血不足的改变：发生率约占半数，主要为ST段及T波的改变，常见ST段下降，T波低平或倒置。还可以见到明显的u波及Q-T间期延长，说明心室复极时间的延长，均提示着心肌缺血性改变。②各种心律失常：发生率约占1/3。可有窦性心动过速、窦性心动过缓、房性早搏、阵发性心动过速、阵发性心房纤颤、房室传导阻滞，结性心律等。治疗上首先是中西医结合中风病的治疗，程度较轻者随着脑血管病急性期的度过，心电图逐渐恢复正常，程度较重者，据患者病况辨证施治，结合中医特色治疗，必要时结合改善冠脉循环及抗心律失常的药物应用，心电图才逐渐恢复正常。需要提及两点：一是中风急性期是脑水肿的高峰期，往往需要甘露醇脱水治疗，必须注意维持电解质的平衡和防止肾功能受损，否则可能加重心脏的损害。二是中风急性期要保持大便通畅，可以起到醒脑开窍、退热的作用，同时可以防止用力大便导致心脏负担的加重。

第七节 中风病关格

一、概述

中风病关格指中风病后或因误治，或因失治，致使病情加重致使脾肾阴阳衰惫，气化不利，湿浊毒邪犯胃,以小便不通与呕吐并见为临床特征的一种危重病证。中风病关格为中风病重症出现的危重之症,相当于卒中后出现急、慢性肾衰竭,属于中风病坏病范畴。可由药物(如甘露醇等肾损害药物)引发,亦可由原发性肾脏病及糖尿病肾病、高血压肾病等继发性肾损害加重所致。本节专指卒中后急性肾功能不全。主要表现为少尿或无尿,肉眼或镜下血尿,全身水肿等症状。

二、病因与发病机制

(一)中医病因病机

中风后或因失治误治,导致湿浊毒邪内蕴,气不化水,肾关不开,则小便不通;湿浊毒邪上逆犯胃,则呕吐,遂发为关格。湿浊上蒙清窍,可致昏睡或神识不清。中风病关格的病机往往表现为本虚标实,虚实夹杂,病位以肾为主,肾、脾、胃、心、肝、肺同病,其基本病机为脾肾阴阳衰惫,气化不利,湿浊毒邪上逆犯胃。由于标实与本虚之间可以互相影响,使病情不断恶化,因而最终可因正不胜邪,发生内闭外脱,阴竭阳亡的极危之候。引起中风病关格的病因,可归为以下两方面:其一脾阳亏损,肾阳衰微,或因素体阳虚,或因饮食不节,导致脾肾阳亏,气不化水,阳不化浊,使水湿之邪更甚,进一步损伤阳气。疾病发展到最后,往往阳损及阴,真阴败竭,阴阳离决。其二痰浊瘀阻,肾失气化,痰浊、瘀血既是中风病的核心病机,也是关格形成的重要因素,痰浊瘀血阻于肾络,肾络不畅,水道滞塞,气化不利而发水肿。总之,中风病关格是因脾肾阳虚,痰浊、瘀血互阻,水道滞塞,气化不利而产生,脾肾亏虚是本,痰浊瘀血互阻,三焦不通是标。

(二)西医发病机制

急性脑血管病后出现急慢性肾损害的病因主要有肾血流灌注不足和肾毒性物质(内源性或外源性)损害有关内脏器官所致。肾血流灌注不足是引起肾衰竭的最常见原因,急性脑血管病后体循环血流动力学改变及大血管的损伤,可使肾血流灌注压降低、肾血流量减少,甚至降压药物使用过度,也可引发肾血管的收缩与舒张失调,导致肾血流灌注不足,而引起肾衰竭;外源性肾毒性物质(如急性脑血管病时常使用的甘露醇、抗菌药物、造影剂等)以及内源性肾毒性物质(肌红蛋白、血红蛋白、尿酸、钙等)均易引发肾衰竭。同时肾血流灌注不足和肾毒性物质两者常相互协同作用,引起更为严重的肾功能损害。急性脑血管病后出现急慢性肾损害的发病机制有:

1. 残余肾小球高血流动力学(健存肾单位学说+肾小球肥大学说+肾小球高滤过学说) 急性脑血管病后导致肾实质减少时,残余肾单位肾小球因负荷增加而出现代偿性肥大,以维持肾脏的排泄(代谢)和调节(水、电解质、酸碱平衡)功能。在代偿过程中,入球小动脉较出球小动脉扩张更为显著(因血管活性因子分泌紊乱,如 PGE、RAA、ET、EDRF、CGRP 等),导致残余肾的单个肾单位 GFR 增高(高滤过)、血流量增加(高灌注)和毛细血管跨膜压升高(高压力),即"三高状态"。"三高状态"使病损肾的肾功能在短期内尚能维持正常,然而也加速了进行性肾损害的过程,终致肾小球硬化。

2. 肾小管高代谢 病损肾残余肾单位肾小管氧耗量相当于正常的 3 倍,反映了其高代谢状态。其机理与肾生长因子增加、溶质负荷增加、脂质过氧化反应增强、细胞内钙超载有关。高代谢状态→氧自由基产生增加,Na^+-H^+ 反向转运亢进,细胞钙内流增加→小管间质损害不断加重→肾小管萎缩、塌陷→肾小球荒废→肾单位进一步丧失。

3. **脂质代谢紊乱** 既是急性脑血管病的致病因素,又是肾脏病的并发症,并可导致进行性肾损害。主要表现为 VLDL、LDL 及 MDL 增高。这些氧化或被修饰的低密度脂蛋白可通过损伤内皮细胞基底膜、诱导血小板聚集、诱导单核-巨噬细胞浸润、导致系膜细胞增殖、影响花生四烯酸代谢物的产生和释放,从而导致进行性肾损害。

4. **肾小球细胞增殖与凋亡失衡** 主要表现为肾小球固有细胞在不同病理阶段上增殖与凋亡的失衡。在肾小球免疫性炎症早期,多种细胞增殖诱导因子使肾小球固有细胞和浸润细胞增殖过度而凋亡不足,以致细胞数量增多而形成增殖性病变。此后,由于细胞过度增殖(尤其是系膜细胞)导致毛细血管祥压塞、塌陷及细胞外基质堆积,使细胞赖以生长的营养成分及生长因子不足等因素及多种细胞凋亡诱导因子等增多,形成肾小球固有细胞凋亡过度而增殖不足,细胞数量减少,细胞外基质增多,促使硬化性病变。因此,肾小球病变的进程及最终结局,更多取决于细胞增殖与凋亡之间的消长关系及其演变过程。

急性肾衰竭发病机制目前主要有肾小管管腔阻塞、肾小管管腔内液体回漏、肾血流动力学改变、肾小球通透性减退等几种学说,四种原因可协同作用,共同致病。

三、诊断依据

(一) 中医诊断
主症:偏瘫、神识昏蒙,言语謇涩或不语,偏身感觉异常,口舌歪斜。
次症:头痛,眩晕,瞳神变化,饮水发呛,目偏不瞬,共济失调。
具备小便不通、呕吐兼其他 2 个主症以上,或 1 个主症 2 个次症,结合起病、诱因、先兆症状、年龄即可确诊。

(二) 西医诊断
症状+体征:半身不遂、言语不利、口舌歪斜、昏迷;眩晕、肢体麻木;共济失调;少尿,呕吐;锥体束征阳性。
影像学检查提示颅内脑血管病变;结合肾功能、B 超、Cr 等检查,有助于明确诊断。

(三) 鉴别诊断
脱水所致的少尿:①病史:休克、中毒、创伤、手术等体液丧失,摄入不足;②尿量少,但尿比重高,在 1.020 以上;③尿常规检查正常;④中心静脉压低于 $6cmH_2O$;⑤行液体补充试验后尿量增加。

四、治疗

(一) 中西医结合治疗要点
血液净化治疗是治疗中风后急性肾脏衰竭的主要措施,通过透析可以改善病情,放宽入液量及饮食的严格控制,从而有利于各种治疗措施的进行,改善负氮平衡,有利于组织的修复。目前多主张早期开始透析。我国目前应用腹膜透析抢救急性肾衰竭者不少,但由于腹膜透析效率差,仍宜采用血液透析为主,若出现多脏器损害,还可应用连续性血液净化治疗。同时积极应用中医中药,纠正内环境,改善体质,祛除痰浊、瘀血等病理产物,以达到扶正祛邪以治其本的治疗目的。

(二) 中医辨证论治
1. **风痰瘀阻,邪犯上焦**

【症状】偏瘫,神识昏蒙,言语謇涩或不语,偏身感觉异常,口舌歪斜,咳嗽气急,痰声漉漉,呼吸低微,或呼吸缓慢或深,小便不通,或尿量极少而色清,面色苍白或晦滞,畏寒怕冷,下肢欠温,泄泻或大便稀溏,呕吐清水,舌质淡白苔白滑,脉沉细。

【治法】息风化痰,化湿降浊。

【方药】半夏白术天麻汤合苓桂术甘汤加减

半夏 12g、白术 15g、天麻 12g、附子 9g、干姜 6g、人参 9g、大枣 4 枚、茯苓 20g、桂枝 12g、生姜 18g、甘草 3g。

2. 痰热腑实,邪犯中焦

【症状】偏瘫,神识昏蒙,言语謇涩或不语,偏身感觉异常,口舌歪斜,小便量极少,其色黄赤,四肢困重无力,腹胀,倦怠乏力,不思饮食,恶心,呕吐,头痛少寐,舌质红,苔薄黄腻而干燥,脉细数或濡数。

【治法】化痰通腑,行气化浊。

【方药】星蒌承气汤合实脾饮加减

胆南星 10g、全瓜蒌 20g、大黄 10g、枳实 10g、厚朴 12g、白术 12g、木瓜 10g、木香 5g、草果 6g、槟榔 10g、茯苓 15g、干姜 6g、附子 6g、炙甘草 6g、大枣 3 枚。

3. 阴虚风动,邪犯下焦

【症状】偏瘫,神识昏蒙,言语謇涩或不语,偏身感觉异常,口舌歪斜,小便量极少,呕恶频作,烦躁不安,面部烘热,牙宣鼻衄,头晕头痛,目眩,手足搐搦,或抽筋,舌黯红有裂纹,苔黄腻或焦黑而干,脉弦细数。

【治法】育阴息风,平肝潜阳。

【方药】镇肝熄风汤合大定风珠加减

怀牛膝 30g、代赭石 30g、龙骨 30g、白芍 12g、玄参 12g、茵陈 6g、川楝子 6g、生麦芽 10g、生地 12g、麦冬 15g、龟板 10g、牡蛎 30g、五味子 8g、阿胶 10g(烊化)、生甘草 3g。

4. 气虚血瘀,痰湿蒙窍

【症状】偏瘫,神识昏蒙,言语謇涩或不语,偏身感觉异常,口舌歪斜,小便量极少,甚至无尿,胸闷,心悸或心前区疼痛,神识昏蒙,循衣摸床,或神昏谵语,恶心呕吐,面白唇黯,四肢欠温,痰涎壅盛,舌黯苔白腻,脉沉缓。

【治法】益气活血,豁痰开窍。

【方药】补阳还五汤合涤痰汤加减

黄芪 20g、当归 15g、川芎 12g、桃仁 12g、红花 12g、半夏 12g、制南星 10g、枳实 10g、茯苓 15g、石菖蒲 12g、陈皮 10g、人参 10g、竹茹 12g、甘草 10g。昏迷者,也可用鼻饲管灌入。

(三)中医特色治疗

1. 名医经验

(1)岑锡棠:治疗急性肾衰竭,在少尿期,以中药五味方(大黄、槐花、白头翁、黄柏、细辛)保留灌肠,内服新肾Ⅰ方(茯苓、泽泻、滑石、车前草、大腹皮、牛膝、仙茅根、白茅根、黄柏、益母草、五指柑),或浮萍连翘茅根汤(浮萍、连翘、白茅根、茯苓、车前草、滑石、冬瓜皮、生地、茜草)。多尿期内服新肾Ⅱ方(白茅根、生地、小蓟、车前草、旱莲草、藕节、珍珠草、白花蛇舌草)。在少尿期和多尿期均配合西药治疗。恢复期以中药治疗为主,方用肾气丸或六味地黄丸加减。

(2)杜勉之:认为肾衰竭多因邪热郁闭,津液耗伤,气滞血瘀,脾肾阳虚,浊壅三焦,气化不利,湿浊潴留而发本病。其临床以少尿、尿闭及氮质血症为特点,以湿热壅滞,脾肾虚损,阴阳两虚及内闭外脱为多见。湿浊壅滞者,以湿浊壅滞下焦,气机郁闭,三焦决渎无权所致。治宜通腑泻浊,方药以调胃承气汤合五苓散加减;脾肾两虚者,多见于急性肾衰多尿期,治宜健脾益肾,方药以大菟丝子丸加减;阴阳两虚者,多见于急性肾衰恢复期,治宜益气养血,调补阴阳,方药以十全大补汤加减;内闭外脱者,多见于严重吐泻、严重感染、休克等,治宜回阳固脱,方药以参附汤加减。

(3)李振华:《医学入门》云:"关格死在旦夕,但治下焦可愈,大承气汤下之。"急性者用大承气汤通腑泻热,急下存阴,不但有促排作用,且有灭吐之效,可解除麻痹性肠梗阻。如张锐编著的《鸡峰普济方·关格》即有用大承气汤治疗关格的病例,是为较早记录关格病的有效医案。因呕吐而渐见大小便不通的病,西医学一般先采用胃肠减压、静脉输液补充水和电解质、适当给些解痉消炎药等方法治疗。慢性者灌肠、泻药、消炎和运动是常用疗法,但只可取一时之效难以根除,且经常应用泻药会损伤中焦脾气或脾阳,使病情逐渐加重,频繁发作。著名中医李振华教授应用疏肝理气、温中健脾和胃法,以温中方为基本方加减从根本上治疗本病效果良好。温中方组成为土炒白术10g、茯苓10g、陈皮6g、旱半夏10g、炒白芍6g、炒香附6g、砂仁8g、桂枝3g、乌药8g、西茴6g、沉香5g、炒枳壳6g、木香4g、北山楂5g、甘草2g。水煎服,每日1服。效果良好。

2. 文献摘录

广东有学者综述近年来临床报道,分为肾阳虚型(代偿期)。以温补肾阳为主,常用《金匮要略》肾气丸,尿少加牛膝、车前子,腰酸加续断、狗脊,腹胀加枳实、木香。脾肾虚型(尿毒症前期),以温补脾肾、通阳利水为主,常用理中汤合真武汤加减,或真武汤合五苓散加巴戟天、党参、肉桂。阳虚阴逆型(尿毒症期),以温阳降逆为主,常用方药有附子、大黄、陈皮、茯苓、厚朴、生半夏、生姜、党参等。肾阴虚型(尿毒症晚期),以育阴扶阳、滋肾平肝利水为主,常用杞菊地黄丸加牛膝、车前子;阴虚阳亢用六味地黄丸加肉桂、龟板、生牡蛎、杜仲等。有人认为患者恶心呕吐,滴水不进,予玉枢丹1.5g,先含服0.3g,后服汤药,确能起到旋转枢机的作用。有人应用滑石、甘草、金钱草、车前子、木通、玄参、银花、黄柏等清热利湿药治疗。

(四)中药成药制剂应用

1. 痰热清注射液 主要由黄芩、熊胆粉、山羊角、金银花、连翘组成。方中以黄芩为君药,清热泻火解毒,归肺、胃、大肠经;熊胆粉、山羊角为臣药,熊胆粉入心、肺、大肠经,山羊角归肝、心经,两者加强黄芩清热解毒功效;佐以金银花清热解毒、宣肺化痰;连翘为使,本方取其清热宣透作用,又可引诸药入肺经。全方兼顾肺与大肠,与既往提出的单纯通里攻下法相比,兼顾了肺在关格发生中的作用。其作用机制可能为继发于内毒素血症改善后的反应,也可能为原发的免疫调理作用,尚待进一步研究。痰热清注射液用于中风后合并关格有较好临床疗效,可为临床用药提供新的选择。40ml加入5%葡萄糖注射液500ml静滴,每日1次,疗程为7天。

2. 犀角地黄丸 生地、白芍、丹皮、侧柏炭、荷叶炭、白茅根、栀子炭、大黄炭。清营凉血。可用于脑出血后急性肾衰竭。口服。成人每次2丸,每日2次。

3. 尿毒清颗粒 组成:大黄、黄芪、白术、桑白皮、茯苓、川芎、丹参等16味中药。本品用于慢性肾衰竭,氮质血症期和尿毒症期。中医辨证属脾虚湿浊证和脾虚血瘀证者,可降低肌酐、尿素氮,稳定肾功能,延缓透析时间。对改善肾性贫血、提高血钙、降低血磷也有一定的作用。温开水冲服。每日 4 次,6、12、18 时各服 1 袋,22 时服 2 袋,每日最大服用量 8 袋,也可另定服药时间,但两次服药间隔勿超过 8 小时。

4. 肾炎康复片 由西洋参、人参、生地黄、杜仲、山药、白花蛇舌草、土茯苓、黑豆、益母草、丹参、泽泻、白茅根、桔梗等药物组成。益气养阴,补肾健脾,清除余毒。口服,一次 5 片,一日 3 次。

(五) 西医治疗

1. 积极治疗原发病 包括降颅压,减轻脑水肿,对于减少这一并发症的发生有重要意义。

2. 饮食治疗不容忽视 限制蛋白,一般每天 0.6g/kg 的优质蛋白,并根据肾小球滤过率(GFR)适当调整。高热量摄入,每日约 125.5kcal/kg。如果 GFR≤5ml/分,则每日蛋白摄入减至 20g,须加上必需氨基酸疗法,一般用量为 0.1~0.2g/(kg·d),分 3 次口服或一次缓慢静滴。

3. 纠正水、电解质和酸碱平衡失调 保持血清钙磷乘积在 30~40 之间,低钙血症时口服活性维生素 D,30.25μg/日,碳酸钙进餐时服,限制磷的摄入。钠盐摄入随 GFR 下降而相应地减少,低钠血症和高钠血症时,限制水分或输入水分。高钾血症≥6.5mmol/L,须紧急处理:①静注钙剂(10％葡萄糖酸钙 10~20ml),可重复使用,钙与钾有对抗作用,能缓解钾对心肌的毒性作用,或 30~40ml 加入液体滴注。②静脉注射 5％碳酸氢钠溶液 60~100ml,或 11.2％乳酸钠溶液 40~60ml,之后可再注射碳酸氢钠 100~200ml 或乳酸钠溶液 60~100ml,这种高渗碱性钠盐可扩充血容量,以稀释血清钾浓度,使钾离子移入细胞内,纠正酸中毒以降低血清钾浓度,还有注入的钠对钾也有对抗作用。③用 25％~50％葡萄糖 100~200ml 加胰岛素(4g 糖加 1U 正规胰岛素)作静脉滴注,当葡萄糖合成糖原时,将钾转入细胞内。④注射阿托品,对心脏传导阻滞有一定作用。⑤透析疗法:有腹膜透析和血液透析,肾功能不全,经上述治疗后,血清钾仍不下降时可采用。⑥阳离子交换树脂的应用,15g,口服,4 次/日,可从消化道携带走较多的钾离子,亦可加入 10％葡萄糖 200ml 中作保留灌肠。代谢性酸中毒,二氧化碳结合力在 13.5mmol/L 以上时,口服碳酸氢钠 1~6 日,3 次/日,低于 13.5mmol/L,应静脉补碱。

4. 心血管并发症的治疗 降压药的使用与一般高血压相同,利尿剂中以呋塞米效果较好。肾衰竭性心包炎,经积极透析后可望改善,心包填塞时做心包切开引流。心力衰竭的治疗与一般心衰相似,腹透疗效颇满意。贫血者补充铁剂、叶酸和重组人红细胞生成素,血红蛋白少于 60g/L 时予小量多次输血。神经肌肉症状可补充营养和活性维生素 D_3,皮肤症状可外用乳化油剂,口服抗组胺药,紫外线照射,控制磷的摄入。

5. 透析疗法和肾移植 透析疗法可代替肾的排泄功能,应用时依据血生化指标、个体差异,结合临床决定。

(六) 其他疗法

1. 灌肠疗法

(1)降浊灌肠方:生大黄、生牡蛎、六月雪各 30g,浓煎 120ml,高位保留灌肠,约 2 小时~3 小时后,应用 300~500ml 清水清洁灌肠,每日 1 次,连续 10 日为一个疗程。休息 5 日后,可继续下一个疗程。

(2)通关汤:大黄 30g、桂枝 30g,煎成 200ml,保留灌肠。

2. 敷贴疗法

（1）肾区热敷方：丹参 30g、桃仁 15g、佩兰 15g、赤芍 15g、木香 12g、细辛 5g、忍冬藤 15g、车前子 15g、桂枝 15g，加水适量，煎煮 30 分钟，装入布袋中置双肾区热敷，每日 2 剂。

（2）连根葱一颗，生姜一块，淡豆豉 21 粒，盐一匙。共捣烂，摊成饼状，烘热后敷于脐部，以布扎定，气透脐内，即能通利二便。

（3）田螺 5～7 个，去壳捣烂敷关元穴。用于治疗急性肾衰竭少尿或无尿者。

五、典型病例

刘某，女，55 岁，因"心悸，右侧肢体瘫痪 3 天"于 2009 年 2 月 12 日入院。发病以来：心悸，右侧肢体瘫痪，言语不清，舌红苔黄燥，脉滑促数。T 37.2℃，P 95 次/分，H 20 次/分，BP 180/100mmHg，无口角歪斜，心律齐，心脏各瓣膜听诊区未闻及杂音，两肺呼吸音粗，闻及痰鸣音。神经系统检查：肌张力正常，左侧肌力 4 级，右侧肌力 2 级，双侧巴宾斯基征（＋）。脑 CT：左侧脑干有点片状异常信号。中医诊断：中风病。西医诊断：①脑梗死；②高血压 3 级。西医治疗按急性脑梗死基础治疗。入院第 4 天患者出现恶心、呕吐、少尿，查尿蛋白（＋），血肌酐 286μmol/L。诊断为中风病关格，证属痰热腑实，邪犯中焦。方用星蒌承气汤合实脾饮加减。处方：山茱萸 12g、泽泻 30g、熟地 20g、茯苓 30g、竹茹 12g、枳实 15g、巴戟天 10g、牛膝 15g、山药 15g、杜仲 15g、肉苁蓉 15g、川黄连 6g、半夏 6g、橘红 6g。服用 5 剂以后有明显效果，恶心呕吐及小便不通好转。连续服一个月药后，上述症状均有改善。

六、中西医结合临床体会

中风病关格应以早期治疗为主。①祛除病因，维持尿量。②解除肾血管痉挛和肾肿胀。③使用钙拮抗剂能抑制肾血管平滑肌、肾小球系膜，对抗血管加压素、血管紧张素Ⅱ和去甲肾上腺素作用。④严格控制进液量和钠摄入量，坚持"量出而入"原则，对符合透析指征的患者，应及时施行血液透析或腹膜透析。⑤结合病情变化辨证论治：第一，中风病关格为中风病出现的重笃之症，病情复杂，为中风病坏病，临床中对于中风患者，要及早预防其发生并及时有效的治疗原发病。临床多见脾肾阳虚者，水邪泛滥，寒饮上凌，胃失和降。盖肾为胃关，从阳则开，从阴则闭，肾阳既虚，关门闭塞，遂使水道不通，小便不利。加之脾虚不运，水无所制，水邪上凌，胃失和降，遂致呕吐。病以肾虚为本，水邪为标，治当以强肾利水、降逆止吐为急务，因水道不利肿势必增，呕吐不止最损胃气。方药多用半夏、代赭石、旋覆花等降逆平冲止呕；茯苓皮、冬瓜皮、椒目、车前草等健脾利水，以消浮肿；附子、肉桂"益火之源，以消阴翳"；用杏仁开提肺气以启水之上源；青皮、陈皮、川厚朴行气利水，脾气行则水行，俟吐止肿消，虚象毕呈时则予健脾益肾养胃之剂以治其本，总之法随证变，宜其速效。第二，临床在治疗关格病当中，运用稳缓之法，以维护肾元为主，温补脾肾之阳。用药宜刚柔相兼缓缓补之，长期调理，使脾肾阳虚逐渐恢复，忌用大量的峻补之品，以防止"欲速则不达"之后果。运用急速之法，应以泄浊化痰为主。因浊为阴邪，易伤阳气，浊不去则阳不复，浊邪郁久可成毒，故当急祛之。泄浊者，使浊从大便出。大黄一药是泄浊的要药，但不可大泄，以免损伤阳气。半夏一药是化痰浊的要药，若浊尚清，常制用；浊已重，而伤元气者，急宜生用，应先煎，配合生姜。《临证医案伤寒辨证录》中写到："人有吐逆不得饮食，又不得大小便……头上有汗……存亡之机，间不容发，此关格最危之症"，认为"关格"有头汗是危险的征象，更应引起注意，积极辨证治疗。

第八节　中风病脱疽

一、概述

脱疽是因正气衰弱,气血不畅,复感寒湿之邪,致瘀阻脉络,甚或痹阻不通而发病,本病好发于四肢末端,尤以下肢多见,初起指尖怕冷、苍白、麻木、行动不便,继之疼痛加剧,后期肢体变黑、腐烂、坏死脱落,疮口不愈。该病相当于血栓性脉管炎和闭塞性动脉硬化症,它与缺血性中风病常同时存在。本节主要讨论中风后并发急性肢体动脉阻塞,即中风病脱疽,其属于中风病变证中的重笃证候之一,故称之为中风病坏病。

二、病因与发病机制

(一)中医病因病机

正虚是脱疽发生的主要内因,《灵枢·营卫生会》认为:"老者之气血衰,其肌肉枯,气道涩"。年老气虚,易脉道阻塞,故动脉硬化性闭塞症并肢端坏疽常见于 40 岁~50 岁以上中老年人。清王清任在《医林改错》中指出:"元气既虚,必不能达于血管,血管无气,必停留而瘀"。脱疽的发病与脏腑、经络及营卫气血关系密切。如隋巢元方的《诸病源候论》载:"疽者,五脏不调所生也⋯⋯若喜怒不测,饮食不节,阴阳不和,则五脏不调,营卫虚寒,腠理则开,寒客经络之间,经络为寒流所折,则营卫稽留于脉,⋯⋯营血得寒则涩而不行,卫气从之与寒相搏,亦壅遏不通⋯⋯故积聚成疽⋯⋯发于足趾,名曰脱疽",提示各种外因导致脏腑功能失调,引起经络、气血功能紊乱是引发本病的内部因素。中医认为情志不和可导致气血虚弱,易感外邪,七情变化本身也可致病。中风病脱疽多因平素形体肥胖,喜食肥甘厚味,痰热内蕴,痰瘀气滞,脉络不畅,经脉阻滞,瘀阻不通而发为病;或因肝肾亏损,精血不足,阴虚阳亢,化风生热,虚风夹热,侵袭络脉,气血不畅,痹阻血脉发为脱疽;或因脏腑虚弱,正气亏虚,《难经·二十二难》说"气主煦之",气血不足,气的温煦作用失常,血运迟缓,脉络不通,经脉痹阻发为脱疽。中风后气滞血瘀,脉道瘀塞,致使痰浊瘀血,壅结积聚,若结块循经络流行至四肢远端较为细小经脉,可迅即阻塞脉道,而发生中风病脱疽。

(二)西医发病机制

脱疽主要指西医学动脉粥样硬化引起血管闭塞,其病因和发病机制如下:

1. 血脂异常　动脉粥样硬化病变中的脂质源于血浆中脂蛋白的浸润,主要为游离胆固醇、甘油三酯、磷脂和载脂蛋白。流行病学显示:动脉粥样硬化程度与血浆胆固醇程度呈正相关;高甘油三酯血症是动脉粥样硬化的主要危险因素之一;

2. 高血压　高血压患者动脉粥样硬化可能与血压直接作用于血管壁,引起内皮细胞损伤,通透性增高,对 LDL 和白蛋白超滤增强,进入血管内膜,致血管中膜致密化;

3. 吸烟　吸烟致动脉粥样硬化可能与内皮细胞损伤和血内一氧化碳浓度升高有关;

4. 年龄　随着年龄增加动脉粥样硬化的检出率和病变程度呈正相关。其原因可能与内皮细胞密度下降、内膜纤维增厚有关。

上述血管壁损害,血液黏稠,若逢动脉血管高度痉挛时,也可突发动脉血栓形成,若原有瓣膜性心脏病或非瓣膜性心脏病,均可合并心房纤颤,当发生快速性心房纤颤时,附壁血栓

203

或软斑块,可顺血流达到远端(尤以下肢多见),突然栓塞下肢动脉血管,形成下肢动脉急性血栓或急性动脉栓塞,发为本病。

三、诊断依据

(一)中医诊断

1. 病史:多慢性起病,急性发作;

2. 主症:半身不遂、神志昏蒙,口舌歪斜,言语謇涩或不语,偏身麻木。

次症:常突然发病,出现患指(趾)端发凉、疼痛,肤色发黯或青紫,形寒畏冷,甚则变黑、腐烂,脉沉细。

具备 2 个主症以上,或 1 个主症 2 个次症,结合起病过程、诱因、年龄即可确诊。

(二)西医诊断

1. 脑卒中病史;

2. 多发于下肢一侧或两侧,有受凉、潮湿、吸烟或久坐病史;

3. 初起足趾发凉、疼痛,小腿麻胀疼痛,行走后明显或加重,可有足背动脉搏动减弱,继之突然疼痛加重,末端皮肤发凉、肤色黯紫、毛糙、肌肉萎缩,下肢动脉搏动消失,从而肢体坏死,疼痛剧烈,局部皮肤红肿热痛,全身发热;

4. 动脉彩超、CTA、血管造影、血脂、血糖等明确狭窄或闭塞部位及程度。

(三)鉴别诊断

多发性大动脉炎累及腹主动脉-髂动脉者及血栓闭塞性动脉炎(Buerger 病):主要见于 30 岁以下男性重度吸烟者,累及中、小动脉且上肢动脉亦经常同时受累,病程长、发展慢,常有浅表静脉炎和雷诺现象病史。

四、治疗

(一)中西医结合治疗要点

脱疽西医学治疗要点主要为治疗原发病(高血压、高脂血症、糖尿病等),并给予抗血小板聚集及血管扩张剂治疗,急性动脉栓塞或血栓形成后,可紧急进行动脉内溶栓或取栓术,保守内科治疗对于重症患者效果多不理想,此类患者需要血管重建术以快速纠正缺血症状,防止致残危险;中医治疗本病以通络为基本治法,在内服汤药的同时,积极给予外治药物有利于病情恢复。

(二)中医辨证论治

1. 风痰瘀阻,脉络寒凝

【症状】半身不遂、口舌歪斜,言语謇涩或不语,偏身麻木,指(趾)端发凉,疼痛无热,肤色发黯或青紫,口中不渴,喜暖怕冷,遇冷痛剧,行动不便,舌质淡,苔白,脉沉细。

【治法】化痰息风,温阳通脉。

【方药】半夏白术天麻汤合阳和汤加减

熟地 30g、肉桂 9g、半夏 15g、白术 12g、天麻 15g、川芎 12g、当归 15g、麻黄 3g、鹿角胶 15g、白芥子 6g、姜炭 3g、生甘草 5g。

2. 气虚血瘀,脉络阻滞

【症状】半身不遂、口舌歪斜,言语謇涩或不语,偏身麻木,面色萎黄,神情倦怠,指(趾)端坏死,疮面经久不愈,舌质淡黯,苔白,脉细涩。

【治法】益气养血,化瘀通脉。

【方药】补阳还五汤合身痛逐瘀汤加减

生黄芪 30g、秦艽 12g、川芎 12g、桃仁 9g、红花 15g、羌活 9g、没药 15g、当归 15g、五灵脂 12g、香附 10g、牛膝 20g、地龙 15g、甘草 6g。

3. 痰热腑实,脉络瘀滞

【症状】半身不遂、口舌歪斜,言语謇涩或不语,偏身麻木,腹胀便秘,面红烦热,指端肤色紫黯,肿胀,腐烂溃破,或伴发热,舌红,苔黄腻,脉弦滑。

【治法】通腑化痰,活血通络。

【方药】星蒌承气汤合顾步汤加减

全瓜蒌 15g、胆南星 12g、地龙 15g、丹参 15g、枳壳 10g、厚朴 12g、大黄 3g、牛膝 30g、金钗石斛 30g、人参 15g、黄芪 30g、当归 20g、金银花 30g。

4. 阴虚风动,脉络热毒

【症状】半身不遂、口舌歪斜,言语謇涩或不语,偏身麻木,眩晕耳鸣,皮肤干燥,指(趾)肤色灰黯,疼痛,舌红少津,苔黄,脉弦细。

【治法】养阴清热,活血解毒。

【方药】镇肝熄风汤合四妙勇安汤加减

怀牛膝 30g、生赭石 30g、生龙骨 30g、生牡蛎 30g、生龟板 15g、生地 15g、白芍 15g、玄参 15g、天冬 15g、金银花 30g、连翘 12g、当归 15g、甘草 9g。

(三)名医经验

1. 杨博华治疗脱疽的临床经验　杨博华认为本病多见于老年患者,因脾肾阳虚,气虚无力推动血脉运行,血凝于脉,筋脉失养,复感毒邪(风、寒、湿、热等)侵犯,侵袭血脉,脉络瘀阻,瘀久化热,或热盛肉腐,成脓成溃、坏死。临床辨证分气虚血瘀型与毒热蕴结型。气虚血瘀证:治以益气通脉,自拟益气活血通脉汤(党参、当归、生甘草、炙黄芪、赤芍、川芎、川牛膝、醋延胡索、桂枝、鸡血藤、地龙、三七等)。毒热蕴结证:治以祛邪通脉,自拟解毒通脉汤加减(玄参、川牛膝、桂枝、鸡血藤、金银花、地龙、蜈蚣、生栀子、元胡)。强调血瘀贯穿此病的始终,用药多以活血化瘀为基础。

2. 马同长治疗脱疽的临床经验　马同长认为脱疽病机为血脉瘀阻,经气不通。将脱疽病分为阴寒型、血瘀型、热毒型、气血亏虚、肾虚型五型,总结出治疗脱疽八法。活血化瘀法、活血理气法、活血利湿法、解毒化瘀法、活血止痛法、培补气血法等。强调活血化瘀贯穿治疗的始终,重视虫类药,注重外治疗法(如熏洗法、涂擦法、敷贴法)。

(四)中药成药制剂应用

1. 脑心通胶囊　组成:黄芪、丹参、当归、川芎、赤芍、红花、乳香、没药、桂枝、全蝎、地龙、水蛭等十六味。功效:益气活血、化瘀通络。一次 2～4 粒,一日 3 次,或遵医嘱,口服。

2. 培元通脑胶囊　组成:制何首乌、熟地黄、天冬、龟甲(醋制)鹿茸、肉苁蓉(酒制)、肉桂、赤芍、全蝎、水蛭(烫)、地龙、山楂(炒)、茯苓、炙甘草。功效:益肾填精,息风通络。一次 3 粒,一日 3 次,口服。

3. 疏血通注射液　水蛭、地龙。功效:活血化瘀、通经活络。静脉滴注。每日 6ml,加入 5%葡萄糖注射液或 0.9%氯化钠注射液 250～500ml 中缓缓滴入。

4. 脉络宁注射液　金银花、牛膝、石斛、玄参。功效:清热养阴,活血化瘀。静脉滴注。一次 10～20ml,加入 5%葡萄糖注射液或氯化钠注射液 250～500ml 中滴注,一日 1 次。

(五) 西医治疗

1. 基础治疗

(1)戒烟:吸烟与下肢缺血性疾病的关系已经很明确,吸烟可以从多方面对动脉硬化产生影响,戒烟是下肢动脉硬化闭塞症的重要治疗措施。

(2)运动锻炼:适当的有规律的进行步行锻炼,可以使患者的症状得到缓解。但通过运动使症状得到缓解的作用机制尚不清楚。

(3)合理膳食:提倡清淡饮食,避免食用过多动物脂肪和含胆固醇较高的食物,多食富含维生素 C 和植物蛋白的食物。

2. 药物治疗 西医给予改善微循环;抗血小板聚集;改善脑代谢类药物,扩张血管,改善侧支循环;降低黏度,改善血流动力学。

(1)降血脂药物:血脂过高的患者在饮食控制的基础上,可用降血脂药物治疗,将血脂控制在合理水平。

(2)降血压药物:动脉硬化闭塞的患者有多数伴有高血压,根据不同情况合理选择降压药,将血压控制在正常范围,降低风险。

(3)血管扩张药物:血管扩张药物可缓解血管痉挛和促进侧支循环,从而改善患肢血液供应。常用药物有尼莫地平、烟酸、罂粟碱、己酮可可碱等。

3. 手术治疗

(1)经皮穿刺动脉腔内成形术:局部或多处短段狭窄者,可经皮穿刺法向狭窄的动脉段,插入球囊扩张,管腔再通后,酌情考虑血管内支架置入。

(2)动脉血栓内膜剥脱术:适用于短段病变者。但术后早期易并发血栓形成,后期可再度发生狭窄。

(3)血管旁路移植术:对于长段病变者,可采用自体大隐静脉或各类人工血管,于阻塞段的近、远侧之间作搭桥转流。

五、典型病例

吕某,男,65 岁,患者因"右下肢发凉、麻木 1 月余,加重伴疼痛 7 天,言语不清 3 天"为主诉于 2013 年 2 月 11 日入院,症见:言语不清,右下肢发凉、麻木,间歇性跛行,伴眩晕耳鸣,皮肤干燥,指(趾)肤色灰黯,疼痛,舌红少津,苔黄,脉弦细。既往有抽烟、高血压病史,体格检查:心肺听诊未闻及异常,右下肢皮肤温度较对侧低,足背动脉、胫后动脉搏动减弱。神经系统检查:神志清,右利手,言语不清,高级智能活动尚可。双侧瞳孔等大等圆,对光反射灵敏,眼球运动自如,额纹对称,示齿口角无歪斜,伸舌居中,无饮水呛咳;右下肢肌力 5⁻级,肌张力、腱反射正常,深浅感觉减退。余肢体肌力,肌张力,腱反射,深、浅感觉正常。双侧病理征(+)。辅助检查:TG:3.27mmol/L,下肢彩超:股动脉、腘动脉多发斑块,足背动脉狭窄≥95%。脑 CT:双侧基底节区多发腔隙性脑梗死。中医诊断:中风病脱疽,证属阴虚风动,脉络瘀阻。治以养阴清热、活血通脉,方选镇肝熄风汤合四妙勇安汤加减(怀牛膝 30g、生赭石 30g、生龙骨 30g、生牡蛎 30g、生龟板 15g、生地 15g、赤芍 15g、玄参 15g、地龙 15g、金银花 30g、炒水蛭 6g、当归 15g、甘草 9g)。日 1 剂,分早、晚两次饭后温服。西医给予改善微循环、抗血小板聚集、低分子肝素抗凝、改善脑代谢类药物及综合对症治疗。治疗 60 天后,患者神清,精神可,麻木感减轻,凉感基本消失,言语不利好转。

六、中西医结合临床体会

中风病脱疽为中风病变证中的重笃证候之一,中医认为中风的发生与风火痰虚瘀相关,病机涉及气血逆乱,而脱疽系正气不足,外邪侵袭致脉络瘀阻,气血不畅,或阻塞不通发病。二者从病因、病机上有互通、相似之处,病性均为本虚标实,治疗上都重视化瘀通络。故将中风病脱疽归为变证中的坏病。若病之初期,中风病中经络并脱疽,此时病位在经络,病情相对轻,治疗及时,其预后较好。而中脏腑并脱疽之重症,症见神昏,肢体变黑、腐烂,二便异常等,此为该病危重证候,治疗棘手,预后差。

参 考 文 献

[1] 田维君.呕血治法研究[J],武警医学,2012(10):619.

[2] 王永炎.关于提高脑血管疾病疗效难点的思考[J].中国中西医结合杂志,1997,17(4):195.

[3] 周庆博,邵念方,毕建忠.清热解毒法在中风病急性期治疗中的探讨[J].中国中西医结合杂志,2004,24(3):263.

[4] 许新霞,焦伟,武继涛.莲花清瘟胶囊与针刺治疗中风中脏腑闭证高热、神昏的临床对比研究[J].中西医结合心脑血管病杂志,2012,10(10):1198-1199.

[5] 马云枝,庄志江,张丽红.清热解毒法治疗中风后高热临床观察[J].河南中医,2005,25(6):35-36.

[6] 展文国,齐雪婷,董琴.裴正学教授治疗癫痫病的经验[J].云南中医药杂志,2013,34(1):8-9.

[7] 孙中林.中风后遗症辨证治验[J].中国医药学报,2003,18(4):255.

[8] 周仲瑛.中医内科学[M].北京:中国中医药出版社,2007.

[9] 贾建平.神经病学[M].北京:人民卫生出版社.2008.

[10] 赵彩芳,朱建芳,陈毓敏.急性脑卒中后并发神经源性肺水肿抢救护理体会[J].现代中西医结合杂志,2007,16(7):964-965.

[11] 叶平胜,周薇莉.癫狂梦醒汤加减治疗支气管哮喘48例[J].实用中医内科杂志,2004,18(4):349-351.

[12] 李丹萍,廖辉,徐杰,等.活血化瘀药物干预治疗慢性肺心病加重期的临床观察[J].中国中西医结合杂志,2004,4(5):454-456.

[13] 胡秀珍.哮喘的治疗和护理[J].河北中医,2001,23(4):279.

[14] 阎琪.历代医案钩玄[J].吉林中医药,1996,16(3):42-43.

[15] 李梴.医学入门[M].北京:人民卫生出版社,2006.

[16] 王玉玺."辨病"小议[J].吉林中医药,1985(4):7-8.

[17] 方药中,邓铁涛.实用中医内科学[M].上海:上海科学技术出版社,1985.

[18] 孟家眉.各类脑血管疾病的诊断要点[J].中华神经精神科杂志,1988.21(1):59.

[19] 邓小英.关格探微[J].新中医,2008(4):106.

[20] 张建伟.对关格病"治主当缓,治客当急"的理解[J].江苏中医药,2005(8):5-6.

[21] 娄继宇,杨霄鹏,李建章,等.水蛭素对抗脑出血后脑水肿作用机制的研究[J].河南实用神经疾病杂志,2004,7(1):1.

[22] 任继学,杨明信,张桂芝.碥石集[M].长春:吉林科学技术出版社,1999:328.

[23] 龙洁.脑心综合征[J].中国实用内科杂志,1997,17(11):648-649.

[24] 许俊,袁成林,张桁忠,等.急性脑血管病的脑心综合征[J].临床神经病学杂志,2001,14(2):97-98.

[25] 中华医学会.临床诊疗指南·神经病学分册[M].北京:人民卫生出版社,2006.

［26］史宇广,单书健.当代名医临证精华·心悸怔忡专辑[M].北京:中医古籍出版社,1993.

［27］邓成珊,周霭祥.当代中西医结合血液病学[M].北京:中国医药科技出版社,1997:63-77.

［28］贾慧,杨博华.杨博华中医药治疗脱疽经验初探[J],中国中医基础医学杂志,2012,18(7):748-749.

［29］许文才.马同长辨治脱疽的经验[J],四川中医,2010,28(10):4-5.

第五章 中风病并病

引 言

"并病"的来源，出自《伤寒论》中合病的引申意。指伤寒病二经或三经同时受邪，起病即一同出现各经证候，而偏重于某一经为主。如《伤寒论·辨太阳病脉证并治》："太阳与阳明合病者，必自下利，葛根汤主之"。明·陶华《伤寒家秘本》卷二："合病者，两经或三经齐病不传者，为合病"。

"并"的注释，《辞海》：并（动词），两种或两种以上的事物平排着。《新华词典》：①合在一起，②一齐，平排着。可见"并"与"合"大意相似，"并病"与"合病"机理互通，大同而小异。

"中风病并病"，即中风病本病未愈，相关之病又起，或他病久患未愈，继而再发中风，如此两者或两种以上相关疾病有先后次第之分的合并发生，且具备中风病及其他同时存在的相关疾病的双重或多重诊断标准，称之。中医的并病，与西医学的合病、共病相似，即在同一个体同时患两种或两种以上的疾病。临床上常见的中风病并病有如下十四种。

中风病·肺痨 患者原有肺痨病，在一定条件下突发急性脑血管病，此时肺痨与中风病同时存在于一个患者机体。西医学认为，患者原有结核病，因结核病活动或应用糖皮质激素引起脑部播散，除可引发脑炎或脑膜炎之外，也可使脑内产生免疫复合物，形成自身免疫性血管炎（即结核性脑动脉炎），后可导致颅内血管狭窄，形成血管闭塞或破裂出血，而发生脑卒中。本节推出结核性脑动脉炎引发脑动脉梗死或出血，提示其他致病微生物如梅毒、钩端螺旋体等均可并发急性脑血管病。

中风病·肺胀 指患者原有肺胀，因其长期低氧血及高碳酸血症，使血液黏稠度增高，继发性红细胞增高。为此，在肺胀急性发病期更易引发缺血性中风。而中风发生后，又加重了肺胀的症状，两种互为因果，平行发展，相合为病。

中风病·怔忡 指患者素有心病怔忡，在活动中突然发病，迅疾进入中风病高峰期。在整个中风病过程中，怔忡始终存在，两者并存。西医学认为，患者多有风湿性心脏瓣膜病，久病多并发心房颤动与心功能不全，因其有二尖瓣狭窄，房颤发作时，更易促进血栓形成，后使血栓脱落，沿体循环进入颅内动脉，形成急性脑梗死，致使脑栓塞与心房纤颤共存，即中风病·怔忡并病。

中风病·胸痹心痛 指缺血性中风常与胸痹心痛并存，共同出现在一个患者机体。西医学的动脉粥样硬化血栓性脑梗死与冠状动脉粥样硬化性心脏病或存在心肌梗死者共病，因两病有共同的病理生理基础，常同时发病，故称之为中风病·胸痹心痛并病。

中风病·头风 指患者素有偏头痛病史，此次发作期间，发生了中风病，两者并存。头痛未缓解时，中风多继续进展，单独治疗中风病，很难控制进展，只有同时治疗偏头痛，才能使两病好转。西医学提示,偏头痛发作时,血小板功能异常亢进,易使脑动脉发生痉挛性狭窄,加上血黏度增高,容易发生脑梗死。

中风病·眩晕 指患者既有时而眩晕又反复中风,二者互为因果且长期并存。西医学认为与脑卒中关系密切的眩晕病因有高/低血压,脑动脉硬化/狭窄,脑循环缺血或过度灌注,另有贫血或血脂高、血黏度高,椎动脉型颈椎病等疾病。它们均可促进中风发作,而中风反复发生,更加重了上述基础疾病。

中风病·消渴 消渴常是中风的基础疾病,而中风后的病理改变也会加重消渴的病情。两者常同时存在,且互相促进,提示脑卒中与糖尿病有着共同的病理基础。

中风病·虚劳 指患者原有虚劳史,在病程中,因内环境的病理改变,发生了缺血性或出血性中风。中风发生后,虚劳症状有增无减,两病共存。西医学的血液系统疾病,与脑卒中关系密切,如再生障碍性贫血、血小板减少性紫癜与凝血机制障碍性疾病,容易发生脑实质或蛛网膜下腔出血;多发性骨髓瘤容易引发缺血性脑卒中;而镰状细胞性贫血与白血病既可发生出血性卒中,也可以引起缺血性卒中。

中风病·肥胖 指患者肥胖,容易发生缺血性中风,而中风后肢体活动受限,可使肥胖加重,两者属因果关系,且长期共存。西医学中单纯性或继发性肥胖病,多有高脂血症及脂蛋白异常、脂肪肝、高血压、动脉硬化、高尿酸血症、代谢综合征与睡眠呼吸暂停综合征等疾病,很容易促进动脉粥样斑块形成,使脑动脉逐渐狭窄,而发生缺血性卒中。

中风病·脑瘤 指患者发生脑瘤,其中转移性肿瘤合并脑血管病者多见。①转移性肿瘤压迫脑血管可出现缺血性梗死或瘀血性肿胀;②肿瘤性动脉瘤扩张或破裂,发生脑实质内出血或蛛网膜下腔出血(瘤卒中);③某些恶性肿瘤患者的高凝状态,导致脑梗死;④肿瘤患者的凝血机制障碍导致脑出血、硬膜下血肿或蛛网膜下腔出血。

中风病·脉痹 缺血性中风(动脉粥样硬化性血栓性脑梗死)与脉痹(肢体动脉硬化闭塞)有共同的病理生理基础,两种疾病共同存在,互相影响,且不断进展,故中风后一定细查肢体远端动脉搏动,以便及早发现脉痹。

中风病·鼾眠 鼾眠与睡眠呼吸暂停综合征相似,中风病多因痰瘀贯穿疾病始终,与鼾眠的痰瘀阻窍病因病机相近。凡形盛体胖的中风患者多同时存在睡眠呼吸暂停综合征,故中风与鼾眠多并存发展。西医学的脑干梗死可新发中枢性睡眠呼吸暂停综合征,更加重了原有的阻塞性睡眠呼吸暂停综合征,而形成混合性睡眠呼吸暂停综合征,必须两个病证同时治疗。

中风病·蛇串疮 蛇串疮即西医学的带状疱疹,由带状疱疹病毒侵害中枢神经白质与中小动脉内膜,部分患者出现急性小动脉炎性闭塞,而发生缺血性脑卒中。两病虽有因果关系,但各自症状同见于一个患者机体,故称中风病·蛇串疮为中风病并病。

中风病·狐惑 狐惑即西医学白塞病。是一种结缔组织病,以小血管炎为病理基础的慢性进行性和复发性多脏器、多系统损害疾病,对神经系统的损害,以大脑、小脑、脑干、脑膜为主,其中以脑梗死表现较多,脑梗死后仍有白塞病所造成的口、眼、外阴之损害。因两病共存,反复发作,故称之为中风病并病。本节所论白塞病是多系统不同器官均易遭受损害的免疫性疾病。该病可引发免疫性脑血管炎,其中脑动脉内膜因免疫性改变,可发生狭窄或梗死,也可引发破裂出血。临床上,引发中枢神经系统免疫性血管炎,导致脑卒中的疾病,还有系统性红斑狼疮、结节性多动脉炎、颞动脉炎等不少疾病,为此在中风病并病中不再赘述。

第一节　中风病·肺痨

一、概述

中风病·肺痨是指肺痨患者发病过程中,突然出现偏侧肢体活动障碍、言语不利甚则出现神志障碍等表现的一组病证。该病相当于西医学的结核性脑膜炎并发脑动脉炎性脑梗死。

二、病因与发病机制

(一)中医病因病机

肺痨的发生,是由于禀赋不足、酒色劳倦、营养不良等引起精血耗损,正虚基础上痨虫感染所导致。在肺痨的发病过程中,由于气阴不足,气血运行缓慢,气虚血瘀,毒邪上犯脑窍,阻于经络,则见肢体活动不利、言语不利等情况;或因阴虚火旺,灼津成痰,痰瘀互结,阻于经络,则见中风病症状。

(二)西医发病机制

结核性脑膜炎是神经系统结核病最常见的类型,是由结核菌侵入蛛网膜下腔而引起软脑膜、蛛网膜进而累及脑实质和脑血管的病变。常继发于肺、淋巴结、骨骼、泌尿生殖系统等结核病,尤以肺为最常见。结核性脑膜炎主要病理改变有脑膜病变、脑实质病变、结核性脑动脉炎、脑积水等。文献报道结核性脑膜炎合并脑动脉炎性脑梗死占 21%。结核性脑动脉炎早期为急性动脉炎,病程越长,则脑血管病变越明显,发展为闭塞性脑动脉炎而致脑梗死。结核性脑动脉炎是结核病常见并发症之一,且是预后不良的标志,在临床上和影像上主要表现为脑梗死。普遍观点认为结核性脑动脉炎引起的脑梗死常见于大脑中动脉供血区。且结核性脑动脉炎引起的脑梗死,纤细的脑动脉穿支动脉最易受侵,因而常见于基底节和内囊部位的梗死。

1. 肺结核引起结核性脑膜炎,脑膜炎性渗出波及到动脉外膜,进而侵及血管壁全层,引起坏死性全动脉炎、继发血栓形成和闭塞。主要影响中小动脉,毛细血管和静脉也可受累,脑底部血管,特别是豆状核纹状体动脉起始部病变明显,椎基动脉系统常不受累。有时见两侧大脑后动脉区的广泛梗死或脑干的小病灶。

2. 机体感染结核分支杆菌后或在结核病变活动期,可溶性结核抗原与致敏淋巴细胞相互作用,刺激机体产生特异性免疫复合物,该复合物随血流到达机体各处,沉着于毛细血管基底膜处,激活补体系统,启动血管壁的原始损害,被损害上皮释放自身抗原,从而对血管造成进一步损害,形成免疫反应性血管炎。临床表现为血管狭窄或闭塞,这种血管炎可使脑、脊髓血管闭塞出现梗死,导致偏瘫、截瘫、失语等。炎性反应性血管内膜增生之后侧支循环的建立,也是 Moyamoya 病的病因之一。

3. 炎症介质反应时释放出炎症介质,其中有许多是血管痉挛因子,如 5-羟色胺、前列腺素、纤维蛋白原降解产物等,这些物质早期作用于脑血管,产生动脉痉挛和内膜改变,引起血栓形成和脑梗死。

三、诊断依据

(一)中医诊断

中风诊断参照《中风病中医诊断与疗效评价标准》1995 年国家中医管理局脑病急症协

作组制定。

肺痨诊断参照《中医病证诊断疗效标准》（1994年版）：

1. 初期仅感疲劳乏力，干咳，食欲不振，形体逐渐消瘦；病重者可出现咳（咯）血，潮热，颧红，盗汗，形体明显消瘦等症；

2. 有与肺痨密切接触史；

3. 病灶部位呼吸音减弱，或闻及支气管呼吸音及湿啰音；

4. 痰液涂片、浓缩或培养，结核菌多呈阳性；

5. 红细胞沉降率增快；

6. 结核菌素皮试呈强阳性；

7. X线摄片示肺部可见结核病灶；必要时可作X线断层摄片。

（二）西医诊断

参照1995年全国脑血管病学术会议修订的各类"脑血管病诊断要点"的脑卒中诊断标准。

参照《现代结核病学》：

1. 结核病史或接触史；

2. 出现发热、头痛、呕吐等症状，脑膜刺激征，偏瘫或交叉瘫；

3. 脑脊液淋巴细胞增多，糖含量减低等特征性改变；脑脊液抗酸涂片，结核分枝杆菌培养加PCR检查阳性。

4. 头颅CT或MRI检查示低密度灶。CTA/MRA可发现病灶对应血管。

（三）鉴别诊断

结核患者突然出现言语不利、偏侧肢体活动不利等局灶性神经系统病变体征，需紧急给予颅脑CT/MRI检查，排除其他脑部病变。

需与脑出血、蛛网膜下腔出血相鉴别，后二者除局灶性神经系统病变体征，还有头痛、血压升高等表现，颅脑CT检查显示高密度病灶。

与隐球菌脑膜炎鉴别　两者的临床过程和CSF改变极为相似，应尽量寻找结核菌和新型隐球菌感染的实验室证据。

与脑膜瘤病相鉴别　后者系由身体其他脏器的恶性肿瘤转移到脑膜所致，通过全面检查可发现颅外的癌性病灶。

四、治疗

（一）中西医结合治疗要点

中风病·肺痨的中医辨治要点在于阴虚火旺、瘀血阻络，治疗上要着重滋阴降火，活血化瘀通络。激素的应用是必需的，但必须在有效抗结核治疗的基础上使用，要防止减量过快过早，使病情再发加重。

（二）中医辨证论治

1. 阴虚火旺，生风动血

【症状】言语不利、偏侧肢体活动不利，咳嗽，痰少干咳，盗汗，潮热，五心烦热，颧红，心烦口渴，失眠易怒，腰酸痛，消瘦乏力，舌干红少苔，脉细数无力。

【治法】滋阴清热，化瘀通络。

【方药】育阴熄风汤合百合固金汤加减

生地黄 15g、熟地黄 15g、当归 15g、麦冬 15g、天冬 20g、当归尾 15g、地龙 15g、甘草 9g、百合 30g、鳖甲 10g、青蒿 15g、秦艽 12g、白芍 15g、地骨皮 15g。

2. 风火上扰，热毒灼肺

【症状】言语不利、偏侧肢体活动不利，呛咳气急，痰黄稠量多，时时咳鲜红色血，眩晕头痛，面红目赤，口苦咽干，舌干红，苔黄，脉弦数。

【治法】滋阴息风，活血通络。

【方药】羚角钩藤汤合月华丸加减

羚羊角粉 3g、钩藤 20g、天门冬 15g、麦门冬 15g、生地黄 15g、知母 10g、百部 9g、山药 20g、桑白皮 15g、怀菊花 15g、茯神 20g、胆南星 10g、三七 3g、川贝母 10g、赤芍 15g、当归 15g、地龙 15g、甘草 9g。

3. 气阴两伤，筋脉失养

【症状】言语不利、偏侧肢体活动不利，痰少干咳，自汗盗汗，神疲乏力，腹部胀满，纳呆，便溏，面色㿠白，舌质嫩红，苔薄，脉细弱无力。

【治法】益气养阴，活血通络。

【方药】补阳还五汤合保真汤加减

黄芪 30g、当归 15g、桃仁 15g、红花 15g、地龙 15g、太子参 12g、白术 15g、茯苓 10g、白芍 15g、地骨皮 12g、麦冬 12g、天冬 12g、五味子 6g、生地黄 15g、玄参 15g、炙甘草 6g。

（三）中医特色治疗

1. 名医经验

(1)施今墨认为肺痨系肺阴不足，营血日耗，虚热内生，痨虫外感所致，治疗以滋阴清热，方为北沙参 12g、麦冬 9g、百部 9g、银柴胡 3g、青蒿 9g、贝母 9g、黄芩 6g、知母 6g、橘络 3g、牡蛎 18g、甘草 3g，治疗 5 个月后胸透复查，结核病灶硬结。

(2)周仲瑛以养阴润肺、镇咳化痰之法，拟方(南沙参 9g、北沙参 9g、天冬 9g、麦冬 9g、百部 9g、白前 9g、紫菀 9g、款冬花 9g、橘白 6g、川贝 6g、浙贝 6g、瓜蒌皮 12g、甘草 6g)治疗肺痨 12 例，均痊愈。

2. 文献摘录

何钱以抗痨补金丸(紫河车 100g、十大功劳 120g、白术 150g、白及 200g、乌梅 150g、茜草 120g、百部 150g、地骨皮 150g、蜈蚣 100g、夏枯草 150g、猫爪草 150g、牡蛎 200g)治疗 112 例肺痨，治愈 107 例，占 95.54%；好转 5 例，占 4.46%；总有效率 100%。

（四）中药成药制剂应用

1. 培元通脑胶囊　组成：制首乌、熟地、天冬、醋龟板、鹿茸、制肉苁蓉、肉桂、赤芍、全蝎、水蛭、地龙、炒山楂、茯苓、炙甘草等。功效：益肾固精，息风通络。一次 3 粒，一天 3 次，口服。

2. 脑心通胶囊　组成：黄芪、丹参、当归、川芎、赤芍、红花、制乳香、制没药、桂枝、全蝎、地龙、水蛭等。功效：益气活血，化瘀通络。一次 2～4 粒，一天 3 次，口服。

3. 百令胶囊　组成：发酵虫草菌粉。功效：补肺肾，益精气。一次 5～15 粒，一日 3 次，口服。

4. 金水宝胶囊　组成：发酵虫草菌粉。功效：补益肺肾，秘精益气。一次 3 粒，一日 3 次，口服。

（五）西医治疗

1. 早期、足量、联合、规律及全程应用抗结核药，并注意药物的毒副作用，定期查血常规，肝功。目前对结核性脑膜炎的治疗多采用链霉素、异烟肼、利福平和吡嗪酰胺联合治疗，其中异烟肼为最主要药物，整个疗程自始至终应用。疗程 1～1.5 年或脑脊液正常后不少于半年。一线抗结核药物三联或四联疗法：①异烟肼、利福平、吡嗪酰胺；②异烟肼、利福平、吡嗪酰胺、链霉素。

2. 激素可减轻结核中毒症状，减轻动脉炎，减轻脑水肿，减轻粘连性蛛网膜炎和椎管梗阻，降低脑积水的发生率，故治疗时常规使用，但必须在有效抗结核治疗的基础上使用，要防止减量过快过早，使病情再发加重。

3. 针对脑梗死给予抗脑水肿、改善脑循环、抗氧自由基脑保护、抗血小板聚集等治疗。

五、典型病例

患者李某，女，35 岁，因发热、咳嗽、头痛、恶心呕吐 1 周入院。患者无明确肺结核病史。入院症见：头痛，恶心欲吐，咳嗽无力，气短声低，咳痰清稀色白偶有血丝，自汗盗汗，纳少神疲，面色㿠白，舌淡红少苔，脉细数无力。查体：T 37.9℃，BP 130/70mmHg，双肺听诊无明显异常，意识清楚，表情淡漠。右眼外展受限，额纹对称，伸舌居中，颈强直，四肢肌力肌张力正常，四肢腱反射（＋＋），双侧巴宾斯基征（－）。肺部 CT 检查提示右上肺结核病灶，腰穿脑脊液检查：脑脊液压力 320mmH$_2$O，外观呈毛玻璃样混浊，白细胞 $5.5×10^6$/L，蛋白 1.32g/L，Glu 1.33mmol/L，氯化物 169.2mmol/L。血常规：白细胞 $16×10^9$/L，中性粒比率 70%，血沉 69mm/h。结核菌素试验阳性。中医诊断：①肺痨；②头痛，辨证为气阴不足，肝阳上亢证。西医诊断：右肺结核，结核性脑膜炎。西医给予抗结核，脱水降颅压等治疗；中药给予益气养阴清肺，平肝潜阳之法，方药为北沙参 20g、麦冬 15g、天冬 20g、玉竹 20g、太子参 20g、丹参 20g、玄参 12g、赤芍 12g、山药 30g、天麻 15g、钩藤 20g、车前子 15g、三七 3g。住院过程中，患者头痛、恶心呕吐症状逐渐减轻，但于入院后 10 天患者突然出现言语不利、右侧肢体偏瘫，查体：右上下肢肌力 1 级，右侧巴宾斯基征（＋），急给予颅脑 CT 检查，患者出现左侧基底节区脑梗死，考虑合并脑动脉炎性脑梗死。中医诊断：中风病·肺痨。西药给予地塞米松 15mg 应用，中药给予疏血通静滴，中药汤剂给予益气养阴，化瘀通络之法。处方：党参 12g、黄芪 30g、白术 30g、山药 30g、北沙参 20g、麦冬 15g、天冬 20g、桃仁 12g、红花 10g、赤芍 15g、当归尾 15g、地龙 15g、全蝎 8g、豨莶草 20g、甘草 9g。并配合针刺等治疗，2 个月后患者头痛、恶心呕吐症状消失，右侧肢体活动不利明显减轻，右侧肢体肌力 4^+级。腰穿脑脊液检查：脑脊液压力 180mmH$_2$O，外观清晰，白细胞 $20×10^6$/L，蛋白 0.42g/L，Glu 3.33mmol/L，氯化物 149mmol/L。患者病情稳定，给予抗结核药物口服，带药出院，后回访患者可参加正常工作，除加强肢体康复外，还要按疗程进行抗痨治疗。

六、中西医结合临床体会

肺痨导致的中风，临床并不多见，以急性脑循环障碍为首发症状者，最易误诊误治，所以对其诊断和治疗，必须予以重视。在结核病的治疗中要注意以下几点，重视补脾助肺。脾为生化之源，能输布水液以养肺，脾为肺之母，痨虫伤肺，肺虚夺脾气以自养，则脾亦虚，脾虚不能化水谷为精微物质以养肺，则肺更虚，终至肺脾两虚。故当注重补脾助肺，培土生金的治疗措施，忌苦寒太过伤阴败胃。本病虽具有火旺之证，但本质在于阴虚火旺，故当甘寒养阴为主,适当佐以清火,不宜单独使用。即使肺火标象明显者,亦只宜暂予清降,中病即减,不可徒持苦寒逆折,过量或久用,以免苦燥伤阴,寒凉败胃伤脾。在辨证论治基础上配合抗痨杀虫药物。根据药理实验结果分析和临床验证,很多中草药有不同程度的抗痨杀虫作用,如百部、白及、黄连、大蒜、冬虫夏草、功劳叶等,均可在辨证论治基础上适当选用。肺痨病并发中风,出现偏侧肢体活动不利情况,与瘀血阻络相关,瘀血的产生与气虚、阴虚火旺均相关,治疗上要着重活血化瘀通络。治疗肺痨及肺痨并发的头痛(结核性脑膜炎)要注意活血化瘀药物的应用。可选用凉血化瘀药物,改善微循环促进结核病灶的吸收。

中枢神经系统结核病以结核性脑膜炎多见,结核性脑膜炎合并脑动脉炎临床发病率并不低,脑动脉炎发展严重才会导致脑梗死,文献报道结核性脑膜炎合并脑动脉炎性脑梗死发病率在21%左右。脑梗死也可以是中枢神经系统结核的首发症状,应引起重视。治疗上抗结核治疗要早期、足量、联合、规律及全程用药。激素可以减轻结核中毒症状,减轻脑水肿、粘连性蛛网膜炎及血管炎的发生,治疗上要常规使用。

第二节　中风病·肺胀

一、概述

肺胀病名,首见《灵枢·经脉》;汉·张仲景《金匮要略》曾多次提到本病,并沿用至今。其特点是喘咳日久,出现以胸中胀满、咳逆上气,动则益甚,痰涎壅盛,甚则面顴晦暗,唇舌紫绀为特征的疾病。该病相当于西医学慢性阻塞性肺疾病(COPD),COPD 流行病学研究显示,25%～55%的 COPD 患者死亡原因是心脏病和脑卒中,在急性加重期合并Ⅱ型呼吸衰竭可诱发急性脑卒中,已有研究表明 COPD 病情加重后 1～49 天内脑卒中风险增加 1.26 倍,COPD 是脑卒中的危险因素。

二、病因与发病机制

(一)中医病因病机

肺胀病变首先在肺,继则影响脾、肾,后期病及心脑。肺气虚则无力灌心脉、布津液,脾与肺是相生关系,脾为生痰之源,肺为储痰之器,若脾气虚,运化功能减退,水湿停聚而成痰成饮,且脾虚不能将水谷精微布散全身,致机体更虚,所谓"久病必虚",COPD 久病不愈,损伤正气,脏腑气血功能紊乱,致使气机郁滞,痰阻气道,痰瘀互结,痰浊与瘀血互为因果,痰为瘀的致病因素,而瘀血又影响水液代谢,使水湿停聚变成痰饮,痰浊、瘀血是慢性阻塞性肺疾病反复发作的主要病理因素及病理产物;肺朝百脉,肺气不足则百脉不利,痰浊、瘀血流窜,上犯脑窍,闭阻脑脉而发中风。

(二)西医发病机制

系统性炎症是 COPD 诱发心脑血管事件的主要病理机制,COPD 是一种慢性非特异性炎症性疾病,长期反复不愈可激活神经内分泌系统,导致儿茶酚胺、皮质醇、生长激素、胰高糖素等分解代谢激素分泌增多,这些激素除直接刺激糖原分解,糖原异生增多外,还能通过不同途径拮抗胰岛素的生物效应,在系列因素作用下,导致①继发性红细胞增多,血黏度增高,血液凝固性增高,抗凝功能减弱,血小板聚集;②醛固酮分泌增加,使水钠潴留,同时肾小动脉收缩,肾血流减少,加重水、钠潴留,血容量增多,致血压增高;③肺内外全身反应引起

COPD患者内皮系统功能紊乱和动脉硬化,炎症细胞和血小板激活之间的相互作用是动脉粥样硬化血栓形成的一个重要的发病机制。研究显示,COPD患者血小板活化增加——COPD稳定期血小板单核细胞聚集增加,而急性发作期进一步增加。此外,当机体处于缺氧状态时,葡萄糖转为无氧酵解途径代谢,其产物乳酸增多,更易发生酸中毒,加重病情的发展。脑组织在缺氧状态下,ATP供应不足,大量葡萄糖以无氧酵解供能产生大量的乳酸,造成细胞内外严重酸中毒,使脑细胞能量代谢受损,从而加重局部脑组织缺血、水肿、坏死。

三、诊断依据

(一) 中医诊断

参照国家中医药管理局脑病急症协作组1995年制定的《中风病诊断与疗效评定标准》(试行),且符合肺胀的诊断依据:

1. 病史:有中风病史。

2. 有慢性肺系疾患病史多年,反复发作,病程缠绵,时轻时重,经久难愈。多见于老年人。

3. 常因外感而诱发,如劳倦过度、情志刺激等也可诱发。

4. 临床表现:咳逆上气,痰多,胸中憋闷如塞,胸部膨满,喘息,动则加剧,甚则鼻煽气促,张口抬肩,目胀如脱,烦躁不安。病情轻重不一,每因感受外邪加甚而致伴见寒热表证。

5. 其他:日久可见心悸动悸,面唇发绀,脘腹胀满,肢体浮肿,严重者可出现喘脱,或并发悬饮、鼓胀、癥积、神昏、谵语、痉厥、出血等证。

(二) 西医诊断

符合中华医学会第四次全国脑血管学术会议修订的各类脑血管疾病诊断要点的脑卒中诊断标准,同时符合慢性阻塞性肺疾病诊断标准。

主要根据吸烟等高危因素病史、临床症状、体征及肺功能检查等综合分析确定。不完全可逆的气流受限是COPD诊断的必备条件。吸入支气管舒张药后 $FEV_1/FVC<70\%$ 及 $FEV_1<80\%$ 预计值可确定为不完全可逆性气流受限。

有少数患者并无咳嗽、咳痰症状,仅在肺功能检查时 $FEV_1/FVC<70\%$,而 $FEV_1\geqslant80\%$ 预计值,在除外其他疾病后,亦可诊断为COPD。

(三) 鉴别诊断

肺性脑病:早期可表现为头痛,头昏,记忆力减退,精神不振,工作能力降低等症状,继之可出现不同程度的意识障碍,轻者呈嗜睡,昏睡状态,重者昏迷,主要系缺氧和高碳酸血症引起的二氧化碳麻醉所致,此外还可有颅内压升高,视神经乳头水肿和扑击性震颤,肌阵挛,全身强直-阵挛样发作等各种运动障碍,精神症状可表现为兴奋,不安,言语增多,幻觉,妄想等。其发病机制较为复杂,主要是肺部损害致二氧化碳潴留及缺氧,引起高碳酸血症及低氧血症,加之因肺部循环障碍及肺动脉高压更进一步诱发或加重脑组织的损害,而引起肺性脑病。主要依据有慢性肺部疾病伴肺功能衰竭;临床表现有意识障碍,神经、精神症状和定位神经体征;血气分析有肺功能不全及高碳酸血症之表现;排除了其他原因引起的神经、精神障碍而诊断。

四、治疗

(一) 中西医结合治疗要点

COPD合并脑卒中,治疗首务是脑卒中的治疗,采取综合措施保护脑细胞,提高神经功能是改善预后的关键,在治疗脑卒中的同时必须针对COPD采取兼顾性治疗,改善患者呼吸功能,防止因呼吸衰竭而导致脑缺氧加重。中医药治疗应从COPD和脑卒中的共同病机"气虚、血瘀、痰浊"出发,辨证施治。

(二)中医辨证论治

1. 肺脾两亏,气虚血瘀

【症状】半身不遂,口舌歪斜,口角流涎,言语謇涩或不语,偏身麻木,气短乏力,伴有咳嗽,痰鸣喘急,短气不足以息,重则喘促唇青,大便溏,舌淡黯苔白,脉细涩无力。

【治法】补肺化痰,益气活血。

【方药】补阳还五汤合补肺汤加减

黄芪20g、当归尾6g、赤芍15g、地龙9g、川芎6g、红花6g、桃仁6g、人参10g、熟地20g、五味子8g、紫菀12g、桑白皮10g。

2. 肺肾气虚,风痰瘀阻

【症状】半身不遂,口舌歪斜,言语謇涩或不语,呼吸浅短难续,声低气怯,甚则张口抬肩,倚息不能平卧,咳痰,痰白如沫,咳吐不利,胸闷、心慌,腰膝酸软,舌淡或紫黯,脉沉细而滑。

【治法】补肺纳肾,化痰息风。

【方药】半夏白术天麻汤合平喘固本汤加减

半夏12g、天麻15g、白术30g、茯苓30g、橘红12g、党参12g、五味子6g、胡桃肉15g、沉香5g、苏子10g、款冬花12g、甘草6g、生姜6g。

3. 脾肾阳虚,痰湿蒙神

【症状】半身不遂,口舌歪斜,言语謇涩或不语,感觉减退或消失,神昏,心悸,喘咳,面浮,下肢浮肿,甚则一身悉肿,纳差,怕冷,小便不利,舌质紫黯,苔白腻,脉沉缓滑。

【治法】温阳利水,豁痰开窍。

【方药】涤痰汤合真武汤加减

胆南星12g、半夏12g、枳实10g、茯苓30g、橘红12g、石菖蒲10g、竹茹10g、甘草6g、白术15g、生姜9g、炒白芍15g、附子6g。

(三)中医特色治疗

名医经验

周仲瑛教授治疗慢性阻塞性肺疾病的经验:①内外合邪,审外受内生。慢性阻塞性肺疾病多因外感内伤合而致病。在急性发作阶段,可以表现风寒、风热病证,需按照其寒热属性治疗。同时外感势必触动内伏之痰浊而致内外合邪,同气相召,互为关联影响。一般而言,急性发作时多以外邪为主导,而缓解期则内生之邪已经成为持续发病的重要条件,治法方药当审外受内生。②标本相兼,把握缓急。慢性阻塞性肺疾病病机复杂,总属虚实夹杂之证,肺胀病久,卫外不固,则易受邪侵,邪犯于肺则肺气更伤,促使病情恶化,急性期虽多以邪实为主,但由于反复感邪的病理根由是正虚,在标实的同时每亦寓有本虚,因此即使在急性发作期,治疗既应遵循发时治标的原则,采用祛邪宣肺法,但又不能忽视正虚的一面,注意祛邪不忘扶正。缓解期虽以正虚为主,但痰瘀等邪气仍然存在,往往表现为虚中夹实,治应扶正祛邪,治本顾标。如外感急性发作,应祛邪扶正,标本兼顾,以治标为主,此时虽然虚实挟杂,而又有主次的不同,治疗时亦有不同。周老认为,对慢性阻塞性肺疾病标本虚实及治有主次的处理,宜灵活对待,治有主次重点是要善于注意并把握疾病的标本缓急。此外,慢性阻塞性肺疾病的标本虚实夹杂也可表现为上盛下虚之证。其因肺虚,气不化津为痰,痰浊上逆壅肺,肾虚不能助肺纳气,以致肺肾出纳失常,治当化痰降逆,宣泄其上,补肾纳气,培益其下,区别上盛与下虚的主次。针对具体病理表现施治。上盛,因痰气壅结者,降气化痰宣肺。因寒饮伏肺者,温肺化饮。因痰热郁肺者,清肺化痰。下虚,因肾阳虚者,温养下元。因肾阴虚者,滋填肾阴,方选自制平喘固本汤,由党参、冬虫夏草、五味子、胡桃肉、沉香、磁石、苏子、款冬、半夏、橘红组成。③寒热错杂,注意转化。慢性阻塞性肺疾病每多寒热错杂,且寒热之间又可转化。如痰浊阻肺者,每因新感而致痰浊化热,若反复病久,则可出现痰浊转从寒化,气不布津,停而为饮,形成寒饮伏肺证,若肺脾气虚,阳气渐衰,甚至及肾,而成肺气虚寒证。又如痰热内蕴,风寒外束者,可以表现外寒内热的寒包热证,寒痰内蕴久郁也可化热,尤其在感受外邪引发,继发感染时,更易如此。而且寒热的错杂每与内在宿邪及体质有关,阳虚寒痰蕴肺者,外邪易从寒化而表现为中外皆寒,甚至因机体对外邪的反应能力低下,虽为感受邪热,仍可见邪从寒化者,阴虚痰热郁肺者,外邪又易从热化,表现为表里皆热。临证当衡量寒与热的主次及转化进行相应处理。④顽痰阻滞,涤痰利肺。痰浊是慢性阻塞性肺疾病病程中的重要病理因素。病初由于肺气郁滞,脾失健运,津液不化而成。日久肺虚不能化津,脾虚不能转输,肾虚不能蒸化,痰浊潴留,成为不易蠲除的夙根。慢性阻塞性肺疾病在感受外邪,诱致急性发作时,每因外邪引动肺中伏痰而致痰浊壅阻气道,肺气不利,痰涌气闭,导致咳喘气憋危候。此时痰的性质黏稠浊腻,难化难消,属于顽痰、老痰一类。涤痰利肺是治疗慢性阻塞性肺疾病,缓解病情的重要治法之一。如能及时祛除气道的胶痰,通过吐利荡涤排出,则窒息之势自可逆转。治痰周老常用六安煎、三子养亲汤、葶苈泻肺汤加减。药如半夏、白芥子、桔梗、莱菔子、葶苈子、海浮石、礞石、泽漆、皂荚等。寒痰可加干姜、细辛,热痰加知母、黄芩、竹沥,肺热腑实加大黄、风化硝,并伍沉香、苏子、陈皮、厚朴顺气导痰,这是周老治痰常以理气为先的经验。⑤痰瘀并治,尤重化瘀。慢性阻塞性肺疾病后期可致痰浊潴留,肺失治节,心血营运不畅,或痰瘀阻碍肺气,瘀滞心脉,而致肺病及心。正如《丹溪心法》所云:"肺胀而咳,或左或右,不得眠,此痰夹瘀血碍气而病。"提示因痰致瘀的特点,临床既见喘咳短气,痰多色白黏腻,舌苔浊腻,脉小滑数等痰浊壅肺证,又见心慌不宁,胸闷,颈脉动甚,面唇、甲爪、舌质黯紫,脉来叁伍不调等心脉瘀阻之候,或血瘀水停而身肿,或血瘀络损而咯血。周老认为治疗不仅要痰瘀同治,且应重在治瘀,治当化痰行瘀,降气平喘,可予杏苏二陈汤合桃红四物汤加减。药如苏子、白芥子、葶苈子、法半夏、杏仁、桃仁、降香、苏木、泽兰、丹参、泽泻、泽漆等,其中的代表药物是苏木和泽漆,苏木咸能入血,辛能走络,功能活血祛瘀消肿,泽漆用治喘咳痰多,身肿。《金匮要略》之泽漆汤即以泽漆为主药,苏木与泽漆合用,活血化瘀,祛痰散结,行水消肿,相得益彰。⑥多脏同病,重视相关。慢性阻塞性肺疾病主病之脏在肺,由于肺、脾、肾三脏在生理病理上互有联系与影响,故临床每多错杂并见,表现为肺脾、肺肾气虚,或肺肾阴虚,脾肾阳虚等不同证候,治疗上应区别主次,适当兼顾,以补肺健脾益肾为主,分别给予益气、养阴或气阴兼调,或阴阳两顾。其中尤以补肾为要,因肾为先天之本,五脏之根,肾之精气充足则根本得固。心脉上通于肺,病则互为因果。故肺胀病久可累及于心,后期可因肺不主气,肾不纳气,命门火衰,心阳失用导致喘脱,临证时应注意脏腑的相关性。多脏同治,若由喘致脱,邪实正虚,又当补肺纳肾,益气固脱。

(四) 中药成药制剂应用

1. 脑心通胶囊　组成:黄芪、赤芍、丹参、当归、川芎、桃仁、红花、乳香、没药、鸡血藤、牛膝、桂枝、桑枝、地龙、全蝎、水蛭。功效:益气活血、化瘀通络。用于气虚血滞、脉络瘀阻所致中风中经络,胸痹心痛、胸闷、心悸、气短者。口服,一次2~4粒,一日3次。

2. 培元通脑胶囊　组成:制何首乌、熟地黄、天冬、龟甲^(醋制)、鹿茸、肉苁蓉^(酒制)、肉桂、赤芍、全蝎、水蛭^(烫)、地龙、山楂^(炒)、茯苓、炙甘草。功效:益肾填精,息风通络。用于缺血性中风中经络恢复期肾元亏虚,瘀血阻络证。每次3粒,每日3次,口服。

3. 金水宝胶囊　组成:发酵虫草菌粉。功效:补益肺肾、秘精益气。用于肺肾两虚,精气不足,久咳虚喘,神疲乏力,不寐健忘,腰膝痠软者。口服,一次3粒,一日3次。

(五)西医治疗

由于COPD伴脑卒中后,脑卒中成为威胁患者生命的主要疾病,故其治疗应以处理脑卒中为主,脑保护治疗能延长治疗时间窗,提高脑组织缺血耐受性,故脑卒中者均应予脑保护剂治疗;同时给予低分子肝素钠降低血黏度,防止血栓扩展和新血栓形成,改善缺氧状态和肺动脉高压,活血化瘀类针剂对COPD和脑缺血均有疗效,可酌情选用。对有偏瘫者,为提高疗效,缩短卧床期,防止废用综合征,提倡尽早进行偏瘫康复治疗,包括良肢位摆放、患肢被动运动、移动训练等。对颅压高的患者应用脱水剂要适量,以免过度脱水使痰液黏稠不易咳出,或引起血黏度增高诱发肺性脑病和脑梗死,可用呋塞米或甘油果糖代替甘露醇脱水,以免诱发心衰或加重心衰;兼顾COPD的治疗:抗生素既有防治肺部和其他部位感染作用,又有防止因感染诱发或加重心衰、呼衰、脑卒中之作用,可根据患者病情尽早选用;持续低流量吸氧,吸痰保持呼吸道通畅,对有呼吸衰竭者行气管插管,呼吸机辅助通气,既可纠正缺氧,减轻二氧化碳潴留,改善肺功能,纠正心衰,又可降低颅内压改善脑部血液循环,减轻神经系统症状的作用。对于意识清醒的COPD患者可给予无创正压通气治疗(non-invasive positive pressure ventilation,NIPPV),有助于气体进入通气不良的肺泡,改善气体分布,使痉挛的支气管扩张,帮助患者克服气道阻力,增加潮气量、肺泡通气量,减少呼吸功和氧耗,减轻呼吸肌疲劳,呼气时给予较低的呼气压力,抵消内源性呼吸末正压,增加功能残气量,减少无效死腔,防止肺泡萎陷,改善通气/血流比值,从而有效改善COPD呼吸衰竭患者的低氧血症及CO_2潴留,明显改善患者预后。

五、典型病例

朴某,男,68岁,以"右侧肢体活动不利,咳喘、短气不足以息3天"入院。症见:右侧肢体麻木、活动不利,口舌歪斜,言语謇涩,气短乏力,伴有咳喘、短气不足以息,重则喘促唇青,大便溏,舌淡黯苔白,脉细涩无力。听诊:两肺布满哮鸣音,可闻及少许湿啰音。右侧上下肢肌力4级,肌张力高,腱反射亢进,巴宾斯基征阳性,霍夫曼征阳性。左侧肢体肌力、肌张力正常,无病理征。辅助检查:头颅MRI:左侧基底节多发腔梗。既往COPD病史14年,未系统治疗。中医诊断:①中风病;②肺胀。西医诊断:①腔隙性脑梗死;②慢性阻塞性肺疾病。中医辨证证属脾肺气虚,气虚血瘀,治拟补肺化痰,益气活血。选方补阳还五汤合补肺汤加减。黄芪30g,当归尾12g,赤芍15g,地龙9g,川芎6g,红花6g,桃仁6g,瓜蒌12g,人参10g,熟地20g,五味子8g,紫菀12g,桑白皮10g。西医治疗予疏血通6ml,加入生理盐水250ml,静脉滴注;奥扎格雷钠80mg,加入生理盐水100ml,静脉滴注,1日2次;依达拉奉30mg,加入生理盐水100ml,静脉滴注,1日2次。结合呼吸生理治疗及肌肉训练。二诊:药后胸闷消失,痰易咯出,已能平卧,食欲增加。续服上方7剂。三诊:症状大减,喘而不甚,病情稳定。

六、中西医结合临床体会

宗气是由自然界吸入之气和水谷精气结合而成,它形成于肺而聚于胸中,具有助肺行呼吸贯心脉以行血脉的作用。《灵枢·邪客》云:"故宗气积于胸中,出于喉咙,以贯心脉而行呼吸焉"。《灵枢·刺节真邪论》云":宗气不下,脉中之血,凝而留止"。提出宗气不足可引发血脉瘀滞,血液病变。由于缺氧致使血液红细胞、血红蛋白增加,血液黏度增高,血氧饱和度下降等因素致宗气长期耗损,肺心首当其冲,肺胀发生。依据上述理论为指导,运用培土生金法佐活血化瘀法治疗此病,实践证明,疗效显著,不仅有治疗作用,而且有预防功效。临床需结合血气分析指标,及早诊治。慢性阻塞性肺疾病引发急性脑梗死后,因肺部继发感染,发生呼吸衰竭,乃至肺性脑病,加重了脑卒中病情,因此两个互相影响且长期共存的并病,要本着标本同治的原则,急重期宜中西医结合救治,病情稳定或康复期,则以中药为主,即使在病情稳定期,也要把有效的中药制为丸剂长期服用,既能促进慢性阻塞性肺疾病症状改善,又能达到中风病二级预防之目的。

第三节 中风病·怔忡

一、概述

中风病·怔忡是指患者因怔忡病久治不愈,导致瘀血上犯,阻于脑窍而发中风,属中风病并病范畴,该病相当于心房纤颤引发脑卒中。脑栓塞最多见的原因是风心病并发房颤,附壁血栓脱落造成脑动脉堵塞,引起相应供血区脑组织缺血坏死,出现功能障碍。或患者既往患有慢性心脏病心功能不全,平时处于相对稳定期,往往因突发脑血管意外,而使心脏的病情加重。我们在这一章节里,就是针对这一临床多见情况而设。该病涵盖了中风并发冠心病、风心病、肺心病、高血压性心脏病等引起的慢性心功能不全以及风心病并发房颤引起的脑栓塞。

二、病因与发病机制

(一)中医病因病机

房颤,中医学中并没有相对应的病名,其临床表现可散见于心悸、怔忡、眩晕、晕厥、短气、胸痹、虚损的病症中,以及促、结、代、涩、散、雀啄等脉候中。病机主要是心之气血亏虚,瘀血、痰饮、湿浊、火热、寒邪以及冲脉气逆撞心。心虚邪扰,心气虚泛成风,心风内旋,心宫血脉受震而成心颤脉乱之病变。中风病怔忡多因久患房颤,气虚血瘀,风痰瘀血上犯脑窍、脑脉闭阻而发。

(二)西医发病机制

心脏疾病是脑梗死的常见原因,最多见于风湿性心脏病、冠心病心肌梗死、感染性心内膜炎、各种原因所致的心房纤颤、二尖瓣脱垂、心肌病。心衰或心脏暂停所致脑灌注压降低,是脑卒中的血流动力学病因。心脏骤停可致严重弥漫性脑梗死。如果脑血流灌注压降低得较低些,双侧脑内最易受损部位会局限性缺血,引起"分水岭梗死"。心内栓子脱落阻塞脑动脉是脑栓塞最常见原因。房颤是发生脑卒中的独立危险因素,房颤患者年卒中发生率在$1\%\sim7\%$之间,45%左右的脑栓塞是房颤引起的。非瓣膜病慢性房颤患者中脑栓塞发病率是正常人的5倍,而在瓣膜病慢性房颤患者中脑栓塞发病率达到正常人的17倍,大多数研究结果显示房颤是脑卒中死亡的独立危险因素。房颤引发卒中主要是因为心房颤动之后,心房丧失了节律性机械收缩,使舒张期左房血流速度明显下降,血流瘀滞,左房扩大,左室功能障碍；心房内膜损伤、凝血和纤溶系统失衡、血小板活化等因素导致在左房血栓形成，而且左心耳处血栓的形成率高，然后血栓脱落导致卒中，这是特别典型的房颤卒中的原因。

三、诊断依据

(一) 中医诊断

1. 中风诊断标准

依据国家中医药管理局"ZY/T001.1-001.9-94"行业标准的有关规定，参照国家中医药管理局脑病急症协作组 1995 年制定的《中风病诊断与疗效评定标准》。

(1)主症：半身不遂，神识昏蒙，言语謇涩或不语，偏身感觉异常，口舌歪斜。

(2)次症：头痛，眩晕，瞳神变化，饮水发呛，目偏不瞬，共济失调。

(3)急性起病，发病前多有诱因，常有先兆症状。

(4)发病年龄：多在 40 岁以上。

说明：具备 2 个主症以上，或 1 个主症 2 个次症，结合起病、诱因、先兆症状、年龄即可确诊；不具备上述条件，结合影像学检查结果亦可确诊。

2. 怔忡中医诊断标准

参照《中医内科学》制定，上海科技出版社，2008.8。

心悸怔忡，胸闷不适，头晕目眩，乏力倦怠，心烦寐差，口唇紫绀，或伴喘满咳唾，小便不利，身体浮肿，可见数、促、结、代、缓、迟等脉象。

(二) 西医诊断

参照 2007 年中华医学会心血管病学会《慢性心力衰竭诊断治疗指南》，按临床分型分为左心衰竭、右心衰竭和全心衰竭。左心衰以肺循环瘀血为主要表现，右心衰竭以体循环瘀血为主要表现，全心衰竭是右心衰继发于左心衰而形成的。

心功能不全的程度判断：按 NYHA 心功能分级：Ⅰ级：日常活动无心衰症状；Ⅱ级：日常活动出现心衰症状(呼吸困难，乏力)；Ⅲ级：低于日常活动出现心衰症状；Ⅳ级：在休息时出现心衰症状。反映左室收缩功能的 LVEF 与心功能分级症状并非完全一致。

风湿性心脏病参照普通高等教育"十五"国家规划教材《内科学》第 6 版(2005)。

四、治疗

(一) 中西医结合治疗要点

中风病·怔忡的治疗采取中西医结合的方法，以脑血管病为主，西医治以抗凝、降颅压、改善脑代谢、清除自由基等内科基础治疗，心功能差者给予利尿、强心、扩管以改善心功能，但必须注意调整血压，保障脑灌注；同时需要严密监测凝血功能，由于大面积脑栓塞后的再灌注及抗凝治疗，梗死的中心区域很可能出现继发出血；中医治疗以益气温阳、化瘀通脉为治疗原则，扶正参心、脾、肾、肺虚者分别补之，祛邪观血瘀水泛阻滞停饮侧重而调理。

(二) 中医辨证论治

1. 气血两虚，心脾阳衰

【症状】半身不遂，言语謇涩或不语，偏身感觉异常，口舌歪斜，心悸怔忡，气短乏力，少气懒言，口干乏津，舌光少苔，或质干瘦小，脉结代。

【治法】温补气血，祛瘀通脉。

【方药】补阳还五汤合炙甘草汤加减

桂枝 12g、生姜 9g、人参 12g、黄芪 30g、当归 10g、红花 6g、赤芍 10g、川芎 10g、地龙 6g、阿胶 6g、生地 30g、麦冬 10g、麻仁 10g、大枣 10 枚、炙甘草 12g。

2.风痰瘀阻,心肾阳虚

【症状】半身不遂,言语謇涩或不语,偏身感觉异常,口舌歪斜,心悸怔忡,体倦乏力,恶寒肢冷,腰酸,腰痛,或下肢水肿,且尿少,舌质淡胖苔白滑,脉沉细无力,或迟。

【治法】温补心肾,息风祛痰。

【方药】桂枝甘草龙骨牡蛎汤合真武汤加减

桂枝 12g、炙甘草 10g、龙骨 30g、牡蛎 30g、附子 12g、茯苓 15g、芍药 12g、生姜 6g、白术 10g、地龙 15g、益母草 30g、泽兰 15g、红参 12g^(另炖)、大枣 5 枚。

3.痰热腑实,瘀血阻络

【症状】半身不遂,言语謇涩或不语,偏身感觉异常,口舌歪斜,心悸怔忡,胸闷脘痞,胸痛,唇甲青紫,面赤口苦,大便干结,尿赤,舌质黯红,苔黄腻,舌下脉络瘀滞,脉弦滑数。

【治法】清热泻下,化痰祛瘀。

【方药】星蒌承气汤合血府逐瘀汤加减

枳壳 10g、川牛膝 10g、柴胡 10g、胆南星 10g、瓜蒌 20g、酒大黄 10g、珍珠母 30g、红花 10g、川芎 10g、当归 12g、桔梗 10g、炙甘草 10g。

4.痰湿蒙神,水凌心肺

【症状】神志昏蒙,半身不遂,言语謇涩或不语,流涎,口舌歪斜,心悸怔忡,胸闷气短,咳嗽痰多,气喘,或水肿,小便不利,形寒肢冷,舌质淡胖苔白滑腻,脉弦滑或沉细而滑。

【治法】振奋心阳,化气行水。

【方药】葶苈大枣泻肺汤合苓桂术甘汤加减

红参 12g、黄芪 30g、黑附片 8g、葶苈子 12g、大枣 12 枚、茯苓 30g、桂枝 10g、白术 15g、川芎 10g、石菖蒲 10g、龙骨 30g、炙甘草 10g。

(三)中医特色治疗

1.名医经验

(1)赵锡武教授经验:充血性心力衰竭多为多种心脏疾病引起的严重心功能代偿不全的共同表现。辨证属心肾阳衰,水气上逆,凌心犯肺。肿满、喘促、心悸诸症较为常见。其心悸之治非补益气血,养心复脉之所能,当取强心扶阳,宣痹利水之真武汤为主,复佐"开鬼门"、"洁净府"、"去菀陈莝"等治水三法方能奏效。开鬼门,乃宣肺、解表之法。其作用部位在肺,常配用越婢汤加减;洁净府,意在行水利尿,使水行肿消,其作用在肾。以五苓散加车前子 15g^(包)、沉香 9g^(后下)、肉桂 9g^(后下);或取消水圣愈汤变通。去菀陈莝法作用于脉,旨在散瘀通络、活血化瘀。须在真武汤强心扶阳基础上,择用桃红四物汤去生地加藕节、苏木等药。此外,充血性心力衰竭并见心律失常者亦颇多见,治疗较为棘手。临床多用炙甘草汤、桂枝甘草龙骨牡蛎汤、茯苓甘草汤诸方。

(2)邓铁涛教授经验:邓老认为慢性风湿性心脏病常有心悸怔忡,气短乏力,咳逆倚息,咯血颧红,胸闷胸痛,大便溏薄,小便不利,肢肿身重,胁下癥积,唇舌紫黯等,病机表现为本虚标实,心之阳气(或兼气阴)亏虚为本,血瘀水停为标;心病为本,他脏(脾肾肝肺)之病为标。治疗以补虚治本为主,重在温阳。临床表现以心气虚为主者,常有心悸怔忡,气短乏力,面白神疲,或纳呆便溏,舌苔淡白,脉细弱或结代。用四君子汤加黄芪或五爪龙,有时配入少量桂枝、当归或枣仁。若出现肢冷畏寒,面黯汗泄,脉微细或迟虚,散涩等阳气虚衰证候,常在原方再加桂枝、熟附子,或用四逆汤加人参。若见心悸怔忡,头晕目眩,颧红烦热,夜卧不安,或见咳痰咯血,此多为阳损及阴,成气阴亏虚或阴阳两虚之证。以生脉散加味,如加入沙参、玉竹、生地、女贞子、旱莲草、仙鹤草之属,可用西洋参或红参参须。对于风心病瘀血、水饮之标实证,必须在扶正固本的基础上治疗;临床表现为心痛怔忡,面色晦暗,唇甲紫绀,或咯血,或肝脏肿大,舌青紫、脉结代或散涩,均为瘀阻心脉或肺肝之象。选方《类证治裁》之桃红饮(桃仁、红花、当归、川芎、威灵仙)。风心病心衰,水饮泛滥引起水肿,若一般症状不重,在益气扶正的基础上加用五苓散、五皮饮之类,以利水消肿,若病情重,出现气急喘促,怔忡烦躁,此乃心肾阳气大虚,水气射肺凌心,恐有阴阳将脱之虞,当急以独参汤合真武汤浓煎频服。

2. 文献摘录

(1)孙建芝教授认为心衰病机之本为阳气亏虚,血瘀水阻为标,水瘀互阻,复耗心阳是心衰顽固难治的重要因素;而左心衰竭早期主要反映在心肺气血的关系上,心血瘀阻,中期气阴耗伤,后期阴损及阳,水饮凌心;全心衰竭主要涉及心、脾、肾三脏,主要病因为阳虚不能化气,气虚运血无力,导致血瘀水阻所致。根据心脾肾虚程度不同将其分为心阳不振、脾阳不运、肾阳虚衰三型。并且从症状的细微差别来判别三个证型,如从形寒喜暖,四肢不温的程度,水肿的有无及轻重,血瘀的征象,舌质舌苔的改变等,治疗温阳、活瘀、利水,在遣方用药上根据病变程度,轻症用平药,重症用重剂,即可愈病,又无耗伤正气之虞。孙教授在长期的临床实践中,研制出心衰康冲剂,全方虚实并举,标本兼顾,配伍合理,药物精炼,功专力强,疗效甚佳。处方组成:人参200g、附子200g(制)、桂枝240g、丹参600g、赤芍300g、益母草600g、泽泻300g、猪苓300g、车前子300g、葶苈子300g、砂仁200g、大腹皮300g、大枣240g。

(2)吴新欲教授认为慢性心衰的病机特点为本虚标实,其中心气阳虚为本,血瘀水饮为标。据心衰临床表现分为4型:①心肺气虚,心血瘀阻;②脾肾阳虚,瘀水互结;③心气阳虚,痰瘀饮停;④气阴两虚,血瘀水停。吴教授以益气温阳、活血化瘀利水为原则,结合中药药理研究成果,拟定心力神液组方,临床疗效满意。处方组成:黄芪、附子、桂枝、汉防己、党参、茯苓、丹参、玉竹、赤芍、补骨脂、白术。

3. 针灸疗法

(1)体针

主穴:内关、间使、通里、少府、心俞、神门、足三里;

辨证取穴:若水肿者,取水分、水道、阳陵泉、中枢透曲骨,或三阴交、水泉、飞扬、复溜、肾俞,两组穴位交替使用;咳嗽痰多,加取尺泽、丰隆;腹胀者加中脘;心悸不眠者加曲池;喘不能平卧者,加取肺俞、合谷、膻中、天突。

每次取穴4～5个,每日1次,7～10天为一个疗程。

(2)耳针

取穴肾上腺、皮质下、心、肺、内分泌,两耳交替取穴,适当刺激后间歇留针。

(3)艾灸法

主穴:心俞、百会、神阙、关元、人中、内关、足三里。喘憋加肺俞、肾俞、膻中;水肿加水道、三焦俞、阴陵泉。阳脱灸神阙、气海、关元,以回阳固脱。艾条灸15～20分钟,或艾炷灸3～5壮,每日1次,15次为一个疗程。

(四)中药成药制剂应用

1. 生脉饮口服液 人参、麦冬、五味子。益气复脉,养阴生津。用于气阴两亏,心悸气短,脉微自汗。一次 10ml,一日 3 次,口服。

2. 稳心颗粒 党参、黄精、三七、琥珀、甘松。适用于气阴两虚、心血瘀阻证。一次 1 袋,一日 3 次,口服。

3. 参松养心胶囊 人参、麦冬、山茱萸、丹参、酸枣仁、桑寄生、赤芍、土鳖虫、甘松、黄连、南五味子、龙骨。适用于气阴两虚、心血瘀阻证。一次 4 粒,一日 3 次,口服。

4. 心宝丸 洋金花、人参、肉桂、附子、鹿茸、冰片、人工麝香、三七、蟾酥。适用于心肾阳虚,心脉瘀阻证。一次 2 丸,一日 3 次,口服。

5. 宁心宝胶囊 虫草头孢菌粉。适用于心肾阴虚,心脉瘀阻证。一次 2 丸,一日 3 次,口服。

6. 芪苈强心胶囊 黄芪、人参、附子、丹参、葶苈子、泽泻、玉竹、桂枝、红花、香加皮、陈皮。适用于气虚阳虚,水湿内停之证。一次 4 粒,一日 3 次,口服。

(五) 西医治疗

在治疗中风病的基础上,心衰的常规治疗包括联合使用 3 大类药物,即利尿剂、ACEI(或 ARB)和 β 受体阻滞剂。对于房颤治疗的关键在于抗凝,抗凝是预防卒中和防止卒中复发的关键措施,华法林是治疗房颤、预防房颤性脑卒中的传统抗凝药,它的疗效确切,但具有较大的缺陷。房颤患者不易掌握此药的用量,在服用此药期间可发生出血性不良反应,需要定期进行 INR(凝血酶原时间国际标准化比率)监测。而利伐沙班是一种新型的抗凝药物,它能竞争性抑制凝血酶原 Ⅹa 因子,降低凝血酶原的活性,因此具有较强的抗凝血作用,可有效防治血栓形成和血管栓塞性疾病,利伐沙班非常适合老年房颤患者使用,尤其适合有脑卒中高危因素(如患有高血压、糖尿病、血脂异常、动脉粥样硬化等)的老年房颤患者使用。

(六) 其他疗法

1. 治疗心源性水肿 选方禹功散为主,药用黑牵牛 120g,茴香 30g,炒后研为细末,以生姜自然汁调 3～6g,临卧服。每日 1 剂,10 天为一个疗程;针灸取水分、关元、内关、太溪、太冲透涌泉、足三里、心俞、膻中、人中等。

2. 林求诚老师治疗心力衰竭的经验 常治以补益心肾、通阳化气、活血化瘀合泻肺利水或健脾利水。选方:瓜蒌 15g、薤白 10g、姜半夏 10g、黄芪 30g、防己 9g、党参 20g、桂枝 10g、白术 10g、猪苓 15g、丹参 15g、赤芍 15g、葶苈子 15g、大枣 10 枚,结合血瘀、气滞、痰阻、阴伤等见证随证加减。

3. 附子 具有强心作用,用于心力衰竭,每日 6～12g 水煎服,用时宜先煎 30～60 分钟,减轻毒性。

4. 葶苈子 下气行水,增加尿量,减轻浮肿。用法:打粉,每次 1～2g 冲服,每日 3 次;或 10～15g,入煎剂。

5. 蟾酥 有洋地黄样作用。用法:茯苓 9 份,蟾酥 1 份的打粉装入胶囊,口服。

6. 罗布麻根 具有强心作用,每日 9～15g,水煎服。

7. 玉竹 具有强心作用,用于心力衰竭,每日 15g,水煎服,连用 3～5 天。

五、典型病例

刘某,女,82 岁,以"突发意识模糊,右侧肢体瘫痪 3 小时"为代主诉于 2013 年 4 月 17 日 13 时 30 分经急诊收入院。患者于中午 11 时同家人聊天时突发意识模糊,右侧肢体瘫痪,倒床不醒,呼之不应,右侧肢体活动不能,家人紧急拨打 120,经急诊送至我院,急查头颅 CT,

结果提示:右侧额叶片状低密度影(考虑梗死)。遂以"中风;急性脑梗死"收住入院。入院症见:意识模糊,右侧肢体瘫痪,未进食,二便未解。既往高血压病史 20 余年,平素口服缬沙坦,血压控制尚可,波动在 120～130/80～90mmHg 左右。冠心病心房颤动病史 10 年余,2012 年 7 月开始口服华法林至今。体格检查:HR85 次/分,BP60/95mmHg 双肺呼吸音清,未闻及干、湿性啰音,心律不齐。神经系统检查:神志模糊,轻度运动性失语。双侧瞳孔等大等圆,直径约 2.5mm,对光反射灵敏,眼球运动正常,双眼水平眼震及垂直眼震(一)。右侧鼻唇沟浅,伸舌右偏。右上下肢肌力 3 级,肌张力低,腱反射低,右下肢 Babinski sign(十)。右半身针刺痛觉减退。脑膜刺激征(一)。辅助检查:头颅 CT:右侧额叶片状低密度影(考虑梗死);头颅磁共振结果:右侧额颞叶大面积新发梗死,左侧丘脑、双侧基底节多发腔隙性梗死,右侧额叶软化灶,两侧脑室周围白质脱髓鞘。脑 MRA:左侧大脑中动脉 M2 段以远重度狭窄。心电图:心房颤动,平均心率 83 次/分,广泛导联 ST-T 改变;脑钠前肽:2635.6pg/ml。肝肾功能、心肌酶、血脂四项、血糖基本正常。中医诊断:①中风病·怔忡,证属气虚血瘀,痰阻心脑;②眩晕。西医诊断:①急性脑梗死;②高血压;③冠心病;④心房颤动。中医拟治以活血化瘀,通经活络,选血栓通静脉点滴。西医给予抗血小板、抗凝、脱水、降颅压、清除自由基,改善脑代谢及营养支持,于 4 月 21 日意识完全转清,语言表达不清,心慌、胸中不适,烦躁,下午为甚,舌质红,少苔,脉沉细,结代;心电监护示:心率呈房颤心率,心室律 90～130 次/分;辨证为气阴亏虚,瘀血阻络,给予补阳还五汤合半夏白术天麻汤加减,西药间断给予西地兰、呋塞米静脉注射强心利尿,经过治疗,右侧肢体功能基本恢复,能自动行走,右上下肢肌力 4+ 级,语言表达不清,房颤心率,心室律 60～80 次/分,无心慌、胸中不适、烦躁发作,于 2013 年 5 月 18 日出院,共住院 31 天。

六、中西医结合临床体会

中风病·怔忡的治疗采取中西医结合的方法,以脑血管病为主,西医治以抗凝、降颅压、改善脑代谢、清除自由基等内科基础治疗,心功能差者给予利尿、扩管、强心以改善心功能,但必须注意调整血压,保障脑灌注;同时需要监测凝血功能,由于大面积脑栓塞后的再灌注及抗凝治疗,梗死的中心区域很可能出现继发出血,治疗过程中必须密切观察病情变化;中医根据辨证施治,栓塞急性期,在益气活瘀化痰通脉基础上,兼固心阳气虚;病情稳定后,把重点放在补益心气,温通心阳,健脾益肾,消除痰饮生成之源之上,在标本兼顾的原则下,随病情变化而随证选方用药,再加上西医药的基础辅助,能取得较好的治疗效果。

第四节 中风病·胸痹心痛

一、概述

中风病·胸痹心痛是指中风病、胸痹心痛两者同时或先后发生的两种疾病共存状态,属心脑同病范畴,中风病、胸痹心痛二者具有相同的病理基础,治疗上须同源同治。该病临床上除出现中风病症状外,常伴有膻中或左胸部发作性憋闷、疼痛,轻者偶发短暂的胸部沉闷或隐痛,或为发作性膻中左胸部含糊不清的不适感;重者疼痛剧烈,胸痛彻背,背痛彻胸或呈压榨样绞痛,甚者伴有心悸、气短,呼吸不畅,惊恐不安,面色苍白,冷汗自出等。该病相当于西医学的脑卒中、冠心病共病,对于此类患者,我们在治疗时,既要预防卒中复发,又要降低心血管事件的风险,实现心脑同治。

二、病因与发病机制

(一)中医病因病机

中风病·胸痹心痛的发生以正虚痰瘀阻脉为主,或因年迈体虚,积损正衰;或因饮食失调,痰热内生;或因劳倦内伤,气耗血滞;或因情志失节气郁血瘀痰阻,导致气血功能失调,痰瘀阻滞脉道而发本病。

1. 年迈体虚、积损正衰　年过四十,肾气逐渐虚衰不能鼓舞五脏之阳,以致心气不足、或心阳不振,气血运行不畅;若肾阴亏虚,则可导致阴血不足,血脉失畅,久之则致血脉瘀阻,另有阴亏血虚,肝阳上亢,若将息失宜,情志不遂,致气血上逆,上蒙清窍,下阻心脉而发为中风病·胸痹心痛。

2. 饮食失调,痰热内生　过食肥甘生冷,或饮酒过度,脾胃受损,运化失健,聚湿成痰,痰浊留滞,阻碍气血运行;痰湿生热,热极生风,终致风火痰热内盛,窜扰心脑经脉,神机失用而发为中风病·胸痹心痛。

3. 劳倦内伤,气耗血滞　劳倦伤脾转运失能,气血生化乏源,无以濡养心脑经脉;积劳损阳,心肾阳微,鼓动无力,胸阳不展,血行涩滞;或风寒乘虚入中,痹阻心脑之脉,而致中风病·胸痹心痛发生。

4. 情志失节,郁怒伤肝　忧思伤脾,气滞痰生使血行失畅,脉络不利而致气滞血瘀,或痰瘀交阻,痹塞心脉或脑脉而发为胸痹心痛或为中风。或五志过极,心火暴甚,可引动内风而发卒中,也可气郁化火,炼津成痰,痰瘀互阻致心脉、脑脉先后痹阻而发为中风病·胸痹心痛。

(二)西医发病机制

脑卒中和冠心病在老年患者中常合并存在,约32%的冠心病患者合并卒中,约56%的卒中患者合并冠心病,医学界已有学者提出要将两者列为"等危症"。研究发现两者有共同的危险因素,如高血压、血脂异常、吸烟、饮酒、糖尿病、肥胖、睡眠呼吸暂停综合征、缺乏体力活动等。但多种因素作用下的动脉粥样硬化样改变是导致发病的"元凶"。在多种危险因素作用下,动脉内膜受损出现脂质点,逐渐形成纤维粥样斑块病理改变,此种改变可发生出血、坏死、溃疡、钙化甚或附壁血栓形成。粥样斑块可因血管内膜表面破溃后,粥样物质进入血流形成栓子。受病变拖累的动脉弹性减弱,脆性增加,管腔逐渐变窄,甚至完全闭塞。此病理改变发生在冠状动脉,即冠心病、心肌梗死。发生在脑动脉会导致脑动脉内膜病变,引起血管内血栓形成,继而导致该动脉所支配的脑组织发生缺血性坏死,称为动脉硬化性血栓性脑梗死。

三、诊断依据

(一)中医诊断

1. 主症:左侧胸膺或膻中处突发憋闷而痛,疼痛性质为隐痛、胀痛、刺痛、绞痛、灼痛。疼痛常可窜至肩背、前臂、咽喉、胃脘部等,甚至可沿手少阴、手厥阴经循行经脉窜至手中指及小指,并可兼心悸,半身不遂,口舌歪斜,舌强言语不利,偏身麻木等症状;

2. 次症:头痛,眩晕,瞳孔变化,饮水发呛,目偏不瞬,共济失调;

3. 起病方式:突然发病,时作时止,反复发作。持续时间短暂,一般几秒至数十分钟,经

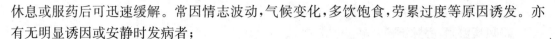

休息或服药后可迅速缓解。常因情志波动,气候变化,多饮饱食,劳累过度等原因诱发。亦有无明显诱因或安静时发病者;

4. 发病年龄:多见中年以上。

(二)西医诊断

1. 缺血性脑卒中诊断　中年以上有高血压、高血脂及动脉硬化者,突然起病,在数小时、一到数日达到高峰的脑局灶性损害症状或体征,如偏身瘫痪、感觉缺失、失语、眩晕、肢体麻木、共济失调、锥体束征阳性等,无脑膜刺激征,经头颅 CT 或 DWI+MRA 检查排除脑出血或其他病变,发现责任梗死病灶。

2. 稳定型心绞痛诊断　根据典型的发作特点和体征,含化硝酸甘油后缓解,结合年龄和存在冠心病危险因素,除外其他原因所致的心绞痛,一般即可建立诊断。发作时心电图检查可见以 R 波为主的导联中,ST 段压低,T 波平坦或倒置(变异型心绞痛则有关导联 ST 段抬高),发作过后数分钟内逐渐恢复,心电图无改变的患者可考虑作动态心电图。诊断有困难者,可考虑行选择性冠状动脉造影。不稳定型心绞痛诊断:发作时心电图有一过性 ST 段偏移和(或)T 波倒置;如果心电图持续变化 12 小时以上,则提示发生无 ST 段抬高型心肌梗死。心肌酶、肌钙蛋白 T 或 I 及 C-反应蛋白升高是协助诊断和提示预后的指标。

(三)鉴别诊断

1. 心肌梗死　心肌梗死一般无明显诱因,呈压榨样疼痛;前者多位于胸骨后,部位较局限,后者多位于心前区或胸骨后,部位较广泛;疼痛超过 30 分钟以上;含化硝酸甘油或休息后不能缓解。

2. 急性心包炎　尤其是急性非特异性心包炎可有较剧烈而持久的心前区疼痛。但心包炎的疼痛与发热同时存在,呼吸或咳嗽时加重,早期有心包摩擦音,心包摩擦音和疼痛在心包腔内出现渗液时均消失;全身症状一般不如心肌梗死严重;心电图除 aVR 外,其余导联均有 ST 段弓背抬高,T 波倒置,无异常 Q 波出现。

3. 急性肺动脉栓塞　可发生胸痛、咯血、呼吸困难和休克。但有右心负荷急剧增加的表现,如发绀、肺动脉瓣区第二心音亢进、颈动脉充盈、肝大、下肢水肿等。心电图 I 导联 S 波加深,III 导联 Q 波显著、T 波倒置,胸导联过渡区左移,右胸导联 T 波倒置等改变,可资鉴别。

4. 急腹症　急性胰腺炎、消化性溃疡穿孔、急性胆囊炎、胆石症等,均有上腹部疼痛,可伴休克。仔细询问病史、做体格检查、心电图检查和血清心肌酶、肌钙蛋白测定可协助鉴别。

5. 主动脉夹层　胸痛一开始即达到高峰,常放射到背、胁、腹、腰和下肢,两上肢的血压和脉搏可有明显的差别,可有下肢暂时性瘫痪、偏瘫和主动脉瓣关闭不全的表现等可资鉴别。经食道超声心动图检查、X 线或核磁共振显像有助于诊断。

四、治疗

(一)中西医结合治疗要点

心绞痛治疗的原则是改善冠状动脉的供血和减轻心肌的耗氧,同时治疗动脉粥样硬化。合理选用西药管控危险因素如高血脂、高血压等,改善血管与机体的"供需平衡",改善心肌代谢,以迅速缓解症状。应用中医中药疗法,纠正内环境,改善体质,祛除痰浊、瘀血等病理产物,以达到扶正祛邪以治其本的目的。

（二）中医辨证论治

1. 风痰瘀阻，心脉不畅

【症状】胸闷如窒而痛，或有刺痛，气短喘促，肢体沉重，形体偏胖，半身不遂，言语不利，偏身肢体麻木，口角流涎或平素多痰，或伴有心悸倦怠，舌质淡黯，或有齿痕，苔白腻，脉弦滑。

【治法】息风化痰，祛瘀通脉。

【方药】半夏白术天麻汤合瓜蒌薤白半夏汤加减

清半夏 10g、焦白术 20g、天麻 15g、全蝎 6g、瓜蒌皮 15g、薤白 10g、茯苓 20g、陈皮 15g、川芎 10g、鸡血藤 20g、石菖蒲 12g、甘松 12g、炙甘草 8g。

2. 气虚血瘀，痹阻心脉

【症状】胸部隐痛或刺痛，胸闷气短，动则尤甚，伴倦怠懒言，四肢乏力，肢体僵硬麻木，活动不便，口角歪斜，舌强言謇，舌质淡黯，苔薄白，脉细缓或细弦，较沉而无力。

【治法】益气活血，疏通经脉。

【方药】补阳还五汤合血府逐瘀汤加减

黄芪 30g、当归 15g、川芎 9g、丹参 30g、鸡血藤 30g、柴胡 8g、川牛膝 12g、桔梗 12g、全蝎 8g、制山甲 8g、炒枳壳 15g、炙甘草 6g。

3. 阴虚血瘀，心脑失养

【症状】心胸隐痛或刺痛，反复发作，痛有定处，或伴心悸失眠，眩晕耳鸣，手足心热，半身不遂，偏身麻木，言语不利，舌质红绛或黯红，少苔或无苔，脉细弦或细弦数。

【治法】补阴益气，活瘀通脉。

【方药】生脉饮、丹参饮合育阴熄风汤化裁

太子参 18g（或西洋参 12g）、麦冬 12g、五味子 6g、丹参 30g、檀香 3g、砂仁 3g、钩藤 12g、生牡蛎 20g、龟板 15g、赤芍 15g、黄精 15g、地龙 12g。

4. 痰热腑实，心脉瘀阻

【症状】胸膺闷痛，或有刺痛，半身不遂，口舌歪斜，偏身麻木，言语謇涩，伴有心悸腹胀便干便秘，甚或数日不解，咳痰或痰多色黄，舌质黯红或黯淡，苔黄腻，脉弦滑或偏瘫侧弦滑而大。

【治法】清热化痰，祛瘀通腑。

【方药】星蒌承气汤、小陷胸汤合桃红四物汤化裁

全瓜蒌 15g、胆南星 6g、枳实 15g、大黄 6g、桃仁 12g、丹参 30g、当归 12g、赤芍 15g、川芎 8g、黄连 6g、石菖蒲 10g、半夏 12g、炙甘草 8g。

（三）名医经验

1. 颜德馨教授经验　颜老提出气血失衡是心脑血管病的基本病机，心脑两者关系密切，主要表现在血液的运行调节及神志两个方面。心主血脉，心运血以养脑，脑方能主神明；而心的功能每受脑主神明的影响，因此，心脑在生理功能上相互关联，在病理上相互影响。任何致病因子侵犯心脑势必首先影响气血失和、循行受阻，造成心脑失养，从而导致心脑功能失调和病理障碍，引发病变。若外感寒热，邪伤气血；或情志不和，气滞血阻；或生活失节，痰瘀内生阻脉；或久病气弱，均可致使气血失衡。脉中血行受阻，瘀阻脉道，则发为胸痹心痛；血不养心，心神不宁则发为惊悸；瘀阻气道，气机升降失权，则发咳逆喘促；瘀阻水道，水湿外溢皮肤，则发为水肿。若气机逆乱，上冲于脑，则见眩晕、头痛、失眠、烦躁等症。若瘀血

上停于脑,阻于脑络,则见突然昏仆、言语不清、半身不遂或肢体麻木等症。可见心脑血管病所表现的证候均与气血失衡有关。心脑血管病病机演变有一定的规律性,初期以气滞血瘀居多;而后则形成痰浊、瘀血等病理产物,出现痰瘀交阻的病机;后期则出现多虚多瘀的病理状态,如气虚血瘀、阳虚血瘀、阴虚血瘀等。颜老同时指出调气活血法是治疗心脑血管病的基本方法,他应用调气活血法治疗冠心病、心肌梗死、心律失常、心功能不全、心肌炎、心肌病、高血压、脑梗死、痴呆等多种心脑血管病。正心冲剂是颜德馨教授治疗冠心病的基本用方,药用:党参15g、黄芪15g、葛根9g、川芎9g、丹参15g、赤芍9g、山楂30g、决明子30g、石菖蒲4.5g、降香3g。方中重用党参、黄芪益气养血为君,以培补中气、宗气,辅以丹参、山楂、赤芍活血通脉为臣,葛根、川芎升发清阳,降香、决明子降浊止痛,加入石菖蒲一味引药入经,兼有化痰开窍之力。诸药相配,共奏益气养心,活血通脉、化痰祛瘀止痛之功。此方一药多效,选药精当,以调气和血为法,有"调和"与"通阳"的特点。

2. 曹晓岚教授论述心脑同治学说的涵义及临床应用　心脑同治学说理论是在对脑血管病、冠心病生理学和病因病机的充分研究基础上,结合临床实践而提出的。心脑同治学说包括两种涵义。第一,心脑血管疾病同时治疗。第二,心脑血管病同法治疗。心脑同治学说的理论和实践意义,揭示了中医整体观在血管性疾病研究中的指导作用,心脑同治学说秉承了"异病同治"的理论内涵,在此基础之上,进一步解释了心脑同治的生物学基础和作用机制。促进心脑血管病治疗方法的相互融合,提高疗效,多成分、多靶点、整合调节,运用复合治疗是中医独具的优势。心脑同治学说治疗心脑血管病的临床应用。①培补元气,调畅气机:中风病与冠心病多发生于中老年人,元气亏虚为发病的根本原因。培补元气是中风病和冠心病的基本治法,当选用黄芪、人参、党参等甘温益气之品以扶正培本,温壮阳气。特别是黄芪能益气而托毒外出,既壮元气之本源,又通元气之路径,当为首选之要药。②辛香宣透,引经通络:辛香者宣,横贯穿透,壅塞不通之弊,皆可宣而散之。选药可用桂枝、降香、麝香、郁金、菖蒲之属。辛香之品不但本身可以走窜经络,还兼具引经作用,可引诸药达病所。叶桂创辛味通络大法,其通络每以辛味为主,并强调"络以辛为泄","久病在络,气血皆窒,当辛香缓通","酸苦甘腻不能入络"等。这提示我们在药理学上应重视药物的"引经透络"和"药达脑络"的作用。现代药理研究证实,芳香开窍药如麝香、冰片、菖蒲等能通过血脑屏障,起到引药入脑的作用;同时又能扩张冠状动脉、解除冠状动脉痉挛,增加冠脉流量,起到缓解心绞痛的作用,是治疗心脑血管病不可缺少的引经报使药。③清热泻火,解毒通络:热、火、毒,异名而同类,火为热之极,火烈之极尽是毒,故每每热毒(火毒)并论。所谓"壮火食气"、"火与元气不两立",热毒是导致元气衰馁的重要因素,欲补元气,必须清解火热之毒。心、脑皆具纯阳之性,感邪则邪多从阳化热,因而在心脑血管急性期,热毒的致病作用极其明显,原因是"火性速故也",故清热解毒成为重要的治疗方法之一。黄连、黄芩、山栀、玄参、虎杖、连翘、金银花等清热解毒药物在临床上广泛应用,以直折病势,祛除病源,邪去正安。④虫类走窜,剔邪搜络:《素问·调经论》指出"病在血,调之络",《临证指南医案》也强调"经主气,络主血","初为气结在经,久则血伤入络",《医林改错》曾言:"久病入络为瘀",均强调了络病是与瘀血相关的病症。络病瘀结病久位深,初病尚可用草本类药理气活血,久则瘀痰胶痼,非破血逐瘀之重剂,难以奏效。虫蚁之类,无血者走气,有血者走血,飞者升,走者降,灵动迅速,使血无凝着,气可宣通,可根松透邪,追拔沉混气血之邪。药如水蛭、虻虫、地龙、全蝎、土鳖虫、蜈蚣、僵蚕之品在络病中常用。对心脑血管疾病这类病程长、病情缠绵、易于反复发作的络病,选用虫类药物深入隧络,攻剔痼结之痰瘀,旋转阳动之气,往往可以获奇效。⑤取类比象,藤类入络:《本草便读》:"凡藤类之属,皆可入络。"根据取类比象原则为,对于久病不愈,邪气入络,络脉瘀阻者,可加入藤类药如:鸡血藤、大血藤、络石藤、海风藤、忍冬藤等。藤类药善走而不守,心脑血管病本虚标实,宜选补血活血之品,避免攻逐太过,徒伤正气。

3. 王松龄主任医师经验 王老师通过多年的临床实践观察指出,中风病与胸痹心痛可以合并发生,当属中风病与胸痹心痛并病范畴。脏腑功能失调,风痰(浊、湿)合瘀,或寒化或热化,流窜经络,痹阻心脑血脉,神机失用是中风病·胸痹心痛并病的基本病机。急性期除积极采取西医学急救措施外,中医中药一定要贯穿始终。中医认为风火相煽,气血逆乱,痰瘀蒙蔽清窍,流窜经络,痹阻血脉,标实邪盛为主,当以祛邪治标为先,兼以扶正。本着急则治其标,缓则治其本的原则辨证施以中药,对于风阳上扰、瘀热火盛、痰热瘀阻的患者,王老师依据《素问·通评虚实论》:"五藏不平,六府闭塞之所生"喜用三七、大黄祛瘀降火,活血止血双向调节,兼用天麻、胆南星、郁金等;阳亢痰火内盛者,加天麻、钩藤、黄芩、天竺黄、炒决明子、炒杏仁;痰瘀互结痹阻者,加炒蒲黄、川芎、丹参、泽兰、血竭、全蝎、水蛭;痰湿偏盛者用法半夏、制白附子、白芥子、化橘红、茯苓;痰浊内盛难除者,用清半夏、白芥子、海蛤粉、苦杏仁、泽泻。遇重症中药汤剂可轻剂频服,以加大攻邪力度,每日可进一至数剂。在缓解期一定要发挥中医药优势,补肾健脾,宣痹通阳,化痰息风活络,可辨证挑选精细中药制为丸、散或装胶囊,于三餐时米汤或面汤送服,可预防治疗心脑血管狭窄、梗死或心脑血管支架植入术后再狭窄。在辨证时,一定要注意心居阳位而又主火故为阳中之阳,脑位于巅,又为髓海,共主血脉与神明。在应用瓜蒌、薤白、桂枝、檀香等宣通胸阳时,又要兼顾肝肾亏虚,绝不可过用麦冬、熟地、五味子等滋养药,因其过用有碍阳之弊。王老师在应用虫类通络药时,常与益气扶正的人参、党参、红参、西洋参、太子参、北沙参、黄芪等配合使用,以达到祛邪不忘扶正兼顾护胃气之目的。现代药理研究亦表明活血化瘀通络类中药有调节血管内皮细胞功能紊乱、改善血液循环、降低血液的浓黏凝聚状态等作用;补益类中药多有清除氧自由基、调整血脂、缓解动脉硬化的作用。对于中风病·胸痹心痛并病(证属风痰瘀阻,心脉不畅;气虚血瘀,痹塞心脉)的二级预防,王老师除管控好血压、血糖、抗血小板聚集、抗凝、调脂、辨证施以中药散剂等治疗措施外,也常选用培元通脑胶囊、脑心通胶囊,20～30天为一个疗程,间隔5～7天,连用2～3个疗程。

(四)中药成药制剂应用

1. 培元通脑胶囊 组成:制首乌、熟地、天冬、醋龟板、鹿茸、制肉苁蓉、肉桂、赤芍、全蝎、水蛭、地龙、炒山楂、茯苓、炙甘草等。功效:益肾固精,息风通络。一次3粒,一天3次,口服。

2. 脑心通胶囊 组成:黄芪、丹参、当归、川芎、赤芍、红花、制乳香、制没药、桂枝、全蝎、地龙、水蛭等。功效:益气活血,化瘀通络。一次2～4粒,一天3次,口服。

(五)西医治疗

参照中华医学会心血管病学分会,中华心血管病杂志编辑委员会2007年制定的《慢性稳定型心绞痛诊断与治疗指南》和《不稳定型心绞痛和非ST段抬高心肌梗死诊断与治疗指南》。

1. 一般治疗 发作时立刻休息;平时尽量避免各种确知诱发因素;戒烟酒,低盐低脂饮食,不宜过饱;保持大便通畅;调整日常生活和工作量;减轻精神负担;治疗高血压、糖尿病、贫血、甲状腺功能亢进等。

2. 硝酸酯制剂举例

（1）硝酸甘油片：发作时，0.5mg，舌下含化，每5分钟可重复1片，直至疼痛缓解。如果15分钟内总量达3片后疼痛持续存在，应进一步检查确诊。

（2）单硝酸异山梨酯：20mg，每天2次，口服。缓释剂40～60mg，每日1次，口服。

3. 抗血小板治疗　抗血小板药物种类及药理作用动脉粥样硬化血栓形成是影响心、脑血管和外周动脉的全身系统性疾病。血小板在动脉粥样硬化血栓形成和发展中起重要作用，常用抗血小板药物有以下几种：①血栓素A2（TXA2）抑制剂：阿司匹林是目前抗血小板治疗的基本药物。②二磷酸腺苷（ADP）P2Y12受体拮抗剂：氯吡格雷具有抗血栓强和快速起效的特性，氯吡格雷在ST段抬高型心肌梗死（STEMI）、不稳定型心绞痛（UA）/非ST段抬高型心肌梗死（NSTEMI）及经皮冠状动脉介入（PCI）治疗的患者中广泛应用，普拉格雷抗血小板效应强于也快于氯吡格雷，但其出血风险高于氯吡格雷。③血小板糖蛋白（GP）Ⅱb/Ⅲa受体拮抗剂：阿昔单抗是与血小板GPⅡb/Ⅲa受体非特异性结合的嵌合单克隆抗体，最先用于临床。

4. β受体阻滞剂　β受体阻滞剂为稳定性心绞痛的初始治疗药物，应使用无内在拟交感性的β受体阻滞剂，从较小的剂量开始，逐渐增加剂量，能缓解症状。静息心率降至55～60次/分，严重心绞痛患者如无心动过缓症状，可降至50次/分。①美托洛尔，12.5～50mg，每日2次，口服。缓释剂，50～200mg，每日1次，口服。②阿替洛尔，12.5～25mg，每日2次，口服。

5. 调脂治疗　冠心病患者低密度载脂蛋白（LDL-C）的目标值应小于2.6mmol/L（100mg/dl），对于极高危患者（确诊冠心病合并糖尿病或急性冠状动脉综合征），治疗目标为LDL-C<2.07mmol/L（80mg/dl）。他汀类药物能有效降低总胆固醇（TC）和LDL-C，并因此降低心血管事件。①阿托伐他汀，10～20mg，晚上1次，口服。②瑞舒伐他汀，5～10mg，晚上1次，口服。

6. 血管紧张素转化酶抑制剂（ACEI）及血管紧张素Ⅱ受体拮抗剂（ARB）　所有的冠心病患者均能从这两类药治疗中获益，合并糖尿病、心力衰竭、左心室收缩功能不全、高血压、心肌梗死后左室功能不全的患者获益更大。常用ACEI与ARB类药物举例：①卡托普利，25～50mg，每日3次，口服。②依那普利，2.5～20mg，每日2次，口服。③坎地沙坦，4～32mg，每日1次，口服。④厄贝沙坦，150～300mg，每日1次，口服。

7. 钙离子拮抗剂　对变异型心绞痛或以冠状动脉痉挛为主的心绞痛，钙拮抗剂是一线药物，合并高血压的冠心病患者可应用长效钙拮抗剂作为初始治疗药物。①硝苯地平控释片，30～60mg，每日1次，口服。②左旋氨氯地平片，1.25～5mg，每日1次，口服。③地尔硫草，普通片，30～90mg，每日3次口服。缓释片或胶囊，90～180mg，每日1次，口服。

8. 代谢性药物　曲美他嗪，通过调节心肌能源底物，抑制脂肪酸氧化，优化心肌能量代谢，能改善心肌缺血及左心功能，缓解心绞痛。可与β受体阻滞剂等抗心肌缺血药物联用。常用剂量为60mg/日，分3次口服。

9. 经皮冠状动脉介入（PCI）治疗　参照中华医学会心血管病学分会，中华心血管病杂志编辑委员会制定的《经皮冠状动脉介入治疗指南（2009）》。

（1）慢性稳定型心绞痛的PCI治疗：作为改善稳定型心绞痛的临床症状措施，PCI推荐应用于以下情况：中重度心绞痛患者，药物治疗无效，若潜在获益大于手术风险，技术上适合PCI的单支病变或无高危冠脉解剖情况的多支病变；轻、中度心绞痛患者，药物治疗无效，若潜在获益大于手术风险，技术上适合PCI的单支病变或多支病变。

（2）不稳定型心绞痛的 PCI 治疗：①不稳定型心绞痛心绞痛患者 PCI 的指征是建立在危险分层的基础上。对中、高危以上的心绞痛患者行 PCI 应遵循首先进行危险分层，合理规范的术前、术中的用药如抗血小板治疗、抗凝治疗等也随着危险度的增加应适当的加强。②极高危患者（符合以下 1 项或多项）：严重胸痛持续时间长、无明显间歇或大于 30 分钟，濒临心肌梗死（MI）表现；心肌生物标记物显著升高和（或）心电图示 ST 段显著压低（≥2mm）持续不恢复或范围扩大；有明显血流动力学改变，严重低血压，心力衰竭或心源性休克表现；严重恶性心律失常：室性心动过速、心室颤动。③中、高危患者（符合以下 1 项或多项）：心肌生物标记物显著升高；心电图示 ST 段显著压低（<2mm）；强化抗缺血治疗 24 小时内反复发作胸痛；有心肌梗死（MI）病史；造影显示冠状动脉狭窄病史；PCI 后或 CABG（冠状动脉搭桥术）后；左心室射血分数（LVEF）％<40％；糖尿病；肾功能不全（肾小球滤过率<60ml/分）。

（六）其他疗法

1. 穴位注射　水针：取内关，用盐酸哌替啶 10mg，用注射用水稀释至 5ml，垂直刺入上穴，得气后施强刺激，注入药液，每侧穴 2.5ml，止痛效果显著。适用于各种类型心痛剧烈者。

2. 穴位按压或注射　取穴灵台或至阴，先以拇指按压 1～3 分钟，心绞痛可缓解；再以维生素 B_{12} 500μg，加利多卡因 1ml，注入上穴，压迫 2 分钟即可。

五、典型病例

病案一：王某，男，67 岁，干部。于 2011 年 10 月 16 日初诊，头晕四肢乏力时伴四肢麻疼，胸闷痛，天气变冷或活动后加重，体型偏瘦，纳可，多梦伴耳鸣。舌淡黯舌体胖大有齿痕，舌下脉络瘀黯，左脉弦滑，右脉弦细。既往有高血压病史 6 年，曾于 2005 年 10 月因头晕、下肢乏力伴麻木在当地县人民医院做 MRI 检查发现多发性腔隙性梗死。于 2009 年 6 月，因突发胸闷气短，心前区绞痛在当地市级医院作冠脉造影检查，并进行冠脉支架植入术。2011 年 10 月 16 日来诊，中医诊断：①中风病·胸痹；②眩晕；辨证属痰浊瘀阻，心脉不通，阴损及阳，肝风内动。西医诊断：①脑梗死伴冠心病；②高血压。拟化痰温阳，祛瘀通脉，益气扶正，养心息风为治法。处方：清半夏 12g、全瓜蒌 12g、薤白 10g、甘松 12g、丹参 30g、砂仁 10g、赤芍 15g、天麻 15g、川芎 8g、石菖蒲 10g、制山甲 12g、水蛭 3g、黄芪 20g、当归 15g，14 剂，水煎分 2 次服，每日一剂。

二诊：胸部闷痛、头晕、下肢麻疼不适减轻，活动后仍觉乏力，时有汗出，夜眠多梦，大便可，守上方，去赤芍、甘松加党参 15g、琥珀 3g、茯神 15g，连服 28 剂。

三诊：诸症大减，症状好于冠脉支架植入术后，为进一步巩固疗效，汤剂改为散剂，以图缓效，治病求本。处方如下：西洋参 180g、黄芪 180g、甘松 90g、三七 180g、郁金 180g、制山甲 180g、水蛭 90g、地龙 180g、西红花 30g、血竭 90g、清半夏 180g、茯苓 180g、天麻 180g、泽泻 90g、琥珀 180g、制马钱子 54g，打细粉过 120 目筛，分 540 份，每日 3 份，用米汤或面汤于三餐时送服 1 份。服该药 3 个月后回访，患者诉胸闷痛气短，头晕四肢乏力、麻疼不适消失，劳累后仍无发作，能从事一般社会活动。

病案二：张某，男，63 岁，农民，2013 年 6 月 16 日初诊，头晕，左侧肢体活动不利，伴胸闷气短 1 周。神志清，精神欠佳，纳眠差，二便尚可，舌质偏红，苔淡黄腻，脉弦滑数。测血压 154/98mmHg，神经系统检查：左侧鼻唇沟变浅，伸舌左偏。左上下肢肌力 3 级，肌张力偏高，腱反射稍活跃，左侧巴宾斯基征（＋），左半身痛觉减退。曾于 2009 年 4 月因左胸闷痛、气短乏力经当地县人民医院诊断为冠状动脉粥样硬化性心脏病合并急性心肌梗死,治疗后出院,出院后服药不规律,左胸闷痛时作,血压偏高。辅助检查:①头颅 CT 示:双侧基底节、侧脑室周围腔隙性梗死。②心电图示:左侧壁陈旧性心肌梗死。中医诊断:①中风病·胸痹心痛;②眩晕,辨证属风痰瘀阻,心脉不畅;西医诊断:①腔隙性脑梗死伴陈旧性心肌梗死;②高血压。中医治疗拟息风化痰,祛瘀通络治法,选方半夏白术天麻汤合瓜蒌薤白半夏汤、丹参饮化裁。处方:天麻20g、醋郁金15g、清半夏12g、炒白术25g、全瓜蒌20g、丹参30g、降香20g、砂仁10g、石菖蒲15g、全蝎10g、鸡血藤30g、川怀牛膝各12g、豨莶草20g,10 剂,水煎服,每日一剂。嘱其规律服用西成药:①阿司匹林肠溶片,0.1g,1 次/日,口服;②阿托伐他汀钙片,20mg,1 次/日,口服;③坎地沙坦酯片,4mg,1 次/日,口服。

二诊:头晕、胸闷痛、气短乏力已减轻,纳眠改善,左侧肢体活动仍有不利,但已较前好转,舌苔淡黄腻已变薄。守上方,去降香、砂仁加川木瓜25g、黄芪20g、陈皮12g,丹参加量至40g,继服25 剂,每日 1 剂,水煎服。

三诊:诸症已大为改善,为进一步加强疗效,预防复发,改为散剂治疗,处方如下:生晒参180g、天麻180g、郁金180g 清半夏180g、炒白术180g、陈皮90g、三七180g、丹参180g、水蛭90g、血竭90g、制山甲90g、全蝎90g、地龙180g、制马钱子45g 打细粉,过 120 目筛,分 540份,每次 1 份,每日 3 份,温开水或米面汤送服。3 个月后回访,患者生活自理,能从事一般社会活动。

六、中西医结合临床体会

临床上,中风病·胸痹心痛并病比较常见,本病为本虚标实证,本虚系脏腑功能失调,气、血、阴、阳亏损,标实为痰浊(饮)、瘀血、痰瘀互阻或寒化或热化、时有风动。急性期可结合西医学诊疗方法,中医药一定要贯穿始终。中西医结合治疗可达到更好的效果。随着动脉血管造影技术的发展和普及,使我们更客观地了解动脉狭窄的程度,进而有助于选择适宜的治疗方法和技术并能及早判断疾病的预后转归。经皮冠状动脉介入治疗、冠状动脉搭桥术、颅内动脉扩张成形或支架植入术可以有效地解决动脉的血液供应问题,但是,治疗后血管再狭窄与不通畅的问题摆在我们面前,直接影响心脑血管疾病的预后和转归。诸多研究表明,中西医结合治疗心脑血管病可以提高成活率、临床治愈率,降低致残率与复发率。中医中药治疗经皮冠状动脉介入治疗后、脑动脉狭窄支架植入术后血管再狭窄是一个新课题。王松龄主任医师经过多年临床观察指出,介入治疗后血管再狭窄的病理基础是脏腑功能失调,早期是气血亏虚或气阴亏虚,晚期是气阳亏虚;病理因素是痰浊、血瘀及痰瘀互结,痰瘀互结可热化或可寒化的病理产物,此病理产物可阻塞血管;此外,血管内介入本身对机体来讲,也是一种损伤,会引起气滞血瘀或气虚血瘀,郁而化热,进而可形成痰湿瘀毒痹阻血脉;最差的结局是闭阻血脉。他们团队仔细观察,在患者血管介入治疗病情稳定后,除服用二级预防的西药外,再以精细名贵药材配合虫类药制成散剂,或胶囊,或浓缩水丸,除能改善心脑血管供血,还可有效预防心脑血管急性事件的发生。一般多选用红参180g、紫河车180g、鹿角胶60g、甘松90g、桂枝90g、三七180g、水蛭180g、土元90g、制山甲180g、西红花30g、血竭90g、清半夏90g、茯苓180g、泽泻90g、制马钱子54g、石菖蒲90g,打细粉,过 120 目筛,制水丸或装胶囊。每次 3g,每日 3 次,于三餐时服用,连服1~2 年,可收到较好的疗效。方中红参、紫河车、鹿角胶补气生津,益精血以扶正固本;甘松、桂枝辛温通阳,调畅血脉;三七、水蛭、土元、制山甲、西红花、血竭、制马钱子活血化瘀,去腐生肌,通络止痛;清半夏、泽泻、石菖蒲化痰祛湿和胃。全方注重血脉以通为补,去瘀生新,兼顾其本。王松龄老师常以脏腑气血为纲,辨治血管介入后再狭窄,从症、舌、脉分析痰浊、痰湿、痰热、寒痰、痰饮等证候,巧用法半夏、清半夏、天竺黄、瓜蒌、胆南星、制南星、干姜、制附子、细辛、麻黄、茯苓、生白术、炒白术、焦白术、陈皮、枳实、桂枝、葶苈子、白芥子等健脾化浊、行气温阳、祛痰平喘、利水消肿药。在解决心本虚时,灵活选用诸参,补虚扶正,以固其本,气阴两虚者,选用西洋参、太子参;气虚者常选用党参配黄芪;元气不足或气阳亏虚者,选用红参、高丽参、野山参。在扶正固本的基础上祛除病邪时,要注意引经报使(如丹参入心,羌活、防风、川芎入脑),常痰瘀同治,分别辨出痰浊血瘀、痰湿血瘀、寒痰血瘀、痰热血瘀的病因病机,因其均可引发心脑血脉痹阻。对于痰浊血瘀者,王老师常辨证选用清半夏、生白术、茯苓、陈皮、杏仁、当归、鸡血藤等祛除痰浊血瘀;对于痰湿血瘀者,常选用法半夏、焦白术、白芥子、苏子、川芎、三七、红花等除痰湿祛血瘀;对于寒痰血瘀者,多选用桂枝、干姜、细辛、制南星、红花、鸡血藤、三七等温化寒痰除血瘀;对于痰热血瘀者,多选用天竺黄、胆南星、瓜蒌、泽泻、泽兰、赤芍、忍冬藤、桃仁、益母草等清除痰热血瘀。

第五节　中风病·头风

一、概述

头风多因肝阳上亢、痰瘀互结而致清阳不升,或浊邪上犯,清窍失养,是以头部疼痛为主要表现的病证。中风病·头风指患者素有头风病史,头风反复发作,诱发中风,该病相当于西医学偏头痛诱发中风,根据流行病学调查,偏头痛是脑中风的危险因素之一,尤其是有先兆的偏头痛,偏头痛患者罹患缺血性中风的相对危险为无偏头痛者的 1.84 倍。

二、病因与发病机制

(一) 中医病因病机

《诸病源候论·头面风候》首先提出了"头风"的病证名称,谓"头面风者,是体虚,诸阳经脉为风所乘也……又新沐头未干,不可以卧,使头重身热,反得风,而致头风"。《证治汇补》言头风与头痛无异。浅而近者名头痛,深而远者名头风,指出了头风病的特点即头痛、反复发作、长期不愈。头风反复不愈,易成中风,两者有相似病因病机。或因情志所伤,肝失疏泄,郁而化火,上扰清空,则发头痛。情志所伤,肝阳暴动,引动心火,风火相煽,气血上逆,心神昏冒,遂至卒倒无知。火胜伤阴,肝失濡养,或肾水不足,水不涵木,导致肝肾阴亏,肝阳上亢,上扰清窍则为头痛。思虑烦劳过度,气血亏损,真气耗散,复因将息失宜,致使阴亏于下,肝阳鸱张,阳化风动,气血上逆,上蒙元神,则发中风。《儒门事亲》说:"夫风者,厥阴风木之主也……半身不遂……肝木为病,人气在头"。患者五志过极,心火暴盛,或素体阴虚,水不涵木,复因情志所伤,肝阳暴涨,引动心火,风火相煽,气血上逆发为中风和头痛。或因饥饱劳倦或久病体虚,脾胃虚弱,生化不足,或失血之后,营血亏虚,不能上荣于脑髓脉络则发头痛。气血不足,脉络空虚,风邪乘虚入中经络,气血痹阻,肌肉筋脉失于濡养则发偏身不遂。或饮食不节,嗜酒肥甘,脾失健运,痰湿内生,上蒙清窍,阻遏清阳而致头痛。嗜酒肥甘,饥饱失宜,脾失健运,聚湿生痰,痰郁化热,阻滞经络,蒙蔽清窍,则突然昏仆,喎僻不遂。

综上所述,中风病·头风的常见证型为:阳亢风动、风痰瘀阻、气虚血瘀等证型。总因阳

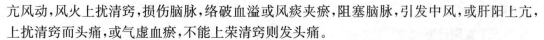

亢风动,风火上扰清窍,损伤脑脉,络破血溢或风痰夹瘀,阻塞脑脉,引发中风,或肝阳上亢,上扰清窍而头痛,或气虚血瘀,不能上荣清窍则发头痛。

（二）西医发病机制

偏头痛不仅可以诱发脑卒中,而且是缺血性卒中的一个独立危险因素。中风相关性头痛具有如下特征:女性患者多见,可能是因为偏头痛多见于女性。发生在起病初期(72 小时内),前、后循环卒中均可发生头痛,椎基底动脉支配区域卒中相关性头痛发生率较高,尤其是在小脑卒中中发生率最高。头痛性质前循环以搏动性头痛为主,后循环以钝痛、压迫性痛多见。随年龄增加,发生率呈下降趋势。卒中起病时头痛的发生与患者年轻化、先前偏头痛病史或头痛家族史有关。

偏头痛卒中其确切发病机理尚无定论。据美国哈佛医学院预防医学副教授布林对 22 071 名 40～84 岁的男性研究发现,患偏头痛的人比未患该病者发生缺血性脑卒中的几率高 2.5 倍。偏头痛发作时,脑血管先是收缩,随即扩张,如果血管腔早已因动脉粥样硬化而变窄,则偏头痛开始时的血管收缩便足以导致脑卒中发生。另外,偏头痛无论发作期,还是间歇期,患者血小板聚集力均较常人高,聚集的血小板释放出 5-羟色胺、去甲肾上腺素、花生四烯酸等物质,从而影响 5-羟色胺正常维持颅内外动脉壁收缩张力的作用,使脑血管发生痉挛性狭窄、甚至闭塞也是脑卒中的重要原因。也有文献报道提出下列看法:①脑血管痉挛致脑缺血发生脑梗死。Anchersen 等人应用 SPECT 测定偏头痛发作时局部脑血流量降低,甚至降低到脑组织缺血的水平,而出现局限性神经功能缺损,可持续数小时到数天。发病机理可能的解释是由于偏头痛发作时血中 5-HT 增高致脑血管痉挛性狭窄。②血小板功能亢进和血黏度增高。Joseph 发现偏头痛发作时,血小板功能异常亢进,除血小板中 5-HT 增加外,还有 ADP、TXA2 及 β-血小板球蛋白和血小板因子 4,它们都能强烈收缩血管和增加血黏度及血小板聚集,致血栓形成。③二尖瓣脱垂与卵圆孔未闭。有人认为二尖瓣脱垂是偏头痛卒中,特别是青年型卒中的危险因子。二尖瓣脱垂在人群中相当普遍,而青年型卒中则较罕见,因此二尖瓣脱垂似乎不是青年型偏头痛卒中的主要原因。卵圆孔未闭主要与青年人缺血性卒中或不明原因的缺血性卒中相关。

三、诊断依据

（一）中医诊断

参照国家中医药管理局脑病急症协作组 1995 年制定的《中风病诊断和疗效标准》:

主症:偏瘫,神识昏蒙,言语謇涩或不语,偏身感觉异常,口舌歪斜;

次症:眩晕,瞳神变化,饮水发呛,目偏不瞬,共济失调;

具备 2 个主症以上,或 1 个主症 2 个次症,加上既往反复头痛发作病史,结合起病、诱因、先兆症状即可确诊。

（二）西医诊断

参照第五版神经病学偏头痛诊断标准:

1. **家族性偏头痛性偏瘫** ①符合有先兆偏头痛标准;②先兆呈不同程度的偏瘫;③一级家属中有类似发作者。

2. **偏头痛性梗死** ①先兆在 7 日内未消失,神经功能损害必须与先期发作的偏头痛相统一;②影像诊断学证实有梗死灶;③除外其他原因所致。

3. 以头痛为主要表现,其他神经功能缺损症状或体征不明显,头颅 CT 或 MRI 提示有相应的出血灶或梗死灶。

（三）鉴别诊断

蛛网膜下腔出血：表现为头痛，恶心，呕吐，多头痛剧烈如劈，颈项强直，影像上提示蛛网膜下腔出血，主要原因为颅内动脉瘤破裂出血或血管畸形等所致。

四、治疗

（一）中西医结合治疗要点

中风病·头风急性期治疗关键在于积极治疗中风病的基础上及时干预偏头痛，防止出现偏头痛持续状态，中医中药辨证给予平肝潜阳、息风通络、息风化痰、化瘀通络、益气养血、填补肾精，滋阴息风等治疗，病情稳定后给予中药预防性治疗。

（二）中医辨证论治

1. 风火上扰，肝阳亢盛

【症状】半身不遂或偏身麻木，口角歪斜，舌强语謇，头痛且胀，眩晕，口苦咽干，面赤，视物模糊，耳鸣少寐，大便干，舌红苔黄，脉弦数。

【治法】平肝息风，清利头目。

【方药】天麻钩藤饮合菊花茶调散加减

天麻 15g、钩藤 15g、石决明 30g、菊花 15g、薄荷 15g、荆芥 12g、川芎 10g、白芍 15g、黄芩 10g、白芷 10g、羌活 10g、细辛 3g、防风 10g、杜仲 15g、牛膝 30g、桑寄生 15g、甘草 6g。

2. 风痰瘀阻，脑脉不通

【症状】半身不遂，口舌歪斜，舌强言謇或不语，偏身麻木，头痛胀重，头晕目眩，胸闷胀满，恶心食少，痰多黏白，舌质黯淡，舌苔薄白或白腻，脉弦滑。

【治法】息风化痰，化瘀通络。

【方药】半夏白术天麻汤合通窍活血汤加减

法半夏 10g、生白术 10g、天麻 10g、陈皮 6g、茯苓 15g、胆南星 6g、桃仁 12g、红花 15g、川芎 15g、赤芍 15g、白芷 15g、全虫 12g。

3. 气虚血瘀，脑络阻滞

【症状】半身不遂，口舌歪斜，舌强言謇或不语，偏身麻木，头痛隐隐，反复发作，遇劳加重，头昏目眩，神疲乏力，心悸，多梦，纳呆，食少，面色苍白，舌质淡，苔薄白，脉细涩无力。

【治法】益气养血，化瘀通络。

【方药】补阳还五汤合散偏汤加减

黄芪 30g、当归 12g、赤芍 15g、川芎 15g、桃仁 12g、红花 9g、地龙 12g、白芷 10g、白芥子 10g、柴胡 10g、制香附 10g、郁李仁 6g、炙甘草 6g。

4. 肾精亏虚，阴虚风动

【症状】半身不遂，口舌歪斜，舌强言謇或不语，偏身麻木，头痛隐隐，眩晕耳鸣，反复发作，烦躁不安，手足心热，腰膝酸软，舌红绛少苔，脉沉细或弦细。

【治法】填补肾精，滋阴息风。

【方药】滋荣养液膏合大补元煎加减

太子参 15g、当归 12g、茯苓 15g、山药 30g、山萸肉 15g、枸杞 30g、女贞子 12g、旱莲草 20g、桑叶 10g、沙蒺藜 20g、黑芝麻 30g、菊花 9g、陈皮 10g、白芍 15g、熟地 15g、炙甘草 6g。

（三）中医特色治疗

1. 名医经验

名老中医周仲瑛教授认为，头痛之"风邪"属于内风，或责之于水亏木旺，或责之于血不养肝，或责之于肝经风火上炎。周老治疗本病除了应用当归、生地、赤芍、白芍滋阴养血柔肝，桃仁、丹参、红花活血通络药物之外，尚善用平肝息风的天麻、白蒺藜、石决明、菊花、蔓荆子，以及息风止痉的僵蚕、全蝎二味虫类药，以加强剔络息风之力，达到养血平肝、息风化痰之功。

2. 文献摘录

全亚萍应用羚菊汤治疗 66 例中风相关性头痛患者，总有效率为 89.4%，远高于常规治疗组的 61.7%。其羚菊汤，方药组成为：羚羊角粉 1.2g、菊花 10g、石决明 30g^(先煎)、桑叶 10g、白芍 10g、生大黄 6g^(后下)、牛膝 10g。兼痰浊者，加天麻 10g、石菖蒲 10g、郁金 10g、天竺黄 10g。

（四）中药成药制剂应用

1. 疏血通注射液　组成：水蛭、地龙。活血化瘀，通经活络，适用于风痰瘀阻证型者。6ml 入生理盐水 250ml 静滴，1 次/日。

2. 培元通脑胶囊　组成：制何首乌、熟地黄、天冬、龟甲^(醋制)、鹿茸、肉苁蓉^(酒制)、肉桂、赤芍、全蝎、水蛭^(烫)、地龙、山楂^(炒)、茯苓、炙甘草。平肝潜阳，滋肾通络，适用于阳亢风动证型者。3 粒，3 次/日，口服。

3. 脑栓康复胶囊　组成：三七、葛根、赤芍、红花、豨莶草、血竭、川芎、地龙、水蛭、牛膝。益气养血，化瘀通络，适用于气虚血瘀证型者。3 粒，3 次/日，口服。

（五）西医治疗

偏头痛型脑卒中治疗遵循脑卒中指南对卒中进行相关治疗，此外对偏头痛发作期治疗及预防性治疗。Ophoff 认为偏头痛性卒中与钙离子通道异常有关，因此钙离子拮抗剂有一定价值。部分病例急性期血小板聚集功能亢进，所以抗血小板聚集药物治疗是必要的。Athwal 报道的一家系母亲及儿子接受乙酰唑胺治疗后偏头痛性偏瘫发作明显减少，因此可试用乙酰唑胺预防性治疗。若偏头痛发作频繁，持续时间较长，尤其是伴有视觉症状和短暂神经功能缺损者，应规律地服用血小板聚集抑制剂如阿司匹林和血管扩张剂如苯噻啶。降纤酶是新型强力溶血栓的丝氨酸蛋白酶单成分制剂，可诱发内皮细胞释放组织型纤溶酶原激活物，使纤溶酶原激活成纤溶酶而降低血浆纤维蛋白浓度，减少血浆组织型纤溶酶原激活物抑制物（PAI-1），并能降低血液黏度、抑制红细胞变形能力，减少血小板聚集。因此，采用降纤酶治疗顽固性偏头痛不仅可以有效地缓解疼痛，而且可以预防缺血性脑卒中。

预防性治疗适用于：①频繁发作，尤其是每周发作 1 次以上严重影响日常生活和工作的患者；②急性期治疗无效，或因副作用和禁忌证无法进行急性期治疗者；③可能导致永久性神经功能缺损的特殊变异型偏头痛，如偏瘫性偏头痛、基底型偏头痛或偏头痛性梗死等。预防性药物需每日服用，用药后至少 2 周才能见效。若有效应持续服用 6 个月，随后逐渐减量到停药。临床用于偏头痛预防的药物包括：①β 肾上腺素能受体阻滞剂，如普萘洛尔、美托洛尔；②钙离子拮抗剂，如氟桂利嗪、维拉帕米；③抗癫痫药，如丙戊酸、托吡酯；④抗抑郁药，如阿米替林、氟西汀；⑤5-HT 受体拮抗剂，如苯噻啶。其中，普萘洛尔、阿米替林和丙戊酸三种在结构上无关的药物，是主要的预防性治疗药物，一种药物无效可选用另一种药物。

（六）其他疗法

河南省中医院王松龄教授自拟消痛Ⅳ方,主要成分为广丹、广牙皂、麝香、冰片、樟脑粉等份,研细过 200 目筛,封固备用。每次 0.5～1g,用脱脂薄棉花片包裹,塞于一侧鼻孔,另用手压迫另一鼻孔,频频吸入,一般 3～5 分钟即可消除头痛。

五、典型病例

张某,女,45 岁,反复发作头痛 20 年,每月几乎均有发作,发作前双眼闪光性暗点、视物模糊,头痛为搏动性全头痛,每次持续数小时至数天缓解。2012 年 6 月 3 日再次发作头痛,双眼视物模糊且渐发展至双眼右侧黑蒙,且口苦咽干,五心烦热,少寐,大便干,舌红苔黄,脉弦数。症状持续 1 周仍未缓解。既往无高血压、糖尿病及心脏病史。神经系统查体:双眼右侧同向偏盲,余未见异常。TCD 示:双侧 MCA、ACA、PCA、BA 血流频谱频窗减少或消失,血流速度增高。脑 DWI 示左侧枕叶梗死。1 周后又出现右侧肢体麻木、无力,查体:右侧上下肢肌力 3 级,右侧偏身感觉减退,右侧巴宾斯基征阳性。查颈动脉超声、心电图、超声心动图未见异常。中医诊断:中风病·头风　辨证:风火上扰,肝阳亢盛。西医诊断:①脑梗死;②有先兆的偏头痛。予阿司匹林肠溶片抗血小板聚集、疏血通注射液、天麻素注射液、吡拉西坦氯化钠注射液等药物静脉滴注,并配合天麻钩藤饮合菊花茶调散加减以平肝息风,清利头目。汤药:天麻 12g、钩藤 15g、石决明 30g、菊花 15g、薄荷 12g、荆芥 12g、川芎 15g、白芍 20g、夏枯草 12g、珍珠母 30g、杜仲 20g、牛膝 30g、桑寄生 15g。日 1 剂,水煎服。2 周后头痛停止,右侧肢体肌力恢复正常。

六、中西医结合临床体会

中风病·头风为中风病与头风并病,必有典型的偏头痛(头风)病史。临床中既往无偏头痛(头风)病史,此次生病后单见头痛,而无典型中风五大主症,影像学又支持中风诊断的患者,亦可诊断中风病头痛,因其不具备典型中风病病名诊断标准,我们称之为中风病类证。该类中风病头痛患者的病因病机与中风病·头风相近,该类患者也按本病辨证论治。中风病真头痛有别于以上两种疾病,可参看第二章第六节中风病真头痛与中风病头痛的诊断与治疗。本病辨证论治中,缺血性中风与头风并病的患者,风痰瘀阻为常见证候,我们应用自拟的中风防治灵Ⅱ号方(法半夏 15g、陈皮 12g、茯苓 20g、炒白术 20g、泽兰 30g、泽泻 15g、干荷叶 30g、石菖蒲 10g、川芎 10g、穿山甲 8g、天麻 12g、全蝎 8g),由深圳市三九医药股份有限公司生产的三九单味中药配方颗粒配制,每日 1 剂,开水冲化为 300ml,分两次口服或鼻饲,均取得了较好的临床疗效。

第六节　中风病·眩晕

一、概述

中风·眩晕均为中医脑病中常见疾病,有患者长期反复发作眩晕而后突发中风者,也有患者中风病之后发为眩晕者,两病互为因果、或先后发生、或同时发生、长期共存。为此,我们把中风病·眩晕纳入中风病并病之列。西医学认为与急性脑血管病关系最密切的眩晕病因有高血压、脑动脉硬化、颅内动脉狭窄、后循环缺血。若患者因颅内动脉狭窄,使脑动脉供血不足,常有头晕目眩,加之高血压血压管理欠佳,反反复复中小动脉硬化。两者同时存于一个机体,就形成了中风病与眩晕并病;若患者平时眩晕不显著,仅因颅内小动脉病变,复见腔梗,一旦发生头晕目眩,且在头颅影像学上有相关责任病灶,这时不具备典型中风的主次症状,也可称为中风病眩晕,属中风病类证范畴。

二、病因与发病机制

(一) 中医病因病机

中风病·眩晕病因主要有情志不遂、饮食不节、年高体虚、劳逸过度等方面。基本病理变化,有虚实两端。虚者为肝肾阴虚,气血不足;实者为风、火、痰、瘀扰乱清窍。病位在心脑,与肝脾肾密切相关。病理因素为风、火、痰、瘀,其形成与脏腑功能失调有关。

1. 年高体虚,肝肾亏虚　素体虚弱,或因年高体虚,肝肾亏虚,髓海不足,无以充盈于脑。《灵枢·海论》篇说:"髓海不足,则脑转耳鸣,胫酸眩冒,目无所见,懈怠安卧。"或肾阴素亏,水不涵木,肝阳上亢,肝风内动,发为中风病·眩晕。

2. 气血亏虚,脑脉瘀阻　久病不愈,耗伤气血,或劳倦太过则伤脾,或过逸少动而致脾虚气弱,气血生化之源;或脾胃虚弱,不能健运水谷以致气血两虚,气虚则清阳不展,血虚则脑失所养,皆可发为眩晕。或气虚导致血液运行不畅,引起脑脉瘀阻而发为中风病·眩晕。

3. 肝阳上亢,风火上扰　肝为风木之脏,内寄相火,体阴而用阳,主升主动。素体阳盛之人,肝阳偏亢,亢极则化火生风,内生火动,上扰清窍,则发为中风病·眩晕;或长期忧郁恼怒,肝气郁结,郁久化火,使肝阴暗耗而阴虚阳亢,风阳升动,上扰清窍,而致中风病·眩晕;或肾阴素虚或纵欲伤精,肝失所养,以致肝阴不足,肝阳上亢,发为中风病·眩晕。

4. 痰湿中阻,脑脉不通　脾主运化水谷,又是生痰之源。若嗜食肥甘,饥饱无常,或思虑劳倦,伤及于脾,使脾失健运,水谷不能化为精微,聚湿生痰,痰浊中阻,清阳不升,浊气不降,蒙闭清窍,发为中风病·眩晕;或痰浊郁而化火,痰火上犯清窍,脑脉不通,也可致眩晕加重。如《丹溪心法·头眩》说:"无痰则不作眩,痰因火动,又有湿痰者,有火痰者。"

(二) 西医发病机制

中风病·眩晕可能与以下几个方面有关:

1. 高血压　既往有明确或不明确高血压病史,未正规服药或药物控制效果不佳。此类患者往往血压波动较大,易发生体位性低血压。

2. 血管源性眩晕　病因包括偏头痛、脑血管病、血管炎、以及血管压迫前庭神经等。有学者提出,椎动脉优势及其产生的基底动脉改变是发生血管性眩晕的一个重要因素。椎动脉优势产生的血流动力学改变会导致基底动脉成角和血管性眩晕。同时,椎基底动脉系统血管结构改变导致的血流动力学异常是后循环缺血的主要原因。椎动脉优势可通过改变后循环血流动力学,引起椎基底动脉粥样硬化斑块形成、基底动脉弯曲、延长和扩张,最终导致后循环梗死形成,从而引发血管性眩晕。

3. 血流动力学改变　研究表明,血流速度增快、血流速度不稳或双侧血流速度不对称,以40岁以下眩晕患者多见,且以女性患者居多,可伴恶心、呕吐、多汗、心悸等症状,这可能系自主神经功能紊乱导致血管舒缩功能失调而引起的眩晕。

4. 动脉硬化　经多普勒检查显示,大脑前、中、后动脉一支或几支供血不足者,在40岁以上中老年,特别是60岁以上的老年眩晕患者中的发生率明显增高,对60岁以上的老年眩晕患者应考虑缺血性病变的可能。若平时仅有眩晕或仅有头晕症状,且反复发生腔隙性梗死,或小灶性出血(均属小中风),这样中风与眩晕并存的病证,称之为中风病·眩晕并病。

三、诊断依据

(一)中医诊断

1. 主症:头晕目眩,视物旋转,轻者闭目即止,重者如坐车船,甚则仆倒。同时有半身不遂,口舌歪斜,舌强语謇,偏身麻木等症状。

2. 次症:严重者可伴有头痛、项强、恶心呕吐、眼球震颤、耳鸣耳聋、汗出、面色苍白等表现。

3. 病史:多有情志不遂、年高体虚、饮食不节、跌仆损伤等病史。

4. 发病年龄:多见中年以上。

(二)西医诊断

1. 脑卒中诊断依据参照1995年中华医学会脑血管病会议修订的"各类脑血管病诊断要点"中脑卒中诊断标准。

2. 高血压的诊断参照中国高血压防治指南修订委员会制定的《中国高血压防治指南2010》。

分类	收缩压(mmHg)		舒张压(mmHg)
正常血压	<120	和	<80
正常高值血压	120~139	和(或)	80~89
高血压	≥140	和(或)	≥90
1级高血压(轻度)	140~159	和(或)	90~99
2级高血压(中度)	160~179	和(或)	100~109
3级高血压(重度)	≥180	和(或)	≥110
单纯收缩期高血压	≥140	和	<90

(三)鉴别诊断

1. 颈椎病　头颈旋转时出现眩晕是颈椎病的特点,又称颈性眩晕。这是因为头颅的旋转主要是在C1~C2间进行,转头时椎动脉在此处最易受压。颈椎动脉扭曲试验:阳性;颈椎X线、CT和MRI检查发现颈椎钩椎关节增生、椎间孔狭小、椎节不稳、寰枢关节半脱位、颈椎间盘突出等;椎动脉造影可以见到椎动脉狭窄或者扭曲现象,二者可以此鉴别。

2. 良性位置性眩晕　该病的发生常与某种头位或体位活动有关。激发头位(患耳向下)时出现眩晕症状,眼震发生于头位变化后3~10秒之内,眩晕则常持续于60秒之内,可伴恶心及呕吐。该病主要是由于耳石器异位所引起,临床检查Hallpike变位性眼震试验阳性。

3. 梅尼埃病　是以膜迷路积水的一种内耳疾病,本病以突发性眩晕、耳鸣、耳聋或眼球震颤为主要临床表现,眩晕有明显的发作期和间歇期,发作时,症状可持续数小时或数天。

四、治疗

(一)中西医结合治疗要点

中风病眩晕的发生以肝脾肾虚损为本,以风、痰、湿、瘀等邪实阻滞经络为标,因此本虚标实是其主要特点。治疗原则是补虚泻实,扶正祛邪。西医在病因明确并对症治疗的同时,对于眩晕症状需给予药物治疗,以减轻眩晕症状及减少伴发的恶心、呕吐、焦虑、紧张等症状。

(二)中医辨证论治

1. 肝阳上亢,风火上扰

【症状】眩晕,耳鸣,头目胀痛,口苦,失眠多梦,遇烦劳郁怒而加重,甚则仆倒,颜面潮红,急躁易怒,肢麻震颤,半身不遂,言语不利,偏身肢体麻木,舌红苔黄,脉弦或数。

【治法】平肝潜阳,清火息风。

【方药】天麻钩藤饮合羚羊角散加减

天麻 9g、钩藤 12g、石决明 18g、杜仲 9g、牛膝 12g、桑寄生 9g、黄芩 9g、栀子 9g、益母草 9g、茯神 9g、夜交藤 9g、羚羊角 3g、防风 6g、独活 6g、麦冬 6g、甘草 3g。

2. 气血亏虚,脑脉瘀阻

【症状】眩晕动则加剧,劳累即发,面色苍白,神疲乏力,倦怠懒言,唇甲不华,或伴见头痛,健忘,心悸,失眠,面唇紫黯,半身不遂,言语不利,偏身肢体麻木,舌红苔黄或有瘀斑,脉弦或细涩。

【治法】补益气血,化瘀通脉。

【方药】归脾汤合补阳还五汤加减

黄芪 30g、炒白术 15g、茯神 30g、龙眼肉 30g、酸枣仁 15g、党参 15g、当归 15g、远志 6g、川芎 9g、赤芍 9g、红花 9g、桃仁 9g、地龙 15g、炙甘草 6g。

3. 肾精不足,阴虚风动

【症状】眩晕日久不愈,精神萎靡,腰膝酸软,少寐多梦,健忘,两目干涩,或颧红咽干,五心烦热,半身不遂,言语不利,偏身肢体麻木,舌红少苔,脉细数。

【治法】滋养肝肾,滋阴息风。

【方药】左归丸合镇肝熄风汤加减

熟地 30g、山药 30g、枸杞 15g、山茱萸 15g、怀牛膝 15g、菟丝子 15g、鹿角胶 15g(烊化)、龟板胶 15g(烊化)、白芍 15g、麦冬 9g、代赭石 30g、生龙牡各 30g、玄参 9g、丹参 30g、钩藤 20g。

4. 痰湿中阻,脑脉不通

【症状】眩晕,头重昏蒙,视物旋转,胸闷恶心,呕吐痰涎,食少多寐,半身不遂,言语不利,偏身肢体麻木,舌苔白腻,脉濡滑。

【治法】化痰祛湿,疏通脑脉。

【方药】涤痰汤合半夏白术天麻汤加减

半夏 9g、胆南星 9g、橘红 6g、枳实 6g、天麻 6g、茯苓 15g、党参 12g、白术 15g、菖蒲 6g、竹茹 6g、甘草 6g、大枣 3 枚、生姜 2 片。

(三)中医特色治疗

1. 名医经验

王静怡主任医师通过对 390 例老年患者证候的调查研究,提出在各种老年疾患实证中(含虚实夹杂证中的实证),痰浊水湿证远较气滞血瘀证为多的论点,对椎-基底动脉缺血性眩晕的证候进行研究发现,其病机之本是脏腑功能衰退,其标是经脉阻滞。在国内首次用血液流变学的指标,探索了痰湿证、瘀血证、痰瘀证的区分,三者在客观指标上的异同点,并给出了符合中医理论的阐释,为"痰瘀同源"中医理论的发展做出了贡献。在临床治疗后循环缺血性眩晕、缺血性中风时,始终坚持"痰瘀同治",形成了自己的学术思想。已病防变,创制涤痰化瘀方剂。对于眩晕和中风二者的关系,王静怡主任医师认为,后循环缺血性眩晕、中风虽为不同之疾病名称,但其病机均为痰瘀阻滞脑之脉络所致。眩晕常常是中风之先兆、先病,中风是眩晕的发展,常会导致严重后果。治疗后循环缺血性眩晕、中风时,在未发生中风时应重点放在眩晕诊治上,积极地对眩晕进行治疗,可以达到治未病的效果,常可以使中风患者化险为夷。王医师认为虽然本虚标实是后循环缺血性眩晕的总病机,但眩晕发作急性期以"实证"为主,其基本病机为痰瘀痹阻脑络。痰浊与瘀血既是长期正气虚损所致水湿血液运化失常的病理产物,又是阻滞脉络的致病因素。肝肾虚损所致内生之肝风挟邪上扰脑之清窍,正符合《素问·至真要大论》"诸风掉眩皆属于肝"、丹溪"无痰不作眩"的古训。治疗当遵循"治病求本"、"异病同治"的原则,采用涤痰化瘀,镇眩通络之大法。经过多年临床实践逐步筛选涤痰化瘀的方药,以息风涤痰、健脾化湿、活血化瘀并重,逐步形成了镇眩饮组方。镇眩饮处方由天麻、川芎、茯苓、葛根、当归、炒白术等六味中药组成。综观该方,谨守病机,配伍精当,药简力宏,遣药组方的基本思路是以天麻配白术、茯苓,息风涤痰,健脾除湿,涤痰而不忘健脾;以川芎配伍葛根、当归,活血化瘀,升阳通脉,祛瘀而不忘养血。全方共奏涤痰化瘀,镇眩通络之功,是治疗痰瘀痹阻脑络所致的后循环缺血性眩晕、缺血性中风等病证的有效良药。

2. 文献摘录

杨晓虹医师应用针刺体穴配合中药治疗高血压眩晕。采用远近配穴和局部取穴,侧重高血压眩晕的辨证分型,针刺采用虚实补泻。《难经·六十八难》说:"井主心下满,荥主身热,俞主体重节痛,经主喘咳寒热,合主逆气而泄"。高血压眩晕的辨证,离不开风、火、痰、虚,各种证候常常相互夹杂,但万变不离其宗。根据临床高血压的发病机制,注重症状的改善及身体阴阳、虚实、气血的调整,通过辨证施治,采用有效的针刺,配合对症的中药,取得了良好的疗效。针药相辅相成,对治疗高血压眩晕有较好的作用。

(四)中药成药制剂应用

1. **培元通脑胶囊** 组成:制首乌、熟地、天冬、醋龟板、鹿茸、制肉苁蓉、肉桂、赤芍、全蝎、水蛭、地龙、炒山楂、茯苓、炙甘草等。功效:益肾固精,息风通络。适用于肾精不足、阴虚风动之中风病·眩晕。口服,一次3粒,一天3次。

2. **杞菊地黄丸** 组成:熟地、山茱萸、山药、泽泻、茯苓、丹皮、枸杞子、菊花。功效:滋肾养肝。适用于肾精不足之眩晕。口服,一次8粒,一天3次。

3. **养血清脑颗粒** 组成:当归、川芎、白芍、熟地黄、钩藤、鸡血藤、夏枯草、决明子、珍珠母、延胡索、细辛。功效:养血平肝,活血通络。适用于肝阳上亢风火上扰之中风病·眩晕。开水冲服,一次1袋,一天3次。

(五)西医治疗

参照中国高血压防治指南修订委员会制定的《中国高血压防治指南2010》。

1. **基本目标** 对检出的高血压患者,在非药物治疗的基础上,使用国家食品与药品监督管理局审核批准的任何安全有效的抗高血压药物,包括每日给药2~3次的短、中效药物,使血压达到治疗目标。同时,尽可能控制其他的可逆性危险因素,并对检出的亚临床靶器官损害和临床疾病进行有效干预。

高血压治疗的基本原则:①高血压是一种以动脉血压持续升高为特征的进行性"心血管综合征",常伴有其他危险因素、靶器官损害或临床疾患,需要进行综合干预。②抗高血压治疗包括非药物和药物两种方法,大多数患者需长期、甚至终生坚持治疗。③定期测量血压;规范治疗,改善治疗依从性,尽可能实现降压达标;坚持长期平稳有效地控制血压。治疗高血压的主要目的是最大限度地降低心脑血管并发症发生和死亡的总体危险。

2. 非药物治疗　包括减少钠盐摄入、控制体重、不吸烟、限制饮酒、体育运动、减轻精神压力,保持心理平衡等。

3. 药物治疗　常用降压药物包括 CCB、ACEI、ARB、利尿剂和 β 受体阻滞剂五类,以及由上述药物组成的固定配比复方制剂。此外,α 受体阻滞剂或其他种类降压药有时亦可应用于某些高血压人群。

(1)CCB:包括二氢吡啶类 CCB 和非二氢吡啶类 CCB。此类药物可与其他 4 类药联合应用,尤其适用于老年高血压、单纯收缩期高血压、伴稳定型心绞痛、冠状动脉或颈动脉粥样硬化及周围血管病患者。常见不良反应包括反射性交感神经激活导致心跳加快、面部潮红、脚踝部水肿、牙龈增生等。二氢吡啶类 CCB 没有绝对禁忌证,但心动过速与心力衰竭患者应慎用。急性冠状动脉综合征患者一般不推荐使用短效硝苯地平。临床上常用的非二氢吡啶类 CCB,也可用于降压治疗,常见不良反应包括抑制心脏收缩功能和传导功能,有时也会出现牙龈增生。二至三度房室传导阻滞、心力衰竭患者,禁忌使用。因此,在使用非二氢吡啶类 CCB 前应详细询问病史,应进行心电图检查,并在用药 2~6 周内复查。常用药有非洛地平、硝苯地平、氨氯地平、拉西地平等。

(2)ACEI:ACEI 降压作用明确,对糖脂代谢无不良影响。限盐或加用利尿剂可增加 ACEI 的降压效应。尤其适用于伴慢性心力衰竭、心肌梗死后伴心功能不全、心房颤动预防、糖尿病肾病、非糖尿病肾病、代谢综合征、蛋白尿或微量白蛋白尿患者。最常见不良反应为持续性干咳,多见于用药初期,症状较轻者可坚持服药,不能耐受者可改用 ARB。其他不良反应有低血压、皮疹,偶见血管神经性水肿及味觉障碍。长期应用有可能导致血钾升高,应定期监测血钾和血肌酐水平。禁忌证为双侧肾动脉狭窄、高钾血症及妊娠妇女。常用的有卡托普利、依那普利、贝那普利等。

(3)ARB:ARB 可降低有心血管病史(冠心病、脑卒中、外周动脉病)的患者心血管并发症的发生率和高血压患者心血管事件危险;降低糖尿病或肾病患者的蛋白尿及微量白蛋白尿。尤其适用于伴左心室肥厚、心力衰竭、心房颤动预防、糖尿病肾病、冠心病、代谢综合征、微量白蛋白尿或蛋白尿患者,以及不能耐受 ACEI 的患者。不良反应少见,偶有腹泻,长期应用可升高血钾,应注意监测血钾及肌酐水平变化。双侧肾动脉狭窄、妊娠妇女、高钾血症者禁用。常用的有缬沙坦、氯沙坦、厄贝沙坦、替米沙坦、坎地沙坦等。

(4)利尿剂:主要通过利钠排尿、降低高血容量负荷发挥降压作用。用于控制血压的利尿剂主要是噻嗪类利尿剂。在我国,常用的噻嗪类利尿剂主要是氢氯噻嗪和吲哒帕胺。此类药物尤其适用于老年和高龄老年高血压、单纯收缩期高血压或伴心力衰竭患者,也是难治性高血压的基础药物之一。其不良反应与剂量密切相关,故通常应采用小剂量。噻嗪类利尿剂可引起低血钾,长期应用者应定期监测血钾,并适量补钾,痛风者禁用。对高尿酸血症,以及明显肾功能不全者慎用,后者如需使用利尿剂,应使用髓襻利尿剂,如呋塞米等。保钾利尿剂如阿米洛利、醛固酮受体拮抗剂如螺内酯等有时也可用于控制血压。在利钠排尿的同时不增加钾的排出,在与其他具有保钾作用的降压药如 ACEI 或 ARB 合用时需注意发生高钾血症的危险。螺内酯长期应用有可能导致男性乳房发育等不良反应。

(5)β 受体阻滞剂:主要通过抑制过度激活的交感神经活性、抑制心肌收缩力、减慢心率发挥降压作用。不良反应较少,既可降低血压,也可保护靶器官、降低心血管事件风险。尤其适用于伴快速性心律失常、冠心病、慢性心力衰竭、交感神经活性增高以及高动力状态的高血压患者。常见的不良反应有疲乏、肢体冷感、激动不安、胃肠不适等,还可能影响糖、脂代谢。二、三度心脏传导阻滞、哮喘患者禁用。慢性阻塞性肺疾病、运动员、周围血管病或糖耐量异常者慎用。糖脂代谢异常时一般不首选β受体阻滞剂,必要时也可慎重选用高选择性β受体阻滞剂。

(6)α受体阻滞剂:不作为一般高血压治疗的首选药,适用于高血压伴前列腺增生患者,也用于难治性高血压患者的治疗。开始给药应在入睡前,以预防体位性低血压发生,使用中注意测量坐、立位血压,最好使用控释制剂。体位性低血压者禁用。心力衰竭者慎用。

五、典型病例

吴某,女,61岁,1天前因头晕、头痛伴有右侧肢体无力,行走不稳,偶发胸闷、气短,活动后加重到我院门诊就诊,门诊以"中风病·眩晕"收治入院。发病以来:神志清,精神差,头晕,头痛伴右侧肢体无力,行走不稳,偶发胸闷、气短,活动后加重,纳眠可,二便调,舌质黯,苔白腻,脉弦滑。高血压病史30年余;冠心病史10年余;1975年患肾盂肾炎,后转为肾小球肾炎;1979年患有结核性胸膜炎,经治疗后痊愈;1992年在省肿瘤医院行甲状腺瘤切除术;对阿司匹林、硫酸镁、脉络宁、依那普利过敏。神经系统:神清,精神差,言语清晰,记忆力下降,计算力、定向力、理解力均可,双侧瞳孔等大等圆,对光反应灵敏,直径约2.5mm,无眼震,眼动充分,双侧额纹、鼻唇沟对称,口角不歪,伸舌居中,悬雍垂居中,双侧咽反射对称正常引出,颈软无抵抗,右上、下肢肌力4级,左侧肢体肌力、肌张力正常,腱反射正常,四肢深浅感觉无异常,共济试验稳准,右侧巴宾斯基征阳性,左侧病理征未引出。头颅MRI及MRA提示:左侧基底节区腔隙性梗死,脊动脉轻度狭窄。中医诊断:①中风病·眩晕;②胸痹。西医诊断:①脑梗死;②冠心病;③后循环缺血。辨证为痰湿中阻,脑脉不通。中药汤剂予燥湿祛痰,通畅脑脉之法,方以涤痰汤合通窍活血汤加减。每日1剂,分早、晚两次饭后温服。西医治疗配合抗血小板聚集、改善微循环、改善脑代谢、控制血压类药物应用。经治疗患者头晕、头痛症状消失,右侧肢体肌力恢复,无胸闷、气短,纳眠可,二便调。

六、中西医结合临床体会

眩晕是临床上常见的病症,病情有轻有重,而中年以上的患者,肝阳暴亢引起的眩晕,如肝阳亢逆,化为肝风,病情严重时可猝然昏倒,有引起中风的可能。而中风的患者由于其中风后,气血运行受阻,肌肤筋脉失于濡养,或痰瘀阻络等病因也可导致眩晕的发生。因此,当患者年四旬以上,突然出现眩晕头胀,黑蒙,肢麻震颤等症状时,当警惕有发生中风的可能,必须严密监测血压、神志、肢体肌力、感觉等方面的变化,以防病情突变;又若中风的患者出现眩晕时应嘱咐患者忌恼怒急躁、忧思伤心,忌肥甘醇酒,按时服药,控制血压,定期就诊,同时应密切监测病情变化。该类患者可间断或持续头晕目眩,也可反复发生中风,尤以脑内动脉狭窄为主的后循环供血不足的缺血性卒中患者,应尽快做头颅MRA或DSA,以明确责任血管的狭窄程度,除进行必要的血管扩张成形或支架置入术之外,还可根据辨证选用合适中药以减轻病情。

该类患者多体虚,辨证以气虚血瘀、痰浊阻脉者居多,为此,我们除参照中风病诊断标准,结合上述辨证治疗选用中药煎剂口服外,还自制通脉定眩中风防治灵胶囊,以供该类患者坚持服用 3～6 个月,对继续防治中风病眩晕的效果显著。处方如下:西洋参 180g、决明子 180g、制山甲 180g、西红花 60g、天麻 180g、僵蚕 180g、土鳖虫 180g、地龙 180g、水蛭 90g、三七 180g、浙贝母 180g、煅瓦楞 180g、泽泻 180g、血竭 90g。制作及用法:上药除西洋参、制山甲、西红化、水蛭、三七、血竭粉碎过 120 目筛外,其他各药分别用现代工艺提取有效成分,先制成粉状,与上药掺均匀后,装入 0 号胶囊,每日 3 次,每次 6 粒,于三餐后用开水送服。

第七节 中风病·消渴

一、概述

消渴病是由于禀赋不足、饮食不节所致的多脏腑受损、主要影响气血运行的一种行为方式疾病,临床或以多饮、多食、多尿、消瘦、乏力为主要表现,或以络脉、经脉受损,出现眼底病变、肾脏病变、糖尿病足、心脑血管病变等为主要表现,实验室检查可发现血糖升高,该病相当于西医学的糖尿病。中风病是风、痰、火、瘀、毒、虚等多因素所致的脑脉痹阻或血溢脑脉之外的脑髓神机受损病症,临床多以半身不遂、口舌歪斜、言语謇涩或不语、偏身麻木为主要临床表现,一般认为两者有共同的发病基础,即禀赋、饮食等,两者相互影响,往往合并发生,严重影响人类的身体健康。大量研究证明糖尿病与中风密切相关,糖尿病患者中风病发病率是普通患者的 4～6 倍,糖尿病不但是中风病的重要独立危险因素,也直接影响中风病患者的预后,无论是出血性中风还是缺血性中风,糖尿病高血糖都明显影响其预后,是其病情加重、致残、致死率高的重要因素,中风病·消渴患者死亡率高达 25%,且糖尿病患者中风的发病年龄比其他人提早约 10 年。

二、病因与发病机制

(一)中医病因病机

消渴多因饮食不节、情志劳倦、禀赋异常或玄府郁闭而发病,病位在肺、胃、肾,与心、脑、脉络密切相关,多属本虚标实证,阴虚为主,燥热为标,日久则变证乃出。《素问·通评虚实论》记载了消渴及病变过程中的并发症中风,说:"凡治消瘅仆击,偏枯痿厥,气满发逆,甘肥贵人,则高粱之疾也。隔塞闭绝,上下不通,则暴忧之病也。暴厥而聋,偏塞闭不通,内气暴薄也。不从内外中风之病,故瘦留著也。"总之消渴病中风是因燥热内炽、耗伤气阴、痰浊瘀血痹阻脉络、气血逆乱于脑所致。消渴病中风是以消渴的病机为病理基础,中风的发生为转归。主要病机有:

1. 饮食不节 历代医家均认为饮食不节、过食肥甘厚味是本病的主要病因。长期过食肥甘、醇酒厚味,损伤脾胃、脾失健运、气不化津、聚湿生痰、痰浊积聚、致郁久化热,痰热互结、引动肝风、壅滞经脉、上蒙清窍,或致血行不畅、痰瘀互结、阻滞脑窍之脉络,发为消渴病中风。

2. 情志劳倦 情志劳倦是本病重要病因和诱因。病久消渴,阴伤气耗,痰瘀内生,复遇情志过激,引发阳盛风动,夹痰夹瘀,扰蔽清窍,流阻经络,发为消渴病中风。

3. 禀赋异常 《灵枢·五变》云"五藏皆柔弱者,善病消瘅",素体禀赋不足,五脏柔弱,过食肥甘而发消渴;过食肥甘,脏弱难消,郁热内生,久坐少动,脾气凝滞,化生痰浊,久则痰浊郁热互结痹阻脑窍而发中风。

4. 玄府郁闭 或因外感内伤、情志失调等多种因素导致玄府郁闭,开合失度,气液流行受阻,津液不能正常布散而发消渴;玄府郁闭日久,气血津液代谢失调不能得到纠正,病情迁延不愈,气血水互结为患,痰湿瘀等病理产物蓄积,上扰脑窍,脑内玄府郁闭,神机失用,发为中风。

(二)西医发病机制

西医学认为,糖尿病性脑卒中主要与糖尿病本身引起的代谢综合征有关,即与高胰岛素血症、高血糖、高血压、高血脂、高尿酸、肥胖等代谢紊乱有关,糖尿病脑卒中是糖尿病代谢紊乱所发生的颅内大血管和微血管的病变,其中缺血性脑血管病占89.1%左右,胰岛素相对或绝对不足引起的高血糖贯穿于疾病整个过程,这是糖尿病脑卒中与普通脑卒中的不同之处。糖尿病脑卒中患者其病情较普通脑卒中患者更为严重,糖尿病患者不仅大、中血管的粥样硬化性改变严重,而且常伴有小动脉和毛细血管的微血管病变,神经功能恶化突出,易出现各种并发症,易再发急性心脑血管疾病,导致病情复杂难治。许多资料显示:脑梗死急性期血糖升高的程度与病情预后呈负相关,持续高血糖是脑卒中加重的决定性因素,由于高血糖影响梗死侧支循环,引起弥漫性血管病变,增加脑梗死面积,糖的无氧酵解在脑缺血时增加,乳酸产生增多,破坏血脑屏障,造成局部脑组织酸中毒,促进脑细胞死亡,加重脑水肿,扩大梗死面积,使神经功能损伤进一步加重。急性脑出血后持续高血糖可加重脑组织损伤的机制,王银霞等研究认为与以下因素有关:①加重脑代谢紊乱:脑出血急性期脑组织处于缺血缺氧状态,ATP供应不足,Na^+-K^+-ATP酶活性下降,Na^+内流增加,造成细胞内水钠潴留,大量葡萄糖以无氧酵解供能,导致脑内出现严重的酸中毒;加剧内皮细胞水肿及胶质细胞损害;②加重脑水肿:动物实验表明合并高血糖的原发性脑出血组小鼠较正常血糖脑出血组的脑组织水含量明显增加,其机制可能是高血糖诱导氧自由基、一氧化氮和炎症因子等产生增多,引起血脑屏障通透性增加,进一步加重脑水肿;③损伤神经细胞:急性脑出血后高血糖可诱导机体的炎症反应,引起神经细胞损伤;同时高血糖使钙内流增加,胞浆内钙离子浓度升高,影响了线粒体膜电位和细胞正常代谢,导致神经细胞死亡;④脑组织的血流量与平均动脉压成正比,与颅内压成反比;高血糖致脑水肿加重,坏死面积扩大颅内压升高,平均动脉压降低,从而加重脑组织坏死;⑤长期高血糖使蛋白质非酶糖化,后者可导致血管壁弹性变差,血管易破裂出血且不易闭合,血肿容易扩大;⑥糖尿病因长期血糖控制不良,出现血管动脉粥样硬化和微循环障碍,脑血流自动调节功能受损,血液黏滞度增加,对侧支循环起重要作用的皮层小动脉平滑肌和内皮功能障碍,加重脑出血的损伤,从而影响神经功能的恢复及预后。总之,高血糖持续时间越长,血糖水平越高,患者预后越差。

三、诊断依据

(一)中医诊断

1. 病史:有消渴病史;

2. 急性起病;

3. 主症:肥胖,偏瘫,神识昏蒙,言语謇涩或不语,偏身感觉异常,口眼喝斜。

次症:头痛,眩晕,瞳神变化,饮水发呛,目偏不瞬,共济失调。

具备2个主症以上,或1个主症2个次症,结合病史、起病、诱因、先兆症状、年龄即可确诊;不具备上述条件,结合影像学等检查结果亦可确诊。

（二）西医诊断

参照 1995 年全国第四届脑血管病学术会议通过的《各类脑血管疾病诊断要点》，以及 2013 年版《中国 2 型糖尿病防治指南》，空腹血糖≥7.0mmol/L，餐后 2 小时血糖≥11.1mmol/L。

（三）鉴别诊断

1. 低血糖脑病　低血糖脑病是指静脉血葡萄糖浓度低于 2.8mmol/L，而出现的一系列交感神经兴奋和中枢神经功能紊乱症候群，是糖尿病治疗过程中严重的并发症，多见于老年人，因症状与急性脑血管病相似，被称为卒中样低血糖反应，低血糖时大脑皮层最先受累，表现为意识模糊，定向力、识别能力渐丧失，多汗、语言不清等；当皮层下受累时表现为意识模糊或昏迷、心动过速、呼吸加快、瞳孔散大、锥体束征阳性等；当中脑受累时表现为昏迷，延髓受累时表现为深昏迷。此类患者发病前常有心慌、焦虑、震颤、面色苍白、出汗等交感神经兴奋症状，就诊时血糖监测可见血糖偏低，头颅影像学无明确的责任病灶。

2. 反应性高血糖　脑卒中常伴有血糖升高，其中一部分是卒中引起的应激性高血糖，属于轻型的一般应激反应引起的高血糖反应仅持续数小时至 2 天，而丘脑下部损害所致的重型应激反应，高血糖持续数天至数周。除询问病史和连续监测血糖外，糖化血红蛋白（HbA1c）是鉴别两者的重要手段，反应性高血糖糖化血红蛋白往往正常，而未经降糖治疗的糖尿病并发卒中患者糖化血红蛋白往往偏高。

四、治疗

（一）中西医结合治疗要点

中风病·消渴其发病机制与临床表现均不同于普通中风，故治疗亦当有所不同。治疗的关键在于早期发现、早期诊断，立即采取措施将血糖控制在目标值，并识别不同的卒中类型，对于缺血性卒中及时给予溶栓、强效抗凝、抗血小板聚集、神经保护等治疗，防止病情恶化，对于出血性卒中根据出血部位、出血量采取内科或手术治疗，控制颅内压，减轻神经损伤；中医学则认为，久病消渴，伤阴耗气，气阴两虚，津液代谢失调，变生痰瘀，阻于脑脉，脑络滞塞，神机不利，为中风病·消渴的主要病机，气阴两虚贯穿于整个病程中，治疗应以益气养阴、活血通络为要。

（二）中医辨证论治

1. 气津两伤，血瘀痰阻

【症状】半身不遂或偏身麻木，肢软无力，口角歪斜，舌强语謇，气短，汗出，烦渴，面色萎黄或白，舌体胖大，色质淡紫或有瘀斑，苔薄白，脉大无力或细数。

【治法】益气生津，活血通络。

【方药】补阳还五汤合人参白虎汤加减

黄芪 30g、山药 30g、丹参 30g、葛根 30g、生地 15g、当归 12g、川芎 12g、白芍 12g、桃仁 10g、红花 10g、地龙 15g、西洋参 12g、石膏 30g、知母 15g、甘草 6g。

2. 阴虚风动，瘀血阻络

【症状】半身不遂或偏身麻木，口角歪斜，舌强语謇，烦躁不安，失眠，头晕耳鸣，手足心热，烦渴，易饥多食，尿赤便干，舌红绛少津或黯红，少苔或无苔，脉细数或弦细数。

【治法】育阴息风，活血通络。

【方药】育阴熄风汤合玉泉丸加减

生地黄 20g、玄参 15g、生首乌 30g、钩藤 30g、桑寄生 30g、枸杞子 9g、赤白芍各 15g、丹参 15g、地龙 15g、葛根 30g、花粉 15g、麦冬 15g、五味子 8g。

3. 气阴两虚，痰瘀阻络

【症状】半身不遂或痿软无力，口角歪斜，言语謇涩，面色少华或晦暗，倦怠神疲或头晕，口干或口黏，便干，食不知饱或纳呆，尿频量多，尿甜，小便混浊，舌瘦色红或舌胖苔少，舌下静脉曲张，脉沉细弦或沉缓。

【治法】益气养阴，祛瘀化痰。

【方药】生脉饮合六味地黄丸加减

熟地黄 30g、山药 15g、山萸肉 12g、茯苓 9g、丹参 30g、黄芪 30g、西洋参 30g、麦冬 12g、五味子 8g、丹皮 9g、泽泻 9g、地龙 12g、石菖蒲 12g、胆南星 12g、水蛭 12g。

（三）名医经验

1. 王敏淑治疗糖尿病合并脑梗死经验　王敏淑认为消渴合并中风的病因病机与饮食、情志、先天禀赋不足、内伤积损及劳欲过度有关。消渴日久，耗气伤阴，气虚血运无力，阴津亏损，脉络失充，滞涩难行；阴虚内热灼津耗液成痰（浊），痰浊瘀血闭阻经络，气血逆乱于脑，发为中风。燥热伤阴，水不涵木，肝阳上亢，痰浊郁久化热，引动肝风，挟痰上扰发为中风。气阴两虚贯穿消渴全过程，痰瘀则是消渴合并中风的主要环节，消渴并中风以中经络为主者，一般按以下五型论治。风阳上扰证临床表现：突然口眼㖞斜，舌强语謇，或手足重滞，甚则半身不遂等，素头痛头晕，耳鸣目眩，舌质红苔黄或燥，脉弦有力。治法：平肝潜阳，活血通络。方药：天麻钩藤饮加减。磁石 15g、生龙骨 30g、生牡蛎 30g、代赭石 30g、石决明 30g、天麻 10g、钩藤 20g、川牛膝 15g、赤芍 15g、丹参 15g、桃仁 10g。痰瘀阻络证临床表现：半身不遂，口舌歪斜，舌强语謇或不语，肢体麻木或手足拘急，头晕目眩，舌黯红体胖或边有齿痕，舌苔白腻或黄腻，脉弦滑。治法：化痰通络。方药：半夏白术天麻汤加减。白附子 10g、半夏 15g、远志 10g、石菖蒲 15g、天麻 10g、全蝎 10g、桃仁 10g、红花 10g、丹参 30g、三棱 10g、莪术 10g、川芎 15g。痰热腑实证临床表现：半身不遂，口舌歪斜，舌强语謇或不语，口黏痰多，腹胀便秘，午后面红烦热，舌红，苔黄腻或灰黑，脉弦滑大。治法：通腑泄热，息风化痰。方药：桃仁承气汤加减。大黄 6～10g、枳实 30g、厚朴 15～30g、半夏 10～15g、天竺黄 10g、桃仁 10g、红花 10g、丹参 30g、赤芍 30g、天仙藤 10g、竹茹 10g、薏苡仁 30g。气虚血瘀证临床表现：半身不遂，肢体软弱，偏身麻木，舌歪语謇，手足肿胀，面色㿠白，气短乏力，心悸自汗，舌质淡黯，苔薄白或白腻，脉细缓或细涩。治法：益气养血，化痰通络。方药：补阳还五汤加减。黄芪 30g、当归尾 15g、地龙 10g、川芎 30g、桃仁 10g、地龙 10g、赤芍 10g、红花 10g、鸡血藤 30g、苏木 10g、太子参 15g、僵蚕 15g、泽兰 10g。阴虚风动证临床表现：半身不遂，肢体软弱，偏身麻木，舌歪语謇，心烦失眠，眩晕耳鸣，手足拘挛或蠕动，舌红或黯淡，苔少或光剥，脉细弦或数。治法：滋阴潜阳，息风通络。方药：镇肝熄风汤加减。生熟地黄 15～30g、山萸肉 15g、元参 15g、麦冬 15g、太子参 15g、磁石 15g、生龙骨 30g、生牡蛎 30g、石决明 30g、天麻 10～15g、钩藤 30g（后下）、红花 10g、牡丹皮 10g。

2. 王灿晖教授治疗糖尿病合并脑梗死经验　王灿晖教授认为，虽然中医学将阴虚燥热归为糖尿病的主要病机，但随着现代临床的不断发展，实验及临床研究的不断进步，气阴两虚作为糖尿病的主要发病机制更多地被医家学者所接受；再者，中医学认为阴阳失调、气血逆乱是导致中风的基本发病机制，然而，作为糖尿病多种并发症之一的脑梗死，王老认为其根本原因在于糖尿病气阴两虚导致机体阴阳失调、气血逆乱，最终导致了中风的发生、发展及转归。王灿晖教授认为该病的治疗关键在于治疗基础病糖尿病,且当以益气养阴为主,并重视活血化瘀,标本兼治,不但能改善症状、体征,而且从根本上调整阴阳,调理气血,恢复脏腑平衡。治疗基础病首当益气养阴,在治疗时根据主次轻重,首先治疗糖尿病,主方中擅用黄连、生地、葛根、知母等养阴生津之品,时而又配以太子参等益气以助养阴,控制血糖,缓解"三多一少"症状"以治其本",此时对于治疗糖尿病合并脑梗死已有一半功劳,西医学也证明生地、葛根等对正常心脏有加强收缩作用,对中毒或疲劳而陷于衰竭的心脏,其加强作用,更为显著,并有扩张脑、心血管及全身大小血管的作用。能改善脑循环、冠状循环及皮肤血液循环和营养状况,使肌细胞恢复活力,但同时王老又不忘加用地龙、全蝎等息风止痉药改善脑梗死症状"从而治标",标本兼治,双管齐下,给治疗糖尿病合并脑梗死奠定了坚实的基础。王灿晖教授认为活血化瘀亦是治疗糖尿病合并脑梗死的关键,古今医家都熟知"瘀血"是贯穿于糖尿病始终的重要病机,同时也是导致脑梗死的直接原因,西医学认为,治疗糖尿病合并脑梗死当前最主要的措施是溶栓、抗凝、扩血管药物,缓解脑缺血损害,故活血化瘀对于治疗糖尿病合并脑梗死同样是关键。王老十分重视活血化瘀药的运用,丹皮、玄参、丹参、川芎、怀牛膝等,此类药在王老的处方用药中经常可见,益气活血化瘀作用不但能疏通血管,同时对于治疗糖尿病合并脑梗死能助其一臂之力。

(四) 西医治疗

糖尿病并发急性脑血管病后,糖代谢紊乱明显影响预后,所以急性期除开展脑卒中的相关治疗外,尽早控制血糖在糖尿病脑血管病的治疗中占重要地位,国际及区域性学术组织尚未就中风后高血糖的处理原则达成共识,但一致认为,无论何种形式的高血糖,均会加重卒中后脑损害,应予治疗,控制血糖是糖尿病脑血管病治疗和预防的重要策略。用胰岛素将糖尿病脑卒中患者的血糖控制在正常水平,对减轻脑组织的损害是有帮助的。胰岛素治疗既可使脑卒中患者的高血糖水平降为正常,胰岛素又是一种缺血性脑损害神经保护剂,故应使用胰岛素治疗;因为胰岛素不但能迅速有效地控制高血糖,且能抑制谷氨酸等兴奋性递质的释放及抑制血栓烷的产生而减轻缺血性脑损伤。对糖尿病合并急性脑出血患者强化胰岛素治疗可以使血糖得到良好控制及抑制血清炎症介质(肿瘤坏死因子 A(TNF-A)、白细胞介素-1(IL-1))释放,这些作用对急性脑出血患者的濒临死亡的脑细胞及其他可能因炎症反应导致损害的脏器具有潜在的保护作用,从而能够改善患者的预后。运用胰岛素期间应监测三餐前及餐后 2 小时、睡前血糖,必要时监测凌晨及早晨 5 点钟血糖,根据血糖水平调整胰岛素用量,对于重症患者,胰岛素治疗的目标值是 7.8~10mmol/L,对于非重症患者胰岛素治疗尚无明确的血糖值,一般把目标值定为:餐前血糖控制＜7.8mmol/L,随机血糖＜10.0mmol/L。如有条件可以使用动态血糖监测及胰岛素泵治疗。治疗过程中要注意防止酮症酸中毒及非酮症高渗性昏迷,同时应防止低血糖的发生。另外糖尿病患者脑血管病急性期对大、中型血管分布区脑梗死补液应严格限制静脉滴注葡萄糖注射液,而对腔隙性脑梗死则根据具体情况而定;对不能进食或营养较差者,静脉滴注葡萄糖注射液时要按比例给予胰岛素,其原因不仅是因为葡萄糖的输入会加重高血糖,还因高血糖将会加重脑组织的缺血性损伤。

中风恢复期高血糖管理　应遵循早期化、个体化、全面化的原则,充分考虑患者自身的情况和药物安全性,制定个体化的血糖控制目标,要警惕低血糖事件带来的危害,避免低血糖的发生,使血糖控制到接近正常水平。常用的药物有二甲双胍片、格列齐特缓释片、格列美脲片、沙格列汀片、西格列汀片、阿卡波糖、胰岛素等,其中新一代降糖药物 DDP-4 抑制剂沙格列汀片、西格列汀片等具有多种机制,是较为理想的降糖药物。

(五)其他疗法

针刺疗法(祛瘀生新针法):选用以阳明经(包括太阴经)中具有明显活血、养血作用的腧穴为主穴(曲池、合谷、血海、足三里、三阴交)组成。

五、典型病例

芦某,男,56岁,干部,2012年11月3日就诊,既往糖尿病病史8年,5年前开始运用二甲双胍联合甘精胰岛素治疗,近期自测空腹血糖在8mmol/L左右,餐后2h血糖在12mmol/L左右,1天前晨起后发现左侧肢体不利,上肢精细动作完成不良,下肢步行拖曳,下肢远端屈伸不能,伴有口角右歪,左侧鼻唇沟变浅,未给予特殊治疗,上症持续不缓解,为求进一步诊疗,经门诊收住我科。入院查体:T 36.0℃,P 72次/分,R 20次/分,BP 152/90mmHg;神志情、精神差,发育正常,营养中等,扶入病房,自主体位,查体合作。舌体正常,边有齿痕,舌质黯,苔薄腻,舌底脉络色紫黯迂曲,脉细;双肺呼吸音清,未闻及干湿性啰音,心浊音界左下扩大,HR 72次/分,律齐,各瓣膜听诊区未闻及病理性杂音。左上肢肌力4级,左下肢近段肌力3⁺级,远端肌力2级,肌张力高,腱反射亢进,巴宾斯基征阳性;右侧肢体肌力、肌张力正常,腱反射减弱。辅助检查:头颅MRI:右侧基底节及双侧放射冠区散在脑梗死(急性期)。入院中医诊断:中风病·消渴,辨证:气阴两虚,血瘀脑脉;西医诊断:2型糖尿病并脑梗死(右侧基底节区、急性期)。入院后立即给予血压、血糖监测,予血栓通0.45g加入生理盐水200ml静脉滴注,依达拉奉30mg加入生理盐水100ml静脉滴注,1日2次,奥扎格雷钠80mg加入生理盐水100ml静脉滴注,1日2次;根据血糖监测结果调整降糖方案为甘精胰岛素24U皮下注射,1日1次,二甲双胍片,0.5g,1日1次;格列美脲片,2mg,1日1次早餐前30分口服,使空腹血糖控制在6mmol/L左右,餐后2h血糖控制在8mmol/L左右,11月5日患者左下肢无力加重,查体左下肢近段肌力3级,远端肌力0级;考虑为进展性卒中,予东菱克栓酶10U加入生理盐水100ml静脉滴注,隔日1次,第2次、第3次剂量为5U、5U以抗凝溶栓,防止缺血面积扩大,加用甘露醇250ml静脉滴注,1日2次,配合中药汤剂以双合汤加减以化瘀通络,方药如下:陈皮12g、半夏12g、茯苓30g、白术24g、当归15g、黄芪60g、赤芍30g、生地9g、牛膝12g、川芎15g、桃仁12g、红花12g,3付水煎服日1付,并配合针刺运动等综合治疗,11月9日因患者大便干结,中药汤剂加用全瓜蒌15g以化痰通便,患者病情稳定,于11月12日停用甘露醇,患者于11月20日出院,出院查体:BP 130/80mmHg,HR 72次/分,律齐,各瓣膜听诊区未闻及病理性杂音。左上肢肌力5级,左下肢近段肌力4级,远端肌力3⁺级,肌张力、腱反射正常、巴宾斯基征阴性。嘱出院后转至康复门诊治疗,坚持口服中药汤剂,3月后复查左侧肢体肌力基本恢复正常。

六、中西医结合临床体会

消渴不仅是中风病的始动因素,亦是中风病加重的重要诱因,对血糖管理的好坏直接影响患者的预后,必须早期给予干预,在西药严格控制血糖的基础上,缺血性卒中给予强效抗凝对防止进展性卒中是必要的,此类药物我们常选用肝素、东菱克栓酶,其中肝素可快速起效,迅速起到抗凝作用。出血量大的卒中我们主张早期采取微创手术清除血肿,解除血肿压迫,减轻毒性损伤。我们认为缺血性中风以气阴两虚、痰瘀阻络证居多,荟萃分析提示在治疗中风病·消渴的相关34篇运用汤剂文献中,使用频次大于10的中药依次为黄芪(28)、地龙(27)、丹参(21)、川芎(20)、生地黄(19)、当归(18)、水蛭(15)、麦冬(13)、葛根(12)、桃仁(12)、赤芍(11)、石菖蒲(10)。从中药应用上推断,糖尿病性脑梗死的中医病机不外气阴亏虚、瘀血痰浊,以益气养阴、化痰通络为治法,选用中药配置浓缩水丸以备患者长期服用,能够起到预防与治疗该病的作用,已有的实验研究显示益气养阴活血方能够促进消渴并中风急性期血管内皮生长因子的表达,使其维持在较高的水平,从而发挥促进血管新生、重建、恢复脑血液循环的作用。处方如下:黄芪 30g、生地黄 15g、水蛭 10g、地龙 10g、西洋参 30～120g、葛根 15g、石菖蒲 20g、山楂 30g。以上为 2 日汤剂量,水蛭、地龙、西洋参粉碎,余药煎煮浓缩提取,混合后可制成浓缩丸 60g,每次 10g,每日 3 次,于三餐后用开水送服。

第八节　中风病·虚劳

一、概述

虚劳又称虚损,是由于禀赋薄弱、后天失养及外感内伤等多种原因引起的,以脏腑功能衰退,气血阴阳亏损,日久不复为主要病机,以五脏虚证为主要临床表现的多种慢性虚弱证候的总称。病位在五脏,俱数虚证,虚在五脏气血阴阳。该病相当于西医学多个系统中的多种慢性、消耗性、出现类似虚劳证候的疾病。中风病虚劳是指中风病未愈,继而出现虚劳;或虚劳而致中风发生,二者有因果次第之分,合并发生。

本节专指该类患者原有虚劳史(血液系统疾病),在病程中,由于内在环境的病理改变,发生了缺血性或出血性中风,中风病发生后,虚劳疾患,病情有增无减,两种疾病并存,且有明显的因果关系,为此,我们把中风病·虚劳,归属至中风病并病范畴。

西医学的血液系统疾病,与出血性或缺血性卒中关系密切,且长期共存。如再生障碍性贫血、血小板减少性紫癜与凝血机制障碍性疾病,容易发生脑实质、蛛网膜下腔出血;多发性骨髓瘤容易并发缺血性脑卒中;而镰状细胞贫血与白血病既可发生出血性卒中,也可以并发缺血性卒中。

二、病因与发病机制

(一)中医病因病机

中医学认为中风病的发生多因脏腑功能失调,气血紊乱,情志过极,饮食不节而产生风、火、痰、虚、瘀等,所致气血逆乱,或脑脉痹阻,或络破血溢,元神蒙蔽,发为中风。其病位在脑,与心、肝、脾、肾相关,病性多为本虚标实,虚在肝肾之阴,气血匮乏。虚劳的产生与先天禀赋不足,劳倦内伤,饮食不节相关,继而使脏腑功能衰减、气血阴阳亏损,出现多种慢性衰弱的病症。其病位在五脏,尤以脾肾为重。故从病因病机上讲二者密切关联,相互影响,结合临床所见,引起中风病虚劳的原因主要有以下几点:

1. 禀赋不足　父母年老体弱,胎孕受累,或后天喂养不当,精气不足,可致先天薄弱,后天失充,脏腑功能减退,气血亏虚,易于患病,且病后易久病反复,使脏腑气血阴阳虚甚,发为虚劳;或气血阴阳亏虚,血不养脉,气不帅血导致脑脉瘀阻不通,发为中风。

2. 劳倦内伤　"阳气者,烦劳则张",烦劳过度,阳气升张;劳神过度,心脾损伤;房劳过度,肾精受伤。久之气血亏虚,形成虚劳。或内风引动,阳气暴张,挟痰、挟瘀壅塞清窍而中风。

251

3. 饮食不节 嗜酒肥甘,饥饱失调,偏嗜过度,导致中气不足,脾胃损伤,健运失调,水谷不化,气血乏源,痰浊内生,日久致劳,或壅滞经络,蒙蔽清窍而致中风。

总之,中风病·虚劳的病机是脏腑虚损,肝肾亏虚,心脾受累,气血不足,阴阳失调,而致气机失常,血运不畅,痰瘀内攘,上犯于脑,发为本病。

(二)西医发病机制

西医认为血液系统疾病能引起人体血液成分、血液状态、血流动力的改变,从而导致出血或缺血的发生,合并出现脑卒中。如白血病、再生障碍性贫血、血小板减少性紫癜、弥漫性血管内凝血等。其可能发生的机制如下:

1. 血液成分改变 以红细胞增生为主的真红细胞增多症,因血容量增多,血液黏度增高,导致血流缓慢,组织缺血,特别是伴有血小板增多,血压降低时,组织缺血会更明显,从而导致脑梗死。另外当血小板减少、破坏或消耗过多的情况下,其黏附聚集能力下降,止血功能障碍,可导致出血性脑卒中的发生。

2. 血流动力改变 当血流缓慢或涡流时,组织缺氧,致内皮细胞损伤,血小板粘集,形成边流,激活凝血系统,或红细胞聚集成团,引起血栓形成。

3. 血液状态改变 各种原因引起血液凝固性改变时,是导致血栓形成或出血的重要因素。当血小板增多、黏性增加或内皮损伤,造成凝血过程激活,使血液呈高凝状态,易形成血栓。另如白血病、再生障碍性贫血、血小板生成减少或功能异常,使血液状态改变,漏出血管外,形成出血。

三、诊断依据

(一)中医诊断

1. 病史:多慢性起病,急性发作;
2. 主症:半身不遂、神志昏蒙、口舌歪斜、言语謇涩或不语、偏身麻木。

次症:神疲乏力,心悸气短,自汗盗汗,五心烦热,形寒畏冷,脉虚无力。

具备2个主症以上,或1个主症2个次症,结合起病过程、诱因、年龄即可确诊。

(二)西医诊断

1. 病史:多慢性起病,急性发作;
2. 症状+体征:偏身不遂、言语不利、口角歪斜、肢体麻木;病理征阳性;伴有头痛、乏力、耳鸣、眼花、皮肤瘀点、紫斑等;
3. 影像学检查提示颅脑血管病变;理化检查红细胞、血小板异常。

(三)鉴别诊断

需与一般虚证鉴别,虚劳为多种慢性虚弱性疾病发展到严重阶段,以出现一系列精气不足的症状为特征,多个脏腑受累,病程较长,病势缠绵。一般虚证则各以其病证的主要症状为突出表现。

四、治疗

(一)中西医结合治疗要点

对于中风病·虚劳的治疗,以补益为基本原则。在进行补益的时候,一是必须根据病理属性的不同,分别采取益气、养血、滋阴、温阳的治疗方药;二是要密切结合五脏病位的不同而选方用药,以加强治疗的针对性。另外应注意将药物治疗与饮食调养及生活调摄密切结

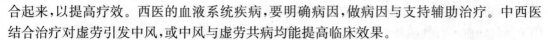

合起来,以提高疗效。西医的血液系统疾病,要明确病因,做病因与支持辅助治疗。中西医结合治疗对虚劳引发中风,或中风与虚劳共病均能提高临床效果。

(二)中医辨证论治

1. 肝肾亏损,阴虚风动

【症状】半身不遂,口舌歪斜,言语謇涩或不语,偏身麻木,眩晕,耳鸣,口干,颧红,舌红,苔薄黄,脉弦细。

【治法】滋补肝肾,育阴息风。

【方药】《医学六要》补肝汤合镇肝熄风汤加减

怀牛膝 20g、代赭石 30g、龙骨 30g、牡蛎 30g、龟板 15g、玄参 15g、麦冬 15g、天冬 15g、生地 15g、当归 15g、白芍 15g、川芎 12g、木瓜 12g、酸枣仁 30g、甘草 9g。

2. 痰湿蒙神,脾肾阳虚

【症状】神昏,半身不遂,肢体瘫软,面色苍白,形寒肢冷,小便清长,大便溏泄,舌质淡黯,苔白,脉沉迟。

【治法】化痰开窍,温补脾肾。

【方药】桂附理中汤合涤痰汤加减

附子 15g、肉桂 12g、人参 30g、白术 12g、茯苓 20g、炙甘草 9g、干姜 12g、陈皮 15g、胆星 12g、半夏 15g、竹茹 15g、枳实 12g、菖蒲 15g。

3. 气血亏虚,瘀阻脉络

【症状】半身不遂,口舌歪斜,言语謇涩或不语,偏身麻木,面色㿠白,气短乏力,食少便溏,心悸汗出,舌淡黯,苔薄,脉沉细而涩。

【治法】益气活瘀,健脾养心。

【方药】归脾汤合补阳还五汤加减

黄芪 30g、白术 12g、当归 20g、茯苓 15g、远志 15g、龙眼肉 15g、酸枣仁 30g、赤芍 15g、川芎 12g、人参 15g、木香 6g、红花 10g、桃仁 10g、地龙 12g、炙甘草 9g。

(三)名医经验

1. 王镜治疗虚劳经验　王镜治疗虚劳(再生障碍性贫血)的经验方,方药:人参须 10g、北沙参 30g、淮山药 15g、山萸肉 30g、杭白芍 10g、炙甘草 10g、生龙牡各 30g、大麦冬 10g、北五味 6g、酸枣仁 10g、黄芪 30g、龙葵 30g、白花蛇舌草 30g、丹参 30g、川芎 15g。功效:补肾养血,益气生髓。适应证:脾肾双亏,邪毒所凑的正虚型,症见低热汗出,乏力困倦,头晕目眩,食少便稀,腰膝酸软,舌红脉细。

2. 李玉奇治疗虚劳经验　李玉奇治疗虚劳(再生障碍性贫血)经验,治疗不应着重补血,而应偏重除燥,并总结出治疗再障的独特规律。再障的治疗大体分为 3 个阶段。第一阶段清利骨髓湿热(处方:青蒿 40g、银柴胡 15g、牡丹皮 15g、葛根 20g、仙鹤草 20g、槐花 20g、藕节 20g、茜草 20g、水牛角 5g、胡黄连 10g、石斛 20g、知母 20g、羊骨髓少许),第二阶段祛腐化燥(处方:大黄 10g、桃仁 15g、当归 15g、土鳖虫 10g、生地黄 15g、海藻 20g、败酱草 20g、牡丹皮 15g、山药适量),第三阶段救阴复脉(处方:龟甲 40g、鳖甲 40g、石斛 20g、鱼鳔胶 20g、秦艽 25g、地骨皮 20g、乌梅 10g、知母 20g、麦冬 10g、牡蛎 40g),强调谨守病机,毋失其宜。

3. 陈安民治疗虚劳经验　陈安民认为血液病的四大基本证候:虚证、血证、热证、血瘀,提出补、活、清、消四大治法,四法各有设立依据,不同治疗原则,具体方药对应。强调非一脏一腑之单一病机,治疗注重脾肾两脏的同时,尚须注意其余脏腑病机变化,统一调治。如治疗贫血(再生障碍性贫血、巨幼细胞性贫血)用补+活+清(气血双补·健脾益肾·滋阴壮阳+益气活血·行气活血+益气清热·滋阴清热);特发性真性红细胞增多症用活+消(行气活血·活血通络·活血祛瘀+软坚消积);特发性血小板增多症用活+消(行气活血·活血通络·活血祛瘀+软坚消积)。

(四)中药成药制剂应用

1. 阿胶当归胶囊　组成:当归、阿胶、熟地黄、白芍^(酒制)、党参、炙黄芪、川芎^(酒制)、茯苓、炙甘草。功效:补养气血。一次 3 粒,一日 3 次,病情较重者可加倍用量,口服。

2. 地榆升白片　组成:地榆。功效:清热补血。升高白细胞。用于白细胞减少症。也可用于血小板减少,再生障碍性贫血。一次 2~4 片,一日 3 次,口服。

3. 培元通脑胶囊　组成:制何首乌、熟地黄、天冬、龟甲^(醋制)、鹿茸、肉苁蓉^(酒制)、肉桂、赤芍、全蝎、水蛭^(烫)、地龙、山楂^(炒)、茯苓、炙甘草。功效:益肾填精,息风通络。一次 3 粒,一日 3 次,口服。

(五)西医治疗

本部分主要介绍再生障碍性贫血的治疗,其他血液病,可参考有价值内容。

1. 祛除病因　注意个人卫生;避免与放射线、反射性物质接触;禁止使用影响造血功能的药物;有肝炎者,积极治疗肝炎。

2. 对症治疗　增进营养、成分输血、止血、防止感染。

3. 药物治疗　①免疫抑制剂:抗淋巴细胞球蛋白、抗胸腺细胞球蛋白是目前治疗重型再障的主要药物。二者治疗再障的可能机制:杀伤抑制干细胞生长的 T 淋巴细胞,改变骨髓抑制 T 淋巴细胞的功能;刺激能促进干细胞生长的细胞因子释放,促进造血。其他免疫抑制剂二环孢菌素、大剂量泼尼松龙、大剂量丙种球蛋白。②雄激素:大剂量的雄激素可以刺激红细胞增生,促进骨髓造血。目前常用的是丙酸睾丸酮、司坦唑醇、达那唑等。

4. 骨髓移植　用骨髓移植治疗再障,在国内外已有许多经验。最好为重型再障、年龄在 20 岁以下、早期确诊、未输血、配型成功者。

各种血液疾病,一旦引起脑卒中,均应分清是出血性或缺血性卒中,分别参考 2005 年《中国脑血管病防治指南》中相关疾病治疗。

五、典型病例

牛某,男,78 岁,因左半身不遂,伴口舌歪斜 3 天,于 2012 年 7 月 13 号入院。既往有高血压 10 年,患骨髓增生异常综合征 5 年。发病以来:半身不遂,口舌歪斜,伴面色㿠白,气短乏力,食少便溏,心悸汗出,舌淡,苔薄,脉沉细。查体:身高 185cm,体重 70kg,血压 150/90mmHg,面色苍白,两颧发红略暗,心肺听诊未闻及异常,左侧肢体肌力 4 级,左侧中枢性舌面瘫,左侧病理征阳性。辅助检查:血常规见全血细胞减少,血涂片中红细胞畸形;骨髓中幼粒细胞数量增加,巨核细胞形态异常。心电图 ST-T 改变;头颅 MRI 见右侧底节区长 T_1、短 T_2 的多发性腔隙梗死灶。中医诊断:①中风病·虚劳;②眩晕。西医诊断:①多发性腔隙梗;②骨髓增生异常综合征;③高血压,3 级极高危。治疗参照《中国脑血管病防治指南》治疗急性脑梗死。治疗骨髓增生异常综合征间断应用羟基脲,并加强营养支持疗法,防治并发症等方法。中医辨证属气血亏虚,瘀阻脑脉。中药给予益气补血,健脾养心之法,方选归脾汤加减,黄芪 30g、白术 12g、当归 20g、茯苓 15g、龙眼肉 15g、酸枣仁 30g、三七 6g、赤芍 15g、川芎 12g、人参 15g、木香 12g、炙甘草 9g。每日 1 剂,分两次,早晚温服。治疗 1 个月后,患者半身不遂、口舌歪斜好转,可自行行走,血象已有明显改变。嘱守方继续治疗。

六、中西医结合临床体会

中风病病因以积损正衰为主,病机概括为风、火、痰、虚、瘀,常涉及心、肝、脾、肾;虚劳以脏腑功能衰退,气血阴阳不足为主要病机,中风病虚劳证候以"虚"为主,夹有痰湿、瘀血实证,虚在肝、脾、肾,实在脉络,治疗以补虚祛实为治疗原则,补虚重在滋补肝肾、健脾养血,祛实重在化痰开窍,化瘀通络。临床上常应用当归补血汤、人参养荣汤或归脾汤扶正,并以补阳还五汤、二陈汤、化瘀汤加减祛邪,常取得较好疗效。经实验室检查,证实有骨髓增生异常综合征后,在治疗急性脑梗死用药方面,慎用抗凝、降纤药,仍以中药扶正化瘀为主。待病情稳定后,若不能耐受羟基脲不良反应,可以用小剂量阿糖胞苷(5~20mg/日,静滴或分两次皮下注射,隔 12 小时一次,可连续治疗 8~12 周),经临床观察,完全缓解率为 20%左右,若同时服用益气养血,补髓化瘀的中药,疗效更确切。

第九节　中风病·肥胖

一、概述

肥胖是以体重异常增加,身肥体胖,并多伴有头晕、乏力、神疲懒言、少动气短等症状的一类病证,属于西医学的单纯性肥胖病,继发性肥胖病的范畴。这类病证中多有高脂血症及脂蛋白异常,脂肪肝,高血压,动脉硬化,睡眠呼吸暂停综合征及代谢综合征等,很容易促进动脉粥样斑块形成,使脑动脉逐渐狭窄,而发生缺血性卒中。本节专指在肥胖基础上,反复发生缺血性中风,而中风后肢体活动受限,难以坚持运动,使肥胖更甚。两者属因果关系,且长期共存,为此,我们把中风病·肥胖,归属到中风病并病范围之中讨论。

二、病因与发病机制

(一)中医病因病机

肥胖在古医籍中记载为"肉人"、"肥人",在《素问·通评虚实论》中就有"消瘅仆击,肥贵人则高粱之疾也",说明肥胖人过食膏粱厚味,损伤脾胃,以致不能运化水谷精微,湿聚生痰、痰瘀化热;或挟肝风上扰,或流窜经络而致诸病丛生,强调肥贵之人是极易发生的人群。金元医家刘完素对肥胖易致中风有了进一步认识,他在《素问玄机原病式》中说:"所谓肥人多中风者,盖人之肥瘦,由血气虚实使之然也……故血实气虚则肥",说明气虚、血瘀是中风发生的重要基础。元代医家朱震亨认为肥胖人发生中风的体质特点是:"肥白人多湿"。近代医家张寿颐在《中风斠诠》中进一步强调"肥甘太过,酿痰蕴湿、积热生风,致为暴仆偏枯,猝然而发,如有物使仆者,故仆击而特著其病源,名以膏粱之疾",确因过食膏粱厚味、痰湿内蕴,最终会导致中风的发生。可见中风病肥胖多本虚标实证,本虚以气虚为主,若兼阴阳失调,可有阳虚或气阴虚,病在脾、肾、肝、胆及心、肺,临床以脾肾气虚为主。标实以膏脂、痰浊、瘀血为主,常兼有水湿、气滞。

(二)西医发病机制

肥胖多因作用于下丘脑的细胞因子中瘦素、MC4R 等抑食因子,作用于脂肪组织的因子脂联素、抵抗素为代谢因子等紊乱所致,肥胖不直接引发脑卒中,但肥胖是脑卒中的间接重要危险因素。肥胖与卒中的关系主要通过血压、血糖、血脂等多种因素间接影响卒中的发生。肥胖可以导致高血压、高血脂、高血糖等多种慢性疾病,这些疾病均是脑卒中的危险因素。脂肪是一种能释放多种促进动脉粥样硬化、改变凝血和纤溶系统活性炎性介质的组织。研究表明,肥胖者游离脂肪酸和肿瘤坏死因子 a(TNF2a)等炎性介质诱发内质网持续应激,导致胰岛素抵抗,而胰岛素抵抗可导致动脉粥样硬化。腹部脂肪代谢活性最高,腹型肥胖与炎性标志物 C 反应蛋白(CRP)密切相关。研究表明肥胖也可能是代谢综合征(MS)的始动因素。

三、诊断依据

(一)中医诊断

1. 急性起病;

2. 主症:形体肥胖,偏瘫,神识昏蒙,言语謇涩或不语,偏身感觉异常,口舌歪斜。

次症:头痛,眩晕,瞳神变化,饮水发呛,目偏不瞬,共济失调。

在形体肥胖的基础上具备 2 个主症以上,或 1 个主症 2 个次症,结合起病、诱因、先兆症状、年龄即可确诊;不具备上述条件,结合影像学等检查结果亦可确诊。

(二)西医诊断

1. 急性起病;

2. 症状+体征:形体肥胖,半身不遂、言语不利、口角歪斜、昏迷;眩晕、肢体麻木;共济失调;椎体束征阳性;

3. 偏瘫、偏身感觉障碍、失语等,神经功能缺损症状和体征持续数小时以上;

4. 头颅 CT 或 MRI 提示有责任梗死病灶或出血病灶;

5. 体重指数(body mass index,BMI)>26kg/m²。体重指数 BMI=体重/身高的平方(国际单位 kg/m²)。

(三)鉴别诊断

1. 高胰岛素血症肥胖　多见于胰岛 β 细胞瘤。本病特点:①反复发作低血糖,伴有阵发性精神症状。②血中胰岛素水平明显升高。③用 D860 可诱发低血糖发作。④病位在胰腺。

2. 甲状腺功能减退症　由于甲状腺素分泌减少,基础代谢低,热量消耗少而呈肥胖。这种患者的体重包括黏液水肿的液体潴积,且有皮肤干燥粗糙、无汗、脱皮、脱发、畏寒、精神淡漠等症状,心脏扩大,实验室检查可见基础代谢率降低,血浆蛋白结合碘降低和甲状腺吸 I¹³¹率及血清 T₃、T₄降低,经甲状腺素治疗后容易恢复。

3. 库欣综合征　由于肾上腺皮质增生、腺瘤、癌等病变引起皮质醇分泌过多所致。亦可见于垂体嗜碱性细胞瘤,多为 20～40 岁的女性。其特点为:①肥胖呈向心性,有"水牛背"、"满月脸"之称。②颜面红,多粉刺,毛发增多,腿、肩部皮肤多紫纹,女性月经紊乱甚至闭经或男性化,男性阳痿,血压升高,头痛背痛,并可有抑郁、记忆力减退、失眠、脾气暴躁等精神症状。③实验室检查示血糖升高,尿钙增高,血浆皮质醇含量增高及骨质疏松等可资鉴别。

四、治疗

(一)中西医结合治疗要点

因为肥胖可以导致高血压、高血脂、高血糖等多种慢性疾病,这些疾病均是脑卒中的危险因素,因此对中风病肥胖患者除对卒中进行治疗外,均应进行血压、血糖、血脂、胰岛素水平监测,能够及时发现这些潜在疾病,及时干预,并采取综合手段控制患者体重。中医学认为本病之本在于气虚、痰浊、血瘀,治疗应以益气健脾、化痰通络、活血化瘀为治疗原则,由于肥胖症病因复杂,临床上证型兼而有之,治疗宜标本兼顾,补泻同用,数法并施,方能取得比较好的效果。

(二) 中医辨证论治

1. 脾虚湿困,风痰瘀阻

【症状】中风时或中风后兼见形体肥胖、肢体困重、倦怠乏力、脘腹胀满、纳差食少、大便溏薄、舌质淡、苔薄腻、脉缓或濡细。此型临床上最为多见。

【治法】健脾祛湿,化痰活瘀。

【方药】参苓白术散、黄芪防己汤合半夏白术天麻汤化裁

党参 10g、白术 10g、茯苓 30g、黄芪 20g、山药 30g、薏米仁 30g、防己 10g、半夏 12g、天麻 12g、白扁豆 30g、荷叶 30g、泽泻 10g、枳实 10g、甘草 10g、陈皮 10g。

2. 脾肾阳虚,痰湿蒙神

【症状】中风时或中风后兼见形体肥胖、虚浮肿胀、疲乏无力、少气懒言、动而喘息、头晕畏寒、食少纳差、腰膝冷痛、大便溏薄或五更泄泻、男性阳痿、舌质淡、苔质白、脉沉细。重度肥胖症患者多为此型。

【治法】温补脾肾,祛湿化痰。

【方药】桂附理中汤、真武汤合涤痰汤化裁

炮附片 6g、桂枝 12g、党参 12g、茯苓 10g、白芍 9g、白术 9g、陈皮 10g、半夏 12g、枳实 15g、竹茹 15g、胆南星 10g、干姜 9g。

3. 胃热湿阻,痰热腑实

【症状】中风时或中风后兼见形体肥胖、恣食肥甘或消谷善饥、口臭口干、大便秘结、舌质红、舌苔黄腻、脉滑数。此型多为体壮的中青年肥胖者。

【治法】清胃祛湿,化痰通腑。

【方药】清胃散、枳术丸合星蒌承气汤化裁

生地黄 30g、当归 15g、黄连 6g、升麻 8g、大黄 12g^(后下)、枳实 15g、白术 15g、全瓜蒌 15g、草决明 30g、牡丹皮 20g、胆南星 10g。

4. 痰浊凝结,气虚血瘀

【症状】中风时或中风后兼见形体肥胖、胃脘痞满、食欲不佳、头晕目眩、疲乏无力、月经不调或闭经、舌质黯有瘀斑、脉弦滑。肥胖日久者可见此型。

【治法】健脾化痰,益气祛瘀。

【方药】二陈汤、平胃散合补阳还五汤化裁

半夏 12g、陈皮 15g、云苓 12g、苍白术各 10g、厚朴 15g、枳壳 10g、川芎 15g、黄芪 30g、当归 12g、川芎 15g、赤芍 15g、桃仁 10g、红花 10g、地龙 15g、甘草 10g。

(三) 中医特色治疗

1. 名医经验

(1) 危北海经验:肥胖分虚实、主次,对于单纯性肥胖的治疗有一定的独到见解。单纯性肥胖症的病因,与脾虚、痰湿、郁热、气滞、血瘀有关。临床上多以脾胃气虚为本,痰浊膏脂为标,兼有气滞血瘀,主要累及脾、胃、肝、肾等脏腑。临床辨证虽有主次之分,每多虚实相兼,

最常见的证型是脾虚痰浊型,并常与血清胆固醇和甘油三酯含量增高相吻合。对于肥胖症患者的治疗,实证为主者侧重通便利水,宣散活血,兼以补虚扶正,健脾温肾。虚证为主者则以补虚为主,兼以祛邪。前者常用的药物有大黄、番泻叶、泽泻、冬瓜皮、滑石、大腹皮、焦槟榔、山楂、决明子、麻黄、细辛等。后者常用的药物有黄芪、党参、白术、茯苓、仙茅、淫羊藿、何首乌、肉桂、桂枝、熟附子等。活血化瘀治法可贯穿应用于病程的始终,可配伍健脾温肾,或利水通便而酌情加减,常用药物为丹参、赤芍、当归、川芎、蒲黄、莪术等。

(2)邹云翔经验:肥胖喜用荷叶。对老年人血脂过高,体质丰腴肥胖,体重在170斤左右来就诊者,常于方剂中加荷叶9g,冬令可用干荷叶。服数十剂后,体重可减轻十多斤,血脂很高的,也能逐渐恢复正常。在夏令可用鲜荷叶煮粥食之,或用鲜荷叶代茶,皆有效。据戴元礼《证治要诀》云:"荷叶服之,令人瘦劣,单服可以消阳水浮腾之气,散瘀血,留好血。"合并冠状动脉硬化的人,也可加服首乌片,能有效降低血清胆固醇,无疑是肥胖病合病心血管病的佳药。

(四)中药成药制剂应用

1. 泰脂安胶囊　组成:女贞叶乙醇提取物。功效:滋养肝肾。用于肝肾阴虚、阴虚阳亢证所致的原发性高脂血症。每次3粒,每日3次,口服。

2. 脑心通胶囊　组成:黄芪、赤芍、丹参、当归、川芎、桃仁、红花、乳香、没药、鸡血藤、牛膝、桂枝、桑枝、地龙、全蝎、水蛭。功效:适用于中风病、肥胖症等辨证属于气虚血瘀,肝风内动,经脉不通者。每次2~4粒,每日3次,口服。

3. 培元通脑胶囊　组成:制何首乌、熟地黄、天冬、龟甲(醋制)、鹿茸、肉苁蓉(酒制)、肉桂、赤芍、全蝎、水蛭(烫)、地龙、山楂(炒)、茯苓、炙甘草。功效:适用于中风病、肥胖症等辨证属阴阳亏虚,肝风内动,瘀血阻脉者。每次3粒,每日3粒,口服。

(五)西医治疗

1. 药物治疗　常用的治疗肥胖症的药物主要有两类:一种是作用于中枢的食欲抑制剂。此类药物又称厌食性药物,它是通过影响神经递质的活性,减少5羟色胺和去甲肾上腺素再摄取,从而减少食物摄入量,抑制食欲和提高基础代谢率来减重,如西布曲明。还有一种是作用于外周的脂肪酶抑制剂,通过阻断饮食中部分脂肪的吸收达到减肥目的,如奥利司他,在胃肠道抑制胃和胰,脂肪酸、丝氨酸的残基结合,使脂肪酶失活,而不能将食物中的脂肪分解为游离脂肪酸,因而脂肪不能被吸收、利用,从而减少脂肪的吸收约30%。当然,还有一些降糖药物在降血糖的同时,也可以控制体重,如阿卡波糖:阿卡波糖通过竞争性抑制葡萄糖苷酶,降低多糖及双糖分解生成葡萄糖,从而降低碳水化合物的吸收,具有降低餐后血糖及血浆胰岛素水平的作用。罗格列酮和二甲双胍:罗格列酮主要通过诱导脂肪生成酶及与糖代谢调节相关蛋白的表达,促进脂肪细胞和其他细胞的分化,并提高细胞对胰岛素作用的敏感性,减轻胰岛素抵抗。二甲双胍可预防和减轻胰岛素抵抗,减轻高胰岛素血症,降低游离脂肪酸,降低血清甘油三酯、极低密度脂蛋白、胆固醇和载脂蛋白B,从而达到控制体重的目的。

2. 饮食疗法　治疗的原则是口味清淡、低热能、营养平衡和热量负平衡。目前应用最广泛的饮食疗法是低热量饮食疗法。该疗法又可分为平衡饮食、单一食物、减少一种或多种营养素的饮食、高纤维饮食及处方饮食几种。

3. 运动疗法　肥胖是由于能量储积太多所致,因此,设法增加能量的消耗是减肥的重要途径之一。运动干预对预防和治疗肥胖症有显著的治疗效果,且能增强体质,可谓一举两得,故历来被视为经典的减肥方法。然而,并非所有的肥胖患者都适合运动疗法,只有严格掌握运动疗法的适应证和禁忌证,才能发挥最大的运动治疗效果。卒中患者更应在专业医师指导下制定运动方案。

4. 行为矫正疗法 行为矫正疗法是指肥胖患者通过发现和记录自己的不良生活行为(即易导致肥胖的生活方式)和不健康的饮食习惯,从而有针对性的矫正这种不良行为,并逐渐进入正确的生活习惯的一种基础治疗方法。

5. 外科治疗 治疗仅适合于那些极度肥胖或有严重肥胖并发症的患者。对 BMI＞40kg/m² 的极度肥胖病患者,或者因肥胖症引起心肺功能不全等而使用其他减肥治疗方法长期无效的患者,经过慎重选择的病例才可以考虑以外科手术作为辅助治疗的方法。手术治疗包括胃肠道手术和局部去脂术。这些手术后容易出现各种并发症。

五、典型病例

李某,男,35 岁,司机,患者因中风后 2 个月于 2008 年 3 月 20 日就诊,平时体健,平日面食量 1 日 0.5kg 左右,喜肥甘之品,嗜酒,近 2 个月来体重增长过快,渐感乏力,气短,动则大汗淋淋,左侧半身不遂,麻木不仁,水肿,四肢困倦,舌苔薄白腻,脉弦细,身高 167cm,体重 86kg(超重 47%),腹围 103cm,腹壁脂肪厚度为 55mm。中医诊断:中风病·肥胖。证属脾虚不运,痰湿内困,治以健脾益气,利湿化浊。给予药物:党参 10g、白术 10g、茯苓 15g、黄芪 20g、山药 15g、薏苡仁 10g、防己 10g、猪苓 10g、泽泻 10g、决明子 10g、枳实 10g、甘草 10g、陈皮 10g,每日 1 剂,3 次煎服。并注意饮食结构调整及体能锻炼,连续 4 周后复查,疲乏症状消失,心悸症状减轻,食量比以前减少约 1/2,舌脉象无明显变化,体重降为 82.5kg,下降 3.5kg,腹围减少 2cm,腹壁脂肪厚度降至 47mm,下降 8mm。左侧肢体较前明显好转,生活基本自理,水肿消退。

六、中西医结合临床体会

肥胖患者中风发病率明显高于体型正常者,由于近年来肥胖人群的增长,伴随着肥胖所产生的心脑血管病的发病率也呈逐年增多趋势,为提高全民生活质量,应做到预防为先。对中风肥胖患者及时检查血糖、血压、血脂水平,完善患者中风危险因素评估,及时干预,积极预防。肥胖与中风有着共同的病变基础,即"本虚标实",如《杂病源流犀烛·中风源流》:"肥人多中风,河间曰'人肥则腠理致密而多郁滞,气血难以通利,故多卒中也'"。该病气虚阳虚为本,多痰多湿为标。虽然肥人的病理属性是气虚阳虚为本,多痰多湿为标,但在临床中,常常见到气虚、阳虚与痰热并见的征象。虽有气虚,但在病变局部,痰湿阻遏,气机不畅,郁热化火,与痰湿搏结为痰热。肥胖发生以气虚气滞为本,以痰湿、痰热、瘀血等病理产物内停为标,初期以"标实"为主,后期以"本虚标实"为病机特点。诸病理产物影响脏腑功能,阻碍气化,饮食水谷化输失常,精微不布,日久食不养正,形体失养,损伤脏腑,故后期多伴"正虚"。日久壅塞血脉,产生血瘀,或郁而化热化火,或生风扰神,或耗气伤阴而变生他病。

第十节 中风病·脑瘤

一、概述

脑瘤是指颅内肿瘤的简称,指生长在颅腔内的异常组织,主要表现为头疼、头晕、恶心、呕吐,脑肿瘤以卒中样发病者称脑瘤性卒中,主要表现为偏瘫、失语、口眼㖞斜,就诊前可有头痛、全身或部分性癫痫发作、肢体无力、意识障碍以及内分泌紊乱等临床表现。脑肿瘤卒中临床上并不少见,文献报道脑肿瘤出血占同期所有颅内出血的1％～11％,而严重的颅内出血源于肿瘤者至少占10％。易出血的颅内肿瘤有转移癌、恶性胶质瘤、脑膜瘤、黑色素瘤、垂体腺瘤、少突胶质细胞瘤、神经鞘瘤及脉络丛乳头状瘤。

中医学中没有脑瘤这个名称,散见于"头痛"、"头风"、"脑鸣"、"厥逆"、"瘫痪"等范围之内。《素问·奇病论》指出:"人有病头痛以数岁不已……当有所犯大寒,内至骨髓,髓者以脑为主,脑逆故令头痛……病名曰厥逆。"明代戴思恭在《证治要诀》说:"有头风证,耳内常鸣,头上有如鸟雀啾啾之声……此头脑挟风所为也。"明代王肯堂在《证治准绳》云:"雷头风,头痛起核块者是也,或云头如雷之鸣也,为风邪所客,风动则作声也。"原发性脑瘤的病因尚未完全清楚。目前认为与颅脑损伤、射线、化学物质、病毒、激素失调有关。近年来通过细胞分子遗传的研究发现,原发性脑肿瘤有其遗传因素。脑瘤的发展往往导致脑出血的发生,发生脑卒中。

二、病因发病机制

(一)中医病因病机

中风病·脑瘤的病位虽然在脑,但与心、肝、肾等脏腑有关,痰、瘀、毒、虚为其主要的病理因素。感受毒邪、饮食失调是外源因素;精神情志失调、久病耗伤、气血虚弱,或先天不足、肾元本亏,或后天失养、正气虚弱是脑瘤发病的内伤病因。

1. 病因

(1)正气虚弱:由于先天不足、房劳、惊恐伤肾致肾脏亏虚,脑失所养,诸邪乘虚而入,脑部清阳之气失用,津液输布不利,加之瘀血与顽痰互结酿毒,积于脑部,发为肿瘤。明代张景岳说:"凡脾肾不足及虚弱失调之人,多有积聚之病。"脾主运化,脾虚湿聚可成痰。朱震亨说:"凡人身上、中、下有块物者,多是痰";"痰之为物,随气升降,无处不到",可导致脑瘤。脑瘤的发病与肾的关系更为密切,《灵枢·海论》指出:"脑为髓之海,其输上在于其盖,下在风府……髓海有余,则轻劲多力,自过其度;髓海不足,则脑转耳鸣,胫酸眩冒,目无所见,懈怠安卧。"

(2)外感六淫:外邪中之邪毒蓄于体内,郁热伤津,气机不利,脉络不通,毒邪与痰瘀互结,可使脑瘤发生。清阳之气不得升,浊阴之气不得降,以致气血郁结,格于脑内而发病。《灵枢·百病始生》指出:"积之始生,得寒乃生,厥乃成积也。"《灵枢·九针论》指出:"四时八风之客于经络之中,为瘤病者也。"

(3)饮食不节:损伤脾胃,痰浊内阻,气机不利,蕴毒体内,毒邪痰瘀互结,亦发为瘤。

(4)情志所伤:气机运行失畅,可致瘀血阻滞,或因气滞津停,聚湿成痰,或气郁日久化火,灼津成痰,痰瘀交阻,积于清窍,而成脑瘤。《灵枢·百病始生》说:"凝血蕴里而不散,津液涩渗,著而不去,而积皆成矣。"

2. 病机

(1)痰毒凝聚:痰之为害,可以影响脏腑气机升降和气血的运行,导致气血凝滞与停聚。当病情演变到一定的程度,或与邪毒相结,痰毒凝聚,上泛于脑,即可形成脑病。

(2)肝风内动:肝主疏泄,性喜条达,若七情不畅,情志郁结,郁久化火,耗伤肝阴;或久病体虚,气血两亏;或劳欲过度,精血两伤;或先天不足,肝肾阴虚,阴不制阳,水不涵木所致。

（3）气血郁结：脑为元神之府，赖气血的正常运行方以维持其主宰神明之功能。机体若因寒热温凉失调，情志抑郁不舒，或受痰饮、湿浊、痰毒之干扰而"气塞不通，血壅不畅"时，则气血凝滞不散，久则郁积成块。

（4）正虚邪恋：正气虚弱，不能抵御外邪的侵袭，癌瘤由此而生，肿瘤的进一步播散扩展亦均以正气虚弱为基础。此外，脑瘤病至晚期，因虚致病，又因病致虚，形成恶性循环。经手术、放射或化学药物治疗者，均有气阴大伤、正气不支的临床表现，所以在脑瘤的预后中占有重要地位，值得临床注意。

（二）西医发病机制

1. 脑肿瘤卒中的病因

（1）易出血因素：如肿瘤的血管结构和形态异常。

（2）促发因素：如头颅外伤、头部暴露于日光中过久及放疗等引发肿瘤血流动力学改变。

（3）加速因素：全身或局部的凝血功能异常、DIC、妊娠期毛细血管通透性改变，手术创伤、炎症高热等应激状态。

2. 发病机制

（1）肿瘤内新生病理血管的管壁薄或因肿瘤本身富含的血管发育不良、结构异常等。

（2）肿瘤浸润、快速生长使血管拉伸、扭曲、受压以致血管变性、坏死、破裂，或因肿瘤坏死及肿瘤对血管壁的直接侵袭破坏造成压力改变致血管破裂出血等。

（3）脑肿瘤卒中的病因如高血压、凝血机制异常、肿瘤免疫机制失调、肿瘤毒性物质浸润及化疗、放疗，外力侵袭等因素而出血。而老年人是否会因脑动脉硬化、脑血管病的存在而比其他年龄段的患者易出现肿瘤出血性卒中，尚待我们进一步考察。

三、诊断依据

（一）中医诊断

有脑瘤的基础病，同时并发中风症状者，诊断为中风病·脑瘤。

中风病诊断标准参照国家中医药管理局脑病急症协作组 1995 年制定的《中风病诊断和疗效标准》：

主症：偏瘫，神识昏蒙，言语謇涩或不语，偏身感觉异常，口舌歪斜；

次症：眩晕，瞳神变化，饮水发呛，目偏不瞬，共济失调；

具备 2 个主症以上，或 1 个主症 2 个次症，加上头痛、恶心、呕吐等症状，结合起病、诱因、先兆症状、年龄即可确诊。

（二）西医诊断

1. 临床症状　脑瘤一般以缓慢性颅内高压，神经功能障碍为主要表现，出现头痛、呕吐、视乳头水肿，局灶性神经系统体征或症状取决于肿瘤所发生的部位，可发生不同的症状及局灶性神经定位体征以及各种各样的综合征导致偏瘫或感觉障碍。

2. 影像学检查　具备以上临床症状，要及时进行相关检查，如发现视盘水肿，要及时行脑部影像学检查，颅脑 CT 和 MRI 对颅内肿瘤诊断以及卒中诊断有明确价值。

3. 组织病理学检查　脑瘤的最终诊断有赖于组织病理学诊断。

4. 脑脊液常规、生化及细胞学检查　有选择性的腰椎穿刺进行脑脊液检查，对于诊断、治疗、预后有指导意义。

5. 血清学检查对各种垂体腺瘤、原发生殖细胞瘤诊断有一定价值。

(三) 鉴别诊断

1. **脑蛛网膜炎**　可因颅内压增高、脑局灶性症状及视力减退而与脑瘤混淆。但脑蛛网膜炎的病程长,可多年保持不变。如病程中有感染及中毒等病史则区别不难,无明显病史者可做影像学检查来鉴别。

2. **内耳性眩晕**　需与桥小脑角及小脑的肿瘤相鉴别。内耳性眩晕没有其他脑神经如面神经、三叉神经等症状,颅骨 X 线片中内耳孔不扩大,脑脊液中蛋白质含量不增高,因而鉴别不难。

3. **原发性脑卒中**　卒中型脑瘤常有偏瘫、失语,易与脑出血混淆。脑卒中患者年龄偏大,有高血压病史,发病急,常无前驱症状,稳定后可有不同程度的恢复。而老年人患脑瘤,因颅内空间较大,症状时好时坏,类似一过性脑缺血。如发作次数明显增加,应做 CT 扫描以免漏诊。

四、治疗

(一) 中西医结合治疗要点

脑肿瘤卒中一旦发生,必然产生严重的神经系统损害,而且可以反复发生,致使患者预后不良。对急性脑血管病患者应详细分析其临床资料,怀疑脑肿瘤应及时行 CT 或 MRI 检查,一旦确诊,治疗上要兼顾原有脑瘤和新发卒中综合治疗。

(二) 中医辨证论治

1. **痰瘀阻窍,气虚血瘀**

【症状】头晕头痛,项强,目眩,视物不清,呕吐,失眠健忘,肢体麻木,面唇黯红或紫黯,舌质紫黯或有瘀点、瘀斑,舌苔白腻,脉涩。

【治法】息风化痰,祛瘀通窍。

【方药】导痰汤合通窍活血汤加减

陈皮 15g、半夏 12g、石菖蒲 15g、桃仁 12g、红花 15g、川芎 9g、赤芍 15g、三七 6g、白芥子 9g、胆南星 12g、茯苓 30g、甘草 6g。

2. **风毒上扰,痰热腑实**

【症状】头痛头晕,耳鸣目眩,视物不清,呕吐,面红目赤,失眠健忘,肢体麻木,重则抽搐,震颤,或偏瘫,或角弓反张,或神昏谵语,项强,舌质红或红绛,苔黄厚或厚腻,脉弦滑。

【治法】清热解毒,息风止痉。

【方药】羚羊角汤合黄连解毒汤加减

羚羊角粉 3g(冲服)、防风 10g、茯神 15g、黄芩 10g、玄参 15g、栀子 10g、升麻 6g、生龙齿 20g、竹茹 20g、地骨皮 12g、黄连 6g、黄柏 6g。

3. **浊毒伤脑,阴虚风动**

【症状】头痛头晕,神疲乏力,虚烦不宁,肢体麻木,语言謇涩,颈项强直,手足蠕动或震颤,口眼㖞斜,偏瘫,口干,小便短赤,大便干,舌质红,苔薄,脉弦细或细数。

【治法】滋阴息风,清热解毒。

【方药】五味消毒饮合大定风珠加减

阿胶 8g、熟地 15g、白芍 12g、龟板 15g、鳖甲 12g、牡蛎 12g、钩藤 12g、白僵蚕 15g、金银花 15g、野菊花 15g、蒲公英 30g、紫花地丁 15g。虚热之象著者,加青蒿 15g,白薇 20g,清退虚热;大便秘结者,加火麻仁 15g,郁李仁 15g,润肠通便。

（三）中医特色治疗

名医经验

（1）朴炳奎治疗脑瘤经验：脑瘤一般可以分为早期、中期和晚期。根据其不同临床表现和发病机理施治，朴老师根据脑瘤三焦亏损为本，痰瘀闭窍，风邪内动为标的特点，提出健脾益气，补肾益精治其本。化痰开窍、祛瘀、通络、息风，兼以抗癌解毒治其标的法则。健脾益气能够改善中焦虚弱状态，增强脾胃的消化、吸收及敷布作用，促进人体气血生化，提高自身免疫力，有助于祛邪抗癌。补肾益精主要是平补肾中阴阳以助人体精气的化生。《素问·金匮真言论》曰："夫精者，身之本也。"精充则五脏六腑功能才能正常发挥，有助正气抗邪，《丹溪心法》言："痰之为物，随气升降，无处不到"；"凡人上、中、下有块者，多是痰"。而脑瘤之形之质皆与痰类似，化痰以消其有形之肿物，清窍喜通，痰阻易于闭窍，所以兼以开窍；瘀与痰往往相伴，活血祛瘀治疗脑瘤可抑制癌细胞生长、转移，同时增强手术、放疗、化疗的疗效。此外，瘀血停著，易于入络，所以兼以通络。痰瘀日久，风气内动，在上述治疗基础上兼顾息风。朴教授根据脑瘤的病机以及治则拟定方药，健脾益气，方宗六君子汤之意，六君子汤在肿瘤临床极其常用，为健脾益气第一方。能够斡旋中焦，使脾气升，胃气降，水谷精微物质化生营卫气血津液，人体正气盛实方能抗邪。常用药物有黄芪、太子参、生白术、茯苓、薏苡仁、焦山楂、焦神曲、焦麦芽、生甘草等。补肾益精，方取叶桂益肾补虚方之意，叶桂对于补肾有独到的见解，不喜用峻补之药。常以生地黄、女贞子、菟丝子、山萸肉、何首乌等平补肾中阴阳。阴阳得补，精气自生，可谓阴阳双求。朴教授遵叶桂之意，临床补肾习用药物有生地黄、女贞子、枸杞子、山萸肉、益智仁、肉豆蔻、肉苁蓉、何首乌等。化痰开窍方宗《温病全书》菖蒲郁金汤之意。菖蒲郁金汤本是主治伏邪风温，灼热自汗，烦躁不寐，神识时昏时清，夜多谵语等症。方中以石菖蒲、郁金为主药，化痰开窍，一方面能祛痰行气，通窍醒脑。另一方面两药联用还有引药上行至脑的作用。其临床习用药物包括石菖蒲、郁金、陈皮、姜半夏、木香、枳壳、白豆蔻等。祛瘀通络，息风止痉方取《杨氏家藏方》牵正散之意，选用虫类血肉有情之品。解毒抗癌常用药物莪术、土茯苓、白花蛇舌草、金荞麦、白英等。疼痛常用药物延胡索、白芷等。视物不清常用药物决明子、夏枯草、枸杞子等。在药量方面，朴教授认为治疗脑瘤用药宜轻不宜重，反对大方重药。

（2）刘嘉湘治疗脑瘤经验：肿瘤的不同阶段，往往兼夹气滞血瘀或阴阳气血亏损之证，辨证论治时应分别伍用相应的法则。刘嘉湘教授认为"脑瘤"属于本虚标实的病证，应当根据标的轻重缓急决定治疗原则。疾病早期或标实证明显情况下以"化痰软坚"、"行气活血散瘀"为主；中晚期标本互见，虚实夹杂，提倡标本兼顾，大多分为气虚血瘀、肝肾阴虚两型。肢体偏瘫者以气虚血瘀为主，治用益气行瘀、软坚化痰法；头痛眩晕者，以肝肾阴虚、脾肾阳虚多见，肝肾阴虚型治用滋阴平肝、软坚化痰法，脾阳虚型治用温补脾阳、化痰消肿法。

（四）中药成药制剂应用

1. 安宫牛黄丸　组成：牛黄、水牛角浓缩粉、人工麝香、珍珠、朱砂、雄黄、黄连、黄芩、栀子、郁金、冰片。功效：豁痰开窍，适用于窍闭神昏、颈项强直者。成人病重体实者每次 1～2 粒，凉开水送服，不效者可酌情再服，每日 2～3 次，小儿 1.5g（半粒），昏迷不能服用时，可将本品化开，鼻饲给药。

2. 六味地黄丸　由地黄、山茱萸、山药、茯苓、牡丹皮、泽泻组成。功效：滋补肝肾，用于癌症的中后期及术后、放化疗后体虚及肾阴不足者。成人每次 3g，每日 3 次。

3. 犀黄丸　由犀黄、麝香、乳香、没药组成。功效：清热化痰、化瘀通窍、散结止痛，用于脑瘤头痛、烦躁发热、呕恶、神昏脉数者。每次服 3g，每日 2 次。

4. 消栓再造丸　组成：血竭、赤芍、没药、当归、牛膝、丹参、川芎、桂枝、三七、豆蔻、郁金、枳壳、白术、人参、沉香、金钱白花蛇、僵蚕、白附子、天麻、防己、木瓜、全蝎、铁丝威灵仙、黄芪、泽泻、茯苓、杜仲、槐米、麦冬、五味子、骨碎补、松香、山楂、肉桂、冰片、苏合香、安息香、朱砂。功效：活血止痛开窍，适用于瘀血内阻者。每丸重 9g，每次服 1～3 丸，每日 2 次，1 个月为一个疗程。

（五）西医治疗

1. 降颅压治疗　中风病合并脑瘤患者颅内压增高是产生临床症状并危及患者生命的直接原因，降低颅内压最根本的办法是彻底摘除肿瘤以及清除脑内出血。有的肿瘤因无法手术根治而给予化学药物治疗或放射治疗，在此治疗过程中乃至手术过程中，为了缓解颅内压增高的症状，赢得治疗时机，可采取一些降低颅内压的措施。①脱水治疗：应用脱水药物；②脑脊液外引流：对于因梗阻性脑积水引起的颅内压增高，可以采用脑室穿刺排放脑脊液，能够收到迅速降低颅内压的作用。

2. 手术治疗　手术在当今仍然是脑瘤以及脑瘤并发脑出血最常采用也是最为有效的治疗方法，对良性肿瘤尤其如此，即便恶性肿瘤，通过手术治疗也至少可以收到延长寿命的效果。手术指征：①颅内压增高；②局部脑（神经）受压。对于大多数颅内肿瘤来说，如果起不到减压（包括局部减压和降低颅内压）的作用，手术就没有达到目的，也就没有意义。

3. 放射治疗　对于手术不能彻底切除的肿瘤，术后辅以放射治疗可推迟肿瘤复发，延长患者寿命。

4. 化学治疗　血—脑脊液屏障的存在限制了化学治疗在脑瘤患者中的应用。目前常用于临床的少数几种药物有：①亚硝脲类药物：BCNU、CCNU、Me—CCNU；②鬼臼毒类药物：VM-26；③PCB。临床多采用几种药物联合化疗，以期收到较好的效果。

（六）其他疗法

1. 针灸治疗　目前在脑瘤治疗中多用于疼痛的治疗。

(1)点刺法：点刺太阳穴出血，对颅内高压引起的头痛有较好疗效。取两侧太阳穴，消毒后，以三棱针对准太阳穴迅速刺入半分或一分，然后迅速退出，以出血为度。出血后不要按闭针孔，待片刻后，用于棉球擦净轻按针孔即可。

(2)体针法：取太阳、风池、百会、上星、合谷，每次选 2～3 处穴，中等刺激，留针 15 分钟，有止痛之功效。

2. 外治法

(1)金剪刀草 120g，洗净加食盐少许捣烂，敷于肿瘤相应的部位，厚度 0.5～1cm，24～36 小时后换药一次，用于各种脑瘤。

(2)蚯蚓 30 条、冰片 1g、麝香 0.5g，上药共为小丸，每次用 1 丸纳鼻中，每日 1～2 次，适用于脑恶性胶质瘤头痛较甚者。

(3)生天南星 10g、生白附子 10g、生乌头 10g，共为细末，用葱白连根须 7 茎，生姜 15g，切碎捣如泥，入药末拌匀，用白布包好笼上蒸透，然后用手拍成薄饼状，制成三生饼，敷贴在痛处。

(4)防风 10g、黎芦 10g、瓜蒂 10g、麝香 1.5g，上药共研细末，制成圣麝散，然后水调糊状，贴于脑瘤部位，3 天更换一次，用于小儿脑瘤或脑瘤术后头痛。

(5)细辛 10g、高良姜 10g、川芎 10g、白芷 20g，共研细粉，制成姜辛散，贮瓶中备用。左侧头痛用手指蘸少许药放在右鼻孔中,右侧头痛则放在左鼻孔中,全头痛则两鼻孔均放入少许药粉。此法可反复使用。

五、典型病例

梁某,男,7岁,因"反复头痛,恶心欲吐10余天,加重1天"为主诉入院,于2013年10月02日入院。现症:头痛,头昏,伴恶心呕吐,少寐,大便干,舌红苔黄,脉弦数。患者平素体健,内科常见查体无异常,神经系统查体:神清,精神差,定向力、判断力、计算力、记忆力正常;右侧肢体轻瘫试验阳性,肌张力正常,双侧巴宾斯基征阳性,奥本海姆征阳性。查头颅MRI示桥脑、双侧桥小脑脚区及第四脑室内占位性病变,考虑星形细胞瘤或室管膜瘤可能。经院内会诊后,手术治疗可能导致肿瘤切除不彻底,效果不理想,考虑放射治疗,并予降颅压,营养支持等对症处理,中医治疗以息风化痰,祛瘀通窍为原则,方选导痰汤合通窍活血汤加减:陈皮12g、姜半夏10g、石菖蒲15g、桃仁20g、红花20g、川芎6g、赤芍15g、三七6g、白芥子10g、胆南星12g、党参30g、黄芪30g、竹茹15g。每日1剂,连服25剂,后稍作调方继服;经过38天综合治疗,患者头痛、恶心、呕吐缓解,病情稳定,于11月10日出院。

六、中西医结合临床体会

中风病并发脑瘤的治疗目前主要是降低颅内压,减轻症状,必要时以手术切除脑瘤为主,但手术难于根治。有的治愈率低、复发率高,手术和非手术疗法效果均不十分理想。还有一些特殊部位的肿瘤无法手术,而放、化疗的效果又欠佳,中医、中西医结合治疗可以在这一领域发挥出它的特长。在中医治疗方面,有人采用祛痰、消肿、散结法,以蛇六谷、壁虎、水蛭、白芍、三棱、莪术、昆布、夏枯草等组方治疗脑瘤,取得较好疗效,且治疗后免疫功能有明显提高。

在中西医结合治疗方面,采用联合常规疗法(化疗、放疗)与中医辨证论治相结合治疗胶质细胞瘤,疗效明显提高。日本学者对接受放射线治疗的脑肿瘤患者(放射线量40～60Gy)给予十全大补汤,对延长生存时间有效。中药介入治疗脑瘤也在不断的探索中,如经动脉穿刺注入罂粟碱开放血脑屏障后注入BCUN治疗恶性胶质瘤,与甘露醇开放血脑屏障相比副作用明显减少,且在不增加脑内药物浓度的同时,增加了瘤内的药物浓度,被认为是一种简单、安全、有效的治疗方法。有人采用经颅穿刺多点注射中药莪术的提取物榄香烯,局部给予囊内注药,也显示了良好的治疗前景。

中风病并脑肿瘤的预后取决于肿瘤类型和病理分级以及并发卒中的组织定位。一般脑胶质瘤预后较差,病程进展迅速,术后较早出现复发。相比较而言脑膜瘤、听神经瘤属良性肿瘤,病程较长,预后稍好。颅内转移性肿瘤发展较快,病程受转移部位而不同。中医药治疗对于防止术后肿瘤转移、复发,改善患者生存质量有一定的积极意义。

第十一节　中风病·脉痹

一、概述

中风病·脉痹为中风病并病,因两者病因病机相近,故合并讨论。"脉痹"一词始出自《圣济总录》,为血脉瘀阻之总称,与西医学的肢体动脉循环障碍有关,相当于动脉硬化闭塞症(ASO),是由于血管动脉粥样硬化斑块的不断扩大和继发血栓引起动脉管腔狭窄甚至闭塞,出现患肢慢性或急性的缺血症状。其中急性肢体动脉阻塞属于中医学"脱疽"范畴,慢性动脉阻塞的过程,符合中医学"脉痹"的诊断。

本节专指患者原有肢体动脉慢性进展性阻塞过程(即动脉硬化闭塞症),又发生过脑卒中(以缺血性卒中多见),两种疾病共同存在,不断进展,互相影响。为此,我们把中风病·脉痹纳入中风病并病中讨论。

二、病因与发病机制

(一)中医病因病机

脉痹病位在血脉,与气血脏腑密切相关,病因病机较为复杂。就其病因而言,有外因、内因之别。外因为感受风寒湿暑及热毒等邪气,而以寒邪居多;内因多为久病体虚或年高体弱,内伤七情,饮食不节及脏腑功能减退,均可致气血阴阳失调,内生寒湿、瘀血,且多内、外因相合而为病,导致血脉瘀阻,脉道不畅或者不通。《素问·痹论》:"痹在于骨则重,在于脉则血凝而不流",脉痹病机在于血凝不流,瘀阻不通。王永炎教授指出缺血性中风,病在脑之脉络。认为"气为血之帅,血为气之母",气对血的正常循行起着重要的作用。气病及血,因虚致瘀,引发血瘀阻滞脑络。气虚是本病共同的病理基础,年老体衰或久病气虚之人,五脏亏损,功能低下,气虚则帅血无力,血行不畅,易瘀阻脑络,使脑失所养,神明失守,清窍不通而发中风。脉痹与缺血性中风的病机重点为"虚"、"瘀",虚与瘀贯穿缺血性中风与脉痹整个发生发展的过程。气虚则血运不畅,脉道不利,血脉失养;阴虚则虚火灼津,津亏液少,脉道干涩。正气不足,复感寒湿之邪,经脉阻塞,瘀血内阻,出现患肢发凉,麻木、酸胀或疼痛,间歇性跛行等症状。

(二)西医发病机制

动脉粥样硬化的发病机理复杂,是多种因素长期综合性作用的过程。动脉壁内皮细胞受损、功能改变、渗透性增高,血液中的单核细胞黏附、侵润、进入内皮下,吞噬脂质成为泡沫细胞,形成脂肪斑,血小板聚集也在局部黏附、活化,吞噬细胞、内皮细胞及黏附于内皮细胞损伤处的血小板释放生长因子刺激平滑肌细胞进入内膜并增殖,脂肪斑变成纤维斑块,最终导致动脉粥样硬化闭塞症。下肢动脉硬化闭塞症动脉粥样硬化主要累及体循环系统的大型弹力型动脉和中型肌弹力型动脉,外周血管以下肢动脉病变多见,髂、股、腘动脉均可受累,后期可延及其远端大的分支。糖尿病下肢动脉硬化闭塞的病变相对特殊,胫前、胫后和腓动脉受累多见,血管壁粥样硬化改变不明显,下肢动脉硬化闭塞症临床症状多由血栓形成而引起。

三、诊断依据

(一)中医诊断

1. 主症:半身不遂,口舌歪斜,舌强言语不利,偏身麻木,同时具有肢体末端发凉、怕冷、苍白、发木,可伴间歇性跛行等症状。

2. 次症:头痛,眩晕,瞳孔变化,饮水发呛,目偏不瞬,共济失调。

3. 发病年龄:多发于老年人,常伴有高脂血症、高血压和动脉硬化病史,常累及大、中动脉。

（二）西医诊断（以下肢 ASO 的诊断标准为主）

1. 年龄大于 40 岁；

2. 有吸烟、糖尿病、高血压、高脂血症等高危因素；

3. 符合下肢动脉硬化闭塞症的临床表现；

4. 缺血肢体远端动脉搏动减弱或消失；

5. ABI<0.9；

6. 影像学检查证据：彩超、CTA、MRA 和 DSA 等影像学检查显示相应动脉的狭窄或闭塞等病变。

符合上述诊断标准前四条可以做出下肢 ASO 的临床诊断。ABI 和彩超可以判断下肢的缺血程度。

四、治疗

（一）中西医治疗要点

中风病·脉痹的中医辨证分型主要以气血两虚、经脉瘀滞，湿热下注、阴虚血瘀，热毒炽盛、阴虚血瘀，寒凝血瘀、风痰阻络四大证型为主。西医治疗包括抗血小板聚集、管理血压、控制血糖、降脂、康复等基础治疗及微创手术—经皮腔内血管手术。该病早期发现后，以病因治疗为主，可应用基础中西成药；若突发脑卒中或下肢动脉硬化闭塞，应重用汤剂口服，必要时进行血管内治疗。当病情稳定后，一定坚持二级预防。

（二）中医辨证论治

1. 气血两虚，经脉瘀滞

【症状】半身不遂，言语不利，口舌歪斜，患肢麻木、发凉，持续性静息痛，跌阳脉搏动减弱或消失，伴神疲乏力，心悸气短，舌质淡黯，苔白，脉细涩。

【治法】补益气血，活血通脉。

【方药】补阳还五汤合当归四逆汤加减

黄芪 30g、桂枝 12g、白芍 12g、细辛 3g、通草 6g、地龙 15g、红花 6g、桃仁 15g、川芎 15g、归尾 6g、赤芍 15g、牛膝 30g、甘草 6g。

2. 湿热下注，气虚血瘀

【症状】半身不遂，患肢脚趾先发痒，继而作痛，指甲现黑色，渐而肉黑，上于足跗，舌质红，苔黄，脉弦滑而数。

【治法】清热利湿，益气通脉。

【方药】三妙散合顾步汤加减

苍术 12g、黄柏 10g、牛膝 30g、石斛 10g、人参 9g、黄芪 30g、当归 30g、二花 30g、土茯苓 30g。

3. 热毒炽盛，阴虚血瘀

【症状】半身不遂，患肢皮色黯红，微热微肿，疼痛，烦热口渴，咽干，舌质红，苔黄乏津，脉数弦细。

【治法】清热解毒，活血养阴。

【方药】四妙勇安汤加减

金银花 12g、玄参 12g、当归 15g、牛膝 20g、石斛 12g、花粉 15g、夜交藤 20g、地龙 12g、丹参 30g、甘草 6g。

4. 寒凝血瘀，风痰阻络

【症状】半身不遂，患肢怕冷麻木，间歇性跛行，局部皮肤苍白，触之发凉，喜暖怕寒，遇冷加剧，舌质淡黯，苔白滑，脉沉细涩。

【治法】温经散寒，活血通脉。

【方药】阳和汤加减

熟地 30g、肉桂 6g、麻黄 4g、鹿角胶 15g、白芥子 6g、干姜炭 6g、炙麻黄 4g、桂枝 6g、土元 10g、茯苓 15g、白术 30g、甘草 3g。

（三）中医特色治疗

1. 名医经验

(1) 王立敏应用六虫胶囊(蜈蚣、水蛭、山甲、地龙、全蝎、地鳖虫、马钱子)治疗闭塞性动脉硬化症，有溃疡或坏疽者，给予生肌玉红膏换药，疗效确切。

(2) 方豫东运用扶阳软坚饮(熟附片 15g、炙麻黄 10g、细辛 5g、干姜 10g、海藻 30g、生牡蛎 30g、垂盆草 30g、炙甘草 10g)治疗本病，效果尚可。

2. 文献摘录

姜凯应用活血通脉汤配合前列腺素 E1 治疗闭塞性动脉硬化症。郑茹文治疗闭塞性动脉硬化症，在静脉输注脉络宁注射液、复方丹参注射液的同时加服固本通脉汤(熟地、续断、桑寄生、山药、茯苓、白术、陈皮、黄芪、牛膝、地龙、淫羊藿等)，疗效显著。

（四）中药成药制剂应用

1. 脑心通胶囊　组成：黄芪、赤芍、丹参、当归、川芎、桃仁、红花、乳香、没药、鸡血藤、牛膝、桂枝、桑枝、地龙、全蝎、水蛭。功效：益气活血，化瘀通络，适用于气血两虚，经脉瘀滞型。3 粒，3 次/日，口服。

2. 脉络宁注射液　组成：牛膝、玄参、石斛、金银花。功效：养阴清热，培补肝肾，活血化瘀，适用于湿热下注，阴虚血瘀型。20ml 加入 250ml 生理盐水或 5％的葡萄糖注射液，1 次/日，静脉滴注。

3. 痰热清注射液　组成：黄芩、熊胆粉、山羊角、金银花、连翘。功效：清热，解毒，化痰。适用于热毒炽盛，痰热腑实型。静脉滴注。30ml 加入 5％葡萄糖注射液 250ml，滴数 60 滴/分，一日 1 次。

4. 培元通脑胶囊　组成：制何首乌、熟地黄、天冬、龟甲(醋制)、鹿茸、肉苁蓉(酒制)、肉桂、赤芍、全蝎、水蛭(烫)、地龙、山楂(炒)、茯苓、炙甘草。功效：益肾填精，息风通络，适用于寒凝血瘀，肾虚痰阻型。3 粒，3 次/日，口服。

（五）西医治疗

1. 基础治疗　包括抗血小板聚集、管理血压、控制血糖、降脂、康复等方面综合治疗：①颅内压增高，予 20％甘露醇 125～250ml 快速静脉滴注，6～8 小时一次，应用 5～7 天；呋塞米，20～40mg 静注，6～8 小时一次。甘油果糖 250～500ml 静脉滴注，每日 1 次～2 次。降颅内压药物的选择取决于患者的脑水肿程度，及心肾功能。②抗血小板治疗，所有患者都应开始阿司匹林肠溶片 100mg 治疗，对阿司匹林过敏或发生出血性事件或为阿司匹林禁忌证时可不用抗血小板治疗。或选用氯吡格雷 75mg，每日 1 次，口服治疗。③血压管理，应把血压控制在收缩压 180mmHg 或舒张压 110mmHg 以下。超出者可给予降压药物治疗，一般选择 ACEI、ARB、或钙离子拮抗剂及利尿剂。在 28 天急性期过后血压控制目标为收缩压 140mmHg 或舒张压 90mmHg 以下。④血糖管理，对有糖耐量异常、空腹血糖受损或糖尿病患者,应将血糖控制在 8.3mmol/L 以下,推荐患者选择胰岛素控制血糖,如选用口服药物治疗应把患者血糖控制在 7.0mmol/L 以下,糖化血红蛋白在 7％ 以下。⑤血脂管理,选择他汀类药物以调控血脂,稳定斑块。⑥并发症治疗,积极防治吸入性肺炎、褥疮、尿路感染、电解质紊乱、下肢静脉血栓形成等并发症。⑦康复治疗,早期将患肢置于功能位,如病情允许,应尽早开始康复治疗,内容包括肢体功能、言语障碍、心理康复等。

2. 外科手术治疗 20 世纪 90 年代和 21 世纪下肢 ASO 的治疗正逐步向微创手术—经皮腔内血管手术的方向发展。由于腔内扩张成形和内支架术是一种微创手术,只需经穿刺或小切口操作,避免了令患者望而生畏的长切口,较易被患者接受,同时这种微创手术虽然也存在导丝、导管断裂,动脉内膜撕裂或穿孔,局部出血等并发症,但具有全身并发症远较传统手术少,手术时间短等优点。缺点是进口内支架本身的价格较昂贵,在国内一部分患者可承受,尚有一部分患者因经济条件限制而不得不接受常规传统手术,但随着国民经济的攀升,逐渐会被大部分患者所接受,国产内支架也已诞生,患者的医疗费用有所下降。随着科学的发展,内支架质量的提高,微创治疗的技术进步将给下肢 ASO 患者带来痛苦少、疗效好的更有益治疗,这些微创手术已逐渐代替常规的传统手术。

五、典型病例

李某,78 岁,既往患有高血压、糖尿病、脑梗死,长期服用西药控制。2012 年 10 月 20 日初诊以言语不清,左侧肢体活动不利 2 小时为主诉,伴头晕,头疼,双下肢疼痛,麻木,间歇性跛行,触之发凉,入眠后打鼾,时伴呼吸暂停,大便干,3 日一行,小便次数多。平素易口干、口苦,舌体胖大,舌质瘀黯,苔黄厚少津,脉弦细略滑数,触双侧足背动脉搏动减弱。查体:一般情况可,神清,构音障碍,左侧肢体肌力 3 级,肌张力稍高,左侧巴宾斯基征(＋)。辅助检查:颅脑 MRI 提示:右侧基底节新发梗死。查双下肢动脉彩超提示:①双下肢动脉粥样硬化斑块形成;②左侧股总动脉狭窄(轻度);③双侧胫前动脉中度狭窄。中医诊断:中风病·脉痹,辨证分型属湿热下注,阴虚血瘀。西医诊断:①脑梗死;②糖尿病;③高血压;④下肢动脉硬化闭塞症。中药汤剂予三妙散合育阴息风汤加减口服。具体药物:钩藤 15g、天麻 15g、川贝 12g、菊花 12g、连翘 12g、玄参 20g、黄芪 20g、当归 15g、全蝎 9g、生地 12g、薏苡仁 15g、苍术 12g、川牛膝 30g。同时应用王松龄老师自拟的中药浴洗剂外洗及中风防治灵丸口服,先治疗 7 天。其他控制糖尿病、高血压的西药治疗继用。

2012 年 10 月 27 日二诊:言语稍清,肢体活动不利,头晕、头疼症状有所减轻,双下肢疼痛已明显减轻。大便正常,小便次数减少,眠后打鼾减轻。舌质瘀黯,苔黄稍腻,脉弦滑数,足背动脉触诊搏动较前有所增强。根据四诊合参,辨证仍属湿热伤阴,阳亢风动证,因此中药汤剂去菊花、连翘加忍冬藤 20g、土茯苓 15g,继服 7 剂。

2012 年 11 月 5 日三诊:言语清,肢体活动不利好转,双下肢疼痛感明显缓解,二便调,口干、口苦症状已无,舌质黯,苔薄黄,脉弦细,足背动脉搏动较前增强。查体:神清,构音障碍,左侧肢体肌力 4 级,肌张力正常,左侧巴宾斯基征(＋)。据其症状、舌脉,可见湿热已去,现以气虚血瘀为主,原中药汤剂去生地、玄参,黄芪加量至 30g,当归加至 20g,另加制穿山甲 6g、川木瓜 12g、炒山药 30g、葛根 15g、鸡血藤 30g,继服 14 剂后停用。嘱其中药熏洗剂可继续应用 2 周,丸剂继服半年。

2013 年 5 月 21 日复查,患者血压、血糖稳定,脑梗死未再发,双下肢活动自如,每次走500 米无间歇性跛行发生,嘱其继续服用中风防治灵丸,以巩固疗效。

六、中西医结合临床体会

当前医学界的共识是不能只求局部病变的治疗,因为下肢动脉的重建可以改善 ASO 患者的症状,但最后在随访中绝大多数的死因是因心脑肾血管事件而造成,而并非下肢血管本身,因此更要注重病因,关注全身,特别是关注心脑肾血管。目前公认动脉粥样硬化病变与高脂血症、高血压、糖尿病、吸烟、肥胖症等密切相关,因此无论血管外科、心血管内、外科、神经内科、放射科、内分泌科等各专业医师,都应掌握和注重对动脉粥样硬化发病的基础原因如高血压、高血脂和糖尿病的控制和治疗的基本方法,并加强各科间的广泛合作,否则将会丧失 ASO 手术或介入治疗带来的益处。目前动脉粥样硬化的综合治疗理念,立足心脏,关注全身,已成为专家层面的共识,此为下肢 ASO 治疗方面的新进展。在病例选择、病变处理的轻重缓急、术前术后的药物治疗都应有全身综合分析,从而给患者的病情改善带来收益。王松龄教授对缺血性中风合并动脉硬化闭塞症的中医理论认识深刻,结合西医学,充分运用中医思维模式,从整体病程、病势上把握疾病的演变与治疗。其辨证及用药特点体会如下:在动脉缺血性疾病中,常分为四型。寒凝血瘀型常加用麻黄、细辛、制附子等温通类药物;湿热伤阴型常用育阴息风汤合三妙散加减;热毒炽盛型可用四妙勇安汤合星蒌承气汤加减;气血两虚型应用补阳还五汤及顾步汤等加减治疗。

第十二节　中风病·鼾眠

一、概述

鼾眠是指由于禀赋异常或脏腑失调,痰瘀互结阻塞气道,致使睡眠时气息出入受阻而打鼾,甚则出现呼吸暂停的疾病。鼾眠的证候描述见于《诸病源候论·卷三十一》,其曰:"鼾眠者,眠里喉咽间有声也。人喉咙,气上下也,气血若调,虽寤寐不妨宣畅;气有不和,则冲击咽喉,而作声也。其有肥人眠作声者,但肥人气血沉厚,迫溢喉间,涩而不利亦作声。"常见于中年以上的肥胖人群,西医学的阻塞性睡眠呼吸暂停综合征可参考本篇进行辨证施治。

睡眠呼吸暂停综合征(sleep apnea syndrome,SAS)作为卒中一项重要因素,现已被医学界所重视。流行病学资料显示,脑梗死患者睡眠呼吸暂停综合征的发病率可达69%～77%,其中绝大多数事件类型是阻塞性睡眠呼吸暂停低通气综合征(obstructive sleep apnea-hypopnea syndrome,OSAHS),约占事件总数的90%。有研究表明 OSAHS 和脑卒中在患者中有相当高的并发率,OSAHS 可以在脑卒中之前、也可能在卒中后发生,二者之间互为因果,有着复杂的相互作用机制。因此,OSAHS 和脑卒中之间关系的了解,早期发现和纠正睡眠呼吸紊乱,对于脑卒中的治疗和预防都有重要意义。

二、病因与发病机制

(一)中医病因病机

位于上气道的鼻窍、颃颡、喉关和声户是呼吸气流出入之通道,亦为肺之门户,若该部位痰瘀互结,壅塞气道,则气息出入受阻,冲击作声;若上气道周边肌肉松弛,则吸气时气道塌陷,气息出入暂时停止(呼吸暂停)。鼾眠病久不愈,痰浊瘀血互阻,上扰清窍,神机不利而发中风。

1. 痰瘀互结，气道阻塞　肺主宣发布津，脾主运化水湿，反复感邪或调摄不当，以致气机失常，运化失司，聚而生痰，痰湿上阻肺气，乃有鼾声；痰浊凝结日久，气血痹阻，痰瘀互结，壅塞气道，迫溢咽喉；气息出入不利而拍击作鼾，甚则呼吸暂停。

2. 肺脾气虚，气道萎陷　嗜食肥甘，烟酒无度，损及脾胃，以致化源匮乏，土不生金，肺脾气虚。肌肉失去气血充养，则松软无力，弛张不收，不能维持气道张力，导致吸气时气道塌陷狭窄，气流出入受阻，故睡眠打鼾，甚则呼吸暂停。

总之，中风病·鼾眠病位在脑和气道，与肺脾关系密切，多属本虚标实。本虚为肺脾气虚，机窍失荣；标实为痰浊、瘀血阻滞经络，机窍壅塞。

（二）西医发病机制

OSAHS患者病因多数有上呼吸道，特别是鼻、咽部位狭窄的病理基础，如肥胖、变应性鼻炎、鼻息肉、扁桃体肥大、软腭松弛、悬雍垂过长、舌体肥大、舌根后坠、下颌后缩、颞颌关节功能障碍和小颌畸形等。部分内分泌疾病如甲状腺功能减退症、肢端肥大症等也常合并OSAHS。而OSAHS合并脑卒中的可能发病机制如下：

1. 睡眠呼吸暂停时的血压和脑血流量的大幅波动　睡眠状态对脑血流动力学有一定的影响。Netzer等报告OSAHS患者的脑血流量较正常人降低超过50%，特别是在血氧饱和度低于65%时，可引起全身血压升高、影响脑血液循环，诱发脑梗死发生。由于OSAHS患者多伴有高血压，因此OSAHS患者发生脑卒中的危险性进一步增高。

2. 血液成分的改变　OSAHS患者由于夜间低氧血症，诱发红细胞生成素分泌增加，刺激红细胞增加，血黏度增加，血管内皮受损，血流缓慢，易形成脑梗死。Nobili等认为晨间血细胞比容、血浆纤维蛋白原和全血黏度明显增高，是OSAHS诱发脑梗死发病的主要原因之一。

3. 血管壁的改变　颈总动脉内膜的厚度是反映动脉粥样硬化的指标，也是脑卒中的危险因素之一。OSAHS患者在呼吸暂停时能够增加活性蛋白-1（activator protein-1，AP-1）和缺氧诱导因子-1（hypoxia-inducible factor-1，HIF-1）的转录活性，引起血管内皮生长因子（vessel endodermis growth factor，VEGF）的表达，导致脑缺血后新生血管再生。而在呼吸暂停结束以后，会出现高通气、交感张力增加，儿茶酚胺和肾素-血管紧张素系统上调和一氧化氮合酶下调，活性氧可介导血管紧张素Ⅱ的产生，在血管重塑中起关键作用。长期的反复缺氧导致血管平滑肌增生，而动脉中层平滑肌的增生、肥大、并向内膜移行，巨噬细胞吞噬氧化的低密度脂蛋白（LDL），形成了动脉粥样硬化的病理基础。B超检查发现OSAHS患者颈总动脉的内膜厚度较正常人增加50%。

4. 脑供血不足　Culebras强调，因继发于心脏病变的血流动力学改变，以及呼吸暂停时胸腔负压增加，均可使大脑中动脉血流速度下降，以致血流动力贮备原已不足的有动脉硬化的脑部产生不可逆的缺血性改变。

总之，由于OSAHS导致的反复呼吸暂停、低氧血症、高碳酸血症，再加上OSAHS易感者本身潜在脑卒中危险因素的特点，构成了慢性和急性脑循环障碍的病理生理基础。及时治疗OSAHS，将有助于脑梗死的防治。

三、诊断依据

（一）中医诊断

参考国家卫生部1993年制定的《中药新药临床研究指导原则》中《中药新药治疗多寐的

临床研究指导原则》的诊断。

病史:有中风病史;

主症:①睡则打鼾,时断时续;②睡眠不实,反复出现呼吸暂停及憋醒;

次症:①肥胖或进行性体重增加;②颈短,或颈围大于43cm;③晨起头痛、昏沉嗜睡、精神不振,口苦、口干;④夜尿频,量增多;⑤记忆力下降,甚至出现烦躁,智能、行为改变;⑥夜间胸闷、胸痛。

结合病史,主症中有①或②,兼有一个次症即可确诊。

(二)西医诊断

参照2005年《中国脑血管病防治指南》中脑卒中诊断标准,该患者有缺血性卒中病史。

参照2011年修订版中华医学会呼吸病学分会睡眠呼吸障碍学组制定的《阻塞性睡眠呼吸暂停低通气综合征诊治指南》。

1. 至少具备2项主要危险因素:尤其表现为肥胖、颈短粗,或有小颌或下颌后缩,咽腔狭窄或有扁桃体Ⅱ度肥大,或甲状腺功能低下、肢端肥大症,或神经系统明显异常;

2. 中重度打鼾,夜间呼吸不规律或有屏气、憋醒(观察时间应不少于15分钟);

3. 夜间睡眠节律紊乱,特别是频繁觉醒;

4. 白天嗜睡(爱泼沃斯思睡量表ESS评分>9分);

5. 血氧饱和度检测趋势图可见典型变化,氧减饱和指数>10次/小时;

6. 经多导睡眠检测(PSG)提示,每次7小时睡眠过程中呼吸暂停及低通气反复发作在30次以上,或低通气指数(AHI)大于或等于5次/小时;

7. 根据睡眠呼吸暂停/低通气指数(AHI)和夜间氧饱和度(SaO$_2$)将OSAHS分为轻、中、重度。轻度:AHI 5～20次/小时,SaO$_2$ 85%～89%;中度:21～40次/小时,SaO$_2$ 80%～84%;重度>40次/小时,SaO$_2$<80%,其中以AHI作为主要判断标准,夜间最低SaO$_2$作为参考。

(三)鉴别诊断

1. 发作性睡病 有特征性的过度嗜睡,伴有猝倒(清醒时突然失去骨骼肌张力,常见于强烈情感刺激下诱发),睡眠麻痹,幻觉,觉醒时有REM睡眠的特征(肌肉松弛,梦的内容)等症状。发作性睡病症状通常开始于青少年,在记录了一夜正常睡眠后,多次睡眠潜伏期试验(MSLT)显示有异常短睡眠潜伏和REM睡眠潜伏(5个小睡中至少2个发生REM睡眠)即可诊断。

2. 睡眠中周期性腿动综合征(PLMD) 是一种病因不明的疾病,特点是睡眠期间下肢反复的无意识的弯曲。活动为周期性的,时间10～40秒,经常伴有短觉醒。其发病率尚不清楚,但看起来随年龄上升,可能影响10%的超过60岁的老人。虽然经常是没有症状,但一部分患者反复觉醒导致持续的白天嗜睡。可通过PSG发现周期性腿动和觉醒而诊断。

3. 昼夜节律紊乱 是特征性的内源性睡眠—觉醒循环和白天黑夜循环的分离,但仍存在正常的睡眠需要。在延迟的昼夜节律中,入睡比希望延迟,如果觉醒时间没有相似的延迟,则会导致嗜睡。在提前的昼夜节律中,需要睡眠发生较早,觉醒也要相似较早。这可能表现为过度的午后和夜间嗜睡。时差综合征常见,如果短期存在,形成昼夜节律紊乱。昼夜节律紊乱的诊断主要依据临床病史,可通过PSG分析白天异常时间的正常睡眠结构而确诊。

四、治疗

（一）中西医结合治疗要点

中风病鼾眠治疗关键在于防止反复发作睡眠呼吸暂停,纠正低氧血症,持续正压通气治疗是目前临床最为有效手段,能够直接打通气道,减少呼吸暂停次数,纠正大脑缺氧状态,有利于脑功能恢复。中医辨证施治谨守"痰、虚、瘀"病机,以化痰散结、活血通窍,健脾益气、升清通窍为治疗原则。

（二）中医辨证论治

1. 痰瘀互结,气道阻塞

【症状】中风后半身不遂或神识昏沉伴睡则鼾声如雷,时断时续,反复出现呼吸暂停及憋醒;白天头晕昏沉,睡意浓浓,但睡不解乏,形体肥胖;伴咯吐黏痰,口十口黏或口苦、口臭,或梦多,或颈项汗出;舌淡胖有齿痕,或有瘀点,苔腻,脉弦滑或涩。

【治法】化痰散结,活血通窍。

【方药】顺气导痰汤合通窍活血汤加减

半夏 12g、陈皮 15g、茯苓 15g、石菖蒲 10g、川芎 10g、天麻 15g、胆南星 10g、枳实 10g、泽兰 30g、桃仁 10g、木香 6g、泽泻 20g、白芥子 6g、甘草 6g、老葱 3 根。

2. 肺脾气虚,气道萎陷

【症状】中风后偏瘫、麻木,肢体萎软无力,睡眠打鼾,甚则呼吸暂停,形体肥胖,肌肉松软,行动迟缓,神疲乏力,食少便溏,记忆衰退,白天嗜睡,舌淡苔白,脉细弱。

【治法】健脾益气,开窍醒神。

【方药】补中益气汤合通窍活血汤加减

党参 15g、黄芪 20g、白术 15g、陈皮 10g、当归 12g、升麻 5g、柴胡 6g、茯苓 30g、薏苡仁 30g、苍术 12g、半夏 12g、白芥子 6g、干荷叶 30g、石菖蒲 12g、郁金 15g、甘草 6g。

（三）中医特色治疗

1. 名医经验

罗泽伦认为鼾眠证属肺热壅郁,血滞痰阻,鼻窍不利,所以治疗当清热化痰,活血消癖,方用七味消毒饮加味（银花、连翘、蒲公英、紫花地丁、野菊花、大青叶、苍耳子、辛夷花、白芷、薄荷、三棱、莪术、桃仁、石菖蒲、制胆星、藿香、桑叶、桑白皮）治疗多例 OSAHS 患者,均为痊愈并未见复发。

2. 文献摘录

（1）粟俊等对 54 名鼾眠患者随机分成 2 个组,分别予中药黄连温胆汤和都可喜治疗。治疗 2 周后,结果显示黄连温胆汤能明显改善鼾眠患者睡眠紊乱、胸闷、舌象等临床表现。复查 PSG 结果,黄连温胆汤治疗后,患者平均睡眠时间延长 47 分钟,低通气总时间缩短 10 分钟,疗效明显优于都可喜治疗组。

（2）俞新中用苏子降气汤治疗睡眠呼吸暂停综合征 33 例,有效率达 91％,门诊患者均在半个月内好转;住院患者一般在 1 个月内左右好转出院,俞氏认为苏子降气汤主治肾虚失摄、寒饮犯肺、痰涎壅盛等"上实下虚"之候,其温肾纳气,降气平喘,化痰祛湿,可改善通气功能,有利本病症状缓解。

（四）中药成药制剂应用

1. 补中益气丸　组成:炙黄芪、党参、炙甘草、白术(炒)、当归、升麻、柴胡、陈皮共八味草药加工而成的传统中成药。功效:补中益气,升阳举陷。口服。大蜜丸一次 1 丸,一日 2～3 次。

2. 千柏鼻炎片　组成:千里光、卷柏、决明子、麻黄、羌活、白芷、川芎。辅料:滑石粉、蔗糖。功效:清热解毒,活血祛风,宣肺通窍。口服,一次 3～4 片,一日 3 次。

(五)西医治疗

1. 药物治疗　萘甲唑啉、麻黄碱等血管收缩剂对鼻塞患者有效。神经呼吸刺激剂普罗替林、安宫黄体酮、氯丙嗪可减轻 SAS 快速眼动睡眠期的打鼾。溴隐停可治愈肢端肥大症的巨舌症所致的 SAS。

2. 经鼻持续正压通气(nCPAP)　nCPAP 适于中重度 OSAHS 合并高血压、心脏病、糖尿病等慢性疾病者,拒绝接受手术治疗者,因携带不便和使用方法复杂等原因,临床患者依从性较差。

3. 口腔矫治器　口腔矫治器最早开始用于治疗小颌畸形。可能机制在于改变下颌的位置从而间接或直接改变舌、软腭及气道之间的位置关系,增加颏舌肌等上气道肌张力,以扩大和稳定上气道。

4. 持续正压通气治疗　持续正压气道通气装置(CPAP)是一个可以产生压力的小气泵,它与鼻腔相连接,使上气道保持一定压力,可有效防止睡眠过程中上气道塌陷与闭合,以此来维持上呼吸道通畅,达到治疗鼾眠,防止中风并提高治疗效果之目的。

5. 手术治疗

(1)悬雍垂腭咽成形术(UPPP):由于 SAS 发病机制复杂,上呼吸道阻塞部位不同,如手术适应证选择不正确则疗效较差。切除部分悬雍垂、软腭、咽侧壁组织、扁桃体、腭舌弓和腭咽弓。术后并发症为术区急性水肿、鼻反流、口干、咽紧迫感、咽反射亢进或味觉异常和鼻咽腔粘连等。

(2)激光悬雍垂腭咽成形术(LAUP):Kamami 首次报道应用 LAUP 治疗 OSAHS。切除范围类似 UPPP,有报道术后不良反应发生率与 UPPP 无差别。另外激光气化组织需要 100℃以上,并产生 750～850℃易导致组织热损伤。

(3)射频组织减容术(RFVTR):RFVTR 最早用于下鼻甲肥大和舌根减容术。通过在电极和组织间形成等离子体薄层,使组织发生凝固性坏死,导致瘢痕收缩、体积缩小。并发症为水肿、糜烂、溃疡、悬雍垂不完全坏死脱落、腭瘘管形成、舌根和吞咽痛等。治疗形成的瘢痕随着成熟软化可能导致病症复发。

(4)气管切开术:能够降低死亡率,但术后 1 年患者才能适应,护理也较困难。预防性气管切开术的适应证为:最低 SaO_2 低于 50%,AHI＞50,伴有严重的心肺脑并发症,有严重的临床表现及高度肥胖,颈短及巨舌者。

(5)等离子扁桃体部分切除＋腺样体切除术治疗 OSAHS,有减少痛苦,提高疗效的作用。

(六)其他疗法

1. 体针　以痰湿壅盛,经络闭阻立论,治以健脾化痰、疏通经络、调理气机。主穴:百会、水沟、足三里、合谷、三阴交。配穴:丰隆、列缺、尺泽、肺俞、太渊。

2. 推拿治疗　拿揉两侧胸锁乳突肌,滚揉、一指禅推两侧骶棘肌及斜方肌。重点按揉天鼎、中府、缺盆、天容、水突等穴,配合拿肩井、风池、少冲、合谷。滚揉、一指禅推腰背部足太阳膀胱经,督脉,点揉肺俞、天柱。以上手法每日 1 次,每次 25 分钟,20 次为一个疗程。

五、典型病例

张某,男,54岁,因头晕目眩、行走不稳1天,于2010年1月8日入院。有睡眠打鼾史20余年,高血压病史10年。体检:H 169cm,Wt 90kg,BP 150/100mmHg,无口角歪斜,口唇轻度发绀,悬雍垂、舌肥大,颈粗短,心率60次/分,律齐,两肺呼吸音清,四肢运动无障碍。辅助检查:血红蛋白167g/L,红细胞$5.46×10^{12}$/L,红细胞压积50.8%。空腹血糖11.18mmol/L,甘油三酯3.16mmol/L,胆固醇5.82mmol/L。心电图:窦缓,电轴左偏,右心室肥厚。心脏彩超:左室后壁收缩运动减弱,轻度肺动脉高压。血气分析:PaO_2 82.1mmHg,$PaCO_2$ 38.4mmHg。夜间多导睡眠图监测符合阻塞性睡眠呼吸暂停低通气综合征诊断标准,AHI 19.2次/小时,最低SaO_2 89%。头颅MRI:脑干有点片状异常信号。西医治疗按急性脑梗死基础治疗,配合正压通气机,保证睡眠时气道通畅。中医诊断:①中风病·鼾眠;②眩晕;③消渴;④瘀证。证属痰瘀互结,气道阻塞。治以化痰散结,活血通窍。方用顺气导痰汤合通窍活血汤加减。处方:清半夏12g、陈皮15g、茯苓30g、石菖蒲10g、白芥子6g、川芎10g、天麻15g、胆南星10g、枳实15g、泽兰30g、泽泻30g、桃仁10g、木香6g、干荷叶30g、甘草6g。每日1剂,一天分2次口服。同时配合针灸疗法。治疗1个月后,患者头晕目眩、行走不稳症状改善,夜间多导睡眠图监测AHI10次/小时,最低SaO_2 90%,遂连服3个月,上述症状明显改善。

六、中西医结合临床体会

中风与鼾眠并病患者,多形盛体胖,颈短而粗,舌体胖大,苔白厚腻或白腻滑,脉细缓,或脉弦滑,且舌唇发黯,舌底脉络瘀滞等证候。按中风病二代诊断标准,多属风痰瘀阻,痰湿蒙神证,亦有少数痰瘀化热,出现痰热腑实者。因有痰浊瘀窍,肺气不利的打鼾或呼吸暂停,多区别于以上各证型的单一中风病的辨证论治;因肥胖、呼吸暂停,常伴见昏沉多寐,头脑不清,血压升高难以控制;胸闷、心悸、早搏频发不能纠正,烧心、吐酸、呛咳,甚则哮喘者用药乏效的症候群,为此把此类患者归纳在一个总病因病机的基础上,再进行辨证论治。我们认为,此类患者因痰瘀阻窍,肺气不利,湿浊上蒙,清阳难升,脑脉痹塞,肝风内动,按其病机,拟订基本处方:半夏10~15g、陈皮10~15g、白芥子4~10g、杏仁4~10g、泽兰15~50g、泽泻10~50g、石菖蒲9~15g、干荷叶15~30g、穿山甲6~10g、川芎6~15g、白术30~50g、天麻10~15g、乌贼骨15~30g、制马钱子粉(冲剂)0.1~0.3g。上方选药时注意:若痰稀便溏用法半夏;痰黏胸闷用橘红易陈皮;口干咽痛时白芥子仅用4g;大便稀溏时杏仁仅用4g;血压超过180/100mmHg,且难以控制时,泽兰与泽泻均可用至30~50g;大便稀,次数多时,用焦白术,大便难,无力排出时用生白术30~50g,同时加枳实8~15g等。上方为一日剂量,水煎分2次温服,若病情稳定,或恢复期治疗,可在上方基础上,加人参12g、鹿角胶10g、生水蛭6g、生蒲黄10g、茯苓15~30g、炒苍术8~12g。可按浓缩丸提取工艺,制为浓缩水丸180g,每次服用6g,每日3次,于三餐时服用,不仅有治疗作用,还有中风病二级预防作用。

鼾眠与中风互为因果,尤其是中风后不仅使原有鼾眠加重,而且因脑干、丘脑、广泛大脑损害后继发鼾眠,若认识不到其危害性,可使中风后患者血压不稳、心率忽快忽慢、心律不齐,且伴有心肌缺血、烧心吐酸、小腿抽筋、呼吸困难,甚至呼吸衰竭或昏迷不醒。为此,要创造条件给患者进行多导睡眠呼吸监测。一旦符合诊断标准,在积极治疗中风病的同时,可与低流量吸氧或佩戴正压通气机进行正压通气治疗。

该类患者多形盛体胖,辨证以脾虚湿困、痰瘀机窍者居多,为此,我们除参照中风病诊断标准,结合上述辨证治疗选用中药煎剂口服外,还配置了浓缩水丸,以供该类患者坚持服用3~6个月,对继续防治中风病·鼾眠的效果显著可行。具体方药:法半夏15g、茯神15g、生白术30g、白芥子8g、生晒人参12g、陈皮12g、泽兰30g、泽泻20g、干荷叶30g、石菖蒲12g、制山甲8g、三七4g、水蛭3g、制马钱子0.4g,以上为一日汤剂用量,按浓缩丸工艺提取后,可制药丸60g,每次服用6g,每日3次,于三餐时服用。

第十三节 中风病·蛇串疮

一、概述

蛇串疮是一种皮肤上出现成簇水疱,呈带状分布,痛如火燎的急性疱疹性皮肤病,因皮损状如蛇行,故名蛇串疮;因每多缠腰而发,故又名缠腰火丹;本病又称为火带疮、蛇丹、蜘蛛疮等。因其成簇水疱,沿一侧周围神经作带状分布,伴刺痛为临床特征,多见于成年人,好发于春秋季节,相当于西医学带状疱疹。

中风病·蛇串疮是指在蛇串疮发病基础上突然出现肢体偏瘫、言语不利等中风病表现,该病相当于西医学的带状疱疹合并脑动脉炎性脑梗死。英国一项回顾性研究提示带状疱疹本身是一种严重的疾病,带状疱疹患者合并发生血管性疾病的风险远高于非带状疱疹患者,是卒中和短暂性脑缺血发作(TIA)的独立危险因素。

二、病因与发病机制

(一)中医病因病机

本病多因情志不遂,肝郁气滞,郁久化热,或因饮食不节,脾失健运,湿热搏结,兼感毒邪而发病。蛇串疮的发生,《外科正宗》认为"心火妄动,三焦风热乘之,发于肌肤"。可因神经内伤以致肝胆火盛,另因肺湿内蕴,外受毒邪而诱发。疼痛原因是毒邪化火,与肝火、湿热搏结,阻于经络,气血不通,不通则痛。或肝火脾湿郁内,毒邪乘之诱外,气血瘀阻为其果,毒火稽留血分,发为红斑,湿热困于肝脾,遂起水疱,气血阻于经络,则现疼痛。热毒流注,上犯脑脉,脑脉闭阻而发中风。

(二)西医发病机制

带状疱疹(herpes zoster)是由水痘-带状疱疹病毒(herpes varicella-zoster virus,VZV)所引起的,以沿单侧周围神经分布的簇集性小水疱为特征,常伴有明显的神经痛。疱疹初起时颜面部皮肤呈不规则或椭圆形红斑,数小时后在红斑上发生水疱,逐渐增多并能合为大疱,严重者可为血疱,有继发感染者为脓疱。数日后,疱浆混浊而吸收,终呈痂壳,1~2周脱痂,遗留的色素也逐渐消退,一般不留瘢痕,损害不超越中线。本病夏秋季的发病率较高,发病前阶段,常有低热、乏力症状,将发疹部位有疼痛、烧灼感,三叉神经带状疱疹可出现牙痛。本病最常见为胸腹或腰部带状疱疹,约占整个病变的70%,其次为三叉神经带状疱疹,约占20%,损害沿三叉神经的三支分布。但60岁以上的老年人,三叉神经较脊神经更易罹患。本病并发偏瘫首次由Dumary所报道,发生机理被认为主要是在三叉神经眼支带状疱疹病毒感染基础上并发半月神经节或眶蜂窝织炎延及相邻脑膜,进而侵犯脑底动脉发生肉芽肿,继发血栓形成引起脑梗死而发生偏瘫。目前多数学者认为带状疱疹病毒感染可能通过诱导血栓性自身免疫性抗体产生、血液中形成免疫复合体和病毒直接破坏血管壁等方式，导致血管病变发生。病毒初次感染后通常潜伏在颅内和脊髓神经节中而未出现相应的中枢神经系统临床症状。在儿童、老年以及免疫缺陷人群中，病毒在经过数天和半年潜伏后可再次被激活跨突触传递进入中枢神经系统，反复的病毒抗原刺激引起细胞免疫介导的炎性反应。在免疫正常人群，带状疱疹病毒感染后主要侵犯大中血管、引发血管炎症反应，从而发生单一大血管病变和单血管梗死，这种单一大血管病变病毒可能沿同侧三叉神经传递，且梗死多分布在颈内动脉系统；梗死若发生在丘脑、脑干等深部部位则病毒可能通过颈交感神经扩散而来，从而累及后循环血管。文献报道脑梗死多发生在大脑半球而导致对侧偏瘫，脑梗死发生在小脑半球者亦有报道。

三、诊断依据

（一）中医诊断

参照国家中医药管理局1994年颁布的《中医皮肤科病症诊断疗效标准》中蛇串疮的诊断标准：皮损多为绿豆大小的水疱，簇集成群，疱壁较紧张，基底色红，常单侧分布，排列成带状；严重者，皮损可表现为血性，或可见坏疽性损害。皮损发手头面部者，病情往往较重。皮疹出现前，常先有皮肤刺痛或灼热感，可伴有周身轻度不适、发热。自觉疼痛明显，可有难以忍受的剧痛或皮疹消退后遗疼痛。

（二）西医诊断

患者在带状疱疹发病后数天到数月突然出现言语不利、偏侧肢体活动不利等局灶性神经功能缺损表现，锥体束征阳性等。头颅CT/MRI检查提示脑梗死。CTA/MRA血管成像可发现与病灶对应的病变血管。但要结合患者既往有无脑动脉粥样硬化病史。前者符合带状疱疹的诊断标准，后者符合1995年中华医学会脑血管会议修订的"各类脑血管病诊断要点"中的标准。

（三）鉴别诊断

1. 本病应与多发性硬化等脱髓鞘疾病相鉴别。后者发病前无明显的病毒感染病史，临床症状表现更为弥散，MRI显示的病灶多在脑室周围和脑干，DSA检查血管多为正常。

2. 本病可与其他多种炎性血管炎相鉴别。依据发病前无疱疹病毒感染史，多器官受累，相应的血清学检查如抗中性粒细胞浆抗体，类风湿因子，自身抗核抗体谱测定等检查一般可以鉴别，必要时可进行组织活检帮助诊断。

四、治疗

（一）中西医结合治疗要点

中风病·蛇串疮是属于外风的范畴，其病机重点在于风热毒邪外袭导致经络不利，脑脉瘀滞，治疗要点在于活血通络，祛邪散风。蛇串疮急性期的病机主要是湿热火毒蕴结于肌肤而成，如果毒邪进一步阻于经络，导致气血瘀滞，经络不通，则发为中风，可见肢体偏瘫、活动不利等情况。还有在急性期过后数周数月患者突然发病出现肢体活动不利等情况，考虑湿热毒邪未清，风湿热毒邪伏于经络，有所触动则扰于经络，出现肢体活动不利的情况。西医学治疗应从减轻疱疹病毒所致血管炎症反应及神经保护入手。

（二）中医辨证论治

1. 肝经郁热,痰热腑实

【症状】患者皮损鲜红,疱壁紧张,灼热刺痛;伴口苦咽干,烦躁易怒,突然出现偏侧肢体活动不利,大便干,小便黄,舌质红,苔薄黄或黄厚,脉弦滑数。

【治法】清利湿热,泄热通腑。

【方药】龙胆泻肝汤合星蒌承气汤加减

龙胆草 6g、黄芩 9g、山栀子 9g、泽泻 12g、大黄 5g、车前子 9g、当归 15g、柴胡 12g、木通 10g、生地 15g、生甘草 6g、胆南星 8g、瓜蒌 20g。

2. 脾湿内蕴,风痰瘀阻

【症状】皮疹出现数天或消退后患者突然出现言语不利、肢体活动不利等情况,伴见头晕,纳差,脘腹胀满,舌质黯,苔白腻,脉弦滑。

【治法】燥湿化痰,活血通络。

【方药】平胃散合半夏白术天麻汤加减

苍术 10g、厚朴 15g、茯苓 15g、陈皮 10g、半夏 12g、天麻 12g、赤芍 15g、川芎 8g、桃仁 9g、红花 6g、豨莶草 20g、穿山龙 20g、地龙 15g、薏苡仁 30g。

3. 气滞血瘀,阴虚风动

【症状】皮疹出现数天或消退后患者突然出现言语不利、肢体活动不利等情况,伴见皮疹处刺痛,口干咽干,舌质干红,苔薄黄,脉弦细数。

【治法】滋阴息风,行气活血。

【方药】身痛逐瘀汤合育阴熄风汤加减

秦艽 15g、川芎 12g、桃仁 15g、红花 10g、甘草 6g、羌活 10g、没药 8g、当归 12g、五灵脂 12g、制香附 10g、牛膝 12g、地龙 15g、生地黄 15g、白芍 15g、钩藤 15g、天麻 12g。

（三）中医特色治疗

1. 名医经验

(1)任绪东教授治疗带状疱疹经验:任教授经过 30 多年的临床经验分析认为,带状疱疹的治疗应根据正虚邪实分为初中后期,不同的分期采用不同的治疗方法,在治标的同时,兼顾本虚,可防疾病的病变。初期以实热火毒为主,治宜清肝泻火,清热解毒,方选龙胆泻肝汤加减;中期脾虚为主,湿热为标,治宜健脾利湿,清热活血,方选三仁汤合小柴胡汤加减;治疗后期正气虚弱,毒邪不能外达,留于经络之间,气血不通,不通则痛,方宜用补阳还五汤益气活血,散瘀通络。任教授重视内外合治治疗带状疱疹,他自拟经验外治方"黄冰搽剂"配合内服方,效果显著。同时,他亦善于运用引经药治疗带状疱疹,使药力直达病所。

(2)刁本恕教授治疗蛇串疮经验:刁教授认为蛇串疮多为湿热与邪毒相兼为病,急性发作期清热解毒与除湿同样重要,清热解毒药多用金银花,蒲公英,紫花地丁,黄连,焦栀子等,除湿排毒药多选用茵陈,郁金,苡仁等。刁教授治疗蛇串疮很重视虫类药的应用,并贯穿于此病始终,发作期起到攻毒止痛,祛风通络的作用,恢复期起到活血止痛的作用。此外,刁教授在辨证配方时很注重顾护脾胃,认为水湿痰浊随脾胃运化而排泄,而清热解毒药多伤及脾胃,故用山楂,二芽,白豆蔻健脾和胃,运化水湿。

(3)段成武教授治疗带状疱疹经验:段教授认为,带状疱疹前期多由情志内伤,肝气郁结,郁而化火,外溢肌表,或脾虚湿蕴,湿热搏结于皮肤而致;后期多有湿热蕴久,耗伤气阴,或过用苦寒除湿之品，劫伤阴液，致脉络枯涩，血行迟滞，气血瘀阻，经脉不通，而致疼痛剧烈，迁延难愈。段教授认为带状疱疹前期多见肝胆湿热及脾虚湿蕴，二者临床表现和治法不同，但二者治疗上均应酌加理气通络之品，既能通络止痛，又可兼做引经药，提高疗效。肝胆湿热证治宜清利湿热，解毒通络，方用龙胆泻肝汤加减。带状疱疹后期多为气滞血瘀，经络不通，属血瘀的范畴。段教授认为，此期患者多阴虚体质，而血瘀与阴虚密切相关。阴虚是诸多的致瘀因素中的重要因素，是血瘀的重要病理基础。后期皮疹减轻或消退后，痛仍不止，放射到附近部位，重者痛不可忍，坐卧不安，持续数年或半月，伴见咽干口燥，目涩，乏力，自汗，手足心热，舌黯少津苔黄，脉弦细，属气阴两虚，脉络瘀阻。治宜益气养血，活血通络，方用身痛逐瘀汤合增液汤加减。

2. 文献摘录

杨建花治疗蛇串疮按先围刺，再铺针，最后微波的顺序治疗。针刺取穴以阿是穴为主，患者取仰卧位，充分暴露受损皮肤，常规消毒后，取针先在蛇针刺头、蛇尾各向皮损区中心针刺一针，后根据蛇头、蛇尾皮损边缘每 0.5cm 向皮损区中心刺（针尖与皮肤呈15°角）1 针，沿皮下围刺，留针 20 分钟，每 5 分钟按从舌头向蛇尾方向弹拨三次，然后采用铺棉灸，即把医用棉球撕扯成薄如蝉翼的薄棉片，平铺于患病皮肤的表面，点燃使其燃烧，同时快速吹灭，反复 3 次。后加微波照射皮损中心部位，每次 15 分钟。3 天一个疗程，共观察 3 个疗程。本组针刺过程中先斜刺，斩蛇头截蛇尾，直捣病灶，防止邪毒内植，然后通过围刺防止毒邪向两侧横生，以斩断火毒蔓延之势，同时通过微波的温热作用，使周围神经的电兴奋性和生物活性增强，提高组织的再生能力，促进神经功能的恢复，并能缩短病程，对后遗神经痛有一定的预防和治疗作用。临床疗效肯定，值得借鉴。

（四）中药成药制剂

1. 脑栓康复胶囊　组成：制三七、葛根、赤芍、红花、豨莶草、血竭、川芎、地龙、水蛭、牛膝等。功效：活血化瘀、通经活络。一次 3 粒，一天 3 次，口服。

2. 脑心通胶囊　组成：黄芪、丹参、当归、川芎、赤芍、红花、制乳香、制没药、桂枝、全蝎、地龙、水蛭等。功效：益气活血，化瘀通络。一次 2～4 粒，一天 3 次，口服。

（五）西医治疗

1. 抗病毒药物　应尽早应用。常用药物：阿昔洛韦口服，每次 200mg，每天 5 次，5～10 天 1 个疗程或 400mg，每天 3 次，5 天 1 个疗程；伐昔洛韦 1000mg 每天 3 次，7 天 1 个疗程；泛昔洛韦 500mg，每天 3 次，7 天 1 个疗程。肾功能减退者需要减量。

2. 止痛　常用药物：镇痛剂，卡马西平每片 0.1g，初时每次服半片，逐渐增至每日 3 次，每次 1 片，止痛效果明显。但应注意白细胞和血小板减少、皮疹及肝肾功能变化等，房室传导阻滞病史及骨髓抑制病史者禁用。

3. 营养神经药物　常用药物：维生素 B_1 10mg，每天 3 次口服；维生素 B_{12} 0.15mg，肌内注射，每日 1 次。或甲钴胺 0.5mg，肌注，1 周 3 次。或腺苷钴胺 0.5～1.5mg，肌内注射，每日 1 次。

4. 糖皮质激素　患者出现脑梗死症状，一定要给予激素应用，以减轻细胞免疫介导的炎症反应。地塞米松 15mg 静滴或甲基强的松龙 250mg 静滴，逐渐撤减。

5. 针对脑梗死给予改善脑循环、抗氧自由基脑保护、抗血小板聚集等治疗。

五、典型病例

患者,男,22岁,在校大学生,以右侧上下肢瘫痪半天于 2006 年 9 月 8 日入院。于 1 个月前患者左额部出现烧灼性持续性疼痛,阵发性加剧,左额及左上眼睑皮肤相继出现密集小水泡,在皮肤科诊断为带状疱疹。经对症治疗 20 余天,局部皮疹逐渐结痂、脱落,留有色素沉着。于发病第 29 天早晨起床时发现右上下肢活动障碍,急来我院院就诊。查体:T 36.5℃,P 82 次/分钟,BP 125/77mmHg,神清,脑神经(一),右上下肢瘫痪,肌力 3 级,右侧巴宾斯基征(十)。头颅 CT 显示左基底节梗死灶。西医诊断:脑梗死,病毒性脑血管炎。给予改善脑循环、抗氧化、抗氧自由基、抗血小板聚集及激素等治疗;中医诊断:中风病·蛇串疮,辨证属风入脑络,风痰瘀阻。治宜息风化痰、活血通络兼清热解毒之法。方药:稀莶草30g、秦艽 15g、赤芍 15g、当归 15g、川芎 12g、桃仁 9g、红花 6g、莪术 15g、生牡蛎 20g、地龙15g、穿山龙 15g、忍冬藤 30g、生甘草 10g、穿山甲 8g,并配合针刺治疗。患者病情逐渐好转,住院期间患者行颅脑磁共振血管成像未发现血管狭窄闭塞等情况,考虑病毒感染后合并脑小动脉炎,未影响到大中动脉,故颅脑磁共振血管成像未发现血管狭窄闭塞。经治疗 3 周左右,患者基本痊愈出院。

六、中西医结合治疗体会

带状疱疹病毒是一种常见的引起儿童和老人感染的病毒,但是病毒感染后引起的中枢神经病变较为少见,关于疱疹病毒感染后引起血管炎的临床表现、影像学及病理资料国内文献报道比较少。经查阅文献报道可看出该病毒引起的脑动脉炎存在病毒前驱感染史,病变血管累及大血管,也可累及中小血管,预后较良好,治疗上可按脑梗死常规处理,根据是否有疱疹情况给予抗病毒治疗,主要是激素的应用。

从中医方面分析,蛇串疮发病后突然出现中风的情况,属于外风的范畴。急性期湿热毒邪进一步阻于经络,导致气血瘀滞,经络不通,则发为中风;急性期过后数周数月患者突然发病出现肢体活动不利等情况,考虑湿热毒邪虽祛,但余邪未清,风湿热毒邪伏于经络,有所触动则扰于经络,出现肢体活动不利的情况。故治疗上注意清热解毒、祛风通络药物应用。

第十四节 中风病·狐惑

一、概述

狐惑病是因感染虫毒,湿热不化而致的以目赤眦黑、口腔咽喉及前后阴腐蚀溃疡为特征的疾患,始见于汉代张仲景的《金匮要略·百合狐惑阴阳毒病脉证并治》,其临床表现主要有咽喉、阴部、眼部损害三个方面。本病相当于西医学的白塞病(Behcet's disease,BD),为一种反复发作、可累及口、眼、生殖器、皮肤的慢性、炎症性疾病,又称为眼、口、生殖器综合征,该病好发于青壮年,是以血管炎为主要病理基础的自身免疫性疾病,该病常累及细小血管,严重时累及多系统多脏器,累及神经系统时称为神经白塞病(Neuro-Behcet's disease,NBD),其发生率为 5%~30%,是 BD 的重症表现。NBD 致残率和致死率较高,应引起临床医生的注意,因此早期诊断和治疗很重要。若引发脑小动脉炎性梗死或破裂出血即为急性脑卒中,中医命名为中风病·狐惑。

二、病因与发病机制

（一）中医病因病机

"狐惑病"的病机较为复杂,历代医家对其均有描述。唐《备急千金要方》"此由湿毒邪气所致"。《金匮释义》云"狐惑病者,亦是湿热蕴毒之病"。元《金匮玉函经二注》"盖因湿热久停,蒸腐气而成瘀浊,于是风化所腐为虫矣"。清·张璐"热毒郁于血脉,流入大肠而成狐惑之候"。现代学者在古人基础之上进一步深入研究,对其发病机制有了更深刻的理解。其病机以湿热毒瘀为主,瘀毒阻滞络脉在"狐惑病"的发展过程中起了重要作用。一方面湿邪凝结于肝脾脉络,气化功能失常,气血津液输布障碍而成血凝,同时热邪蒸腾阴液,炼血成瘀,湿热两邪蓄留肝脾络脉,相互搏结,阻滞络脉气机;另一方面瘀血阻滞络脉日久,血中的营养物质及携带的清气不能灌注到脏腑经络,各脏腑组织代谢的废物聚而不化,久则蓄积陈朽,络化为毒,最终毒瘀互结,循经闭络。总之"狐惑病"的主要病机为瘀毒阻络,湿热内蕴,脏腑亏虚。若狐惑在先,引发中风后病情更为复杂,临床常见证型有如下几个:湿毒损络,风痰瘀阻;肝肾阴虚,痰热腑实;脾肾阳虚,痰湿蒙神。

（二）西医发病机制

NBD 作为 BD 的并发症之一,其病因和发病机制与 BD 相似,但 BD 的病因和发病机制至今仍不十分清楚,归纳起来主要有以下几种学说:

1. 感染因素　研究认为白塞病与单纯疱疹病毒(HSV)感染相关。研究者从 BD 患者的受累部位通过原位杂交技术在其外周血淋巴细胞中发现单纯疱疹病毒基因。BD 患者的血清中可检测到抗 HSV 抗体以及针对该病毒的循环免疫复合物。另外,有研究表明,链球菌抗原在皮肤测试中可诱导系统性 BD。因此,细菌、病毒及其他微生物体内的抗原可能引起 BD,但有待于进一步证实。

2. 遗传因素　有研究证实白塞病发病与 HLA-B51 呈高度正相关,有超过 60％的白塞氏患者呈组织相容性抗原 HLA-B51(＋)。但并非所有患者均有 HLA-B51 或 HLA-B51(＋),也可能与常染色体显性遗传有关。宋氏等推测 HLA-B51 参与了内源性抗原提呈过程,并激活细胞因子超氧化酶的连锁释放反应,从而导致疾病的发生。有新研究确认基因"IL23R-IL12RB2"也与白塞病有关。

3. 免疫因素

(1)热休克蛋白(HSP):在诱导自身免疫疾病中的主要功能是结合其他蛋白质分子,起"分子伴侣"的作用,并参与多种免疫反应。有些 BD 患者 γδT 细胞增加,提示 γδT 细胞可能在 BD 发病中起一定作用。Yamashita 等认为 BD 的恶化与 αβT 细胞和 γδT 细胞的异常调节有关,而 HSP 可能是激活 αβT 细胞与 γδT 细胞的触发因素之一。

(2)体液免疫:研究发现,BD 患者体内抗内皮细胞抗体(AECA)、抗磷脂抗体、抗淋巴细胞抗体增加,尤其是 IgA 表型 B 增加,虽然总的 B 细胞数目是正常的,但具有活性标记的 CD13、CD33、CD80 及记忆型的 CD45RO 均有增加,产生自身抗体的 CD5＋、CD19＋细胞水平较低,这是 BD 不同于其他以自身抗体介导的自身免疫病的特征。

(3)活动期 BD:患者体内促炎症因子明显增加且与疾病的活动性有关。BD 患者体内多种细胞因子,如白细胞介素 IL-2、IL-4、IL-6、IL-10、IL-12、干扰素(IFN)γ 均较健康对照组多,IFNγ/IL24、IL212/IL24 的比例在活动期 BD 患者较缓解期增加,可作为活动期及伴有组织损伤 BD 的标记物。Alpsoy 等研究发现,活动期 BD 患者血浆中 sIL-2R 水平明显高于缓解期和对照组。提示,BD 中 sIL-2R 水平可能与疾病活动性相关。另有研究发现,患者 E2、P2 选择素水平明显升高,并且系统受累的 BD 循环选择素浓度增加更明显。提示循环选择素水平与 BD 疾病的严重程度有关。

(4)嗜中性粒细胞:功能亢进,趋化性增强,游走及黏附能力增强,吞噬功能增强,各种介质产生。

4. 内皮细胞　白塞病具有血栓形成倾向,血管内皮细胞功能不良是血栓形成的危险因素。血管内皮细胞生长因子是巨噬细胞、中性粒细胞和内皮细胞分泌的细胞因子,可参与血管内皮的炎症反应。研究发现,白塞病患者血管内皮细胞生长因子水平升高,尤其是活动期和有眼部损害的患者。另外,白塞病患者的 ICAM、一氧化氮、E 选择素水平升高,且以活动期明显,影响血管内皮细胞功能,参与血管的炎症反应,反映疾病严重程度。

5. 性激素　有研究显示,雌激素通过血管内皮细胞上的雌激素受体降低促炎症因子,进一步抑制血管内皮细胞和中性粒细胞的前炎症功能。雌激素对内皮细胞的这一保护作用阻止了 BD 的病情进展。

6. 其他　细胞成分发生改变及所产生的多种活性物质如纤溶酶抑制物可使纤溶酶溶解纤维蛋白的活性降低,而致纤维蛋白原含量增高;以及中性粒细胞的趋化性增强;肿瘤坏死因子(TNF-beta)、IL-2 和 IL-6 等产生这些在病变的发展中可能也有一定作用。

总之,不论发生何部位病变,其病理改变均有细小血管的炎症,伴渗出和增生两种形成。急性渗出性改变为血管内充血,管壁水肿,内皮细胞肿胀,管腔血栓形成,管壁及其周围组织内纤维蛋白沉积或纤维蛋白样变性等变化。神经系统受损主要是通过累及小血管,导致大脑、小脑、脑干、脊髓、脑膜及周围神经损害,以大脑白质病变为主,中枢神经系统的病变性质以脑梗死为多,也有少数引起脑出血者。

三、诊断依据

(一)中医诊断

狐惑病是一种以口咽、阴部蚀烂,目赤如鸠眼为特征的综合性皮肤病。类似于白塞综合征。参考国家卫生部制定的《中医病证诊断疗效标准》中的诊断。本节重点讨论神经白塞病(多引发脑梗死)。

中医诊断:参考《金匮要略·百合狐惑阴阳毒病脉证并治》关于狐惑的诊断要点;并参照 1995 年国家中医药管理局脑病急症协作组制定的《中风病诊断与疗效诊断标准》,再参考以下证候诊断该病。

1. 反复发作口腔溃疡,或外阴部溃疡。

2. 可伴有瓜藤缠(结节性红斑)、青蛇毒(皮下血栓性静脉炎),皮肤针刺反应阳性或出现眼部复发性前房积脓性虹膜睫状体炎,脉络膜视网膜炎,以及关节红肿疼痛、肠痈(阑尾炎)样腹痛、黑便等症状。

3. 可并发子痈(附睾炎)。

4. 部分严重病例可出现中枢神经系统病变,如脑干综合征、脑膜脑炎综合征,可并发闭塞性血管炎、动脉瘤。

(二)西医诊断

NBD 是在 BD 诊断的前提下出现神经系统的症状和体征即可诊断,MRI 和腰穿 CSF 等实验室检查为辅。

目前较常使用的是日本厚生省2005年颁布的白塞综合征诊断标准和1990年白塞病国际研讨会提出的诊断标准。

日本厚生省2005年颁布的白塞综合征诊断标准：

主要症状：

1. 口腔黏膜的复发性阿弗他溃疡。

2. 皮肤症状　①结节性红斑样皮疹；②皮下血栓性静脉炎；③毛囊炎样（痤疮样）皮疹；④皮肤的应激性增高作为参考。

3. 眼部症状　①虹膜睫状体炎；②视网膜葡萄膜炎（脉络膜炎），如有以下所见也视为①②；考虑系①②所致的虹膜后粘连，晶状体上有色素沉着，脉络膜萎缩，视神经萎缩，并发白内障，继发性青光眼，眼球结核。

4. 针刺反应阳性

次要症状：①不伴有变形和强直性的关节炎。②附睾炎。③以回盲部溃疡为代表的消化道病变。④血管病变。⑤中等程度以上的中枢神经病变。

病型诊断标准：

1. 完全型：病程中出现4个主要症状。

2. 不全型：①病程中出现3个主要症状，或出现2个主要症状和2个次要症状。②病程中出现典型的眼部症状和其他1个主要症状或2个次要症状。

3. 疑似患者：虽有部分主要症状出现与消失，但不能满足不全型的诊断条件，或典型的次要症状反复发作或加重。

4. 特殊型白塞综合征：①肠道型白塞综合征，应记载有无腹痛及大便隐血反应。②血管型白塞综合征，应分别记载大动脉、小动脉，大、小静脉的损害。③神经型白塞综合征，应记载有无头痛、麻痹、脑脊髓病及精神症状等。

HLA检查　应作1次关于HLA-B51检查，并记录HLA的分型。作为参考的检查（并非必须）。

1. 针刺反应阴性或阳性（应使用22～18G比较粗的注射针头）。

2. 链球菌疫苗单刺试验阴性或阳性，因为白塞综合征患者往往对溶血性链球菌为主的口腔内链球菌呈现很高的过敏反应，用灭活链球菌抗原作单刺试验（26G针头），20～24小时后可见很强的红斑反应。

3. 炎症反应：红细胞沉降率加快，血清C反应蛋白阳性，末梢血白细胞增多，补体增高。

4. HLA-B51阳性。

5. 组织病理：急性期结节性红斑样皮疹可见脂肪间隔炎症，脂肪小叶间的浸润细胞为多核白细胞和单核细胞。在初期多形核细胞增加，单核细胞浸润为中心，可呈现淋巴细胞性血管炎的组织象。应注意有无坏死性血管炎的存在，若有则提示可能伴有全身性血管炎。

总之，反复口腔溃疡，并有上述主要症状四项中的任何2项相继或同时出现即可诊断。

（三）鉴别诊断

1. 白塞病与复发性口疮、疱疹性口炎均以口腔溃疡反复发作为基本特征，病损形态相似，但前者累及多系统多脏器，有先后出现的口腔外病损症状。后者病损局限于口腔内。

2. 多系统损害的白塞病与克隆病、史-约综合征、赖特综合征等均有多脏器多系统病损，且有口腔表现。

3. 本病应与多发性硬化、系统性红斑狼疮相鉴别,都可原发或继发累及中枢神经系统,NBD 呈缓解与复发的病程,且可有神经系统多部位受累,可鉴别。

四、治疗

(一) 中西医结合治疗要点

本病目前尚无有效根治方法,关键在于早期诊断和治疗。急性期一般选用糖皮质激素减轻炎症反应,长期治疗可应用免疫抑制剂(环磷酰胺、氨甲蝶呤等)和(免疫调节因子IFN-α)防止复发。中医治疗本病注重辨病与辨证相结合,急则治标,缓则治本,局部与整体并重,以中药治疗 3 个月后,可以撤除激素,通过整体疗法改善患者自身免疫机制,防止复发,取得较好的疗效。

(二) 中医辨证论治

1. 湿毒损络,风痰瘀阻

【症状】有典型/不典型的中风病表现,另有头痛,肢体无力,感觉异常,合并口腔、外阴溃疡,疼痛剧烈,伴发热身痛、口气秽浊,舌紫黯、苔黄厚腻,脉弦略数。

【治法】清热解毒,化痰通络。

【方药】犀角地黄汤合半夏白术天麻汤加减

犀角(水牛角替代)30g、焦生地 14g、赤芍 12g、丹皮 12g、凌霄花 8g、苍耳草 10g、忍冬藤20g、土茯苓 12g、半夏 10g、炒白术 30g、天麻 12g、鸡血藤 20g、七叶一枝花 10g、甘草 6g。

2. 肝肾阴虚,痰热腑实

【症状】有典型/不典型中风伴头痛,肢体无力,感觉异常,合并口腔、外阴溃疡,溃疡面暗红,隐隐作痛,双目干涩,伴五心烦热,失眠多梦,腰膝酸软,脘腹胀满,大便秘结,小便短赤,舌红少苔,脉细数。

【治法】滋补肝肾,通腑化痰。

【方药】一贯煎合星蒌承气汤加减

北沙参 10g、麦冬 10g、当归 10g、生地 30g、枸杞子 12g、川楝子 5g、茯苓 10g、牡丹皮 8g、胆南星 6g、炒蒌仁 10g、大黄 6g、泽泻 8g、甘草 10g。

3. 脾肾阳虚,痰湿蒙神

【症状】有典型/不典型中风症状伴头痛,肢体无力,感觉异常,合并口腔、外阴溃疡,溃疡久治不愈,色黯红,疮面塌陷冷痛,双眼昏花,神疲乏力,畏寒肢冷,下肢水肿,腹泻或便溏,舌体胖大边有齿痕,舌淡苔白腻滑,脉沉细无力。

【治法】健脾温肾,化痰醒神。

【方药】附子理中丸合涤痰汤加减

桂枝 12g、黄芪 30g、制附片 15g、茯苓 15g、白术 12g、山茱萸 10g、泽泻 10g、法半夏 12g、石菖蒲 10g、陈皮 12g、川芎 6g、人参 6g(另炖)、干姜 6g、甘草 6g。

(三) 中医特色治疗

名医经验

(1)路志正治疗狐惑病经验总结:国医大师路志正治疗狐惑病,多从祛湿热解毒邪入手,临床辨证用药视患者体质、症状轻重、时令节气调整方药。病久耗气伤阴者,需兼顾益气养阴,扶正与驱邪酌情侧重。路大师认为,湿浊内生,郁而化热,湿热熏蒸成毒、肉腐成疡是狐惑病的常见病机。治疗的基本方为半夏泻心汤与甘草泻心汤意化裁,药用西洋参 10g、半夏

12g、黄连 10g、炒黄芩 10g、生炙甘草各 12g、密蒙花 10g、菊花 12g、僵蚕 10g、青蒿 15g、干姜 10g、佩兰 12g（后下）、白芍 15g、炒枳壳 12g、盐知母 6g、盐黄柏 6g、郁金 10g、川楝子 9g。14 剂，1 剂/日，水煎分服。外洗方：马鞭草 30g、苦参 15g、地肤子 18g、蝉衣 15g、白矾 10g、当归 15g、土茯苓 30g、生薏苡仁 30g、炒蒺藜 12g、槐花 12g、败酱草 15g、甘草 10g。14 剂，水煎外洗，1 剂/日。另锡类散、冰硼散混合后贮于瓶内，涂抹患处。全方补中气之虚损，开中焦之气滞，调气机之升降，清湿热解毒邪，以达祛腐生肌之目的。

（2）陆肇中教授治疗狐惑病经验：陆老对该病症辨证求因，认为其多由正虚邪实、血热、血瘀、湿毒、风痰阻络成疾。陆老用"陆氏凉血活血、清湿毒、化痰核通络、溶栓汤"随证加减治疗该病症，基本方为：夏枯草 10g、胆南星 10g、秦艽 30g、赤芍 30g、川芎 15g、土茯苓 30g、白蒺藜 30g、三棱 15g、莪术 15g、郁金 15g、丹参 30g、生甘草 10g、黄芩 10g、黄芪 15g、当归 10g。7 剂，水煎 3 次，3 次/日，分服。陆老嘱激素不能骤然停服，待中药疗效发挥后再逐渐减量服用。

（四）中药成药制剂应用

1．白塞化解胶囊　组成：太子参、白术、佛手、茯苓、木瓜、白豆蔻、草果、鸡内金、白芷、桔梗、白及、沙参、生地黄、当归、甘草等。功效：益气健脾，燥湿解毒。一次 4 粒，一天 3 次，口服，疗程 3 个月。

2．绞股蓝总苷胶囊　组成：田七、绞股蓝、黄芪等。功效：益气活血通络、养阴解毒。一天 3 次，每次 4 粒，疗程 6 个月。

3．通塞脉片　组成：当归、玄参、牛膝、金银花、甘草等。功效：养阴清热、通调脉络。一次 5 片，一天 3 次。

（五）西医治疗

1．局部治疗　腔溃疡可涂抹糖皮质激素膏或局部滴用 5％四环素液；生殖器溃疡用 1：5000 高锰酸钾液清洗后，外用抗生素软膏或苦参汤熏洗，并可用 2％～5％利多卡因缓解疼痛；眼葡萄膜炎急性发作时可的松点眼减轻炎症渗出，散瞳剂预防粘连，利尿剂降低眼压。

2．全身治疗　①糖皮质激素：严重的眼葡萄膜炎、神经 BD 急性发作、严重的血管炎、顽固的皮肤黏膜病变等患者，常用泼尼松 40～60mg/日，也可静脉应用大剂量甲泼尼龙冲击，1000mg/日，3～5 天为一个疗程。②免疫抑制剂：重要脏器受损可考虑首选。与激素合用可减少药物不良反应且效果更好。可选择的常用药物有苯丁酸氮芥 2mg，每日 3 次，病情稳定后减量维持至停药；硫唑嘌呤 2～2.5mg/（kg·d）；甲氨蝶呤 7.5～15mg/周；环磷酰胺口服 2～3mg/（kg·d）或静脉冲击 0.5～1.0g/m² 体表面积，每 3～4 周 1 次；环孢素 A 3～5mg/（kg·d）；柳氮磺胺吡啶 3～4g/日。或使用细胞免疫增强剂配合体液免疫刺激剂或激素。③秋水仙碱：对 BD 的皮肤和黏膜病变有效，也可使关节炎发作的严重程度下降，持续时间缩短，0.5mg，每日 2～3 次。但其影响精子形成和排卵，限制了年轻人用药。④沙利度胺：可缓解皮肤和黏膜病变，并可能预防眼和关节受累。宜小剂量开始，逐渐加量至 50mg，每日 3 次。停药后易复发，需维持治疗。短肢畸形和神经轴突病变等不良反应使其应用受限。⑤其他：A. 雷公藤对口腔溃疡、皮下结节、关节病、眼炎有效，对肠道症状疗效较差。B. α干扰素对口腔损害、皮肤病及关节症状有一定疗效。C. 左旋咪唑可用于治疗皮肤黏膜损害。D. 非甾体消炎药主要是对症治疗。

（六）其他疗法

外科治疗：①青黛膏（《中医外科临床手册》）：青黛 100g，凡士林 100g。先将凡士林烊化冷却,再将药粉徐徐调入即可,将药膏涂于纱布块上贴患处。用于外阴溃疡,久不收口。②三黄洗剂(同上):大黄、黄柏、黄芩、苦参各等份,共研细末。上药10g,加入蒸馏水100ml,医用石炭酸1ml。用时摇匀,以棉花蘸药汁搽患处,每日4~5次。具有清热消肿、收涩敛疮功效。用于口腔、外阴溃疡。③银花甘草汤(《中医喉科学讲义》):银花10g,甘草5g,用水2碗,煎成1碗,漱口腔,每日5~6次。于口、咽溃疡疼痛。此外,口腔和外阴的溃疡可用锡类散或珠黄散适量,散于患处,每日3次。外阴溃疡者还可用野菊花、地肤子、苦参等煎汤外洗。

五、典型病例

陈某,女,46岁,2011年11月15日因突发右侧肢体偏瘫,言语不清,饮水呛咳就诊,既往史:患者自2008年开始出现外阴部溃疡,伴有血尿,蛋白尿,全身乏力,经期加重。服活血化瘀药后子宫出血,经后白带多并带有血丝。2010年起出现口腔溃疡且反复发作,现症见:右侧肢体偏瘫、言语不清、饮水呛咳。头颅MRI见左侧顶额区梗死灶。右侧外阴溃疡、口腔溃疡较重(溃疡不痛不痒无感觉,唯解小便时刺激痛),尿频、尿急,小便不畅,乳房胀痛,经前腹痛,疲劳乏力。月经周期正常,月经量多,有紫红血块。肛门坠胀,便干,尿黄,舌黯红,苔黄厚少津,脉沉细弦。中医诊断:中风病·狐惑。证型:肝肾阴虚,痰热腑实。西医诊断:①神经白塞病-血管炎性脑梗死;②子宫内膜异位症、附件炎、宫颈炎。西医治疗常规抗血小板聚集、抗自由基等药物治疗,局部滴用5%四环素液;生殖器溃疡用1:5000高锰酸钾液清洗后,外用抗生素软膏或苦参汤熏洗,口服秋水仙碱每次0.5mg每日2~3次治疗,中医拟予滋补肝肾,通腑化痰法为治。药物:北沙参20g、熟女贞子15g、旱莲草15g、覆盆子15g、石菖蒲15g、杭白芍20g、石斛15g、蒲公英20g、胆南星6g、瓜蒌仁8g、飞青黛3g、大黄6g。15剂,水煎服,日1剂。

2011年11月25日二诊:药服至第10剂时右侧肢体偏瘫较前改善,外阴溃疡消退,口腔溃疡已好,尿急、尿痛好转,大便不干,唯乳房胀痛仍存,上方去覆盆子、败酱草、大黄、瓜蒌仁,加贯众炭15g、车前草15g、白茅根20g。杭白芍加至30g。15剂,水煎服,日1剂。

2011年12月23日三诊:右侧肢体仍无力、言语不清、饮水呛咳好转,患者自述在11月底病情稍有反复,外阴部出现小块浅表溃疡,继续服药消退。尿频尿急已除,食欲有增,自觉较前有力,诸症皆已改善。月经12月10日来潮,12月16日干净,经色、经量基本正常,经前乳房、小腹胀痛。二诊方加绿梅花20g。15剂,水煎服,日1剂。

2012年01月10日四诊:肢体无力症状处于恢复期,在康复科进行康复训练,外阴溃疡已愈,月经来潮延长10天左右干净,量中等,色暗红,经期腹痛,肛门坠胀,乳胀痛,胸闷。舌黯红,苔薄黄,脉沉细弦无力。此乃肝肾阴虚,毒热内伏,肝郁化火之象,故在滋养肝肾,清热解毒的同时,予以疏肝泻火。处方:杭白芍20g、柴胡10g、焦栀子10g、炒丹皮10g、熟女贞15g、天麻15g、贯众炭20g、延胡索15g、覆盆子15g、蒲公英20g、合欢皮30g、人中黄10g。15剂,水煎服,日1剂。

2012年5月随诊,右侧肢体无力较前改善,口腔、外阴部溃疡至今未复发。

六、中西医结合临床体会

狐惑病病程长,病症顽固,宜早诊断,早治疗。治疗本病不但要选有效方,且贵在守方。临床常见患者用药多时而见效较微,坚持用药则病有转机,而终于全愈者,故守方是治愈本病的必不可少的条件之一。医者必须向患者讲明病情,以增强其战胜疾病的信心,使之坚持治疗,不要轻试则止,反复更医,与医者密切配合才能提高疗效。治疗后期注意勿过用苦寒,损胃伤阳。患者全部症状消失后不宜立即停药,仍应嘱其服药一个阶段,以资巩固,才能达到根治的目的。

参 考 文 献

[1] 张敦熔. 现代结核病学[M]. 北京:人民军医出版社,2000:337-341.

[2] 叶任高,陆再英. 内科学[M]. 北京:人民卫生出版社,2004.

[3] 赵水平,胡大一. 心血管病诊疗指南解读[M]. 北京:人民卫生出版社,2004.

[4] 颜乾麟. 颜德馨心脑血管病医论医案选[M]. 北京:科学出版社,2011.

[5] 张彬,曹晓岚. 浅谈老年病之心脑心脑同治—论藏象体系心脑子系统之框架构建[J]. 中西医结合心脑血管病杂志,2009,7(2):210-211.

[6] 周立华,卢依平,杜鹃,等. 状态医学与心脑同治[J]. 中医学报,2011,26(161):1185-1187.

[7] 孙利民. 心脑同治与中医整体观[J]. 中医杂志,2012,53(19):1705-1706.

[8] 曹晓岚,韩宁. 心脑同治学说的涵义及临床应用[J]. 世界中西医结合杂志,2008,3(3):129-131.

[9] 何少奇. 现代中医内科学[M]. 北京:中国医药科技出版社,1991.

[10] 邓铁涛. 中华名老中医学验传承宝库[M]. 北京:中国科学技术出版社,2008.

[11] 北京协和医院. 中医科诊疗常规[M]. 北京:人民卫生出版社,2012.

[12] 史宇广,单书健. 当代名医临证精华·心悸怔忡专辑[M]. 北京:中医古籍出版社,1993.

[13] 高平. 偏头痛性中风 3 例报告[J]. 中国疼痛医学杂志,2001,7(1):47.

[14] 全亚萍,孟红旗. 中风并发头痛的临床研究[J]. 中西医结合心脑血管病杂志,2004,2(10):580-581.

[15] 曹利民. 针刺治疗偏头痛 28 例[J]. 上海针灸杂志,1993,12(4):157.

[16] 成润娣. 内关穴位注射治疗偏头痛[J]. 四川中医,1994,10(2):39.

[17] 田华治. 以一指禅推法为主治疗偏头痛 50 例[J]. 成都中医药大学报,1999,22(4):57-58.

[18] 卫生部疾病控制司合中华医学会神经病学分会组织. 中国脑血管病防治指南—2005 年[M]. 北京:人民卫生出版社,2007:25-31.

[19] 赵静,张晓健. 顽固性偏头痛的血流动力学观察及治疗[J]. 中国综合临床,2001,17(2):96.

[20] 王春生. 对中医眩晕病证名称及病因病机的认识[J]. 光明中医,2008,23(10):1506-1507.

[21] 张道培,许予明. 椎动脉优势促发血管性眩晕的机制[J]. 国际脑血管病杂志,2011,19(11):876-879.

[22] 王宗元. 多普勒对不同年龄眩晕分析[J]. 医药论坛杂志,2003,24(6):28.

[23] 中国高血压防治指南修订委员会. 中国高血压防治指南 2010[J]. 中华心血管病杂志,2011,39(7):579-616.

[24] 刘岗,吕富荣. 王静怡主任医师治疗中风眩晕症的经验[J]. 陕西中医,2011,32(9):1215-1217.

[25] 杨光华. 病理学[M]. 北京:人民卫生出版社,2002:43-47.

[26] 张会永. 李玉奇治疗再生障碍性贫血经验[J]. 中医杂志,2013,54(12):988-999.

[27] 陈疏敏. 陈安民老中医血液病临床治疗思维探析[J]. 河北医学,2011,17(9):1235-1237.

[28] 武阳丰,马冠生,胡永华,等. 中国居民的超重和肥胖流行现状[J]. 中华预防学杂志,2005,9(5):316-320.

[29] 中华人民共和国卫生部疾病控制司. 中国成人超重和肥胖症预防控制指南[M]. 北京:人民卫生出版社,2006.

[30] 慈书平,周子其. 阻塞性睡眠呼吸暂停综合征临床表现及漏诊误治[J]. 中国实用内科学,1998,18(4):199.

[31] 周生花.化痰祛瘀开窍法治疗阻塞性睡眠呼吸暂停低通气综合征 60 例临床观察[J].中医研究,2006,19(7):32-34.

[32] 赵红星,张俐俐,张岗.白塞病的中医临床研究进展[J].现代中西医结合杂志,2012,21(36):4012-4014.

[33] 王松龄,王爱凤,张社锋.中西医结合防治脑血管病[M].北京:人民卫生出版社,2012,330-332.